中华饮食，流光溢彩，色香俱全，五味杂陈

tu jie mei shi zhe yang chi zui ying yang

# 图解 美食这样吃最营养



刘从明◎编著

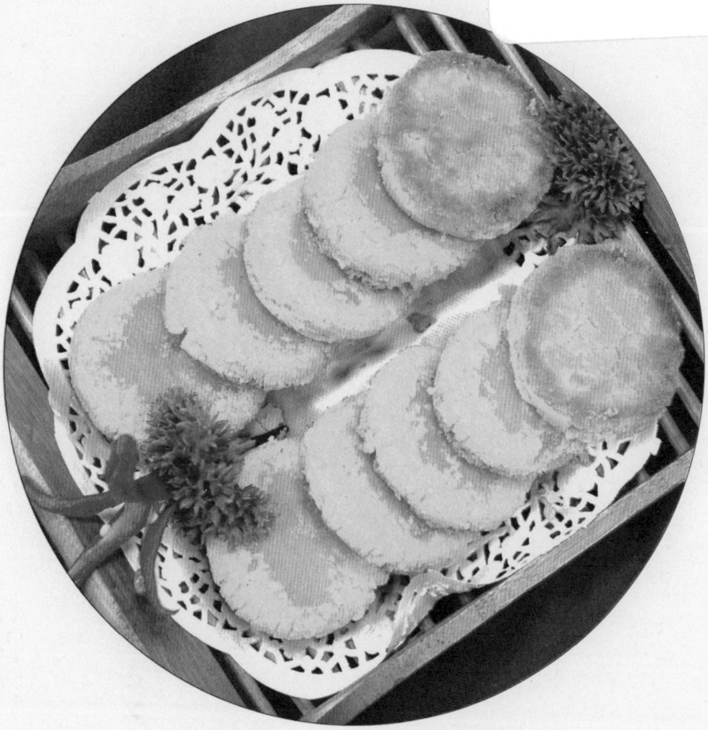

中医古籍出版社

图书在版编目（CIP）数据

图解美食这样吃最营养 / 刘从明编著. -- 北京：中医古籍出版社, 2016.5
ISBN 978-7-5152-1150-3

Ⅰ.①图… Ⅱ.①刘… Ⅲ.①食品营养—图解 Ⅳ.①R151.3-64

中国版本图书馆CIP数据核字(2016)第033574号

# 图解美食这样吃最营养

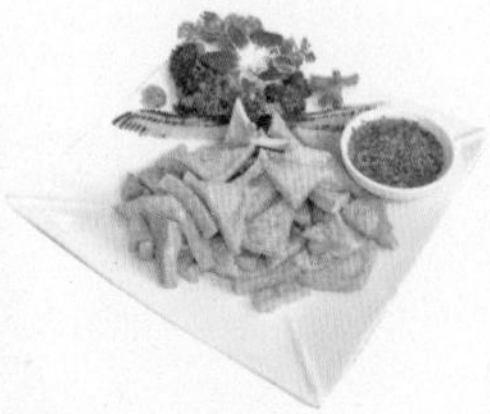

刘从明 编著

责任编辑 朱定华
封面设计 张　楠
出版发行 中医古籍出版社
社　　址 北京东直门内南小街16号（100700）
印　　刷 北京富达印务有限公司
开　　本 787mm × 1092mm　1/16
印　　张 15
字　　数 210千字
版　　次 2016年5月第1版第1次印刷
书　　号 ISBN 978-7-5152-1150-3
定　　价 38.00元

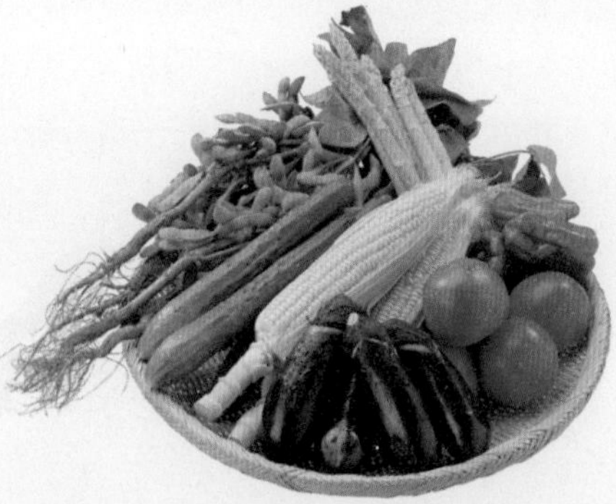

## 中华饮食，流光溢彩，色香俱全，五味杂陈

“民以食为天”，中华美食是食材、食艺与中国古典哲学的完美结合，饮食是一种文化，而中华美食则誉满天下。中国的饮食文化源远流长。几千年来，人们经过不断的总结已形成了中华美食的八大菜系，即鲁、川、粤、闽、扬、浙、湘、徽流派。中国烹饪历史悠久，地方菜在长期的积累与发展中形成具有典型特色的地方菜代表派系。鲁、扬、川、粤、浙、闽、徽、湘八大菜系的起因和发展往往是与各地的民风民俗、地方物产、历史人文等要素紧密联系在一起的。

我们日常生活中所食用的食物都来自于自然界所提供给我们的天然的资源，在人类进化的过程中，饮食对人类的生存具有无与伦比的重要性。食物的来源可以是植物、动物或者其他物质。

蔬菜、谷物、水果、肉类都有各种各样的颜色和味道，而且不同颜色和味道的食物还有不同的功效。传统中医根据五行学说，把人体划分为“五脏”，即心、肝、脾、肺、肾，同时根据颜色和味道把食物也划分为五类，因此产生了“五色入五脏”和“五味入五脏”的理论。

谷类是我国人民的传统主食，在人们的饮食中占有举足轻重的地位。谷类所含的营养物质主要是碳水化合物和蛋白质，其中碳水化合物的主要成分是淀粉。谷类食物是含糖类最多的食物，因此成为人体热能最主要的来源。谷类还含有丰富的B族维生素和一定量的膳食纤维及维生素E，脂肪含量较少。谷类中所含的淀粉、糖的结构简单，能够被人体快速氧化分解，因此可在短时间内为身体提供大量热量，并且糖与淀粉被氧化分解后，形成二氧化碳和水，可直接被排出体外，因此谷类作为人体热能的主要来源是非常适合的。

# 前言 Introduction

水果主要分为鲜果和干果两类。鲜果富含维生素，其中维生素C的含量尤为突出，同时还含有较多的无机盐和微量元素，如钙、铁、锌、钾等，但所含的蛋白质较少。干果营养十分丰富，所含的脂肪绝大部分为不饱和脂肪酸，是人体必需脂肪酸的优质来源。此外，干果还含有丰富的蛋白质、碳水化合物及膳食纤维，尤其富含矿物质和维生素，其中钾、钠、钙、镁、铁、锌、B族维生素、维生素E、叶酸和烟酸的含量都较多。

人体需要的许多营养都来自于所食用的蔬菜。蔬菜中所含的物质主要是水分，大约为70%～90%，除此之外便是含量很少的蛋白质、糖类、脂肪、无机盐及纤维素等。蔬菜还含有多种矿物质、维生素和食物纤维，对人体的生理活动有着重要的作用。日常生活中，成年人每天需要摄入200～500g蔬菜才能满足身体的需要。

肉类的动物蛋白含量最高，肉类主要含水、蛋白质、脂肪、碳水化合物、矿物质、维生素、浸出物等营养成分，其中水分含量为75%,蛋白质10%～20%，脂肪2%～89%，碳水化合物1%～3%，矿物质0.8%～1.2%，富含维生素B族和维生素A等。它能为人体提供丰富的营养成分，保证机体的健康。

本书介绍的食材范围广泛且实用。书中涵盖了蔬菜、谷类、水果、坚果、乳制品、肉、蛋、海产品、调味料等9类食材。养生保健最重要的是合理地摄取必要的营养，在满足口腹之欲的同时，取得养生保健的功效。所谓吃出健康其基础就在于了解食物的营养成分及营养价值。本书用百科全书式的铺排方法，汇集了我们日常生活涉及的所有食材，从各种谷物、蔬菜到肉类、调味品，所有出现在我们餐桌上的食品都被囊括其中，是中国人食物的全谱系介绍。对每一种食物都介绍了它的营养成分、食疗价值、食用常识和恰当的吃法。本书更是以八大菜系为主线，用生动朴实的语言详细介绍了中国菜肴的美食趣闻，堪称是关于中国食品的经典之作。

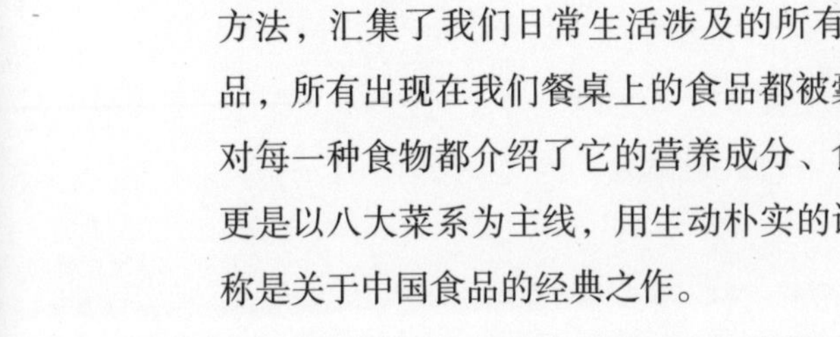

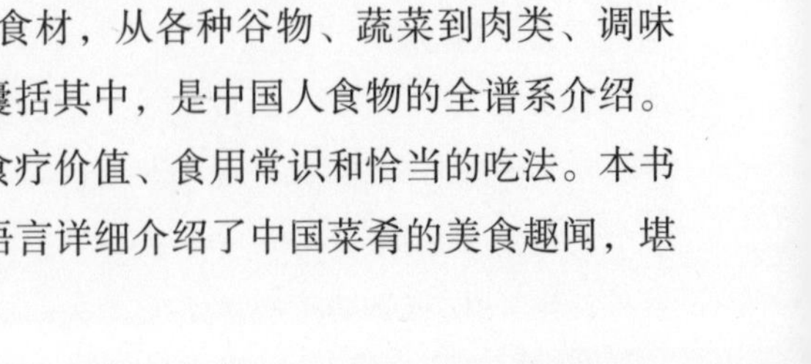

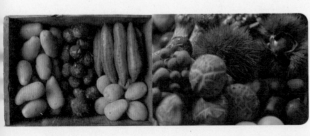

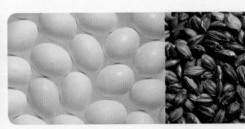

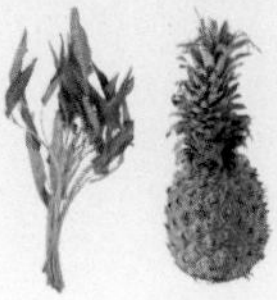

# 目 录

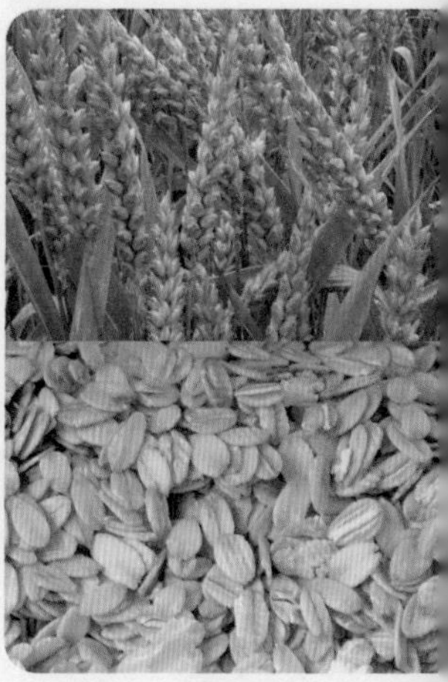





## 一 谷物和米面制品

## 二 乳制品和蛋



## 三 蔬菜



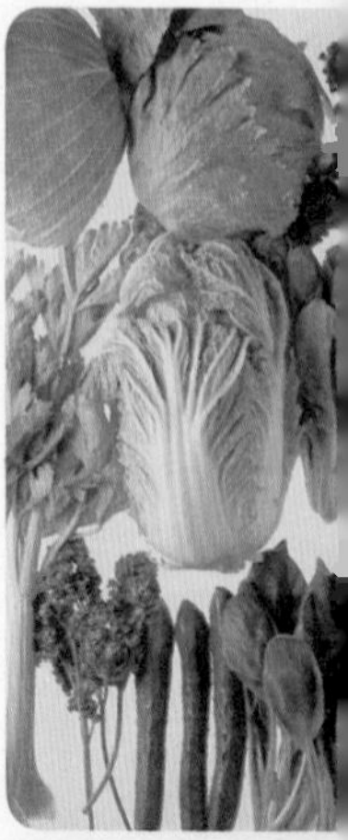
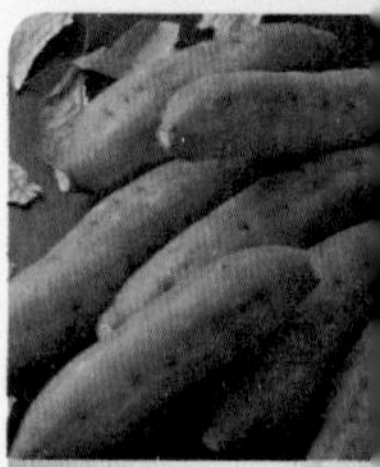
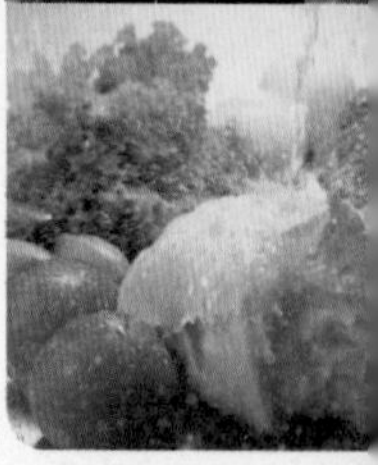

# 目 录

菌菇



## 四 水果

果



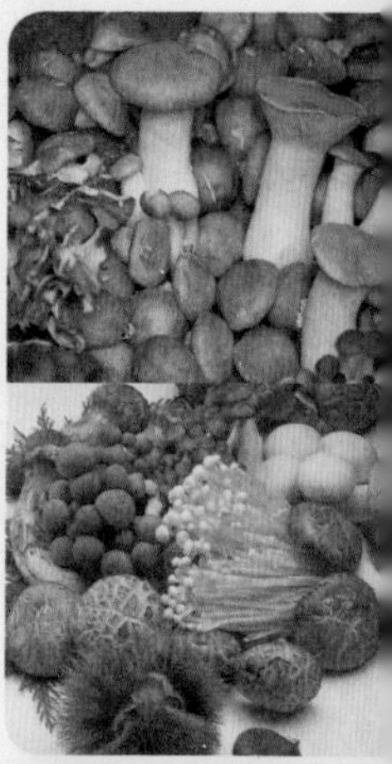

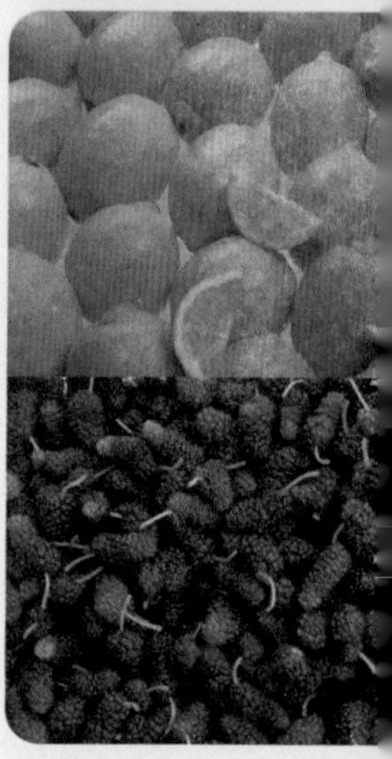

## 五 坚果

### 坚



## 六 肉

### 肉



## 七 鱼虾蟹贝

### 海



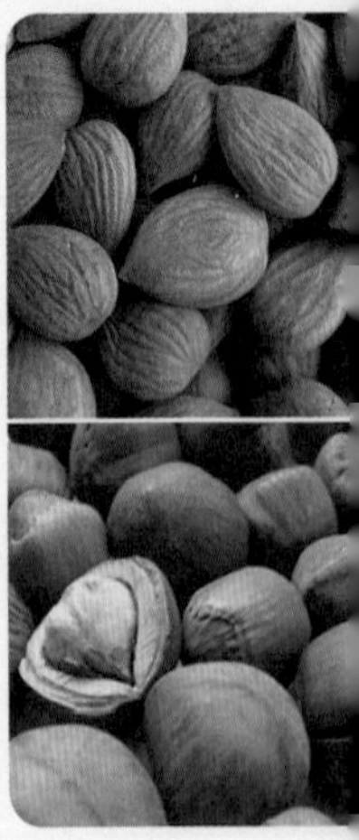

## 八 调味品

味



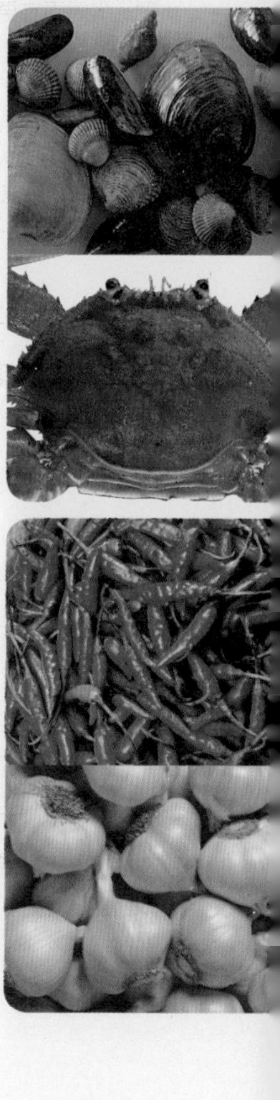

# 阅读导航

**食材知多少**

总述食材的特点，对食材进行全面解读。

**食物名称**

对食材进行详尽归类，阅读时，省时更方便。

**食材小档案**

对食物的性味归经进行介绍，食材特性一目了然。

**产地分布**

食材分布，地理位置，一一对比。

**品种简介**

对蔬果进行全面了解，家族成员全面推介。

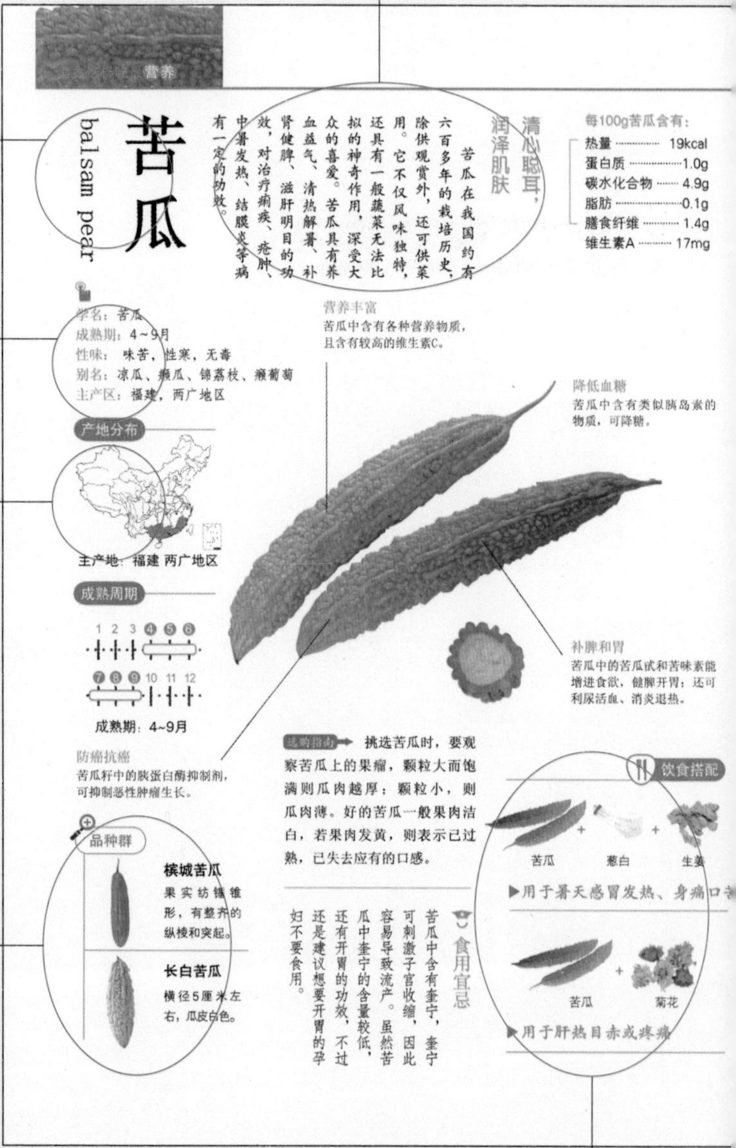
苦瓜

balsam pear

清心聪耳，润泽肌肤

苦瓜在我国约有六百多年的栽培历史，除供观赏外，还可供菜用。它不仅风味独特，还具有一般蔬菜无法比拟的神奇作用，深受大众的喜爱。苦瓜具有养血益气、清热解暑、补肾健脾、滋肝明目的功效，对治疗痢疾、疮肿、中暑发热、结膜炎等病有一定的功效。

每100g苦瓜含有：

| | |
|---|---|
| 热量 | 19kcal |
| 蛋白质 | 1.0g |
| 碳水化合物 | 4.9g |
| 脂肪 | 0.1g |
| 膳食纤维 | 1.4g |
| 维生素A | 17mg |

学名：苦瓜
成熟期：4~9月
性味：味苦，性寒，无毒
别名：凉瓜、癞瓜、锦荔枝、癞葡萄
主产区：福建，两广地区

产地分布

主产地：福建 两广地区

成熟周期

成熟期：4~9月

营养丰富

苦瓜中含有各种营养物质，且含有较高的维生素C。

降低血糖

苦瓜中含有类似胰岛素的物质，可降糖。

补脾和胃

苦瓜中的苦瓜甙和苦味素能增进食欲，健脾开胃；还可利尿活血、消炎退热。

防癌抗癌

苦瓜籽中的胰蛋白酶抑制剂，可抑制恶性肿瘤生长。

选购指南 挑选苦瓜时，要观察苦瓜上的果瘤，颗粒大而饱满则瓜肉越厚；颗粒小，则瓜肉薄。好的苦瓜一般果肉洁白，若果肉发黄，则表示已过熟，已失去应有的口感。

食用宜忌

苦瓜中含有奎宁，奎宁可刺激子宫收缩，因此容易导致流产。虽然苦瓜中奎宁的含量较低，还有开胃的功效，不过还是建议想要开胃的孕妇不要食用。

品种群

槟城苦瓜

果实纺锤锥形，有整齐的纵棱和突起。

长白苦瓜

横径5厘米左右，瓜皮白色。

饮食搭配

苦瓜 + 葱白 + 生姜

▶用于暑天感冒发热、身痛口

苦瓜 + 菊花

▶用于肝热目赤或疼痛

**饮食搭配**

根据食材的特性给出合理的食疗处方。

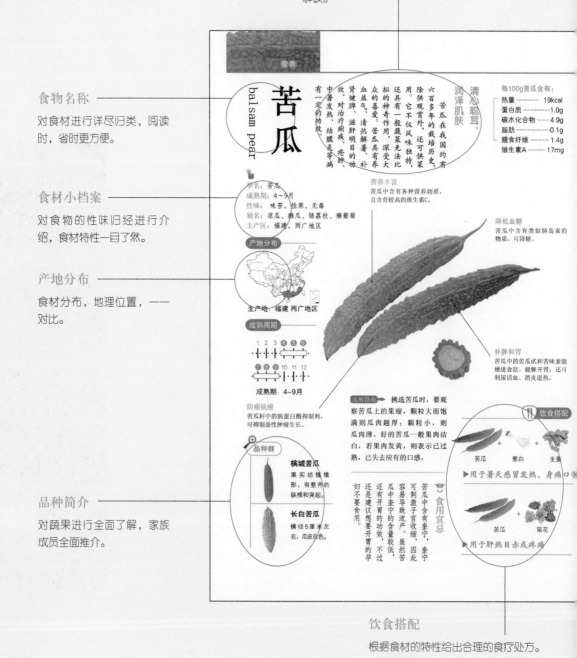

美味蔬果汁

几种蔬果、几件食材，美味健康饮品随时做。

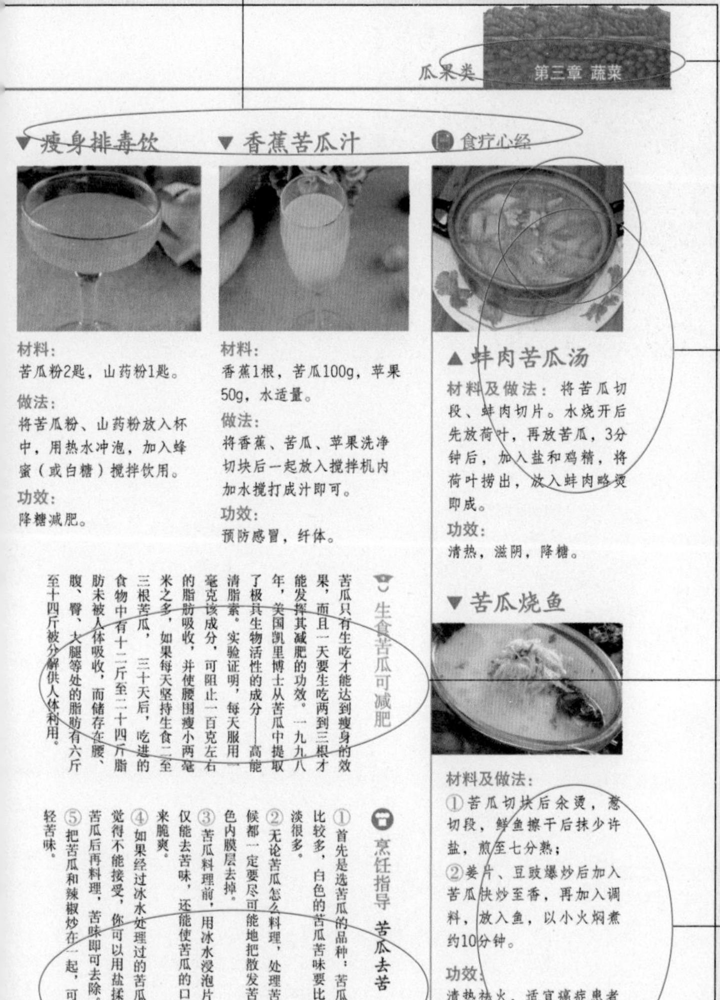

瓜果类　第三章 蔬菜

▼ 瘦身排毒饮

材料：

苦瓜粉2匙，山药粉1匙。

做法：

将苦瓜粉、山药粉放入杯中，用热水冲泡，加入蜂蜜（或白糖）搅拌饮用。

功效：

降糖减肥。

▼ 香蕉苦瓜汁

材料：

香蕉1根，苦瓜100g，苹果50g，水适量。

做法：

将香蕉、苦瓜、苹果洗净切块后一起放入搅拌机内加水搅打成汁即可。

功效：

预防感冒，纤体。

生食苦瓜可减肥

苦瓜只有生吃才能达到瘦身的效果，而且一天要生吃两到三根才能发挥其减肥的功效。一九九八年，美国凯里博士从苦瓜中提取了极具生物活性的成分——高能清脂素。实验证明，每天服用一毫克该成分，可阻止一百克左右的脂肪吸收，并使腰围瘦小两毫米之多，如果每天坚持生食二至三根苦瓜，三十天后，吃进的食物中有十二斤至二十四斤脂肪未被人体吸收，而储存在腰、腹、臀、大腿等处的脂肪有六斤至十四斤被分解供人体利用。

烹饪指导　苦瓜去苦

①首先是选苦瓜的品种：苦瓜的品种比较多，白色的苦瓜苦味要比绿色的淡很多。

②无论苦瓜怎么料理，处理苦瓜的时候都一定要尽可能地把散发苦味的白色内膜层去掉。

③苦瓜料理前，用冰水浸泡片刻，不仅能去苦味，还能使苦瓜的口感吃起来脆爽。

④如果经过冰水处理过的苦瓜你依然觉得不能接受，你可以用盐揉搓一下苦瓜后再料理，苦味即可去除。

⑤把苦瓜和辣椒炒在一起，可明显减轻苦味。

食疗心经

▲ 蚌肉苦瓜汤

材料及做法：将苦瓜切段、蚌肉切片。水烧开后先放荷叶，再放苦瓜，3分钟后，加入盐和鸡精，将荷叶捞出，放入蚌肉略烫即成。

功效：

清热，滋阴，降糖。

▼ 苦瓜烧鱼

材料及做法：

①苦瓜切块后氽烫，葱切段，鲜鱼擦干后抹少许盐，煎至七分熟；

②姜片、豆豉爆炒后加入苦瓜快炒至香，再加入调料，放入鱼，以小火焖煮约10分钟。

功效：

清热祛火，适宜癌症患者食用。

分类一览展示

对本章所介绍的食材进行总体介绍，整章内容一目了然。

食疗心经

“寓医于食”，既将药物作为食物，又将食物赋以药用，药借食力，食助药威。

药性小常识

了解身边的常见食材，切身感受食材大功效。

特色药膳

健康祛病，特效保健的药膳，读者可以根据自己的喜好和口味进行选择。

烹饪指导

烹饪妙招一点通，轻松简单烹饪自己喜好的美食。

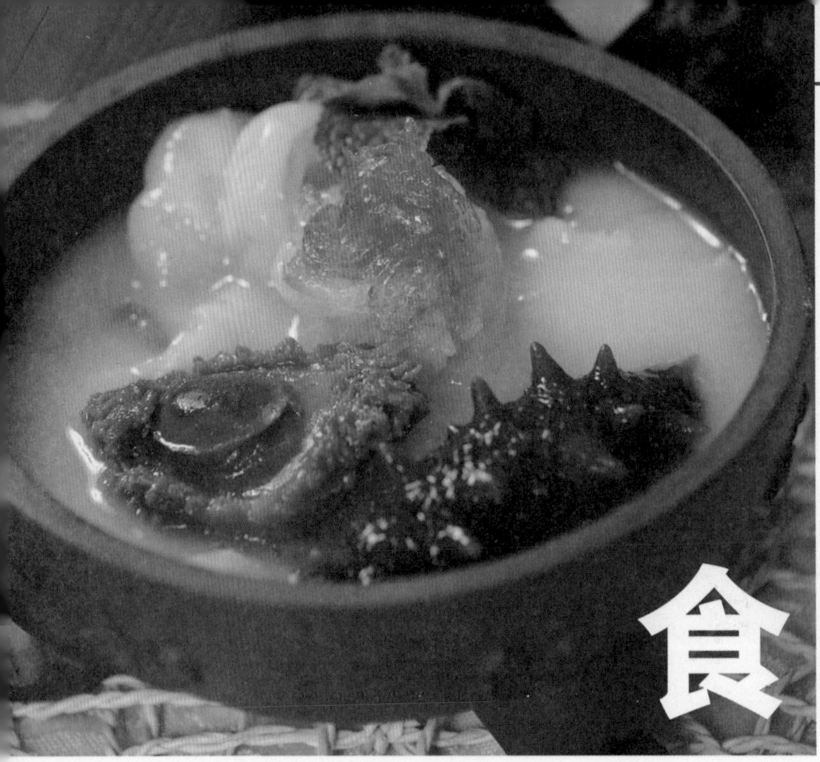

# 食

## 溯源、典故、趣闻、传说
## ——中国饮食文化

饮食文化是华夏文化的一枝奇葩。泱泱中华，五千年文明，在中华民族浩瀚的文化宝库中，『饮食文化』这颗明珠历久弥新。几千年来，中华美食调味精益、烹饪技巧巧妙，堪称举世无双。从沿革讲，我国饮食文化绵延一百七十多万年，推出六万多种传统菜点、五光十色的筵宴和膳食繁盛的风味流派；从外延看，中国饮食文化从民族与宗教、民俗与功能等多种角度体现了异彩纷呈的使用价值；从特质看，中国饮食文化讲究『色、香、味』俱全，除了讲究菜肴的色彩搭配之外，更凸显中华民族传统礼仪。总之，中国饮食文化是一种广视野、深层次、多角度、高品位的悠久区域文化；中华美食调味精益、肴器华贵、烹饪技巧独到，举世无双。可以说，中国饮食文化是整体中国文化中最精粹的部分之一。

中国菜已经经过了四千五百年的发展历史，它由历代宫廷菜、官府菜及地方菜所组成。

我国幅员辽阔，由于各地自然条件、人们生活习惯、经济文化发展状况和历史时期的不同，在饮食烹调和菜肴品类方面，逐渐形成了不同的地方风味。

| 朝代 | 饮食文化 | 朝代年限 | 代表菜 |
| --- | --- | --- | --- |
| 夏、商、周的传统饮食文化 | 谷物的初加工，由以碾舂为主变为以磨为主，石磨开始普及，周人的饮食状况有了很大的改善。开始进食宰割后的牲畜。 | 公元前2100年～公元前770年 | 开创了“八珍”菜系的先例 |
| 春秋、战国、秦朝时期的饮食文化 | 我国最早的地方风味菜——鲁菜、苏菜、粤菜、川菜的雏形就在此时期形成。 | 公元前770年～公元前208年 | “拆烩大鱼头”、“清蒸鲥鱼”、“野鸭菜饭”、“银芽鸡丝” |
| 汉唐时期的饮食文化及与周围民族的饮食大交融 | 引进了胡瓜、胡桃、西瓜，胡荽、胡麻、胡萝卜、石榴等物产及大量的蔬菜，开始过上定居的农业生活。 | 公元前202年～公元前907年 | 芝麻烧饼、烧尾宴 |
| 宋、辽、金、元时期的饮食文化 | 疆域扩大带来了饮食文化的大发展。这一时期，涮羊肉在忽必烈的推捧下诞生；元大都成为有史可考的第一家烤鸭店的发源地。 | 907年～1368年 | 烤全羊 |
| 明清时期的饮食文化 | 唐宋食俗混入满蒙的特点，饮食结构有了很大变化，马铃薯、蔬菜的种植达到较高水准，人工畜养的畜禽成为肉食主要来源。 | 1368年～1840年 | 满汉全席 |

**礼俗**

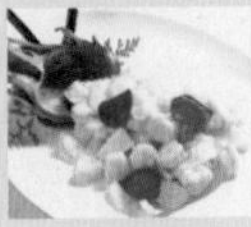

「贺年馈节」

我国贺年馈节食礼分外突出，年节有各自对应的食品。如：过年吃饺子，元宵节吃汤圆等。

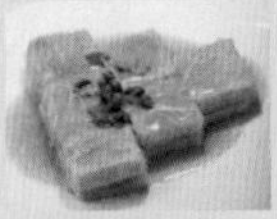

「红白喜庆」

红白喜庆属于社会民俗礼仪的范畴，其目的是趋吉避凶、求福去祸。

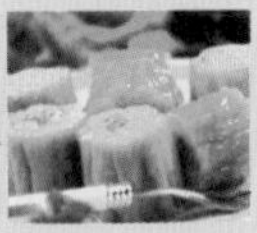

「乔贤新居」

旧时民间新屋落成或搬进新居时，都有摆酒款待亲朋好友的饮食礼仪，至今犹存。

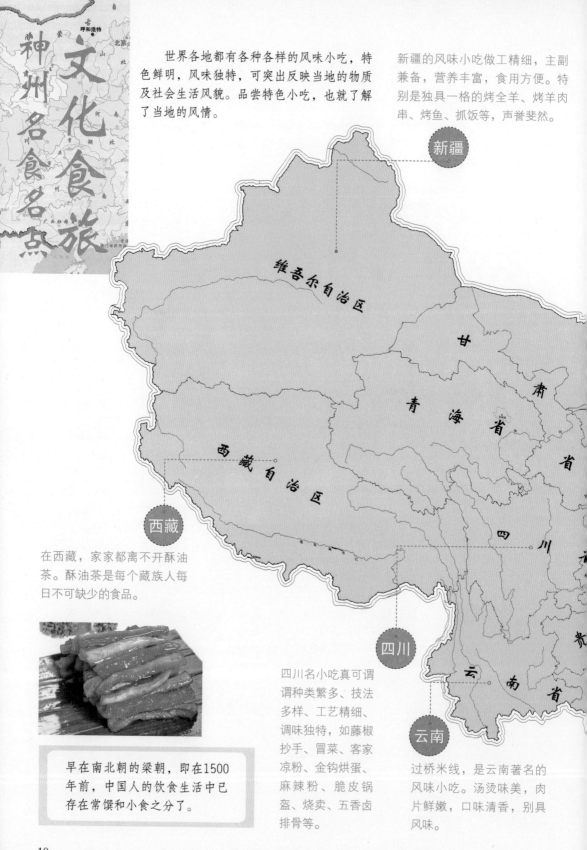

# 文化食旅

## 神州名食名点

世界各地都有各种各样的风味小吃，特色鲜明，风味独特，可突出反映当地的物质及社会生活风貌。品尝特色小吃，也就了解了当地的风情。

新疆的风味小吃做工精细，主副兼备，营养丰富，食用方便。特别是独具一格的烤全羊、烤羊肉串、烤鱼、抓饭等，声誉斐然。

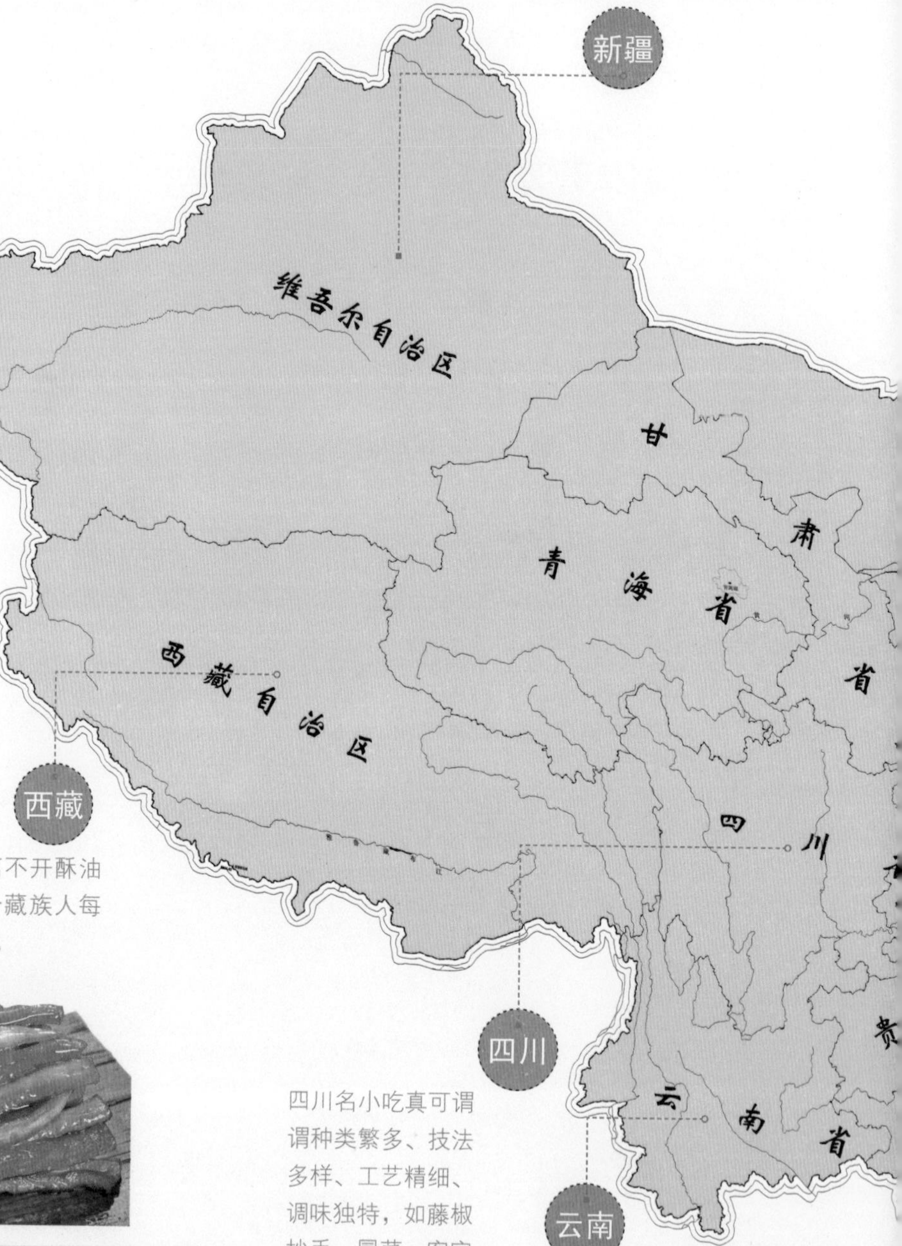


在西藏，家家都离不开酥油茶。酥油茶是每个藏族人每日不可缺少的食品。

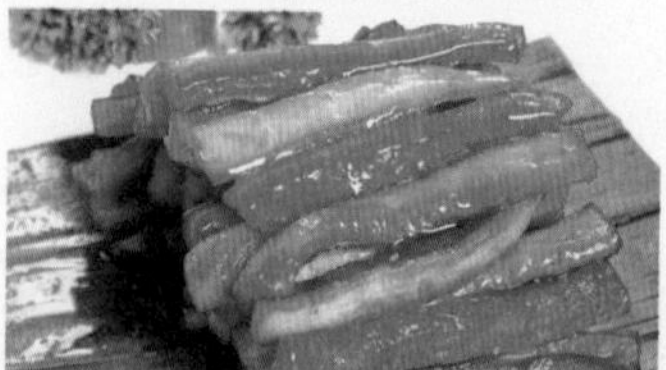

早在南北朝的梁朝，即在1500年前，中国人的饮食生活中已存在常馔和小食之分了。

四川名小吃真可谓谓种类繁多、技法多样、工艺精细、调味独特，如藤椒抄手、冒菜、客家凉粉、金钩烘蛋、麻辣粉、脆皮锅盔、烧卖、五香卤排骨等。

过桥米线，是云南著名的风味小吃。汤烫味美，肉片鲜嫩，口味清香，别具风味。

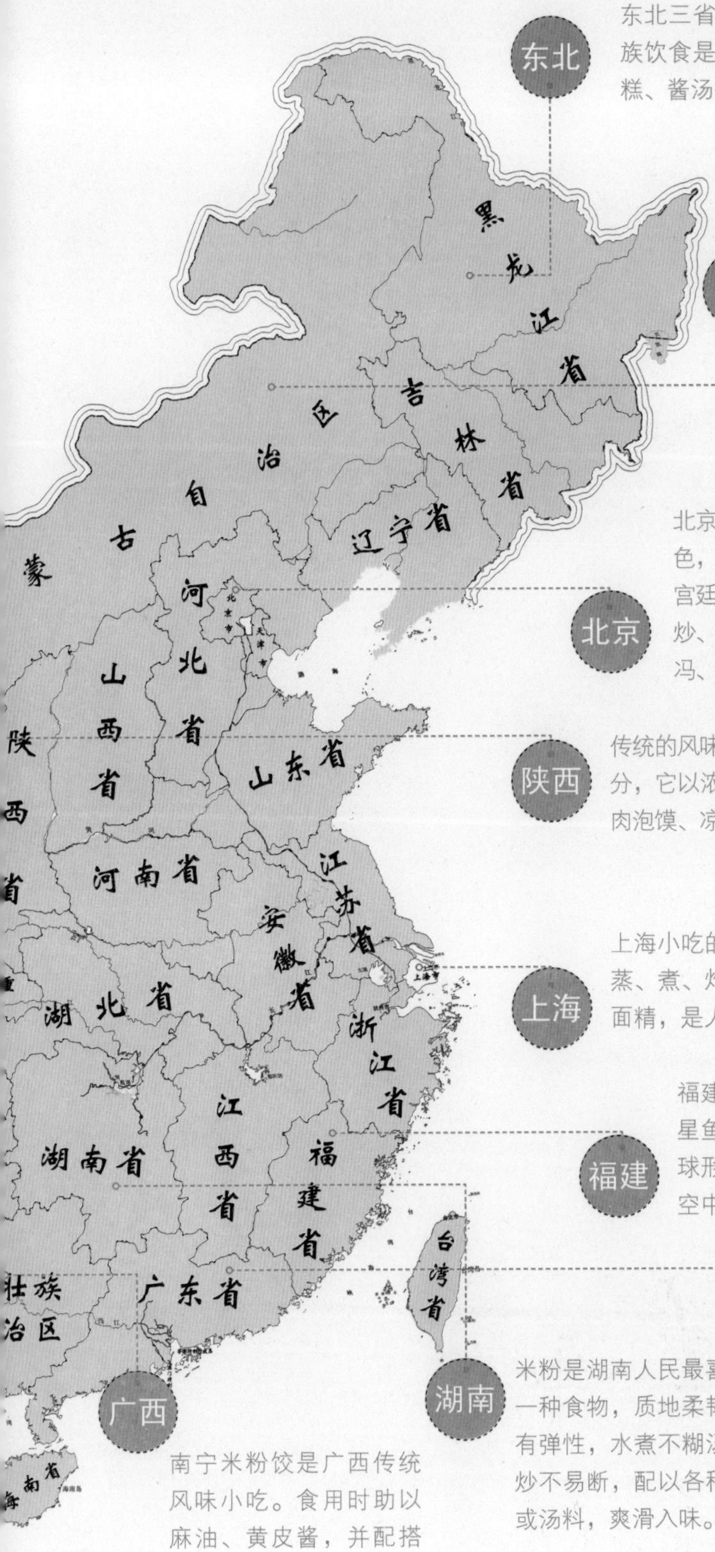

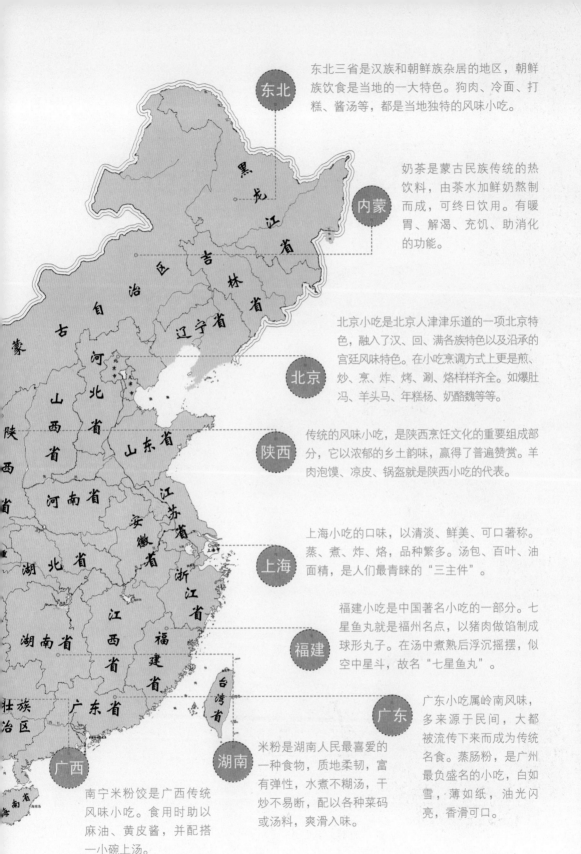

**东北**

东北三省是汉族和朝鲜族杂居的地区，朝鲜族饮食是当地的一大特色。狗肉、冷面、打糕、酱汤等，都是当地独特的风味小吃。

**内蒙**

奶茶是蒙古民族传统的热饮料，由茶水加鲜奶熬制而成，可终日饮用。有暖胃、解渴、充饥、助消化的功能。

**北京**

北京小吃是北京人津津乐道的一项北京特色，融入了汉、回、满各族特色以及沿承的宫廷风味特色。在小吃烹调方式上更是煎、炒、烹、炸、烤、涮、烙样样齐全。如爆肚冯、羊头马、年糕杨、奶酪魏等等。

**陕西**

传统的风味小吃，是陕西烹饪文化的重要组成部分，它以浓郁的乡土韵味，赢得了普遍赞赏。羊肉泡馍、凉皮、锅盔就是陕西小吃的代表。

**上海**

上海小吃的口味，以清淡、鲜美、可口著称。蒸、煮、炸、烙，品种繁多。汤包、百叶、油面精，是人们最青睐的“三主件”。

**福建**

福建小吃是中国著名小吃的一部分。七星鱼丸就是福州名点，以猪肉做馅制成球形丸子。在汤中煮熟后浮沉摇摆，似空中星斗，故名“七星鱼丸”。

**广东**

广东小吃属岭南风味，多来源于民间，大都被流传下来而成为传统名食。蒸肠粉，是广州最负盛名的小吃，白如雪，薄如纸，油光闪亮，香滑可口。

**湖南**

米粉是湖南人民最喜爱的一种食物，质地柔韧，富有弹性，水煮不糊汤，干炒不易断，配以各种菜码或汤料，爽滑入味。

**广西**

南宁米粉饺是广西传统风味小吃。食用时助以麻油、黄皮酱，并配搭一小碗上汤。

# 遍尝各方佳味——八大菜系

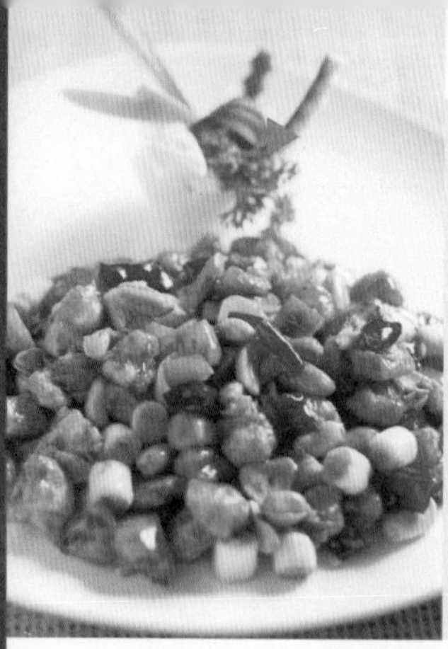

## 川菜

川菜风味是重庆、成都和乐山、内江、自贡等地方菜的特色的统称。主要特点在于味型多样。辣椒、胡椒、花椒、豆瓣酱等是主要调味品，不同的配比，化出了麻辣、酸辣、椒麻、麻酱、蒜泥、芥末、红油、糖醋、鱼香、怪味等各种味型，无不厚实醇浓，具有『一菜一格』、『百菜百味』的特殊风味，各式菜点无不脍炙人口。

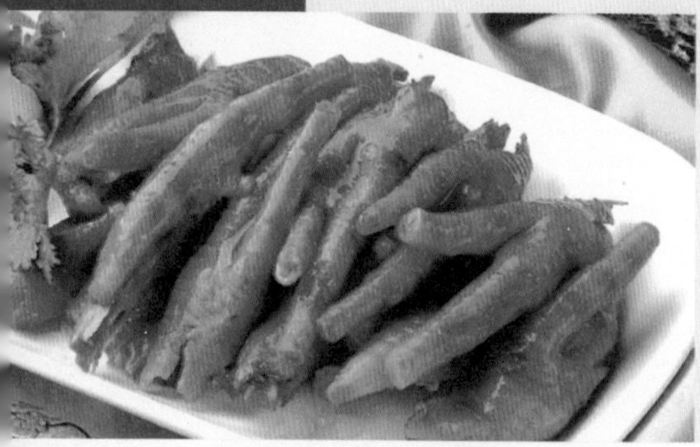

## 粤菜

即广东菜，由广府、客家、潮汕三种风味组成，粤菜是国内民间第二大菜系，以广府风味为代表。

广府菜注重质和味，口味比较清淡，力求清中求鲜、淡中求美。而且随季节时令的变化而变化，夏秋偏重清淡，冬春偏重浓郁。食味讲究清、鲜、嫩、爽、滑、香；调味遍及酸、甜、苦、辣、咸。代表品种有：广州文昌鸡、龙虎斗、白灼虾、烤乳猪、香芋扣肉、黄埔炒蛋、炖禾虫、狗肉煲、五彩炒蛇丝等。

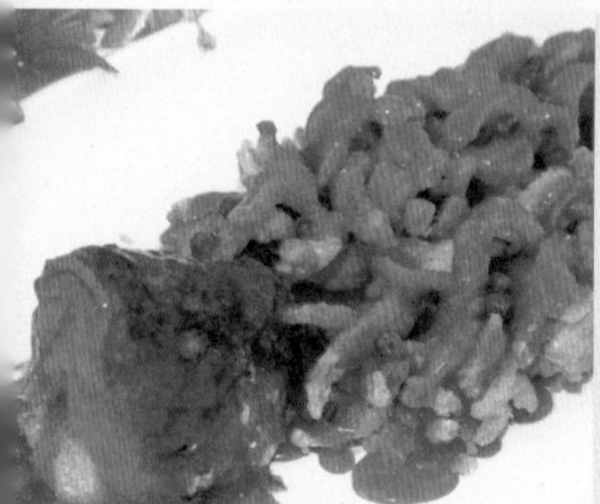

## 苏菜

苏菜，即江苏菜系，亦有四大菜系中将苏菜称为淮扬菜一说。由徐海、淮扬、南京和苏南四种风味组成，是宫廷第二大菜系。江苏菜系由原江浙菜系分出。原江浙菜系可分为淮扬风味、南京风味、苏南风味、浙江风味和徽州风味。后来浙菜、徽菜以其选料讲究、刀工精细、咸甜适中、讲究造型的鲜明特色各为八大菜系之一。

鲜咸适度，习尚五辛、五味兼崇，清而不淡、浓而不浊。其菜无论取料于何物，均注意『食疗、食补』作用。另外，徐州菜多用大蟹和狗肉，尤其是全狗席甚为著名。代表菜有：霸王别姬、沛公狗肉、彭城鱼丸、地锅鸡等。

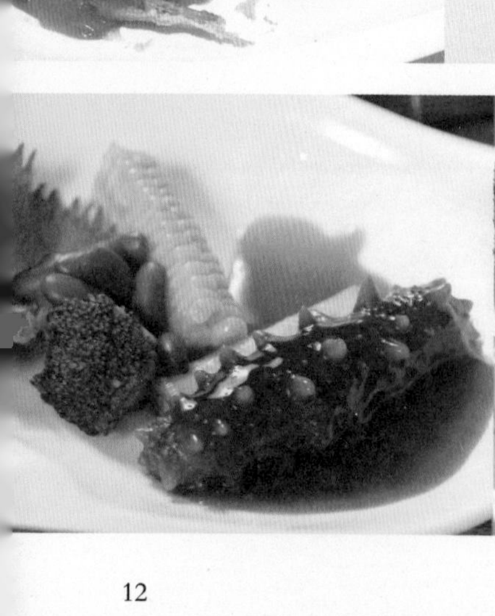

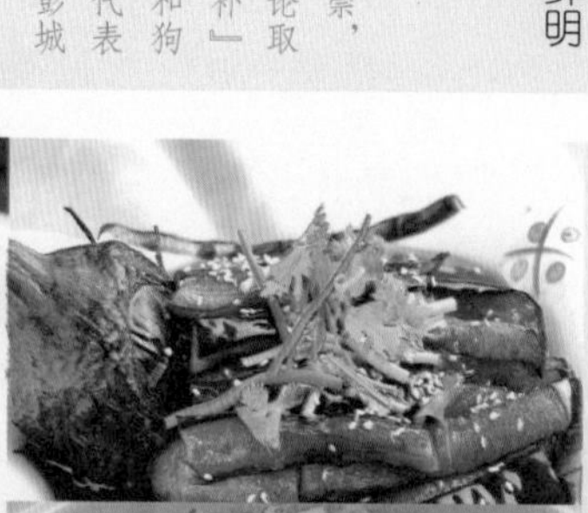

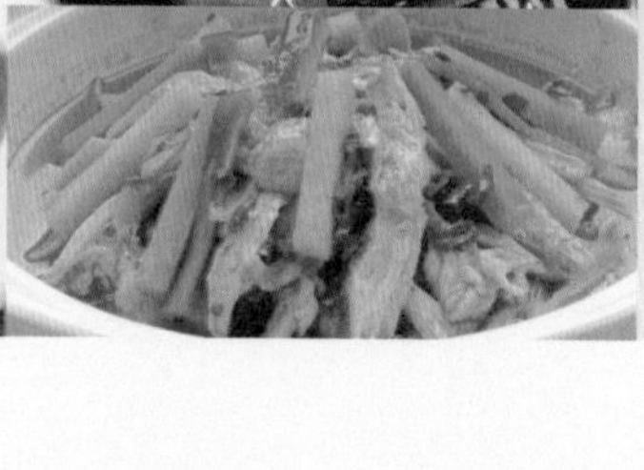

## 鲁菜

即山东菜系，由济南、胶东、孔府三种风味组成。是宫廷最大菜系，以孔府风味为龙头。

以清香、鲜嫩、味纯著称，一菜一味，百菜不重。尤重制汤，清汤、奶汤的使用及熬制都有严格规定，菜品以清鲜脆嫩著称。用高汤调制是鲁菜的一大特色。

## 闽菜

闽菜又称福建菜，是我国八大菜系之一。在后来发展中形成福州、闽南、闽西三种流派。汤菜清，味道淡，淡爽清鲜，重酸甜，讲究以汤提鲜，擅长烹制海鲜佳肴。其烹调技法以蒸、煎、炒、熘、焖、炸、淋、蒸为特色。

闽菜除了招牌菜『佛跳墙』外，还有肉粽、七星鱼丸、乌柳居、白雪鸡、芋丸、醉排骨、红糟鱼排等等，均别有风味。

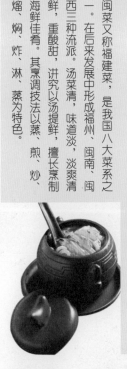

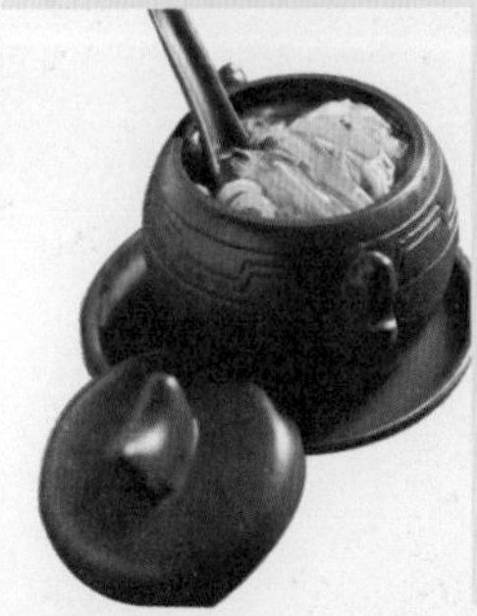

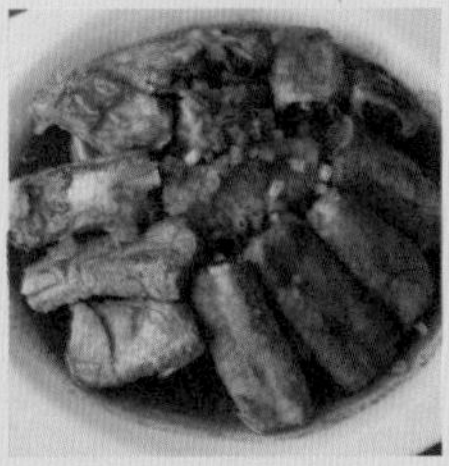

闽菜

以闽东、闽南、闽西、闽北、闽中、蒲仙地方风味菜为主。

## 浙菜

具有悠久历史的浙江菜品种丰富，主要由杭州、宁波、绍兴、温州四个流派所组成，菜品鲜美滑嫩、脆软清爽，其特点是清、香、脆、嫩、爽、鲜，入口香绵软糯，富有乡村风味。

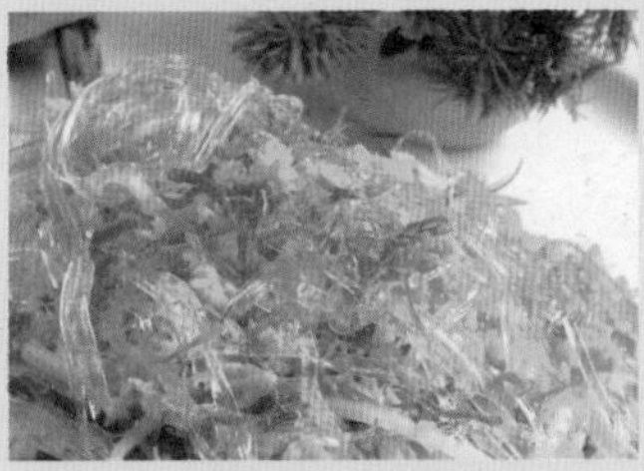

菜式小巧玲珑

浙江省地理位置优越，山清水秀，物产丰富佳肴美。

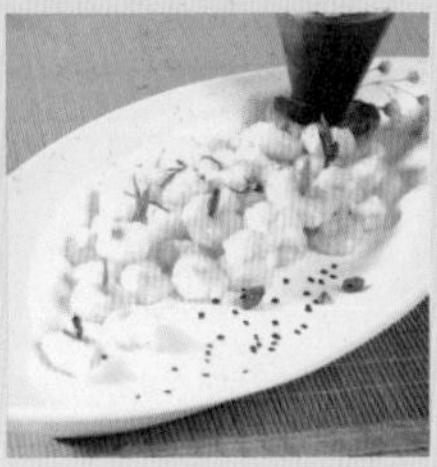

制作精细

选料讲究，烹饪独到，注重本味。

## 湘菜

湖南地处长江中游南部，气候温和，土质肥沃，物产丰富，有『鱼米之乡』之称。富饶的物产和优越的自然条件，为湘菜在选料上提供了物质条件。

总的说来，湘菜具有以下几个特点：一、刀工精细，形味俱美。湘菜的基本刀法有十六种之多，烹任时，注重依味造型。二、长于调味，以酸辣著称。三、技法多样。湘菜的烹调方法历史悠久，烹调方法多样，尤重煨，小火慢炖，原汁原味。有的菜晶莹醇厚，有的菜汁纯滋养，有的菜软糯浓郁，有的菜酥烂鲜香，许多煨出来的菜肴，成为湘菜中的名馔佳品。

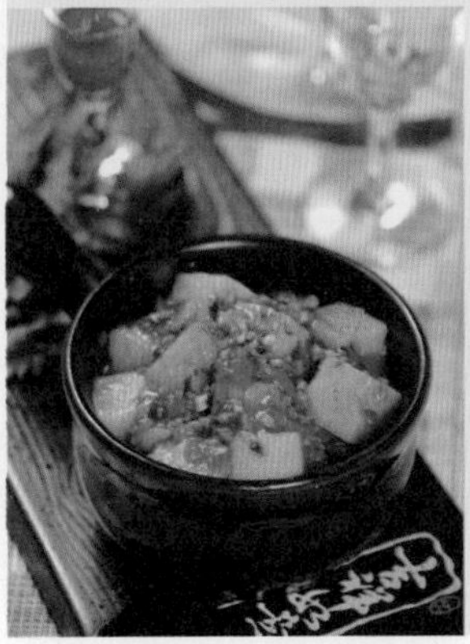

## 徽菜

徽菜喜用火腿调味，善加冰糖提鲜，善于保持菜品的原汁原味，口感以鲜、咸、香为主，菜肴具有清爽、酥嫩、鲜醇的特色。

徽菜的主要特点：烹调方法上擅长烧、炖、蒸，而爆、炒菜少，重油、重色，重火功。主要名菜有“火腿炖甲鱼”、“红烧果子狸”、“腌鲜鳜鱼”、“黄山炖鸽”等上百种。

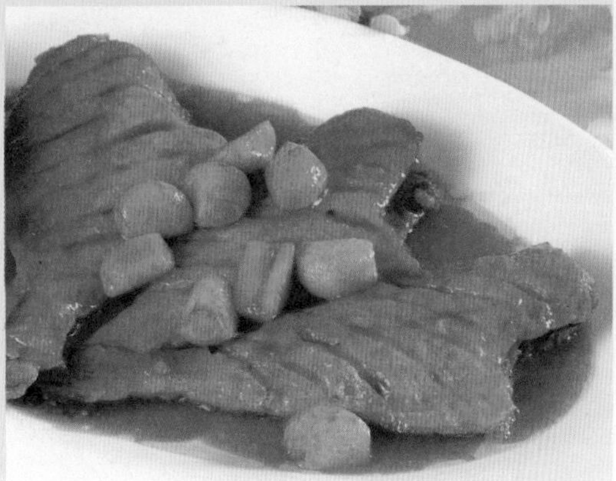

## 回族

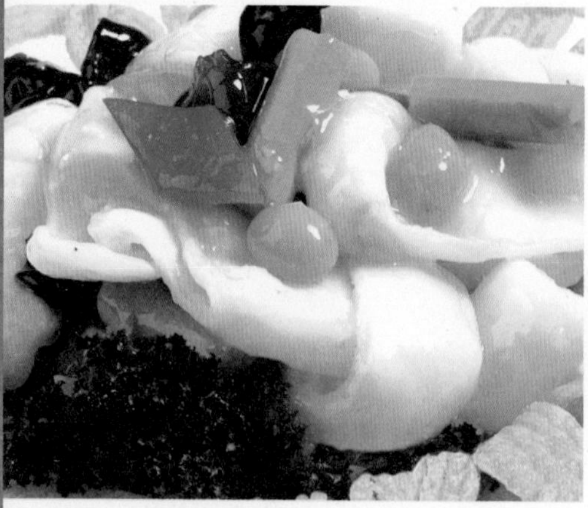

回族日常饮食以面粉、大米为主，辅以玉米、豌豆等杂粮，喜食牛、羊、鸡、鸭肉及鱼类，爱吃蔬菜。但忌食猪肉。

回族常采用煎、炒、烩、炸、爆、烤等烹调技法，做工精细考究，色香味俱佳。面食是回族人民的传统主食，拉面、馓子、长面、麻食、馄饨、油茶、馄饨等等，都是回族人民待客的佳品。

## 维吾尔族

一种用白面或玉米面在特别的火坑中烤制而成形似面饼被称为“馕”的食品是维吾尔族人民的家常主食之一。在新疆，家家户户都修有烤制馕专用的馕炕。

烤羊肉串是维吾尔族的传统食品，风靡全国。抓饭、拉面也是维族人喜爱的食品。

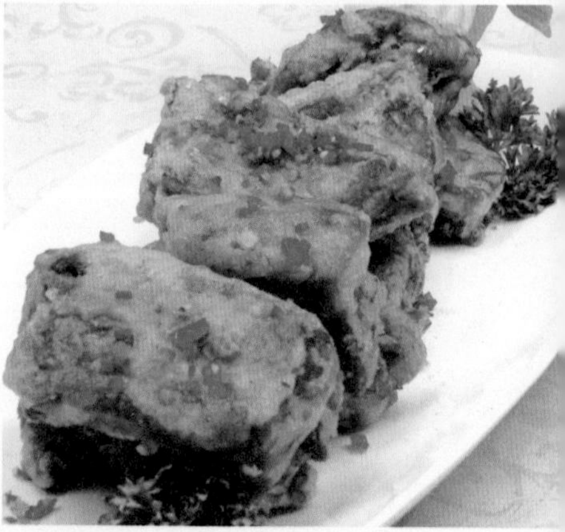

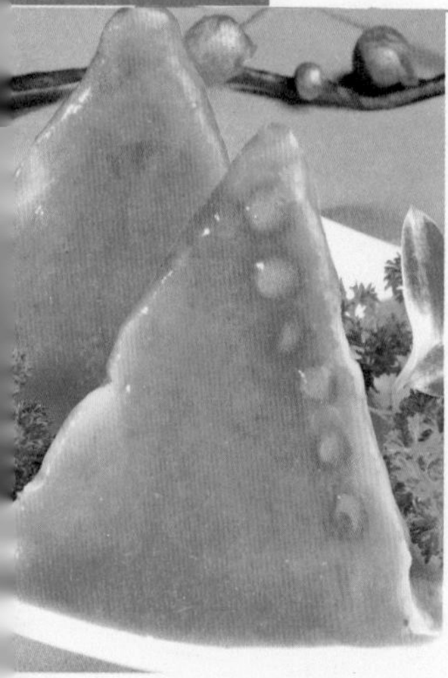

## 藏族

藏族人民以糌粑为主食，食用糌粑时，要上浓茶或奶茶、酥油、奶渣等一起食用；糌粑既便于储藏又便于携带，食用时也很方便。藏族过去很少食用蔬菜，副食以牛、羊肉为主，猪肉次之。

## 满族

满汉全席是我国最著名的、规模最大的古典筵席。起兴于清代，是集满族与汉族菜点之精华而形成的历史上最著名的中华大宴，又有“满汉燕翅烧烤全席”之称。菜式取材广泛，用料精细，山珍海味无所不包。

满族喜爱粘食，喜食蜂蜜、小肉饭等等，这种习俗，也是他们在长期从事狩猎、采集、饲养、农种、养蜂等经济生产的影响下，并通过祭祀活动的祭品而习惯地认定下来的。

香寨是藏族食用米饭时的最佳菜肴，色香味俱全，芳香可口。制作时，先将土豆煮成八成熟，滤干，去皮，切成小块，待用。把羊肉剁成块，用适量酥油烹炒后，放入锅内加水焖煮，后加入土豆、油咖喱、盐巴、生姜、茴香、丁香、胡椒、藏蔻等调料，搅拌煮熟后即成。吃时可撒上葱泥。

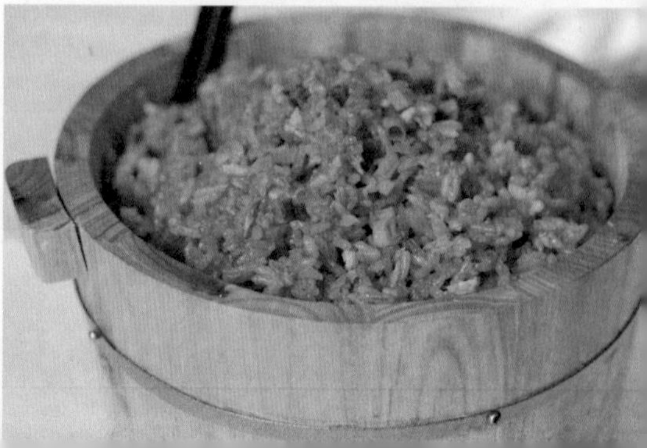

## 蒙古族

奶豆腐、烤羊、炉烤带皮整羊、手抓羊肉、大炸羊、烤羊腿、蒙古包子、蒙古馅饼等，都是蒙古族富有特色的食品。最具特色的是蒙古烤全羊、炉烤带皮整羊或称阿拉善烤全羊，最常见的是手抓羊肉。牛肉大都在冬季食用。有做成全牛肉宴的，更多的是清炖、红烧、做汤。

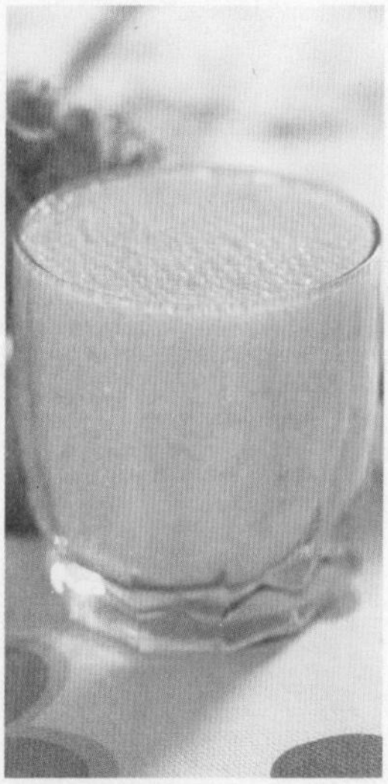

除饮红茶外，蒙古族居民每天都有饮奶茶的习惯；蒙古族还喜欢将很多野生植物的果实、叶子、花等用于煮奶茶。

## 傣族

傣族人日食两餐，以大米和糯米为主食。食用糯米时，用芭蕉叶包裹米饭成团，佐以盐巴、辣子、酸肉、烧鸡、青苔松即可进食。佐餐菜肴及小吃均以酸味为主，如酸笋、酸豌豆粉、酸肉及野生的酸果；喜食干酸菜。

日常肉食有猪、牛、鸡鸭，不食或少食羊肉，善做烤鸡、烧鸡，极喜鱼、虾、蟹、螺蛳、青苔等水产品。以青苔入菜，是傣族特有的风味菜肴。烹鱼时多做成酸鱼或烤成香茅草鱼；吃螃蟹时，将螃蟹连壳带肉剁成蟹酱蘸饭吃，这种螃蟹酱被傣族人民称为『螃蟹喃咪布』。

苦瓜是产量最高、食用最多的日常蔬菜。

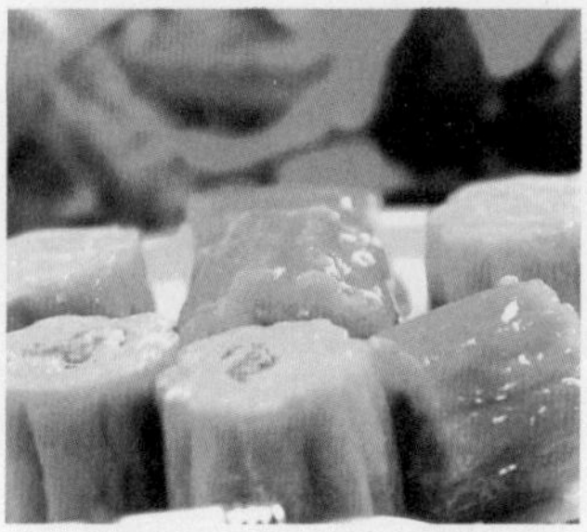

## 白族

白族三餐都配新鲜蔬菜，肉食以猪为主，兼有牛、羊、鸡、鸭和鱼鲜，善于烹制火腿、腊肉、香肠、弓鱼、猪肝针、螺蛳酱、油鸡棕、吹肝和饭肠等食品。烹调方法多样，口味偏好酸辣；注重节庆，婚宴习惯用由八道热菜组成“喜州土八碗”。

白族聚居在云南省大理白族自治州。雪梨、柑橘和论茶是著名特产。洱海盛产鱼类，弓鱼最著名。喜食酸菜、砂锅菜等。口味以酸、凉、辣为主。

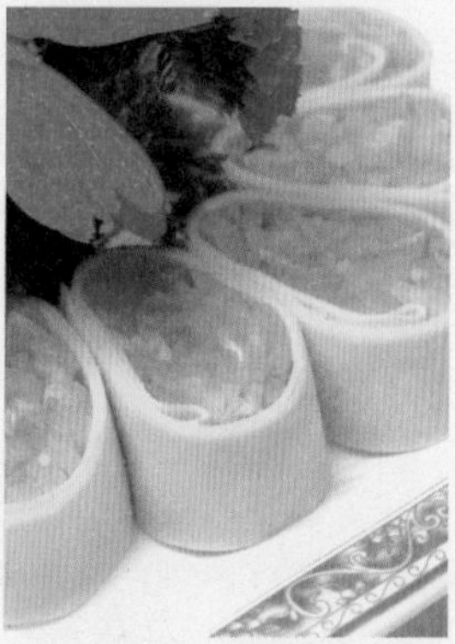

## 朝鲜族

朝鲜族的烹调方法以煎、煮、炒、氽、烤等为主，菜肴多清淡、软烂、爽脆。不食羊肉、河鱼，不吃面食。最爱吃的传统食品是辣白菜。辣白菜，清香爽口，有解腻解酒、助消化、增食欲之功效，既是家常菜，宴席的餐桌上也能看见它的身影。

朝鲜族大多数人喜食狗肉，在暑伏天还有宰狗吃狗肉汤的习俗，在三伏天吃狗肉酱汤可大补。但在节日，或办红白喜事时不吃狗肉。打糕也是朝鲜族人民喜食的食品之一，每逢佳节或红白喜事，每家都用打糕来招待亲朋好友。

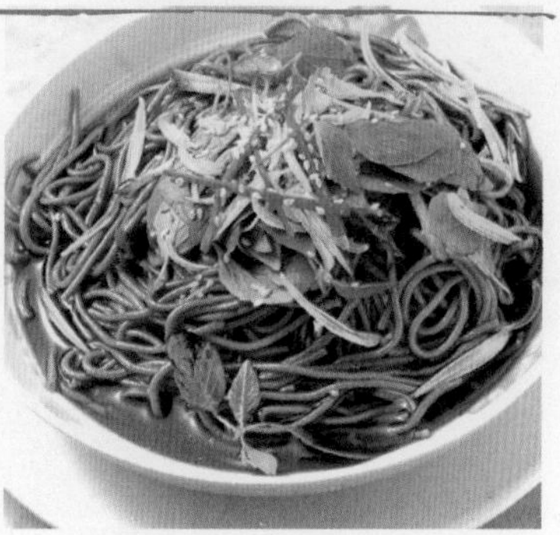

冷面是朝鲜族传统食品，清凉爽口，味道鲜美。

# 中国地方食材风物志

## 猴头菇（黑龙江省）

猴头蘑多生长在树干的枯死部位，喜低湿环境，我国黑龙江省盛产此物。

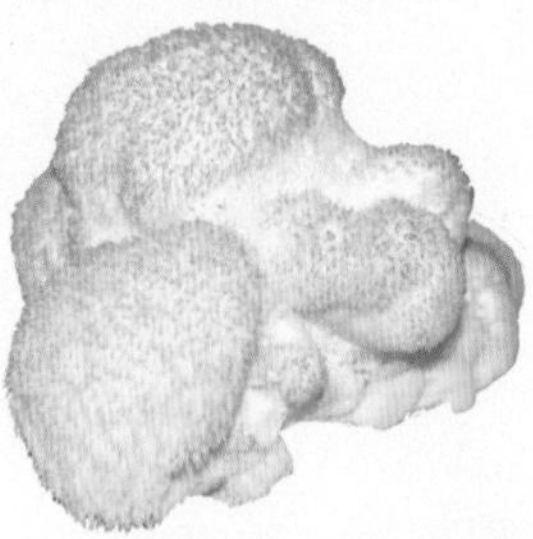

## 哈密瓜（新疆维吾尔自治区）

新疆维吾尔自治区是全国日照资源最丰富的地方，它的无可取代的地理气候，使得在此地种植的哈密瓜甘甜多汁。

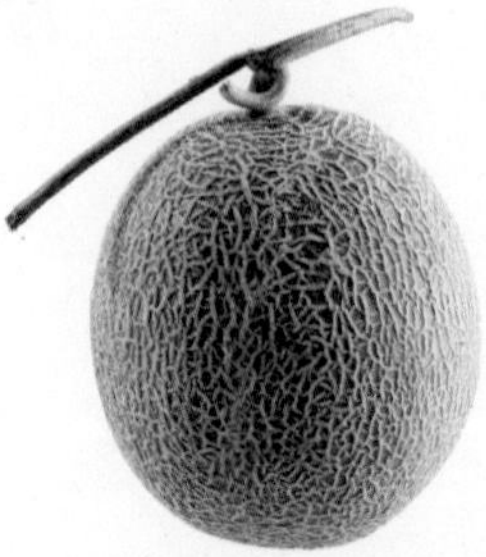

## 沙田柚（广西壮族自治区）

沙田柚，数广西容县沙田所产最为出名。该地土壤肥沃，排水良好，种出的柚子形、色、香、味俱佳。

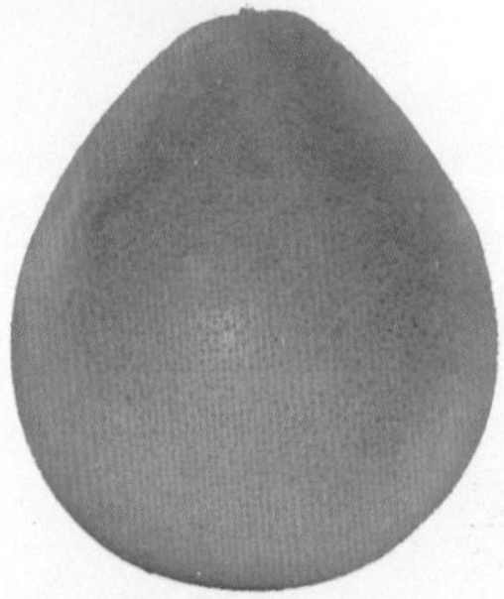

## 橘子（江西省）

江西省地理条件优越，雨水充沛，光照充足，素有『鱼米之乡』的美誉。所盛产的橘子营养丰富，色香味兼优。

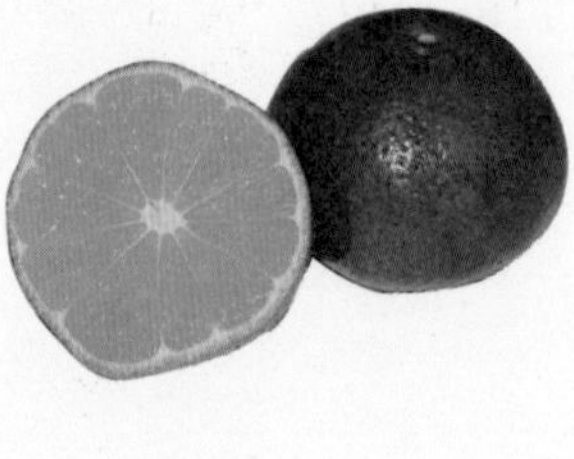

## 菠萝蜜（广西壮族自治区）

菠萝蜜在我国广东、海南等地产量较多，广东省更因所产的菠萝蜜个大味美而闻名遐迩。

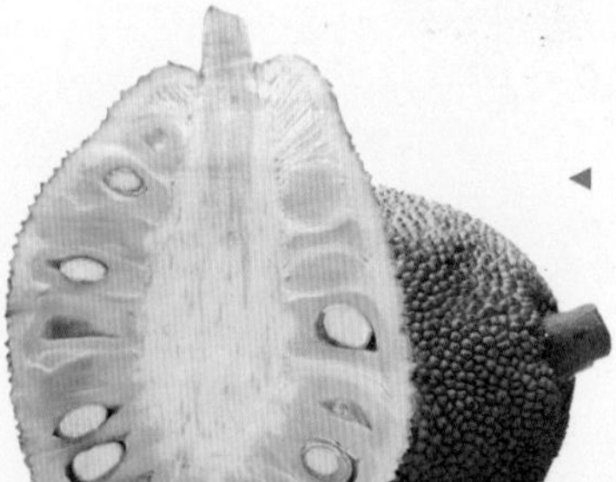

## 桂圆（福建省）

福建省枕山面海，气候条件优越，属亚热带海洋性季风气候，所产的桂圆肉质细腻，汁多甜美。

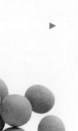

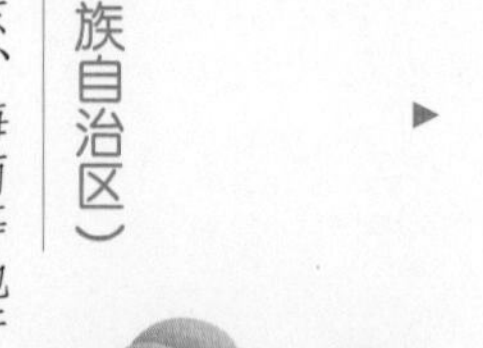



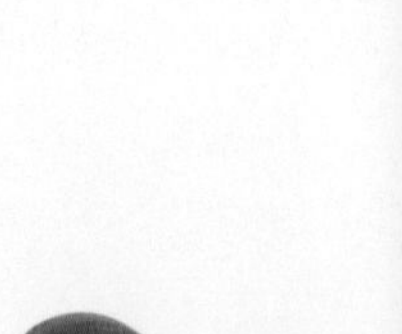

## 栗子（天津市）

良乡板栗壳薄，炒熟之后易剥、果肉细、糯性大，含糖量高。

我国各个省份都有其自己的特产。例如：长白山的野山参、树莓、草蘑、榛子、油豆角；辽宁的秋白梨、山楂、香水梨、鸭梨；甘肃的发菜、蕨菜、百合、黄花菜；宁夏的山杏、西瓜、蚕豆、马莲等。

## 苹果（山东省）

山东省烟台市濒临黄海与渤海之间，烟台苹果素以风味香甜、细脆津纯、酥脆多汁享誉海内外。

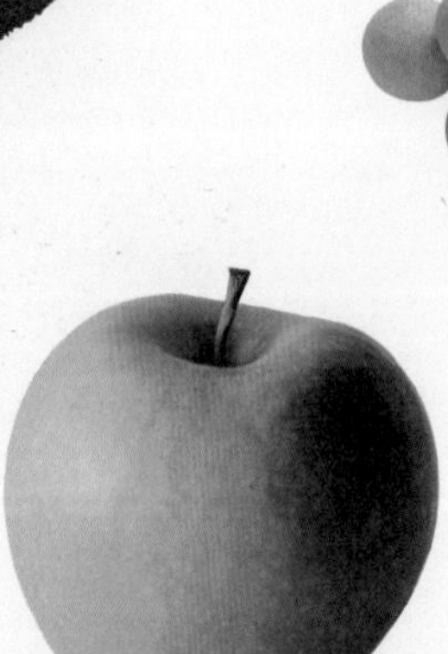

# 中国人的膳食指南——膳食宝塔

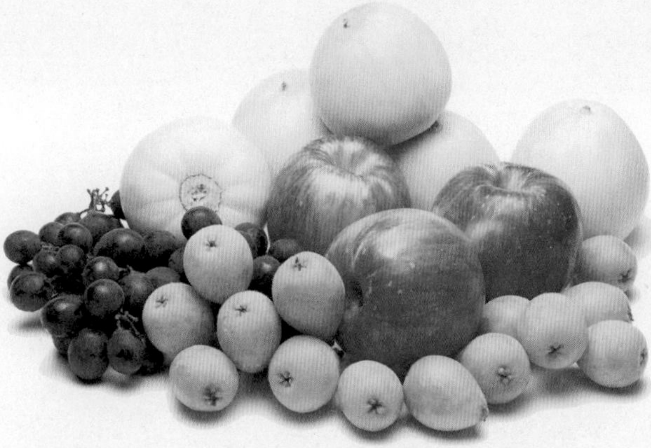

合理营养是健康的物质基础，而膳食的合理搭配是合理摄取营养的唯一途径。日常饮食当把营养与美味相结合，按照同类互换、多种多样的原则搭配一日三餐。

## 摄入标准

### 大豆类

成年人每天食用四十克大豆为宜。另外，婴儿不宜多饮豆奶。

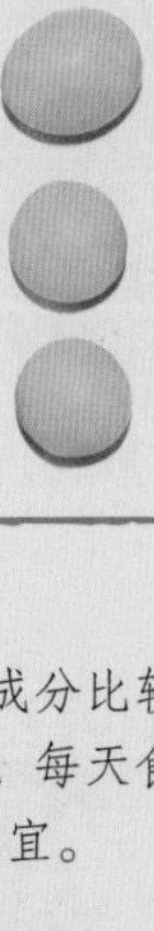

### 盐

每人每天摄入五克食盐为宜，肾脏病人、高血压病人更应控制食盐的摄入量。

### 油类

正常人每天摄入的植物油不要超过二十五克，大约两勺半的分量。

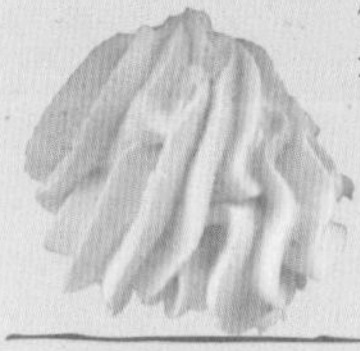

### 坚果类

成年人每天食用40g坚果为宜。另外，坚果不宜生食。

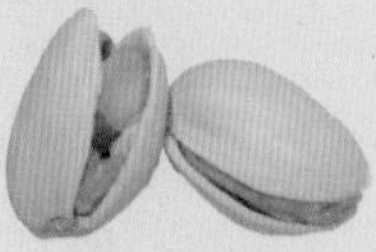

### 鱼虾类

鱼虾含丰富的优质蛋白质，每天食用50～100g为宜。

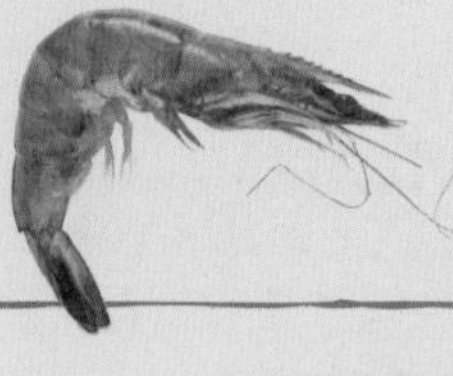

### 蛋类

鸡蛋的营养成分比较全面而均衡，每天食用25～50g为宜。

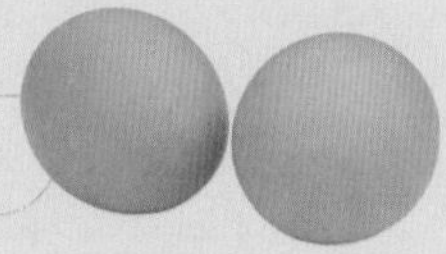

### 兽禽肉类

成年人每天食用50～75g畜禽肉类为宜。

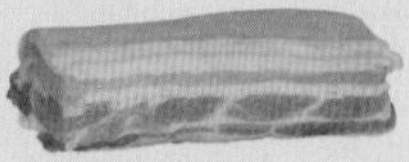

### 水

成人每天饮用一千二百毫升水为宜。但不宜饮水过量，否则会加重肾脏负担。

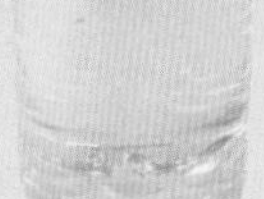

### 水果类

成年人每天食用三百克水果为宜，上午食用水果，可保证营养素的完全摄入。

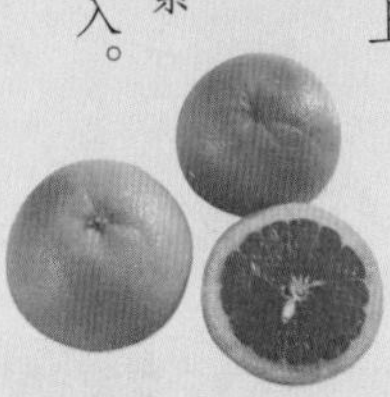

### 蔬菜类

蔬菜既是美食又是良药，每天食用五百克为宜。

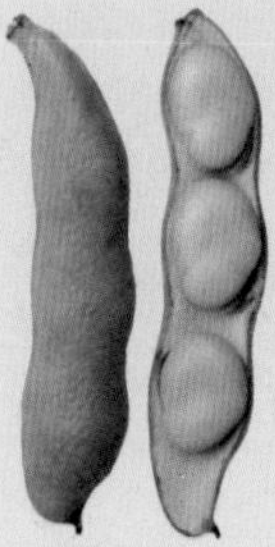

# 第一章·谷物和米面制品

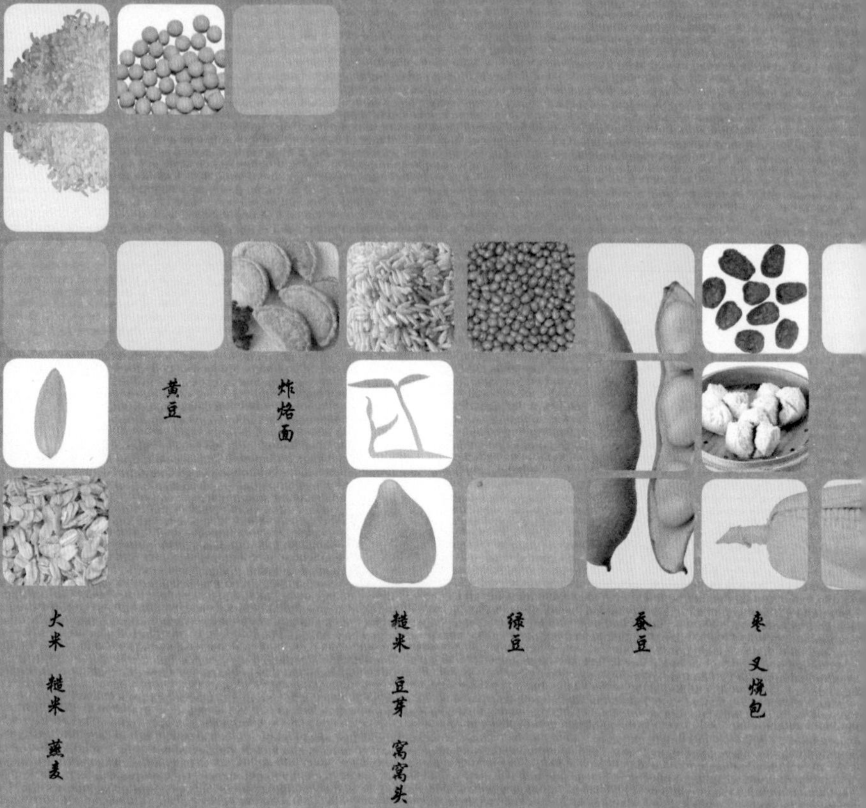

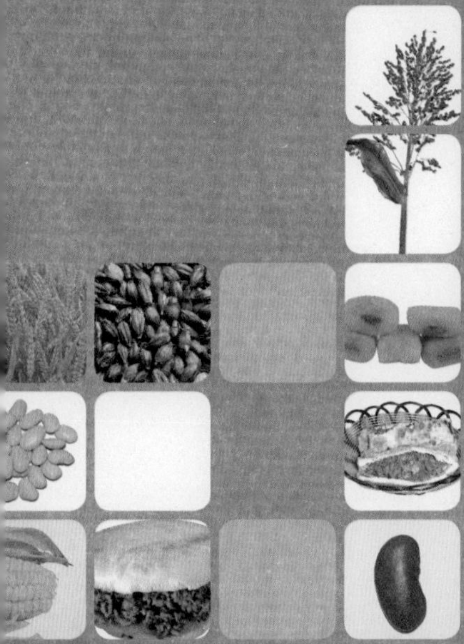

高粱 驴打滚 驴肉火烧 红腰豆

大麦 肉夹馍

小麦 芸豆

谷类包括小麦、稻米、玉米、小米、大麦、高粱等，是人体最主要的热量来源。谷类作为中国人的传统主食，从古至今一直是老百姓餐桌上不可缺少的食物之一，在我国的膳食中占有重要的地位，被当做传统的主食。谷物中碳水化合物的含量很高，具有极高的消化吸收率。以谷物为主的膳食模式既可为人体提供充足的能量，又可减少脂肪的摄入量，对心脑血管疾病有极强的预防作用。近些年来，随着人们生活水平的提高，粮食在饮食结构中所占的比例正在逐步减小，但是，出于对健康的考虑，还是应该摄入足够量的粮食。

# 大米

rice

**补中养胃，益精强志**

大米，又称白米、稻米，是中国人的主食之一。米色有白色、乌白色、紫色和黑色之分；米粒较细长，也呈短胖型。世界上大约有一半的人以大米为主食。无论是家庭用餐还是外出就餐，米饭都是必不可少的。

每100g大米含有：

| | |
|---|---|
| 热量 | 1411kcal |
| 蛋白质 | 7.3g |
| 碳水化合物 | 76.3g |
| 脂肪 | 0.3g |
| 膳食纤维 | 0.9g |
| 钙 | 7mg |

**产地分布**

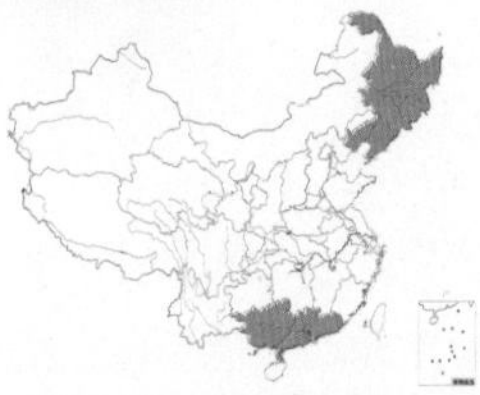

主产地：东北三省、两广地区

**成熟周期**

7 8 9 10 11 12

成熟期：9~10月

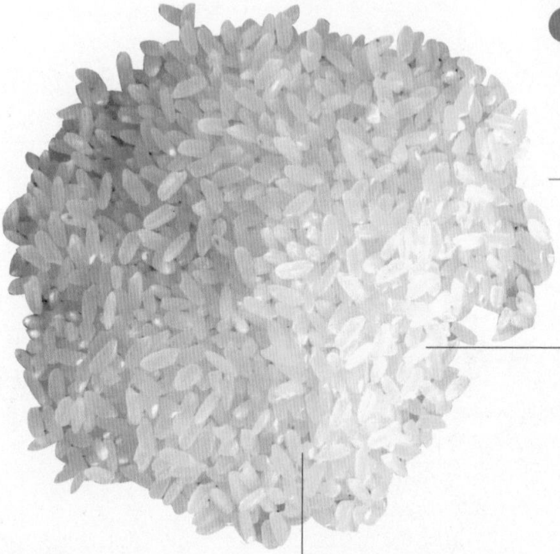

大米含有丰富的B族维生素，能预防脚气病、消除口腔炎症。

米粥具有补脾、和胃、清肺的功效。米汤可刺激胃液的分泌，有助于消化并对脂肪的吸收有促进的作用。

性味：性甘，味平

主产区：东北三省，两广地区

成熟期：9～10月

## 食疗特长

大米中各种营养素的含量虽然不高，但日常生活中，人们大量食用大米，所以它也是具有很高的营养价值的，是补充营养素的基础食物。

## 存放小窍门

①米具要洁净，严实。如用米袋，要勒紧封口。

②米袋浸泡在花椒水中，布袋风干后，盛米时，可将新鲜的花椒掺杂在米中后扎紧袋口，可驱虫防霉变。

③海带和大米按重量一比一百的比例混放，定时取出海带晒去潮气，可保持大米干燥不霉变，并能有效晒去米虫。

④盛米的容器中放入螃蟹壳或葱头，同样可以防虫蛀。

⑤米放在塑料袋中，每袋五公斤为宜；袋口扎紧后，放入冰箱冷冻室内四十八小时后取出，取出米袋后不要立即松开袋口，可杀死米虫。

**选购指南**

质量好的大米，表面光亮，整齐均匀，硬度较高。而质量差的大米硬度较低，碾压易碎，碎米粒较多；米粒表面出现的横纹叫做『爆腰』，横纹越多，质量越差；陈米色泽发灰，新米色泽鲜亮。

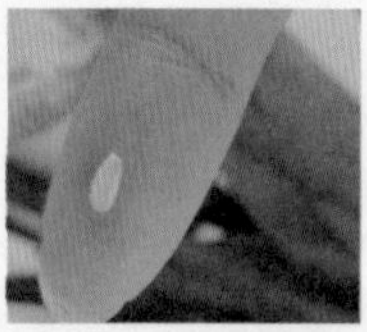

### 烹饪指导

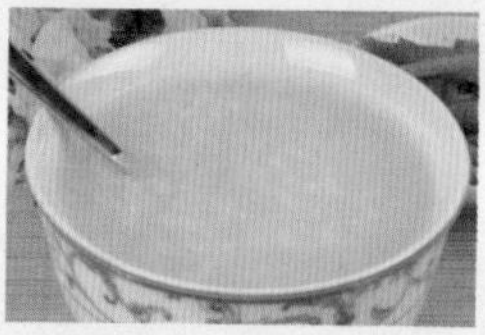

粥是『世间第一补人之物』。如何将米粥熬制得绵延可口，真是一门学问。熬粥时，可在水开时下米，米粒内外温度的差异会使米粒略微开裂，粥水更加可口；熬粥时加入几滴食用油，可防止溢锅，若用高压锅煮制，用此法可防止喷溅；锅内水分始终保持沸腾，可使米粒中的淀粉更易溶于汤中，口感更佳；熬粥过程中全程加盖，可避免水溶性维生素及某些营养成分的流失，也可以减少煮粥时间。

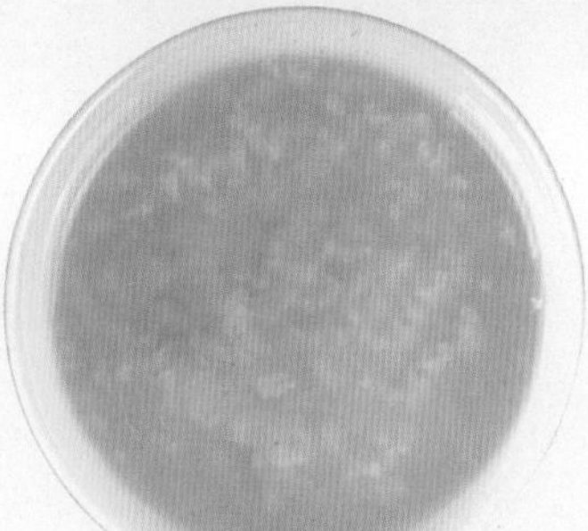

### 食疗心经

## ▶ 薄荷粥

**材料：** 干薄荷15g(鲜品30g)，粳米50～100g，冰糖适量。

**做法：** 薄荷煎汤取汁。大米煮粥，将熟时入冰糖及薄荷汤，再煮1～2沸。

**功效：** 疏散风热，清利咽喉。本品不宜多服、久食。秋冬季节不宜食。

### 煮饭勿用生冷自来水

生活在城镇的居民大多饮用加氯的消毒自来水，而自来水中的氯则会大量破坏谷物中的维生素$B_1$等成分；若用烧开的自来水煮饭，破坏米饭营养成分的氯则会随水蒸气蒸发掉。

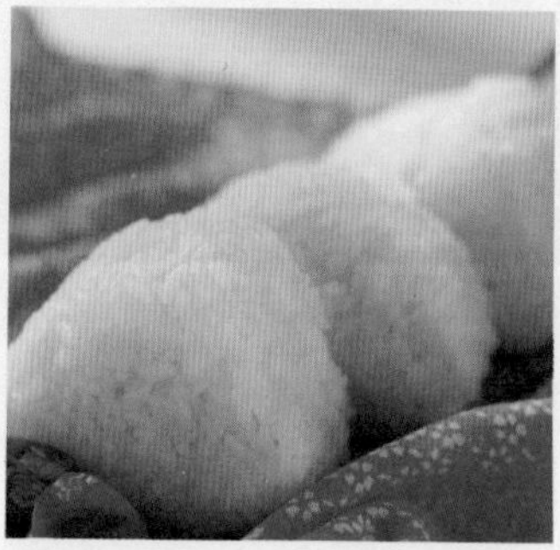

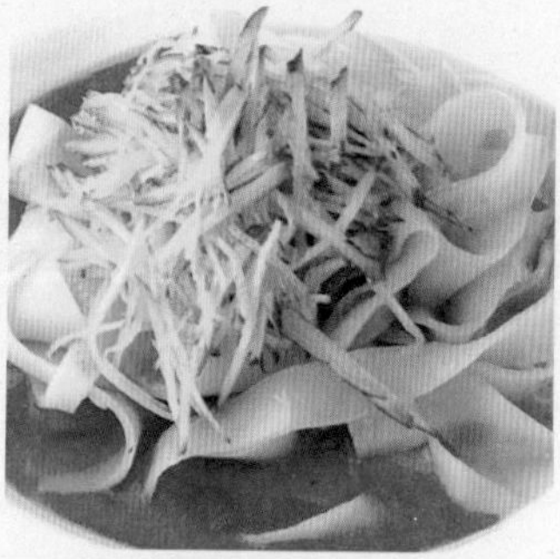

### 焖好米饭小窍门

淘洗大米时，米在水中浸泡和搓洗的同时，米粒四周的营养素也在流失。淘米前后浸泡的时间越长，搓洗次数越多，营养素的损失也越多。在做米饭时，要采用蒸的方法而不要“捞”，这样可以最大限度地保证大米中的维生素不被破坏；夏季米饭易馊，若在蒸制米饭时淋上几滴醋，可使米饭易于存放；用陈米煮饭时，可先将米浸泡2小时，蒸煮时在锅中加入2勺植物油即可；蒸制剩饭时，可加少许食盐水；另外，在蒸制米饭时，加少量茶水，可使米饭色、香、味俱佳，还可去腻、化食，充分发挥米饭的营养价值。

### 夹生米饭补救法

▼若米饭夹生，可在米饭中加入两三勺米酒，也可以用筷子在锅中扎几个直通锅底的眼，适当加入少许温水后重新焖制。

### 中华小食屉

凉皮是陕西的一种地方特色小吃，面皮鲜嫩、滑爽,口感佳。陕西凉皮分为大米面皮和小麦面皮两大类，以大米面皮最受欢迎，故又称米皮。

**做法：** 大米磨成粉后，加少许水调成糊状，擀成面皮后入锅蒸制，凉后切成条状备用。将辣椒油、芝麻酱、盐、醋、蒜等调料依个人口味与米皮搅拌即成。

# 糯米

sticky rice

## 补中益气，健脾养胃

糯米为禾本科植物糯稻的种仁，我国南方称之为糯米，而北方则称其为江米。糯米是人们普遍食用的粮食之一，由其制作成的糯米风味小吃也深受人们欢迎。糯米是一种温和的滋补品，可补虚、健脾、暖胃、补血、止汗，适用于脾胃虚寒所引起的反胃、食欲减少、泄泻和气虚引起的汗虚、气短无力、妊娠腹坠胀等症。因其香糯黏滑的口感，深得大家喜爱。正月十五的元宵就是由糯米粉包制的。

**每100g糯米含有：**

| | |
|---|---|
| 热量 | 348kcal |
| 蛋白质 | 7.3g |
| 碳水化合物 | 78.3g |
| 脂肪 | 1g |
| 纤维素 | 0.8g |

主产区：长江中下游平原

性味：性温，味甘

成熟期：9～10月

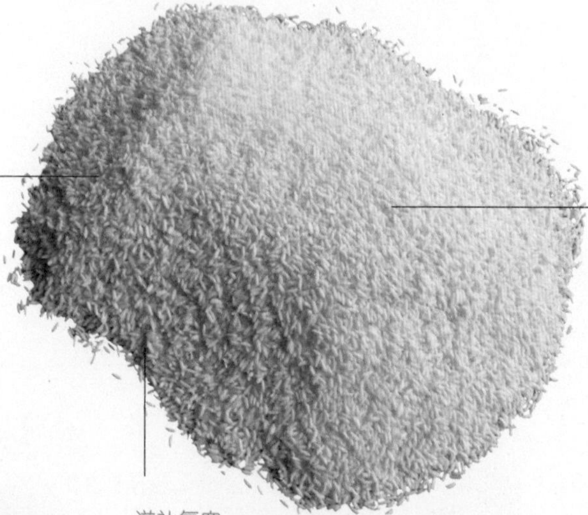

糯米还有收涩作用，对尿频、自汗有较好的食疗效果。

**益气止泻**

糯米富含B族维生素，能温暖脾胃、补益中气，对脾胃虚寒、食欲不佳、腹胀腹泻有一定的缓解作用。

**滋补气血**

糯米制成的酒，可滋补健身。民间流传用糯米、杜仲、黄芪、枸杞子、当归等酿成“杜仲糯米酒”，饮用后可益气壮神、美容益寿、舒筋活血。

**选购指南**

有些商贩为了获取利润，将大米掺杂在糯米中。鉴别方法是，用碘酒将米浸泡片刻，泡后用水洗净，糯米显紫色，而大米则显现蓝色。

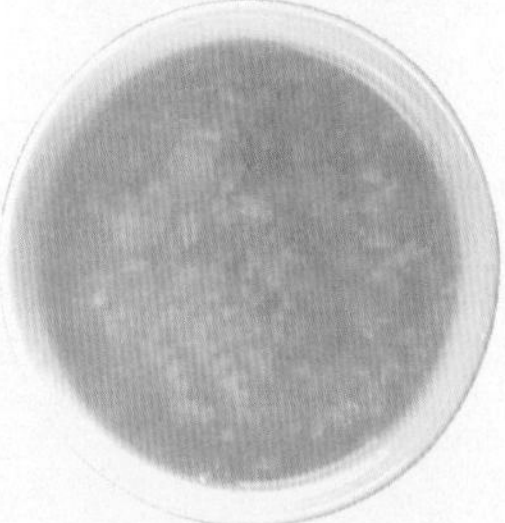

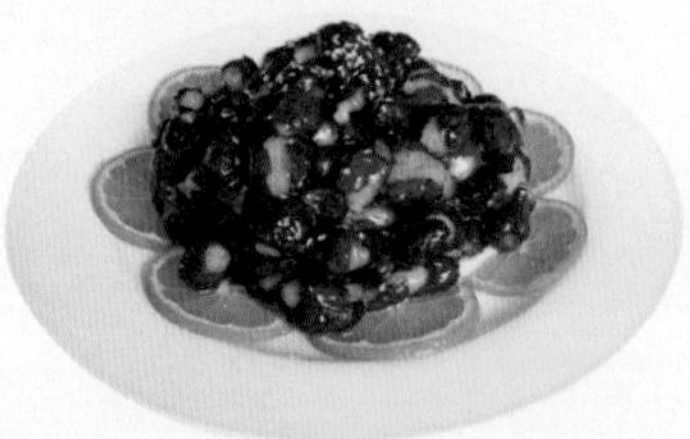

### ▲糯米枣

**材料：**糯米粉、红枣各适量。

**做法：**枣去核，糯米粉加水和成面团，根据枣的大小取适量的面团，揉成枣核型，放入切开的红枣中，轻轻捏合后，入锅蒸制。

**功效：**益气补血。

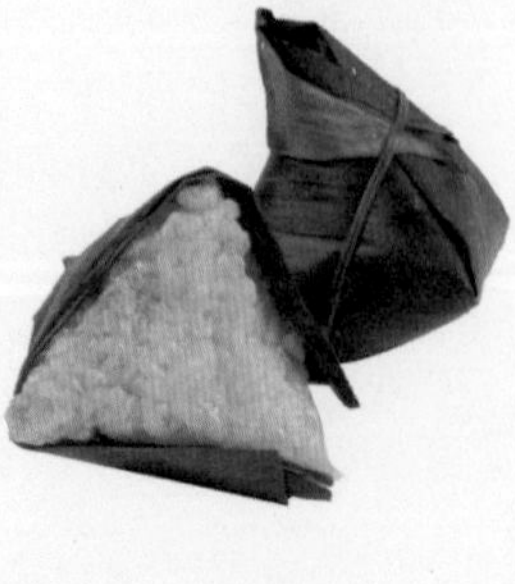

### ▲糯米桂圆粥

**做法：**①糯米洗净。汤锅中加入六百毫升水煮开；②入糯米和桂圆肉煮至成粥，加糖即可。

**功效：**养心安神，健脾补血。

# 糙米

husked rice

## 镇静神经，补中益气，调和五脏

糙米是指水稻脱壳后仍保留的含一些外层组织如皮层、糊粉层和胚芽的米，其口感较粗糙，质地紧密，煮起来也相对耗费时间，如今在餐桌上已经很难看到它的身影。而精白米则是糙米经过精磨、去掉外层组织得到的，也就是我们平常经常食用的大米。大米外观雪白细腻，吃起来柔软爽口，但其营养价值却远远不如糙米，如糙米中钙的含量是白米的两倍，含铁量是白米的三倍，烟碱素是白米的三倍，维生素$B_1$更是高达十二倍。

主产区：江西、四川
性味：味甘、性温
成熟期：6～10月

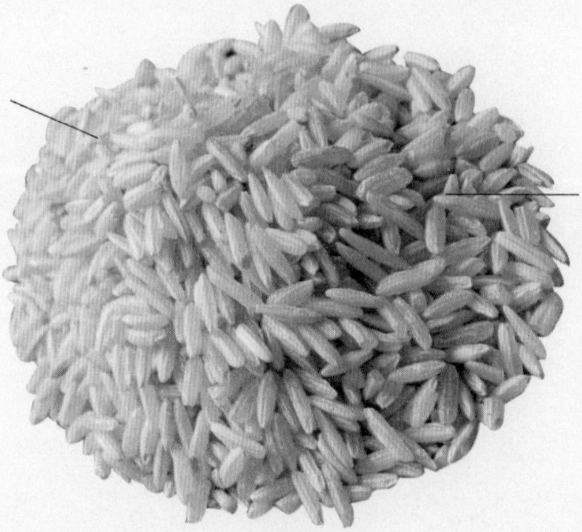

糙米中钾、镁、锌、铁、锰等微量元素含量较高，有利于预防心血管疾病和贫血症。它所含的膳食纤维还能与胆汁中胆固醇结合，降低血脂。

糙米对糖尿病也有疗效，人体对其消化吸收的速度较慢，因而能很好地控制血糖。

每100g糙米含有：

| | |
|---|---|
| 钙 | 7mg |
| 蛋白质 | 2.6g |
| 碳水化合物 | 26g |
| 脂肪 | 0.3g |
| 膳食纤维 | 0.2g |

### 烹饪指导

烹煮时千万不要直接放入锅中，最好先以冷水浸泡一小时以上，待糙米本身已吸入大量水分后，再以二比三的米水比例下锅蒸煮，口感会比较细腻。

### 选购指南

看：色泽晶莹，颗粒均匀，无黄粒。
闻：有一股米的清香，无霉烂味。
摸：用手插入米袋摸一下，手上无油腻、米粉，避免米中掺假。
碾：用手碾一下，米粒不碎。

### 中华小食屉

#### 广式糙米饭

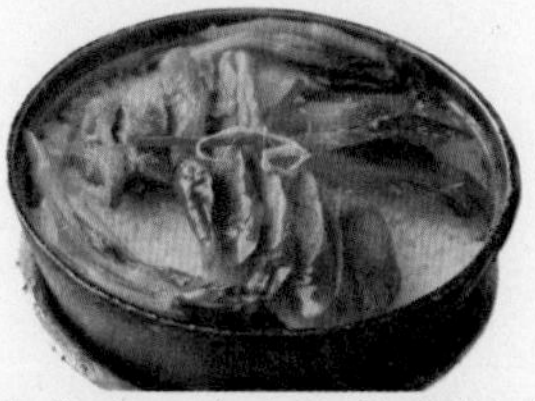

**材料：** 糙米100g（用水浸泡4小时），大米100g，广东腊肠50g，菜心4棵，色拉油适量，煲仔饭酱油2汤匙。

**做法：** ①在砂锅内部抹一层色拉油。米和水的比例为1:1.5，将米和水放入砂锅，加盖，大火烧开；
②腊肠切段后扎洞，让其油脂渗入米饭。饭半熟时，将腊肠放入米饭上，盖好锅盖换小火，再煮3～4分钟。关火，让煲仔饭煲15分钟；
③将菜心清洗干净，氽熟后沥干水分，备用；
④煲仔饭熟后，将腊肠取出，斜切成片和菜心一起码在米饭上面，淋上煲仔饭酱油即可。

### 食疗心经

#### 糙米茶

**材料：** 糙米1碗，水8碗。

**做法：** 锅内无油，将糙米翻炒且不要爆裂，炒至黄褐色后盛出。锅中放8碗水煮开后放进炒过的糙米马上停火。静置5分钟。将糙米过滤后取茶饮。

**功效：** 清血，预防高血压与脑中风。

# 小麦

wheat

## 养心安神，除烦，益气

小麦，又叫麸麦、浮麦。小麦的原产地为波斯（现在的伊朗），在公元前就开始栽种，是人类第一次栽培的农作物。小麦可直接做成酱油等，不过其最主要的用途还是制成面粉。小麦是世界上总产量第二的粮食作物，是人类的主食之一，它的颖果磨成面粉后可制作面包、馒头、饼干、蛋糕、面条、水饺、包子等食物；发酵后可制成啤酒、酒精、伏特加和生质燃料。

每100g小麦含有：

| | |
|---|---|
| 热量 | 339kcal |
| 蛋白质 | 11.9g |
| 碳水化合物 | 75.2g |
| 脂肪 | 1.3g |
| 膳食纤维 | 10.8g |

### 产地分布

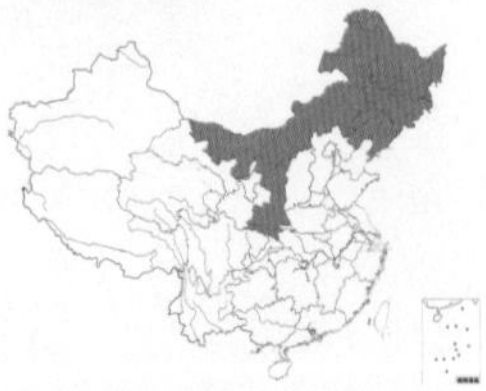

主产地：东北三省、陕西、内蒙古

### 成熟周期

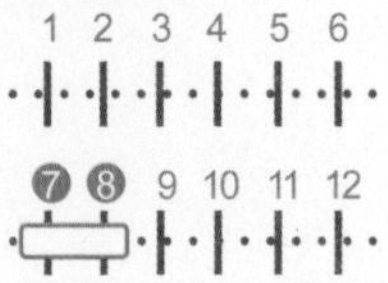


成熟期：7~8月

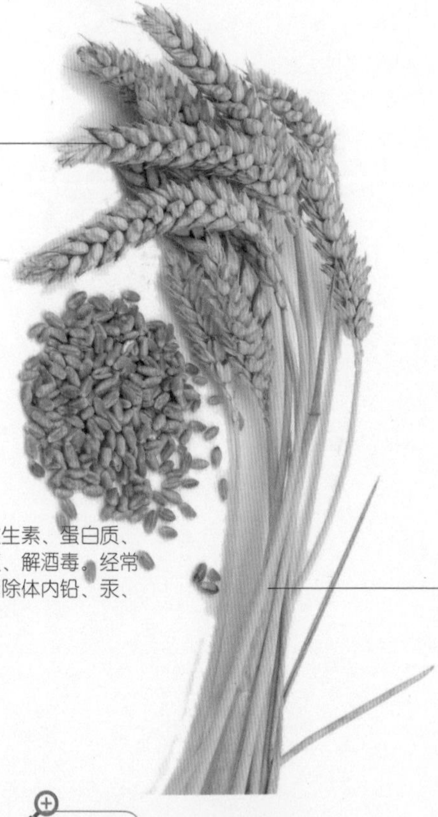

**养心除烦**

面粉含有的维生素$B_1$维生素$B_2$和维生素E具有恢复体力、防止精神恍惚的作用。

**健肠护肝**

经常食用面粉能强健内脏与肠胃，对于更年期妇女来说，食用未精制的小麦还有缓解更年期综合征的作用。

**小麦苗**

小麦苗除了含有大量活性矿物质、维生素、蛋白质、微量元素之外，还可除烦热、疗黄疸、解酒毒。经常食用小麦苗，可抑制癌细胞滋生，清除体内铅、汞、铝、铜等有毒金属，降低高血压等。

### 食疗特长

小麦制粉时去除的胚芽和外皮被称为“麸皮”，麸皮内含有铁、锌、铜等矿物质和丰富的食物纤维，能有效地预防乳腺癌和结肠癌。进食全小麦可以降低血液中雌激素的含量，从而预防乳腺癌。食用麦麸的人肠息肉体积和数量大都减少。

### 品种群

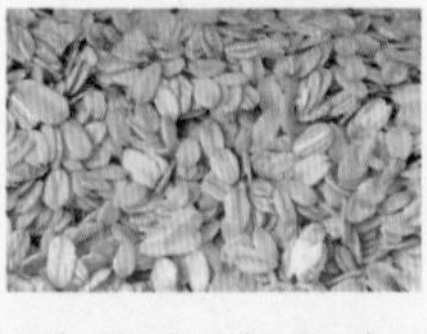

**燕麦**

又称野麦、野小麦、杜姥草。分布于我国长江、黄河流域。性味甘平。能益脾养心、敛汗，有较高的营养价值。可用于体虚自汗、盗汗或肺结核病人。

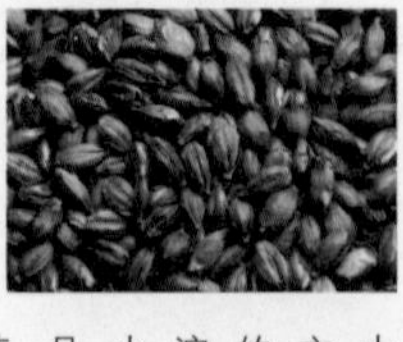

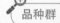

**大麦**

大麦是藏族人民的主要粮食。它所含的β-葡聚糖和可溶性纤维含量高于小麦，可做保健食品。此外，『大麦茶』是朝鲜族人民喜欢的饮料。

# 中国小麦栽培史

小麦的栽种起源于西亚，五千年前传入中国。之前，我国已经形成了以种粟米为主的农耕饮食文化。据史书记载，公元前六世纪以前黄河中下游地区已经栽培小麦。到了春秋战国时期，栽培的范围逐步扩大。战国时期石转磨的发明使得小麦的食用在当时得到推广，面粉制品的出现，从而进一步促进了小麦栽培的发展。明朝时期，小麦的种植遍及全国。

战国时期石转磨的发明使得小麦的食用在当时得到推广，面粉制品的出现，更进一步促进了小麦栽培的发展。明朝时期，小麦的种植遍及全国。

## 中国五大面食

1
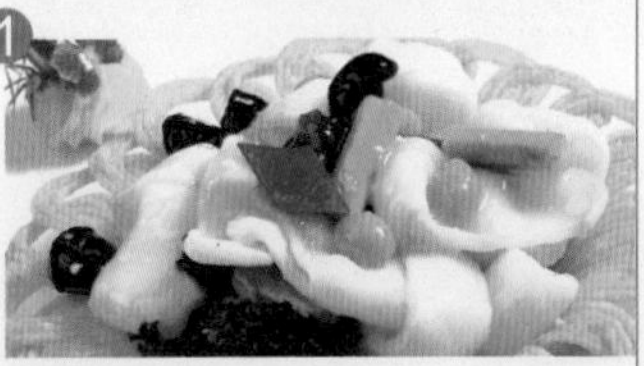
▲ 刀削面

中厚边薄，形似柳叶；入口外滑内筋，软而不黏，口感醇香，深受喜食面食者欢迎。

2
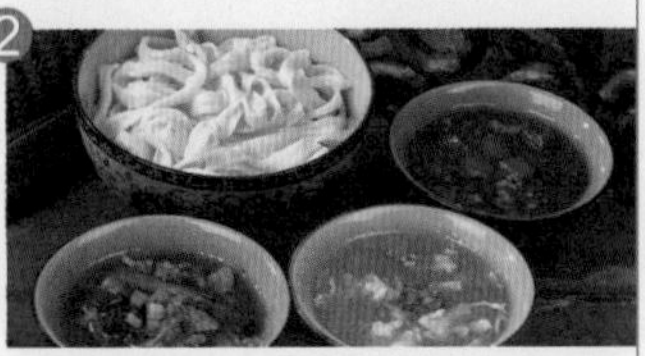
▲ 打卤面

亦饭亦菜，老北京有但凡婚嫁或过生日都要请客人吃上一顿打卤面的习俗。

3
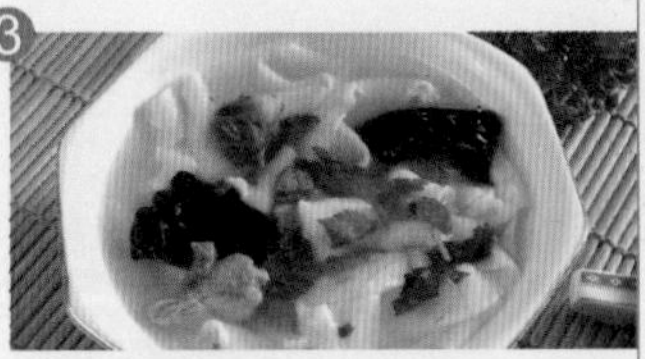
▲ 伊府面

也称油炸鸡蛋面，其含水量很低，可以保存较长时间，随时取用，极为方便。

4
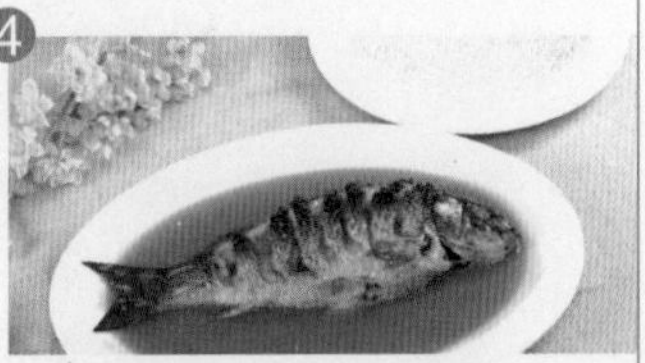
▲ 鱼焙面

河南开封的传统名菜，它是由“糖醋熘鱼”和“焙面”两道名菜配制而成。

5
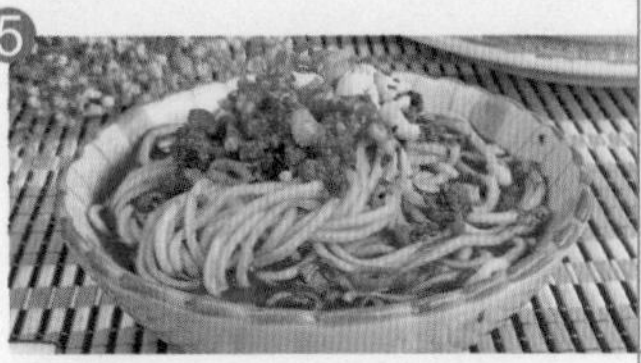
▲ 担担面

四川的独特风味。因小贩挑着装有各种食材的担子沿街叫卖而得名。面条细薄，卤汁酥香。

## 话说啤酒

啤酒是水和茶之后世界上消耗量排名第3的饮料，20世纪初啤酒传入中国。啤酒历史悠久，早在巴比伦的远古时代，已经有人将小麦当成啤酒的原料来使用。

啤酒生产大致可分为麦芽制造、啤酒酿造、啤酒灌装3个主要过程，适度饮用啤酒，可维护心脏健康、保护血管、提高认知能力、有益大脑、使骨骼强壮；另外啤酒的酵母含有对人体有益的多种维生素、蛋白质和铁质等成分，对皮肤保养具有明显的效用。

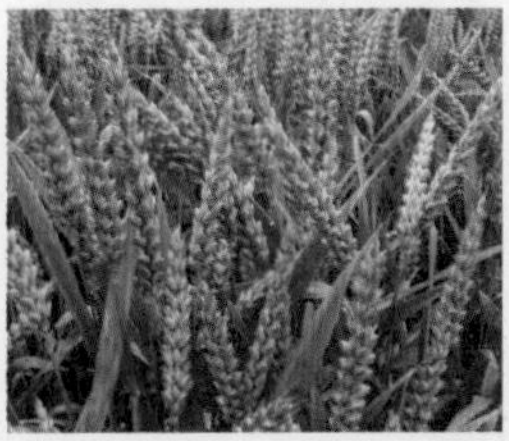

## 食用小麦时应该少放碱或者不放碱

食用小麦时应该注意少放碱或者不放碱，因为碱能使所有面食中的营养如维生素$E_1$、维生素$B_2$等维生素以及多种酶被破坏掉50%～100%。

### 药膳

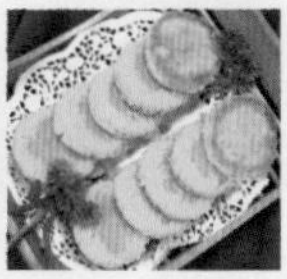
【益脾饼】

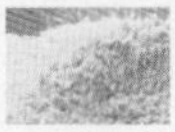
面粉 500g
+
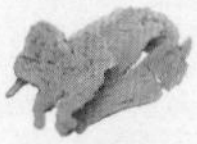
白术 30g
+
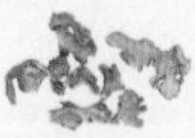
生姜 6g
+
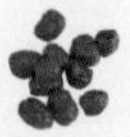
红枣 250g

▶ 功效：健脾益气，开胃消食

做法：将白术、生姜、红枣加水适量入锅熬制1小时后，单取枣做泥。将鸡内金做细粉与面粉调匀，倒入枣泥，加水和成面团。将面团分割，做薄饼，用文火烙熟即成。

# 黑米

black kerneled rice

## 滋阴补肾，健身暖胃

黑米是一种食药两兼的米，属糯米科类。它是由禾本科植物稻经长期培育后的特殊品种。黑米粒型有籼、粳两种，粒质有糯性和非糯性之分。黑米色黑，含有丰富的对人体有益的营养物质，有『黑珍珠』和『米王』之美誉。黑米在我国大部分地区都有生产，陕西黑米、湖南黑米、贵州黑糯米就是其中较为有代表性的品种。黑米具有较高的实用价值，除煮粥外，还可以将其制成各种营养品，也可以用黑米来酿酒。

**产地分布**

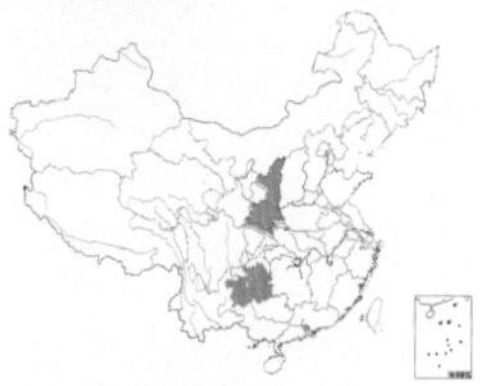

主产地：陕西、贵州

**成熟周期**

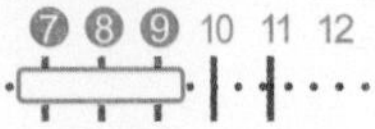


成熟期：7~9月

**每100g黑米含有：**

| | |
|---|---|
| 热量 | 333kcal |
| 蛋白质 | 9.4g |
| 碳水化合物 | 72.7g |
| 脂肪 | 2.5g |

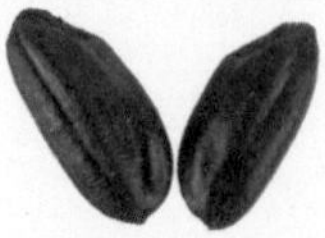

经常食用黑米，有利于防治头晕、眼疾、腰膝酸软、肺燥咳嗽、大小便不利、食欲不振、脾胃虚弱等症。

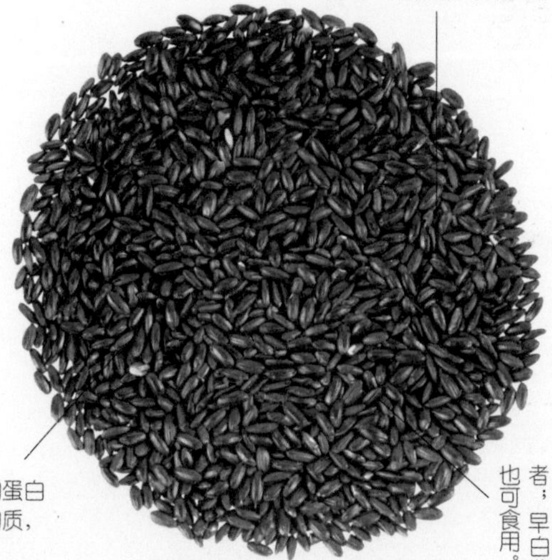

黑米可补充人体需要的蛋白质，锰、锌等多种矿物质，还可防止衰老。

主产区：陕西、贵州
性味：性平，味甘
成熟期：7～9月

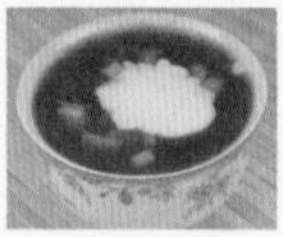

黑米适宜产后血虚、病后体虚者，或贫血者，或肾虚者；早白发者也可食用。

**选购指南**

好的黑米应有光泽，米粒大小均匀，碎米少，无虫、无杂质。用手指搓捻黑米数次，若手指染黑色则为染色米。手中取少量黑米，哈一口热气后立即闻气味。优质黑米气味清香无异味。取少量黑米细嚼，优质黑米味佳，微甜，无异味。

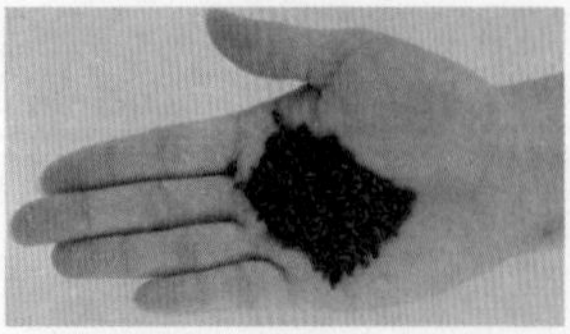

## ▼八宝黑米粥

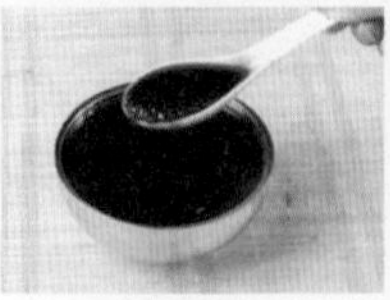

**材料及做法：**黑米用清水洗净，入锅加清水烧沸，将糯米、冰糖、桂圆、花生放入，移小火上煮约两小时，煮时要不时搅动，待质浓糯软时放入压碎的冰糖，糖溶化后装碗即成。

**功效：**益气补血、暖胃健脾、滋补肝肾、止咳。

## ▲芒果黑米粥

**材料：**

黑米150g，大米50g，芒果300g，酸奶90g，白糖适量。

**做法：**

将芒果肉切丁。芒果核煮20分钟。将黑米和大米一块儿洗净加上芒果汁，用小火煲，到软糯鲜滑后加糖搅匀出锅。将芒果肉撒在粥上，淋上酸奶。

**功效：**

用于产后滋补。

# 高粱

sorghum rice

## 镇静神经，补中益气，调和五脏

高粱，禾本科，高粱属。按其性质，可将其分为粳性和糯性两种，按照粒质又可分为硬质和软质。高粱为粗粮，谷粒供食用、酿酒（高粱酒）或制饴糖；秆可制糖浆或生食；穗可制笤帚或炊帚；颖果可入药，可宁心安神，燥湿祛痰。高粱籽粒加工后即成为高粱米，可做干饭，也可磨制成粉后再做成其他各种食品，如面条、煎饼、年糕等。另外，我国的一些名酒，如茅台、泸州老窖等，都是以高粱为主料酿造的。

别名：木稷
主产区：东北各地
成熟期：8～9月
性味：性甘涩，温，无毒

每100g高粱含有：

| | | | |
|---|---|---|---|
| 水分 | 11.4g | 钙 | 7mg |
| 磷 | 188mg | 铁 | 4.1mg |
| 铁 | 4.1mg | 蛋白质 | 8.4g |
| 碳水化合物 | 75.6g | 脂肪 | 2.7g |
| 粗纤维 | 0.6g | 灰分 | 1.3g |
| 硫胺素 | 2.26mg | 核黄素 | 0.09mg |
| 烟酸 | 1.5mg | | |

产地分布

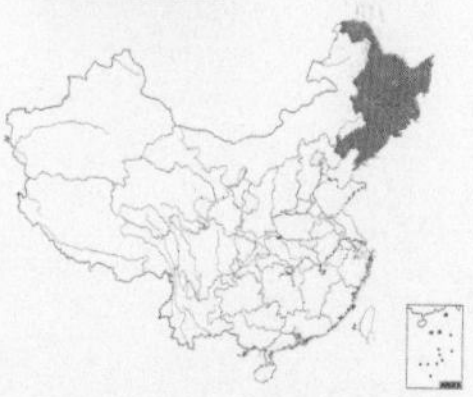

主产地：东北三省

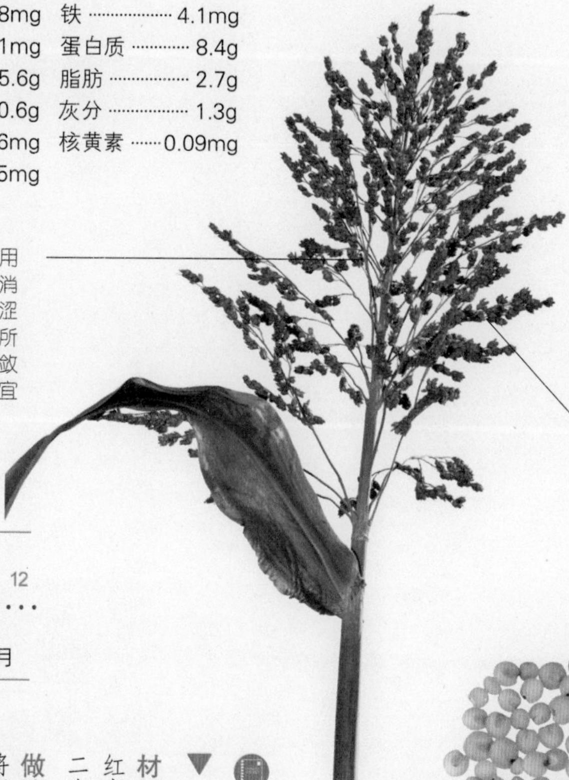

高粱具有一定的药用功效，可和胃、消积、温中、健脾、涩肠胃、止霍乱。它所含有的丹宁，可收敛固脱，但便秘者不宜食用。

高粱根也可入药，有平喘，止血、利尿的功效。它的茎秆可用来榨汁熬糖。黏性较强的高粱，尤适宜于肺结核病人。

成熟周期

7 8 9 10 11 12

成熟期：8~9月

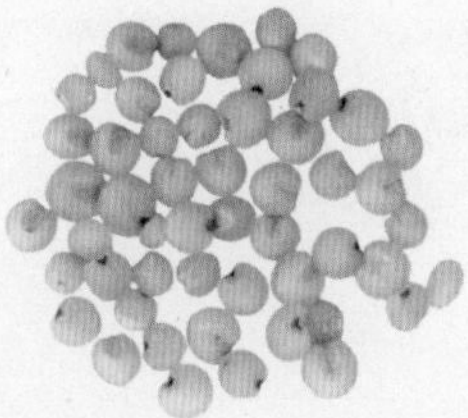

### 与精粮混合食用

高粱中所含的蛋白质缺乏赖氨酸和色氨酸，不易消化，若与其他粮食混合食用，则可提高其营养价值。

食疗心经

### 高粱大枣花生粥

**材料：** 红高粱一百克，大枣五十克，花生仁二十克。

**做法：** 将高粱米洗净，煮至质浓糯软时放入压碎的冰糖，糖溶化后装碗即成。

**功效：** 温中散寒，补血益气，舒缓痛经，健脾养胃。

中华小食屉

▶ 高粱饴是山东的传统地方特产，以“弹、韧、柔”三性兼备而著称。甘美爽口，口感独特。高粱饴以麦芽糖浆、水、高粱粉等为主料，以口感细腻、有韧性、微甜可口的特点成为山东特产中的名品。

# 黄米

glutinous millet

## 益阴，利肺，利大肠

黄米是北方的一种粮食，是糜子或黍子去皮后所得的制品，糜子或黍子颜色都发黄，因此将它们统称为黄米。糜、黍在植株形态上只有很小的区别，由糜子加工成的米没有糯性，由黍子加工成的米有糯性。东北人喜欢吃的『年糕』就是由黍米制成的。黄米的营养价值高于小麦和大米，对人体还有特殊的保健功效，是小麦、大米等无法比拟的。

每100g黄米含有：

| | |
|---|---|
| 水分 | 11.1g |
| 蛋白质 | 9.7g |
| 碳水化合物 | 72.5g |
| 膳食纤维 | 4.4g |

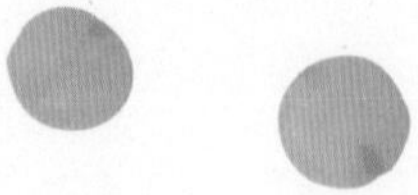

性味：味甘、性微寒

主产区：东北三省

成熟期：7～9月

### 产地分布

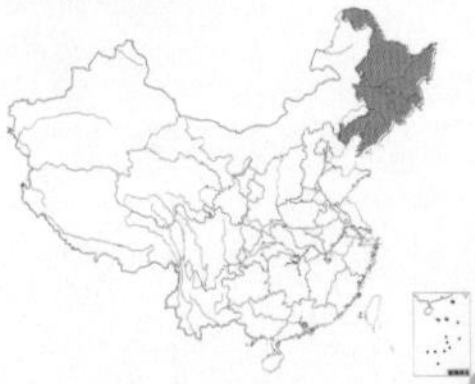

主产地：东北三省

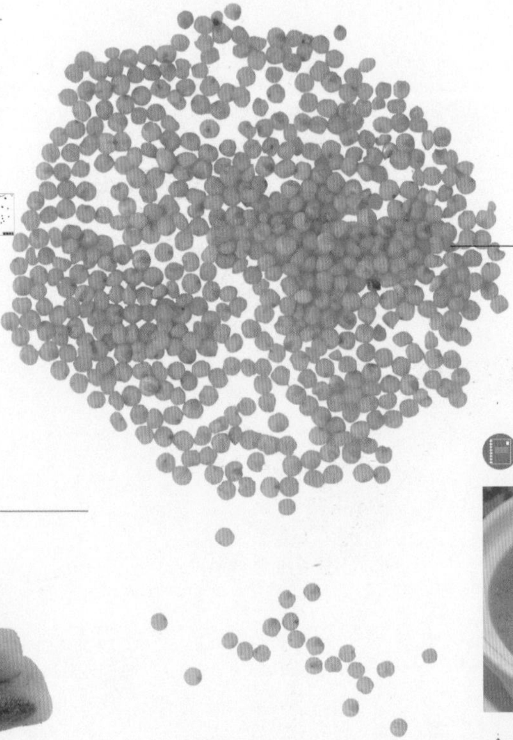

黄米可健脾胃，可消食止泻、益肺益气、安神助眠、滋补强体、补中益气。另外，黄米还有乌发的功效。

▼端午节食用粽子是我国的传统。通常以糯米作为包制粽子的主料，但食用过多的粽子会使体内的血糖迅速上升之后又急剧下降，因此并不健康，尤其不适合糖尿病人食用。而食用黄米包制的粽子之后，糖尿病患者血糖上升速度则较慢，口感香滑且有益于健康，因此是更健康的包粽子的『主料』。

### 中华小食屉

#### ▼驴打滚

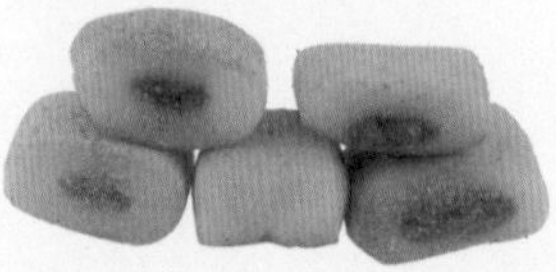

**特点**：豆香馅甜，入口绵软，别具风味。

驴打滚又称豆面糕，是北京小吃中的古老品种之一。因面糕蒸熟后，需在表面蘸满黄豆面，犹如真驴在荒野打滚，故得名。制作时，将蒸熟的黄米的外面沾上黄豆粉面擀成片，抹上豆沙馅卷起来，切成小块，撒上白糖即可。

### 食疗心经

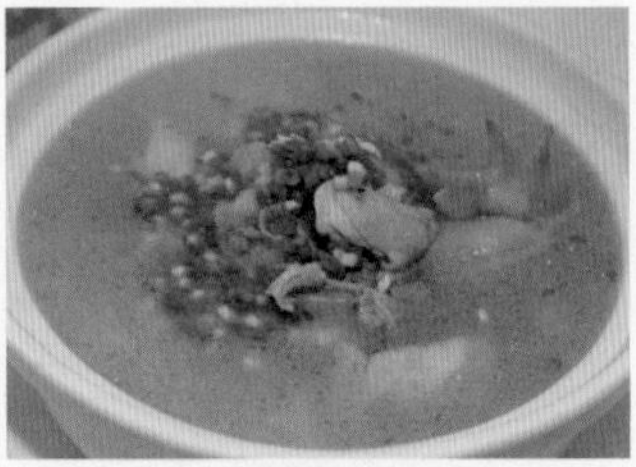

#### ▲老鸡黄米

材料：老母鸡1只，黄米适量，盐适量。

做法：将鸡宰杀后，去毛及内脏，洗净，切成小块，入锅，加适量水炖煮，先以中火煮沸，除去汤面浮沫后，再改用小火慢炖至鸡熟肉软，然后将洗净的黄米放入鸡汤内煮粥，煮至肉烂粥稠加盐调味即成。

# 赤小豆

red bean

## 利水消肿，解毒排脓

赤小豆又名赤豆、米赤豆、红豆等，赤小豆的原产地在东亚地区，因外皮为红色而得名。赤小豆是高营养、多功能的保健杂粮之一，主要成分是糖类与蛋白质，此外，还富含丰富的维生素$B_1$、钾和食物纤维。可『生津液，利小便，消胀，除肿，止吐』。明代李时珍称之为『心之谷』。

每100g赤小豆含有：

| | |
|---|---|
| 脂肪 | 0.5g |
| 蛋白质 | 20.7g |
| 碳水化合物 | 58g |
| 粗纤维 | 4.9g |

别名：味红豆、野赤豆

性味：性平，味甘，酸

主产区：吉林、陕西等地

成熟期：7~8月

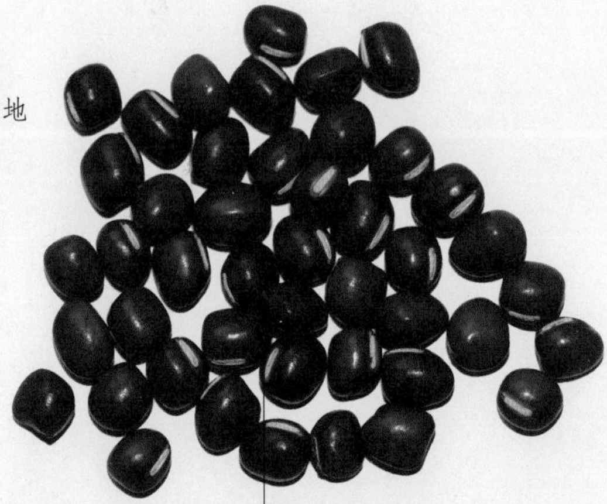

赤小豆中的钾能将盐运出体外，有抑制高血压、润肠的作用。

**选购指南** 挑选赤小豆时，选择颗粒饱满的、色泽自然红润的、颗粒大小均匀饱满的为上品。

**产地分布**

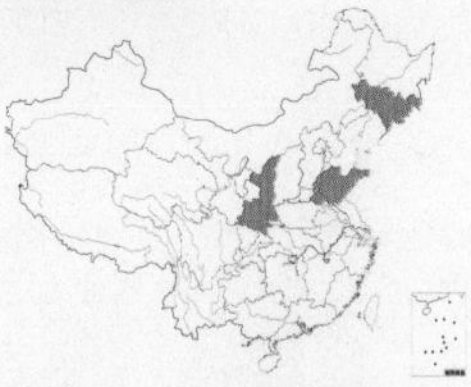

主产地：吉林、陕西、山东等地

**成熟周期**

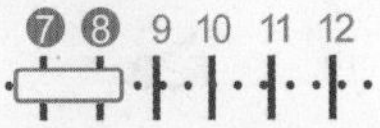


成熟期：7~8月

**中华小食屉**

### ▶小豆凉糕

小豆凉糕是北京特色小吃，色泽酱紫，软糯沙甜，是夏季应时小吃，深得人们喜爱。

**材料：**

赤小豆500g，白糖350g，琼脂20g，食碱2g。

**做法：**

①将赤小豆洗净，锅内加水、赤小豆、食碱烧沸，改用微火煮烂，捞出晾凉后晒去豆皮；

②琼脂洗净，放入水中略泡片刻。锅中加琼脂、清水烧沸至琼脂溶化；

③将红豆沙加白糖、琼脂汁拌匀，用中火煮15分钟成糊状，倒出，晾凉即可。

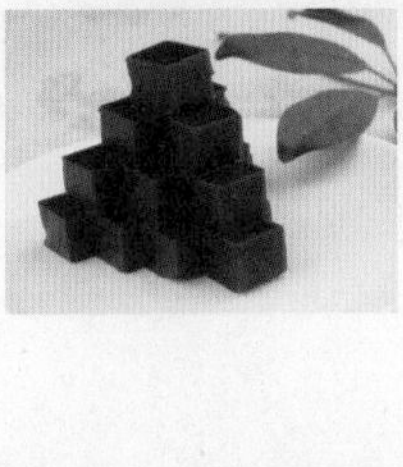

### 赤小豆的减肥美容效果

赤小豆富含维生素B1、维生素B2、蛋白质及多种矿物质，多吃赤小豆可预防及治疗水肿，有减肥之效。

**食疗心经**

### ▼赤小豆山药粥

**材料及做法：**

①赤小豆二十克洗净，鲜山药三十克去皮，切成薄片待用；

②赤小豆放锅内，加水适量，大火烧沸，再用文火熬煮至半熟，加入山药片、白糖，继续煮熟即成，每日早晚各服一次。

**功效：**

健脾利湿。适用于脾虚，大便溏泄，小便短少，倦怠腹胀等。

# 玉米

maize

## 益肺宁心，调中开胃，清湿热

玉米又称包谷、包米、棒子、玉蜀黍等，是粗粮中的保健佳品。多食玉米，对人体的健康非常有益。玉米是世界总产量最高的粮食作物。据报道，中美洲的印第安人几乎没有高血压病，主要原因是这里的居民以玉米为主食，而玉米中含有较多含降压物质的钙。玉米还具有降低胆固醇、防止冠心病、预防细胞衰老及脑功能衰退的作用。此外，黄玉米可以补充人体维生素A的不足。

别名：玉米、包谷

性味：味甘、性平

主产区：东北三省、河南、河北等地

成熟期：7~8月

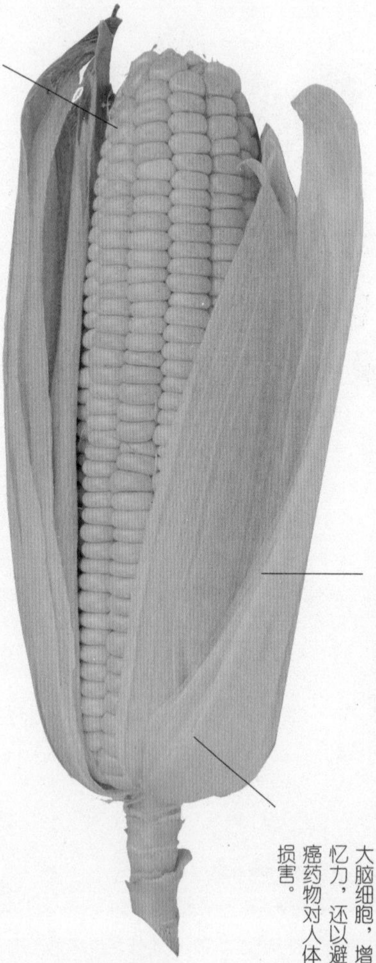

玉米须含丰富的硝酸钾、谷固醇、维生素k、豆固醇和挥发性生物碱。可降压、利尿、降糖、利胆、止血。

玉米的胚乳中含有大量的淀粉、脂类、蛋白质、矿物质及维生素。富含大量的膳食纤维，能够刺激肠胃蠕动、防治便秘、肠炎和肠癌等；它所含有的黄体素、玉米黄质可以缓解视疲劳，减缓眼睛老化。

多吃玉米可以刺激大脑细胞，增强记忆力，还以避免抗癌药物对人体产生损害。

### 产地分布

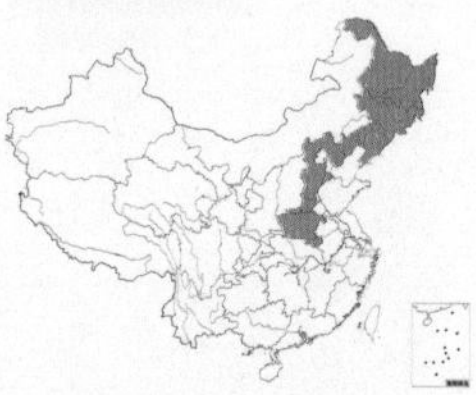

主产地：东北三省、河南、河北等地

### 品种群

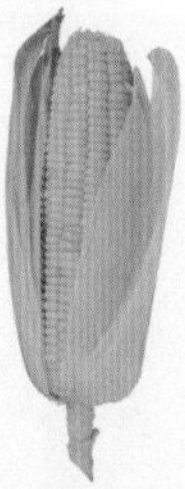

**黄玉米**

黄玉米营养丰富，含丰富的蛋白质，食用后易于消化，热量低，含不饱和脂肪。

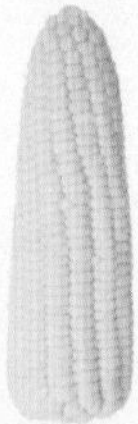

**白玉米**

种皮为白色,包裹略带淡黄色或粉红色的玉米。营养成分与黄玉米类似。

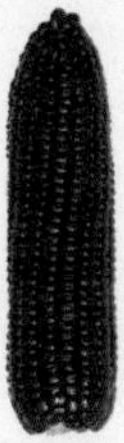

**黑玉米**

黑玉米外观乌黑发亮，色泽独特，营养丰富，香黏可口，适宜鲜食。

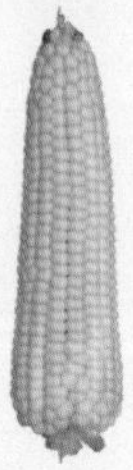

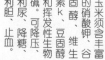

**糯玉米**

糯玉米香糯甜软，含有大量的硒元素,对人体的心脑血管有防老化作用。

### 成熟周期

7 8 9 10 11 12

成熟期：7~8月

每100g玉米含有：

| | |
|---|---|
| 水分 | 13.2g |
| 脂肪 | 3.8g |
| 碳水化合物 | 66.6g |
| 膳食纤维 | 6.4g |

## ▼玉米排骨羹

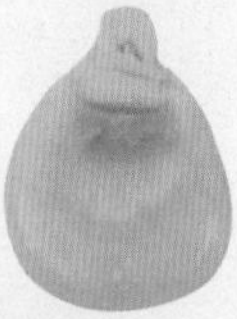

材料：玉米一根，肋排五百克，胡萝卜一根，芹菜一根，姜片两片，八角两枚，大葱段一段，香叶一片，盐两茶匙，胡椒粉一茶匙，枸杞一茶匙。

做法：①玉米、排骨、芹菜洗净后切段，胡萝卜切片；②排骨入锅中水煮去血沫；③将排骨和调料放入锅中大火转小火慢煲三十分钟，放入玉米段、胡萝卜片和芹菜段，继续煲煮十五分钟。

点评：荤素搭配，营养丰富，味道鲜美。

### 保鲜小窍门

保存熟玉米时，只需将煮熟的玉米放入保鲜袋中，扎紧封口后，放入冰箱冷冻室。食用时，随时都可以将玉米在微波炉中加热，或用水煮几分钟即可。

很多人在保存熟玉米时，习惯将其放入冷藏室。其实，这样的保存方式很容易使玉米变馊。玉米中含有大量的淀粉，而淀粉的主要成分是糖。含淀粉较多的食物，只有在极其低的温度（如冰箱的冷冻室）下，才不会变质。

生玉米保存时，应先剥去玉米外皮，留下两三层内皮。无需清洗和摘穗，直接放入保鲜袋，封口后，放入冰箱冷冻室里保存即可。这样玉米能储存半年不变质，并且始终保持鲜嫩。

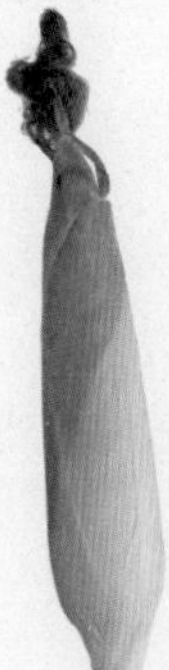

食用时，取出玉米，洗净后放入锅中。倒入清水，大火煮开后，再煮10分钟左右。冷冻玉米无需解冻，也不要水开后再放入锅中煮。

玉米面也可做成窝头。窝头上小下大中间空，呈圆锥状，北京人称这种食品为『窝窝头』。窝头含有丰富的膳食纤维，能刺激肠道蠕动，可预防动脉粥样硬化和心血管疾病，也可作为减肥食品。

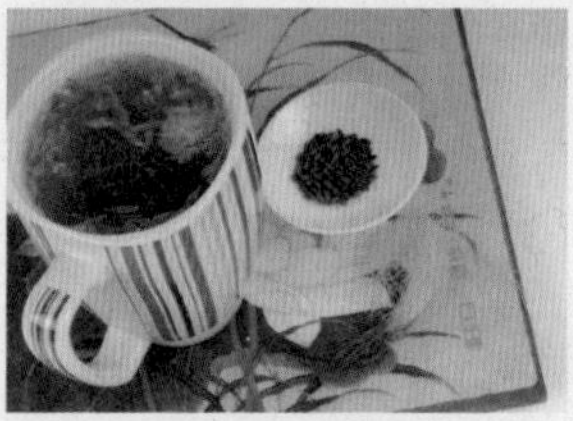

### 食疗心经

## ▲玉米须菊明茶

材料：老玉米须15g，决明子9g，菊花5g。

做法：将玉米须、决明子、干菊花用沸水冲泡。

功效：清热利胆，消炎排石。适用于胆囊炎、胆结石、黄疸型肝炎等。

禁忌：菊花与鸡肉、猪肉同食会中毒。忌与芹菜同食。

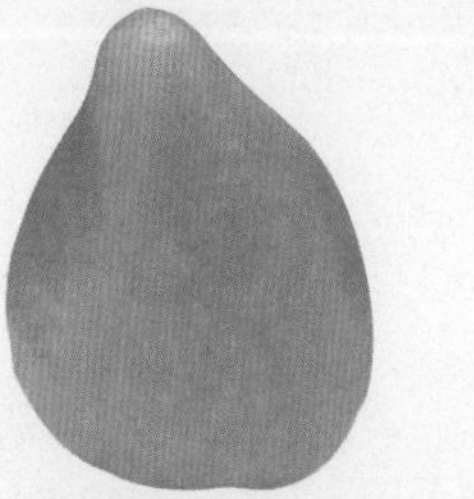

### 食用宜忌

玉米面有粗细之分，食用以粗玉米面为佳，这种面中含有较多的赖氨酸。玉米的营养都集中在胚芽上，不宜丢弃。

发霉的玉米不能食用，发霉后易产生黄曲霉菌，多食有致癌作用。青玉米棒宜煮食而不宜烤食，烤食易产生多种有害物质。

### 中华小食屉

爆米花是一种历史久远的膨化食品，起源可追溯到宋朝。当时的诗人范成大在他的《石湖集》中曾提到上元节吴中各地爆谷的风俗，并解释说：『炒糯谷以卜，谷名勃娄，北人号糯米花。』爆米花松脆易消化，可作为日常的零食，它的发明足可见出中国饮食的丰富多彩。

# 小米

millet

## 和中益肾，除热解毒

小米是粟脱壳制成的粮食，因其粒小，故名。原产于中国北方黄河流域，由野生的『狗尾草』选育驯化而来，今天世界各地栽培的小米，都是经由中国传去的。是中国古代的主要粮食作物，所以夏代和商代属于『粟文化』。粟生长耐旱，品种繁多，俗称『粟有五彩』，有白、黄、红、橙、黑、紫几种颜色的小米，也有黏性小米。中国最早的酒也是用小米酿造的。

每100g小米含有：

| | |
|---|---|
| 蛋白质 | 9.7g |
| 脂肪 | 0.8g |
| 膳食纤维 | 1.2g |
| 碳水化合物 | 76.7g |

别名：粟米、白粱粟、籼米

主产区：山东、河北、东北等地

性味：甘咸、凉

成熟期：9～10月

### 产地分布

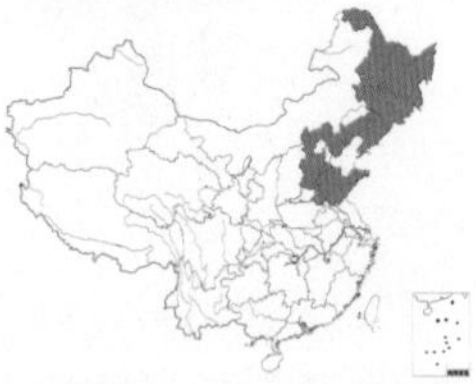

主产地：山东、河北、东北等地

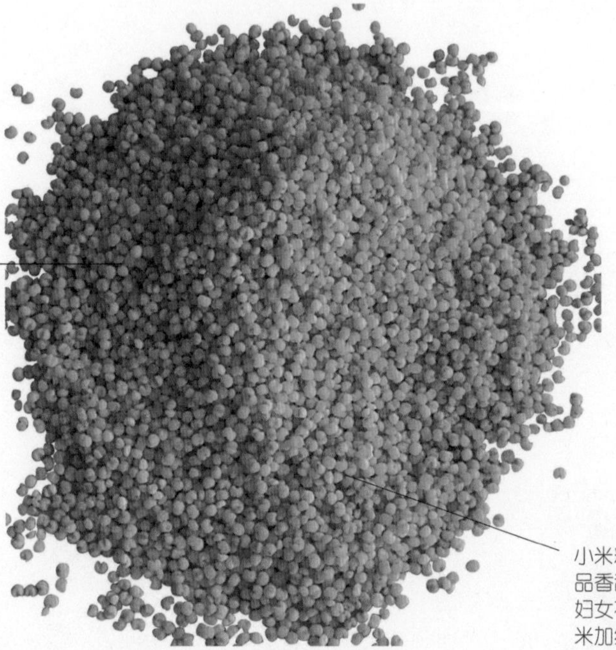

小米蛋白质的氨基酸组成中，赖氨酸过低而亮氨酸又过高，所以产后不能完全以小米为主食，应注意搭配，以免营养失衡。

中医认为，小米性凉，味甘、咸，入肾、脾、胃经。可和中，益肾，除热，解毒，可治疗脾胃虚热，反胃呕吐，消渴，泄泻。而陈小米还能止痢，解烦闷。

小米粒小，质硬，制成品香甜。我国北方许多妇女在生产后，都用小米加红糖来调养身体。小米熬粥营养丰富，有“代参汤”之美誉。

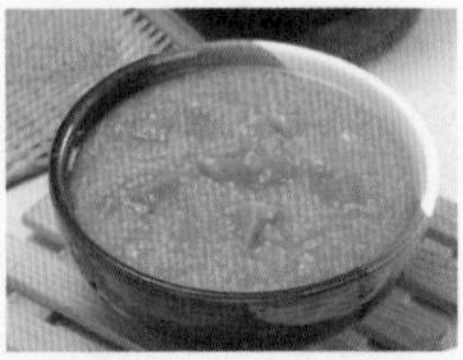

### ▲小米南瓜粥

**材料：**

小米100g，水10杯左右，南瓜0.5～1kg，冰糖或蜂蜜少许。

**做法：**

米洗净，南瓜去皮剔瓤，切成1/2寸的块，放入水内，煲约30分钟，加入冰糖或蜂蜜即可。

**功效：**

南瓜能刺激胰岛B细胞，产生胰岛素，预防糖尿病。与小米做粥，甘香清润，解热消暑。

### 食用宜忌

熬制小米粥时表面会浮起一层『米油』，米油的营养极为丰富，每天清晨喝一碗，可延年益寿、调理肠胃、美容、延缓衰老；用小米煮粥，睡前服用，易使人安然入睡；但小米不宜与杏仁同时服用。

### 壮阳、滋阴、优生的功能

小米中所含的维生素$B_2$，能防止男性和女性泌尿生殖系统感染。妊娠期妇女补充维生素$B_2$，能避免胎儿骨骼畸形。小米还能提供人体所必需的维生素$B_2$，能维持生长和生殖力正常。

## ◀小米炸

小米炸是贵州的特色小吃，味道有很多种，可根据自己的口味选择适当辅料。

材料：糯小米、半肥瘦的猪肉、食用盐、生抽、五香粉、生姜、料酒。

做法：①先把小米洗净后泡一夜，带皮的半肥猪肉，洗净；②把猪肉切细条状，用生抽、五香粉腌制十二小时以上；③放入生姜和料酒，最后将生姜挑出后把腌制好的肉放在小米碗中，碗里放入适量的水，少放一点食盐。最后，放入高压锅中，压制二十分钟出锅即可食用。

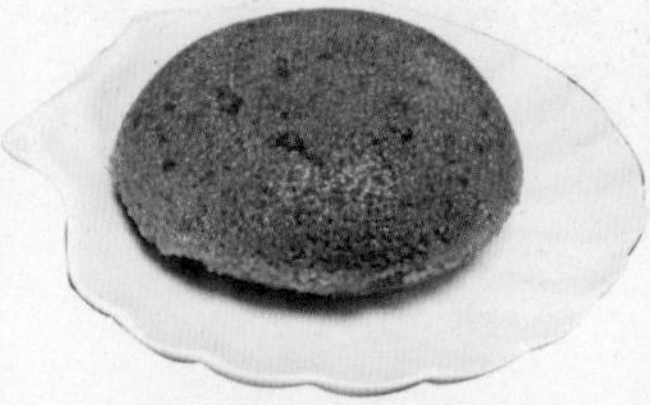

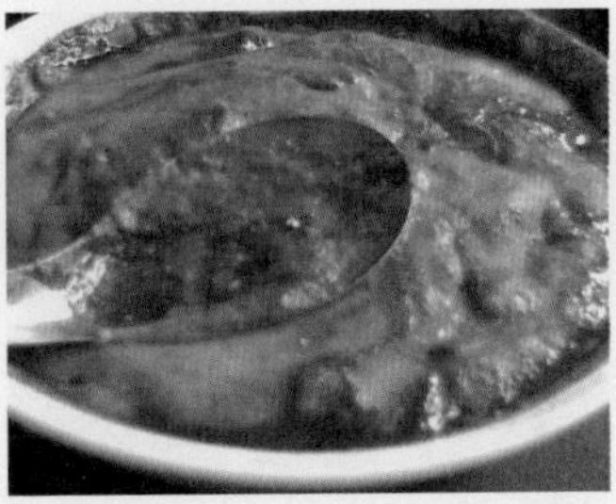

## ▶小米面茶

小米面茶是一道美味的北京小吃。咸香可口。可润肠通便、滋补肝肾、补肺益气。

材料：小米面、芝麻酱各一汤匙，芝麻、香油、盐适量。

做法：①芝麻酱中加入香油，搅匀；熟芝麻碾碎，加适量盐，调成芝麻盐备用；小米面中加入凉水，搅成面糊；②锅中加入水，煮开后，把稀面糊倒入锅中，边煮边搅拌。开锅后再煮十分钟，面糊变稠即可。

# 红腰豆

red beans lumbar

补血养颜，增强免疫

红腰豆原产于南美洲，营养较为丰富，它富含丰富的维生素A、维生素B、维生素C，也富含丰富的铁和钾。经常食用红腰豆有补血、增强机体免疫力、帮助细胞修补及防衰老等功效。红腰豆的食用方法多种多样，可用来煮饭、烧菜，也可用来煲汤，为家人（特别是成长中的儿童）增添营养。

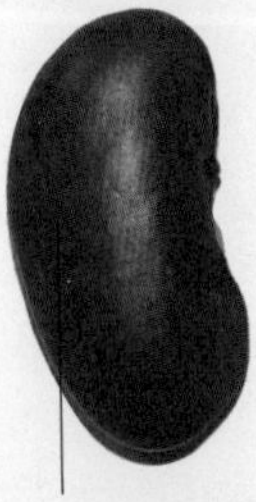

红腰豆富含丰富的维生素E，有利于女性胸部发育。

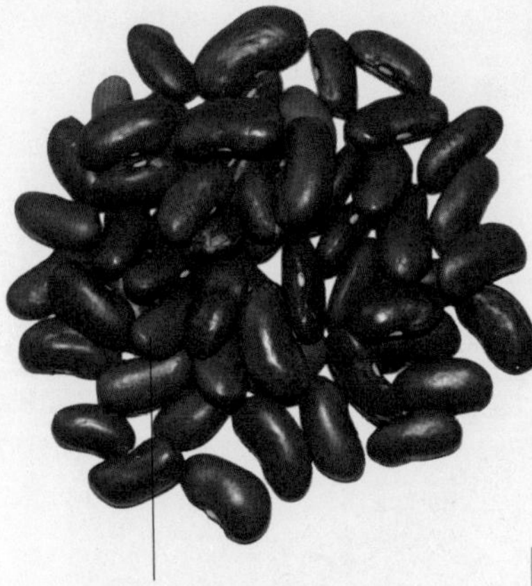

红腰豆所含有的植物凝血素会刺激消化道黏膜。所以食用前需充分煮烂。

性味：性甘、味平

主产地：河北省

成熟期：9~10月

每100g红腰豆含有：

| | |
|---|---|
| 卡路里 | 69.7kcal |
| 脂肪 | 0.76g |
| 蛋白质 | 5.78g |
| 碳水化合物 | 10.6g |

## ▼莲藕红腰豆煲猪尾骨

材料：

红腰豆、排骨、莲藕、无花果、盐各适量。

做法：

①红腰豆浸泡1~2小时；

②将8碗水倒入煲内烧开，将所有食材大火煮沸后转中小火煲1.5小时即可。

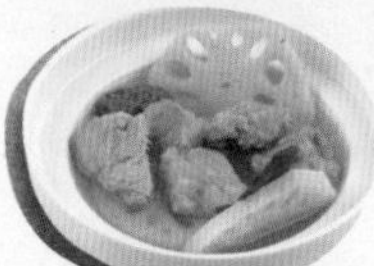

# 饭豇豆

cowpea

理中益气，补肾健胃

产地分布

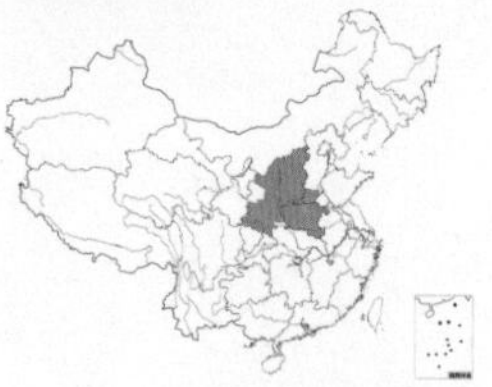

主产地：河南、陕西、山西

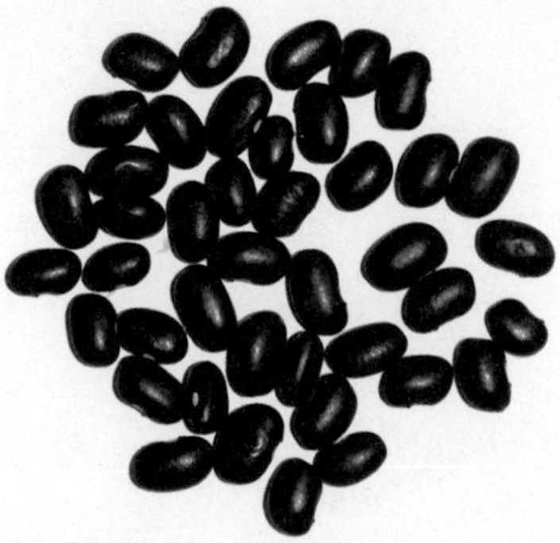

豇豆分为长豇豆和饭豇豆两种。饭豇豆一般作为粮食煮粥、制作豆沙馅食用。李时珍称『此豆可菜、可果、可谷，备用最好，乃豆中之上品』。饭豇豆呈肾脏形，有黑、白、红、紫、褐等各种颜色。中医认为豇豆性平味甘，有理中益气，补肾健胃的功效，对尿频、遗精及一些妇科功能性疾病有辅助功效。

饭豇豆含有易为人体所吸收的优质蛋白质，一定量的碳水化合物、维生素以及钙、磷、铁等矿物质，有利于人体新陈代谢。

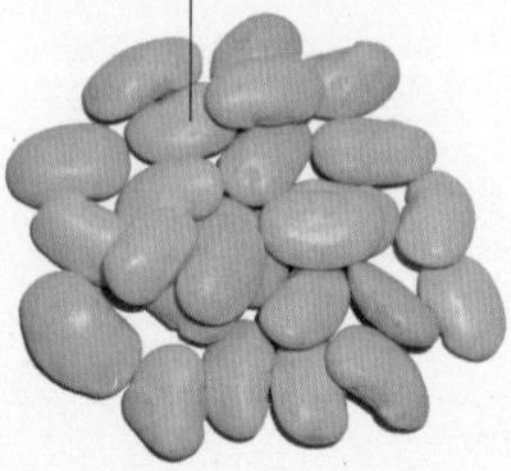

性味：味甘、性微寒
主产区：河南、陕西、山西
成熟期：7～9月

每100g豇豆含有：

| | |
|---|---|
| 钙 | 40mg |
| 蛋白质 | 19.3g |
| 脂肪 | 1.2g |
| 膳食纤维 | 7.1g |

中华小食屉

## 眉豆糕

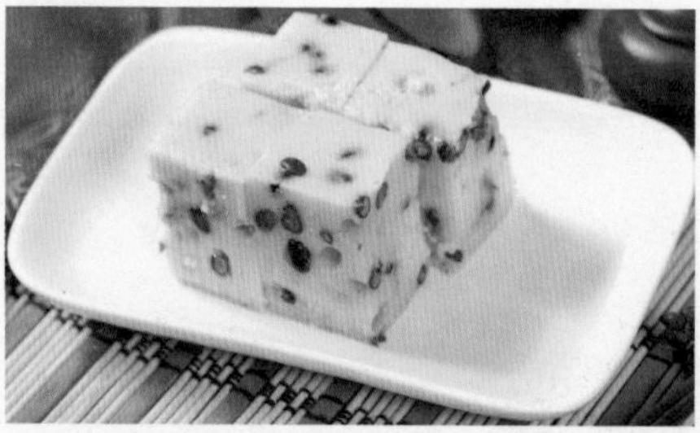

眉豆糕是广东名小吃，在东莞，家家都会做眉豆糕。眉豆糕入口香滑软糯，味道香醇特别。

材料：

豇豆、白芝麻、陈皮、糯米粉、白砂糖各适量。

做法：

①将眉豆放在水中泡软，和白芝麻一起加入到糯米粉中；

②将陈皮剁成泥，也加入糯米粉中；

③在和好的糯米粉中加适量水，加白砂糖，揉制成面；

④将面摊平在敞口碗里，上锅里隔水蒸制至熟即可。

食疗心经

## 眉豆鲤鱼煲

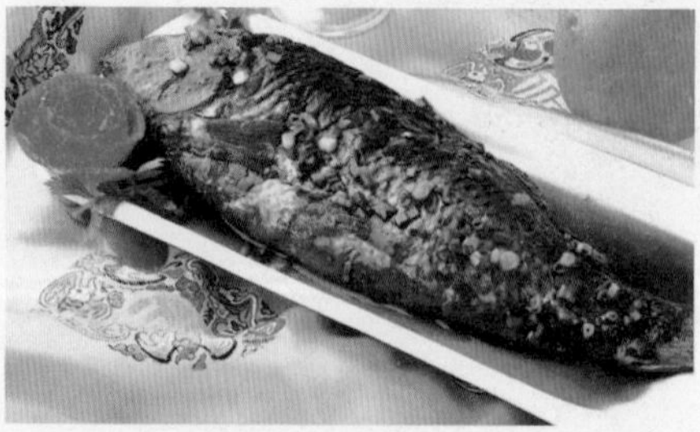

▶ 健脾养胃、利水消肿

### 烹饪指导

豇豆在烹调前应用冷水浸泡(或用沸水稍烫)再炒食。因其中含有一种凝血物质及溶血性皂素，如生食或食用不完全熟的豇豆，在食后三到四分钟后会引起头痛、头昏、恶心、呕吐等中毒反应。

### 食用宜忌

豇豆食多则性滞，因此气滞便结的人应慎食豇豆。豇豆与粳米一起煮粥最佳，但是一次不能食之过量，以防产气腹胀。

# 豌豆 pea

益脾和胃，生津止渴

豌豆又名雪豆、寒豆、麦豆、毕豆、留豆等。豆荚有硬荚和软荚两种，软荚种的果实幼嫩时可以食用，硬荚种果皮坚硬，种子可食用。豌豆种子的形状因品种不同而不同，大多为圆球形，也有椭圆、扁圆等形状。颜色有黄白、绿、红、玫瑰色等。豌豆既可作蔬菜炒食，又可磨成豌豆面粉食用。因豌豆豆粒圆润鲜绿，也常被用来作为配菜，以增加菜肴的色彩，增进食欲。

性味：味甘，性平
主产区：四川、河南、湖北、江苏、青海等
成熟期：4～5月

每100g豌豆含有：

| | |
|---|---|
| 水分 | 10.4g |
| 膳食纤维 | 0.4g |
| 碳水化合物 | 65.8g |
| 蛋白质 | 20.3g |
| 维生素A | 42mg |

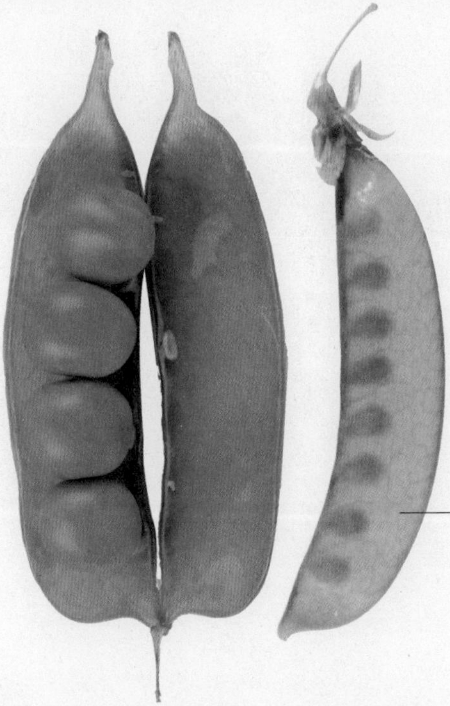

豌豆中富含人体所需的各种营养物质，它所含的大量的优质蛋白质，可以提高机体的抗病能力和免疫力。

## 产地分布

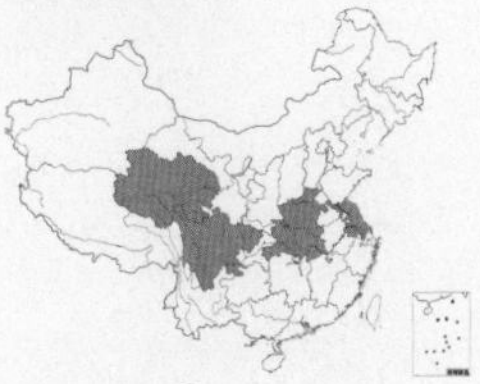

主产地：四川、河南、湖北、江苏等

## 成熟周期

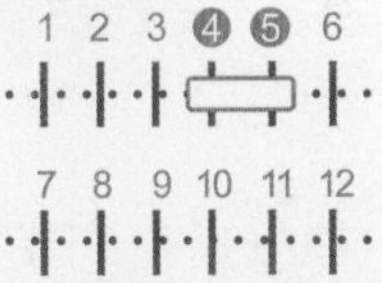


成熟期：4~5月

## 中华小食屉

### ▼豌豆黄

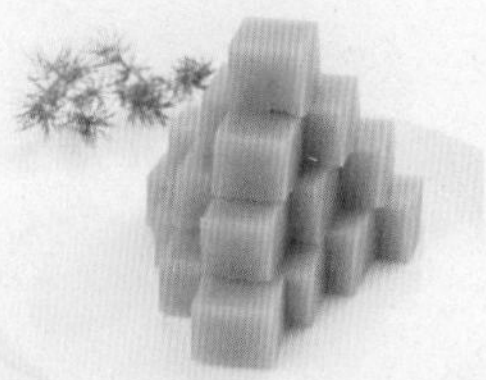

豌豆黄是北京传统小吃。农历三月初三要吃豌豆黄是北京的习俗。豌豆黄成品细腻、色泽浅黄，入口即化，味道香甜，清凉爽口。可利小便、止渴，和中下气，解疮毒，消炎，去除暑热，降血压，除脂肪。

## 食疗心经

### ▼ 山药炒豌豆

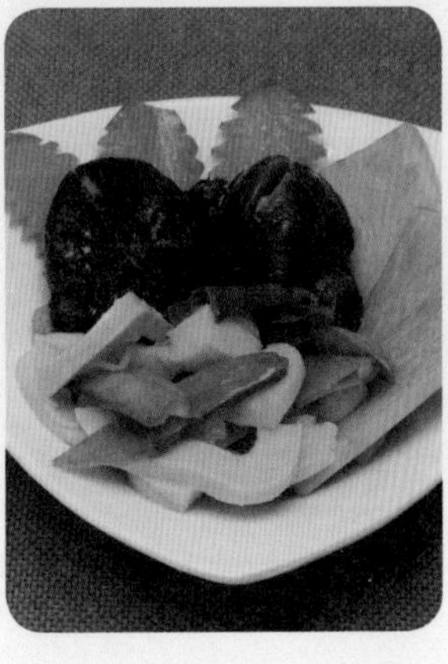

材料：生山药二百五十克，冬笋二百克，豌豆荚五十克，竹笋、香菇、胡萝卜适量，盐半茶匙，淀粉两汤匙。

做法：①香菇轻划十字，备用；豌豆荚、胡萝卜、辣椒斜切片，山药、冬笋切薄片，竹笋切段；②烧热油锅，放入香菇、胡萝卜、山药、豌豆荚等同炒，再加一杯水。收汁后勾芡即可。

功效：防癌治癌，增强免疫。

# 绿豆

mung bean

## 清热解毒，补充营养，增强体力

绿豆又名青小豆，因其颜色青绿而得名，它在我国的栽培历史更是长达两千余年。由于它营养丰富，用途较多，故李时珍称之为是『菜中佳品』。绿豆含有丰富的无机盐和维生素，三伏夏日，赤日炎炎，此时若喝上一碗绿豆汤，就可以及时补充丢失的营养物质，达到清热解暑的效果。绿豆的食法多种多样，可作豆粥、豆饭、豆酒、粉条、粉丝、糕点等，故有『食中佳品，济世长谷』之称。

别名：豆、植豆
性味：味甘性凉
主产地：东北三省
成熟时期：8月

### 产地分布

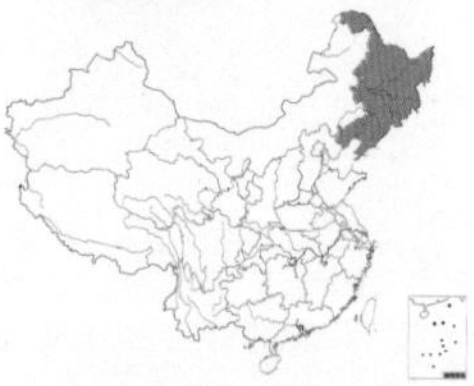

主产地：东北三省

### 成熟周期

7 8 9 10 11 12

成熟期：8月

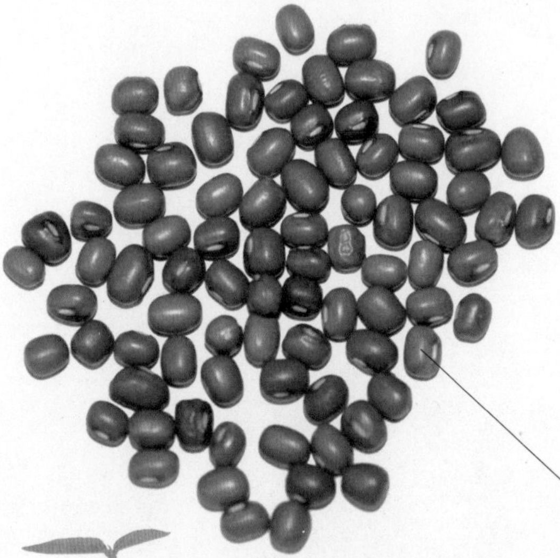

每100g绿豆含有：

| | |
|---|---|
| 热量 | 316kcal |
| 蛋白质 | 21.6g |
| 碳水化合物 | 62g |
| 脂肪 | 0.8g |
| 膳食纤维 | 6.4g |

绿豆淀粉中含有相当数量的低聚糖，可辅助治疗糖尿病及肥胖症。

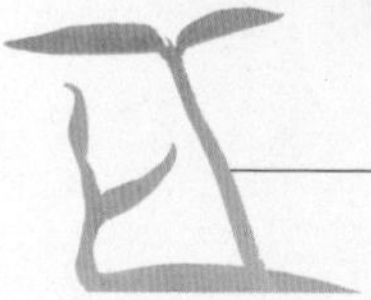

绿豆在发芽过程中，维生素C的含量会有所增加，蛋白质也会分解为氨基酸。

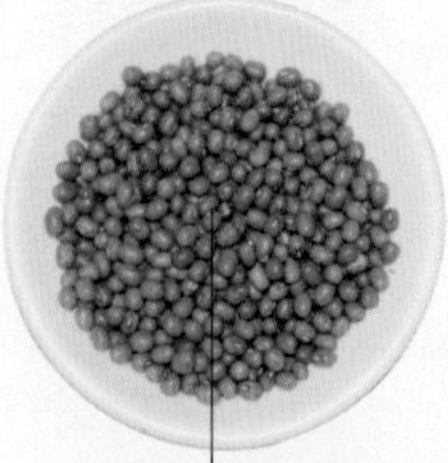

绿豆还含有丰富的胰蛋白酶抑制剂，可以保护肝脏，又可减少蛋白分解，从而保护肾脏。

### 烹饪指导

绿豆不易煮熟，这里向您介绍一个快速煮绿豆的小窍门。将挑好的绿豆洗净晾干，在铁锅中干炒十分钟左右，然后再煮，绿豆很快即可煮烂。

### 食用宜忌

绿豆性凉，脾胃虚弱的人不宜多吃；绿豆不宜煮得过烂，以免使有机酸和维生素遭到破坏；服药特别是服温补药时忌食绿豆食品，以免降低药效；未煮烂的绿豆食后易恶心、呕吐。

### 饮食搭配

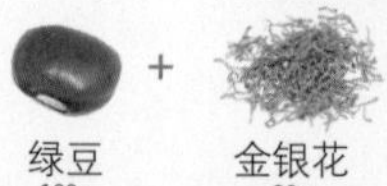

绿豆 100g ＋ 金银花 30g ▶ 吃豆喝汤，可解中暑

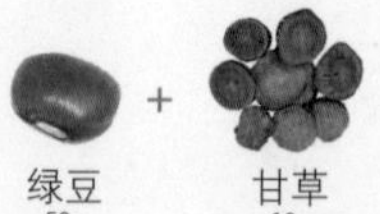

绿豆 50g ＋ 甘草 10g ▶ 煎煮后加红糖饮用，可解酒

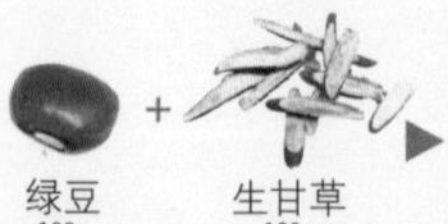

绿豆 100g ＋ 生甘草 100g ▶ 煎汁后晾凉饮服，可解附子、巴豆毒

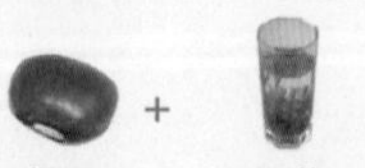

绿豆 50g ＋ 绿茶 10g ▶ 共煮成茶，可治流感

### 中华小食屉

## ▶绿豆糕

绿豆糕是著名的京式四季糕点之一。形状规范整齐，色泽浅黄，细润紧密，绵软香甜。制作绿豆糕需要用到的原料有绿豆粉、豌豆粉、黄砂糖、桂花等，食用后能起到利尿、消炎、解毒之功效。

# 芸豆

kidney bean

营养丰富，促进新陈代谢，护发养颜

别名：白肾豆、架豆
性味：味甘性温
主产地：山东省
成熟期：8月上旬

芸豆原产自美洲的墨西哥和阿根廷，十六世纪末在我国开始引种。芸豆营养丰富，经常食用可加速肌肤新陈代谢。芸豆中所含的特殊的皂甘类物质，能够有效地促进脂肪代谢。芸豆还是一种高钾、高镁、低钠食品，对心脑血管疾病患者的康复治疗有很大的帮助。

每100g芸豆含有：

| | |
|---|---|
| 水分 | 10.2 g |
| 膳食纤维 | 3.5 g |
| 蛋白质 | 22.5 g |
| 碳水化合物 | 59 g |
| 脂肪 | 0.9g |

芸豆可提高机体免疫力，增强抗病能力，激活淋巴T细胞，对癌细胞的扩散有一定的抑制作用。

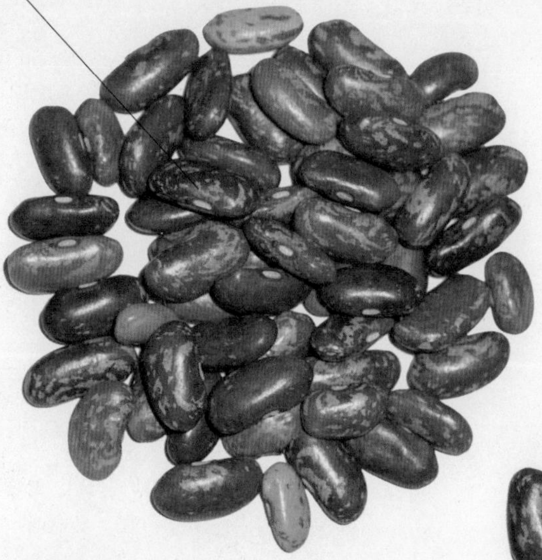

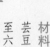

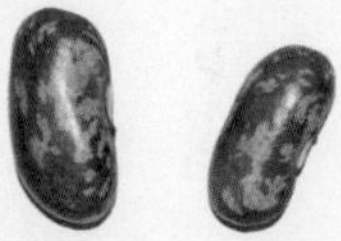

## 品种群

### 大白芸豆

大白芸豆，俗称“大四季豆米”，亦称“白腰豆”。相传古代玉帝不慎将玉佩与璎珞失落于人间，落地变成各色有条纹花斑的豆子，又有“神仙豆”之美誉。

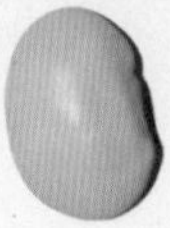

### 花芸豆

花芸豆营养丰富，含丰富的蛋白质、大量的钙质以及B族维生素，是制作糕点、豆馅、甜汤、豆沙的优质原料，其药用价值也很高。

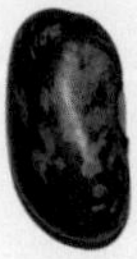

### 黄芸豆

黄芸豆也是芸豆的一种，同时也是一种滋补食疗佳品。我国古代医学典籍早有记载：味甘平、性温，温中下气、利肠胃、止呃逆、益肾补元气。

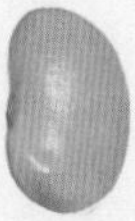

### 红芸豆

红芸豆为山西特产，颗粒硕大、色泽鲜艳，兼有营养和药用价值，深受消费者的青睐。

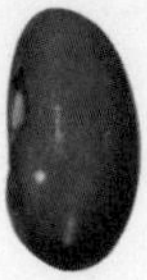

## 中华小食屉

### ▶芸豆卷

芸豆卷是北京民间小吃，后流传入清宫。色泽雪白，口感细腻，香甜可口。

材料：

白芸豆500g，豆沙250g，碱少许。

做法：

①芸豆煮熟后入锅蒸20分钟，取出后擦泥成丝；

②芸豆丝晾凉后切薄片抹上豆沙，成卷后即可。

### ▶话梅芸豆

材料：

芸豆一把，话梅一袋，红枣一把，冰糖五至六粒，蜂蜜一勺。

做法：

①芸豆洗净后在凉水里泡一夜；

②将泡好的芸豆、话梅、枣、冰糖，共入高压锅里蒸三十分钟；取出来放凉后加蜂蜜，搅拌均匀后冷藏。

# 蚕豆

broad bean

## 含有大量蛋白质，氨基酸含量丰富

每100g蚕豆含有：

| | |
|---|---|
| 水分 | 11.1g |
| 蛋白质 | 21.6g |
| 碳水化合物 | 61.5g |
| 脂肪 | 1.0 g |
| 膳食纤维 | 1.7g |
| 维生素A | 52ug |

蚕豆又称胡豆、佛豆、川豆、罗汉豆，属于豆科巢菜属，是一种一年生或越年生草本植物，可用作粮食、蔬菜、饲料和绿肥。干蚕豆仁既可作主食又可作副食食用，是一种老少咸宜的食物。蚕豆中含有大量钙、钾、镁、维生素C等，并且氨基酸种类较为齐全。

别名：胡豆、佛豆、川豆、罗汉豆

性味：味甘，性平

主产地：江苏、安徽等地

成熟期：4月

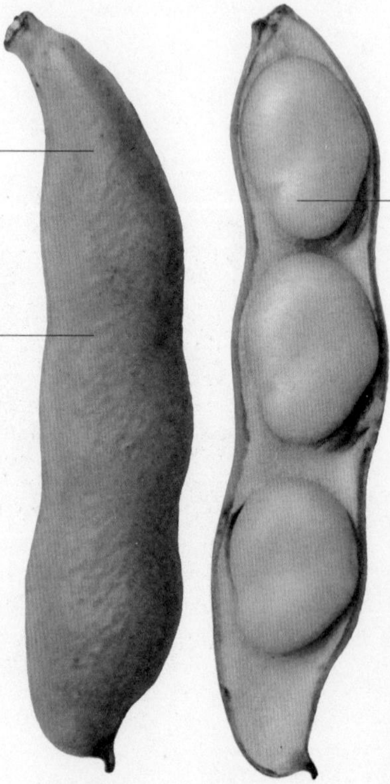

蚕豆中的蛋白质含量丰富，仅次于大豆，氨基酸种类较为齐全，且蚕豆不含胆固醇，因此可以预防心血管疾病。

补钙强骨

蚕豆中含有丰富的钙，有利于骨骼对钙的吸收与钙化，能促进人体骨骼的生长发育。

健脑

蚕豆中含有调节大脑和神经组织的重要成分钙、锌、锰、磷脂等，并含有丰富的胆石碱，有增强记忆力的作用，对学生及脑力工作者非常有益。

选购指南 蚕豆以颗粒大而果仁饱满，皮色黄或青黄，无发黑、虫蛀和污点者为佳。

### 中华小食屉

### ▶怪味蚕豆

怪味蚕豆是四川特色小吃，因酥脆且具有香甜麻辣咸的独特风味深得人们喜爱。

材料：嫩蚕豆三百克，葱、姜、精盐、辣椒粉、白糖、花椒粉、味精、食用油各适量。

做法：锅放炉火上，加入食用油烧热，投入葱、姜末煸出香味时，加入蚕豆略微翻炒后加入其他调料炒约一分钟。

### 食疗心经

### ▶蚕豆炒韭菜

**补肾益阴+利湿除热**

材料：水发蚕豆大半碗，韭菜一百五十克，尖椒、姜、糖、盐、料酒、葱、蒜、香油适量。

做法：①蚕豆去壳，韭菜洗净沥干后切段备用；②往锅中加油三大匙，放入生姜末爆炒，将蚕豆放入锅中，再加水半杯炒至熟软；③最后加入韭菜及其余调料拌炒片刻即成。

### 饮食搭配

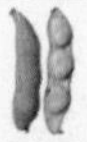
蚕豆 适量
+
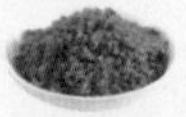
红糖 适量
▶ 将蚕豆磨粉后加红糖用开水冲服，可治膈食

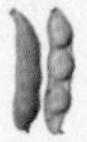
蚕豆 适量
+
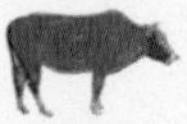
牛肉 适量
▶ 二者同炖煮，吃豆喝汤，可治肢体浮肿

# 黑豆

black bean

## 软化血管，滋肤，延缓衰老

黑豆为豆科植物大豆的黑色种子，颗粒大而饱满、色泽乌黑发亮。牲畜在食用以黑豆做主料的饲料后，体壮、有力、抗病力强，所以在农耕社会中，黑豆主要被用作牲畜饲料。其实，黑豆的医疗保健作用也是不容忽视的。黑豆可润肺燥热、活血利水、补肾益阴，还有延年益寿的功效。

每100g黑豆含有：

| | |
|---|---|
| 蛋白质 | 36.1g |
| 脂肪 | 15.9g |
| 膳食纤维 | 10.2g |
| 碳水化合物 | 23.3g |
| 钙 | 224mg |
| 镁 | 243mg |
| 钾 | 1377mg |
| 磷 | 500mg |

别名：橹豆、乌豆、枝仔豆、黑大豆
主产区：东北三省，河南省
性味：味甘性平
成熟期：12月～次年3月

**产地分布**

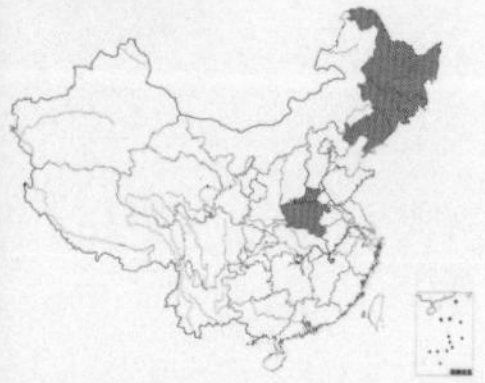

主产地：东北三省，河南省

**成熟周期**

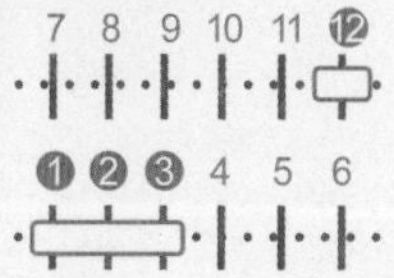


成熟期：12月～次年3月

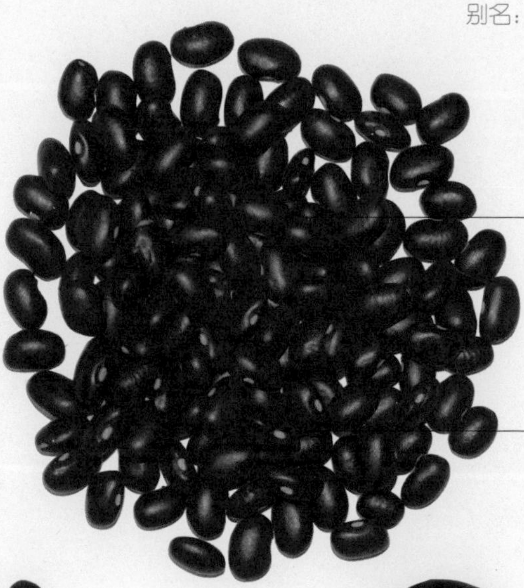

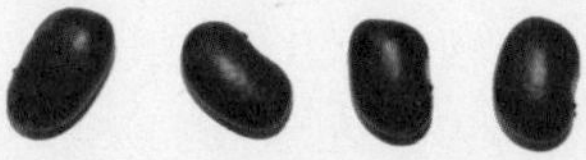

黑豆中富含丰富的蛋白质、多种氨基酸及油酸。除能满足人体对脂肪的需求外，还可降低血液中的胆固醇。

黑豆基本不含胆固醇，它所含有的植物固醇可抑制人体吸收胆固醇，有降低胆固醇在血液中含量的作用。因此，经常食用黑豆，对高血压、心脏病等患者很有帮助。

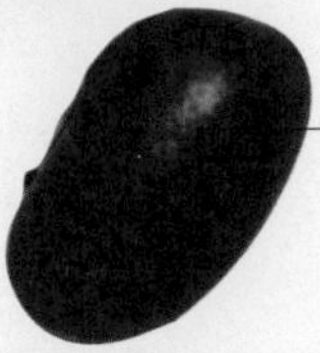

黑豆的血糖生成指数很低。因此，黑豆很适合糖尿病人和希望控制血糖的人食用。

## ▶何首乌黑豆煲鸡脚

**补肾益阴+利湿除热**

**材料：**

何首乌10g，黑豆20g，红枣5颗，鸡脚8只，猪瘦肉100g。

**做法：**

①鸡脚剁去趾甲洗净备用；红枣、何首乌洗净后备用；
②猪瘦肉洗净，黑豆洗净放锅中炒至豆壳裂开；
③全部用料放入煲内，加适量清水煲3小时，加盐调味即可。

**功效：**

补肾益阴、健脾利湿、除热解毒。可以治疗肾虚阴亏、消渴多饮、尿频、肝肾阴虚、头晕目眩、视物昏暗或须发早白、脚气水肿等症状。

### 黑豆洗的时候会掉颜色

黑豆泡的时候，会稍微掉些颜色，这是正常的；若在刚开始清洗时就有非常严重的掉色现象，证明您买到的黑豆可能是经过染色的。另外，黑豆种脐处有白点，假黑豆上则没有。

### 黑豆具有美容养颜的功效

黑豆含有丰富的维生素，其中E族和B族维生素含量最高，而维生素E可使人保持青春健美。我国古代药典上就曾记载黑豆可驻颜、明目、乌发，使皮肤白嫩等。

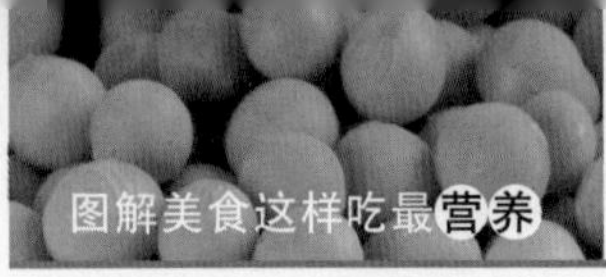

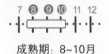

# 黄豆

soybean

## 清利大小便，解热润肺，宽中下气

别名大豆，味甘，性平。在中国，黄豆及其制品是自古以来的传统食品。黄豆以其丰富的营养物质保证了中华民族的体格健壮、繁衍发展。黄豆中含有一些对改善人体功能、健全器官功能的特殊的物质。我国种植栽培黄豆已有三千多年的历史，《美国大百科全书》记有：『在有文献记载以前，大豆便因营养值高而被广泛栽培。』黄豆有『豆中之王』的美誉，人们称之为『植物肉』、『绿色的乳牛』。干黄豆中的蛋白质含量高达百分之四十，为其他粮食之冠。

### 产地分布

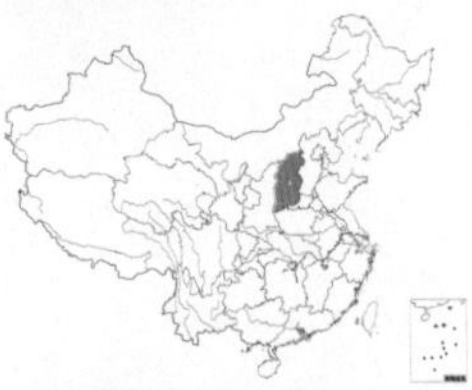

主产地：山西省

### 成熟周期

成熟期：8~10月

每100g黄豆含有：

- 热量 …… 359kcal
- 蛋白质 …… 35g
- 碳水化合物 …… 34.2g
- 脂肪 …… 16g
- 膳食纤维 …… 15.6g

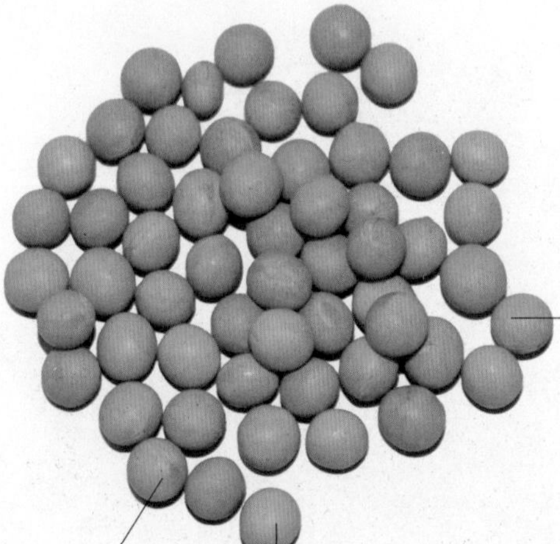

**强肝护心**

黄豆所含的卵磷脂可除掉附在血管壁上的胆固醇，防止血管硬化，预防心血管疾病，保护心脏。黄豆中的卵磷脂还具有防止肝脏内积存过多脂肪的作用，从而有效地防治因肥胖而引起的脂肪肝。

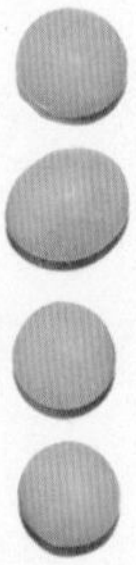

**延迟衰老**

大豆异黄酮具有植物性雌激素，能够减轻女性更年期综合征症状，延迟女性细胞衰老，而且还具有减少骨胶原丢失、促进骨胶原生成和降血脂等作用。

**通便降糖**

黄豆中含有的可溶性纤维既可通便，又能降低胆固醇含量。黄豆中还含有一种抑制胰酶的物质，对糖尿病有治疗作用。

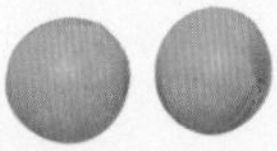

**选购指南** 颗粒饱满且整齐均匀，无破瓣缺损，无虫害，无霉变，无挂丝的为优质黄豆。优质黄豆通常具有正常的香气和口味。鲜艳有光泽的是好黄豆；若色泽暗淡无光泽，有酸味或霉味者，质量不佳为劣质黄豆。

### 烹饪指导

生黄豆中含有抑制消化酶作用的物质，难以消化。在烹饪黄豆时，应将其在水中浸泡一晚后再充分加热。

为保证黄豆中所含的营养物质能够充分释放，可与胡萝卜等黄绿类蔬菜同时烹制，保证营养均衡摄取。另外，黄豆容易受潮生虫，储存时，应将其放于密闭容器后置于阴凉干燥处。

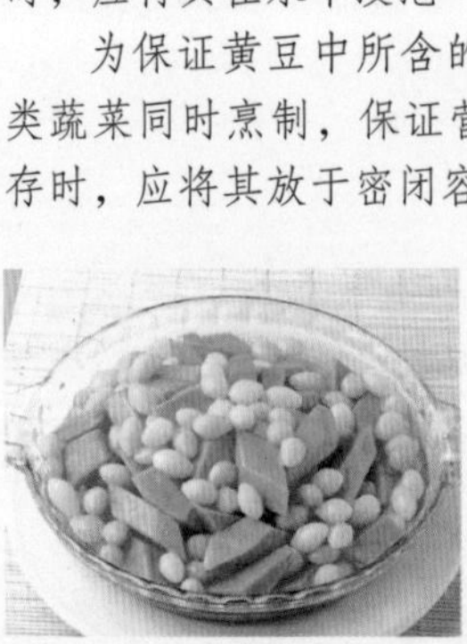

**食用宜忌**

①炒熟的黄豆不宜多食。
②对黄豆过敏者不宜食用。
③不宜煮食时加碱。
④食用时不宜加热时间过长。
⑤服用铁制剂时不宜食用。
⑥服氨茶碱等茶碱类药时不宜食用。
⑦不宜与猪血、蕨菜同食。

※ 烹饪前，将豆腐一直在水中浸泡，可保持豆腐的鲜嫩口感。

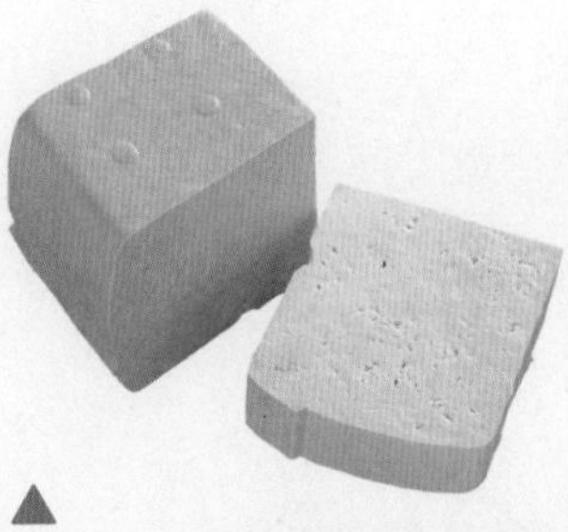

Tips

豆腐中含有丰富的锌，在流感季节的高发期，多食用豆腐，可起到防病作用。

## ▲豆腐

我国淮南王刘安所发明。历史悠久，深受我国人民的喜爱。用豆浆点卤石膏浆即成豆腐。豆腐含丰富的高蛋白，低脂肪，可降血压、血脂、胆固醇，生熟皆可，老少咸宜，是养生延年之佳品。

## ▼豆浆

豆浆是一种老少皆宜的营养饮品，有“植物奶”的美誉。它含有丰富的植物蛋白，还含有丰富的钙质。红枣、枸杞、绿豆等都可以成为传统豆浆的配料。

生黄豆中含有的豚酶毒苷类物质对碘的代谢会有一定的阻碍作用，可引起甲状腺肿大。另外，未被充分加热的生鸡蛋中含有大量的细菌，在豆浆中冲生鸡蛋也是不正确的。

Tips

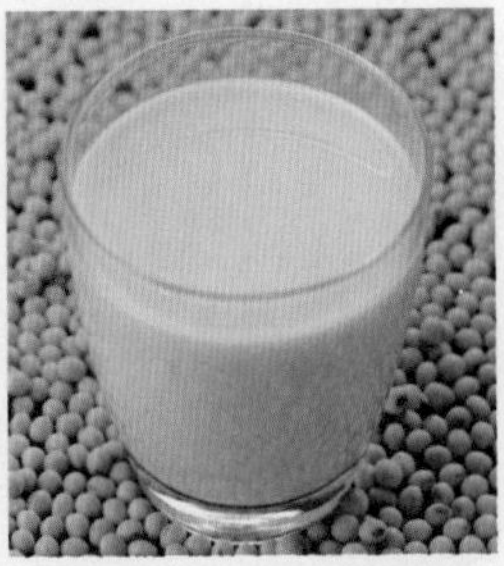

## ▶豆油

从营养价值看，大豆油含丰富的亚油酸，可降低血清胆固醇含量，预防心血管疾病的发生。此外，大豆中含有丰富的维生素及卵磷脂，对人体健康均非常有益。

## ▶腐竹

中国的一种传统食品，色泽黄白，含丰富的蛋白质及多种营养物质。做法多样，食之爽口，别有一番风味。

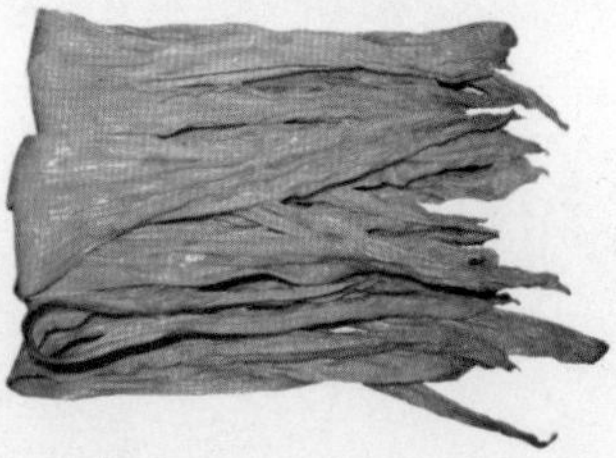

腐竹具有良好的健脑作用，可预防老年痴呆症。但因其含的热量较高，减肥者不宜多食。

Tips

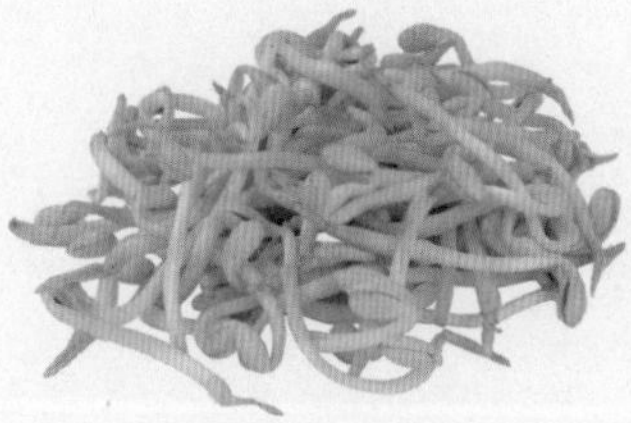

Tips

许多人在食用豆芽前将豆芽用高温焯水后凉拌，这种做法是不可取的。豆芽中所含有的维生素在高温过水后会大量流失，烹饪时，应尽量缩短豆芽的加热时间。

## ▲豆芽

黄豆在发芽过程中，磷、钙、铁等矿物质元素在酶的作用下可被完全释放，人在食用豆芽后能减少体内乳酸堆积，消除疲劳。

Tips

油脂在氧化后生成的氧化油脂可加速细胞老化，还可致癌，因此，油在开封后应避光保存，并应尽快食用。

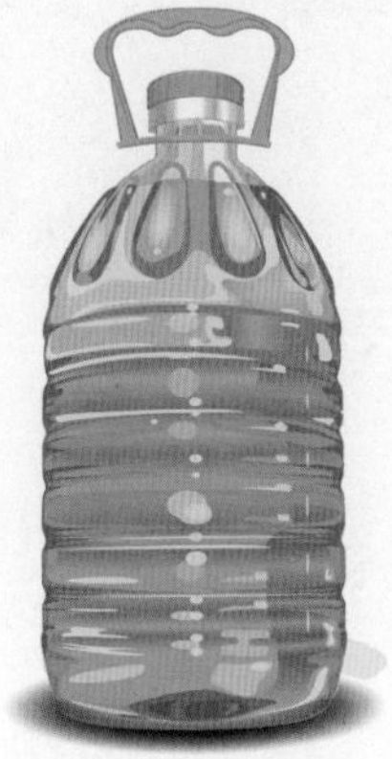

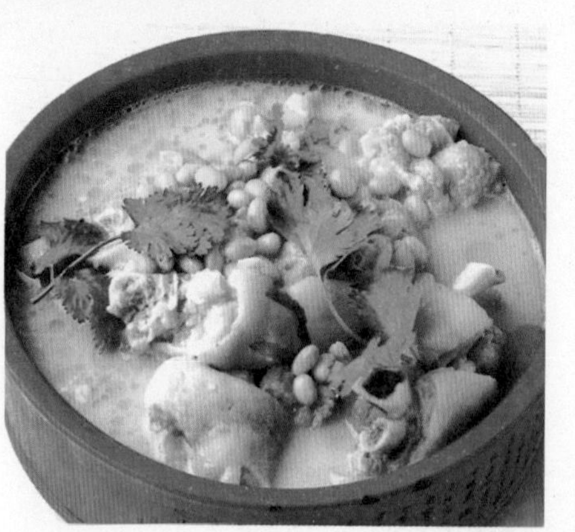

## ◀黄豆煨猪手

川菜

黄豆煨猪手是重庆开县名小吃，汤汁滑而不腻，筋软香滑，还可减轻肌肤原有皱纹。

**材料：**

猪手350g
黄豆100g
香葱10g
盐适量
鸡精适量
党参10g
米酒少量

**做法：**

①黄豆提前浸泡3小时；

②猪手洗干净后，切成大小适中的块待用；

③将洗净的猪手放入沸水中，过水5秒后捞出；

④倒掉沸水，将猪手、黄豆和所有原料置于新水中，用小火炖4小时即可。

## ▶黄芪豆芽牛肉汤

**益气补血＋护肝明目**

**材料：**

【药材】黄芪15g。

【食材】牛肉600g，黄豆芽200g，胡萝卜1根，盐2小匙。

**做法：**

①牛肉洗净切块，汆烫后捞起。胡萝卜削皮、洗净、切块；黄豆芽掐去根须、冲净；

②将以上备好的材料和黄芪及八碗水一起炖煮，煮沸后转小火炖约五十分钟，加盐调味即成。

此汤清甜滋补，有祛湿开胃，护肝、明目、除痰健肺等温和清凉的功效，特别适宜身体瘦弱者食用。黄豆芽具有清热明目、补气养血、防止牙龈出血和心血管硬化及低胆固醇等功效。黄疸患者可以多食黄豆。

## ▼五豆豆浆

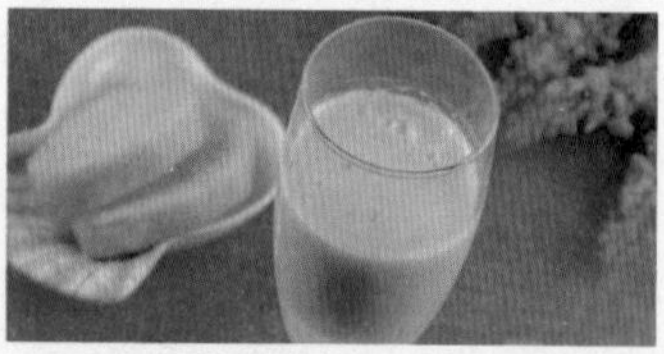

**材料：**

黄豆30g，黑豆10g，青豆10g，豌豆10g，花生米10g，水1200ml，糖适量。

**做法：**

五种豆类浸泡6～16小时后，一起放入豆浆机，加入适量水，打碎煮熟，过滤后即可饮用。

**功效：**

防癌治癌，增强免疫。

## ▼红烧黄豆排骨

猪肉含有丰富的优质蛋白质和人体必需的脂肪酸，可补肾养血，滋阴润燥；而黄豆芽含有丰富的维生素，可健脑、抗癌、抗疲劳。

**材料：**

猪小排（肋排）六百克，黄豆芽二百克，青蒜二十克，大葱二十克，色拉油三十克，酱油五十克，盐两克，料酒三十克，冰糖三十克，姜八克。

**做法：**

将小排骨剁成三厘米长的小块，置滴油盘上，以强微波三分钟去血水，取出后略洗，黄豆用水浸泡两小时备用，葱段、姜片爆香后，加入少量水及排骨，中火炖五十分钟加豆芽、青蒜及其他调料略炖即可。

**功效：**

防癌治癌，增强免疫。

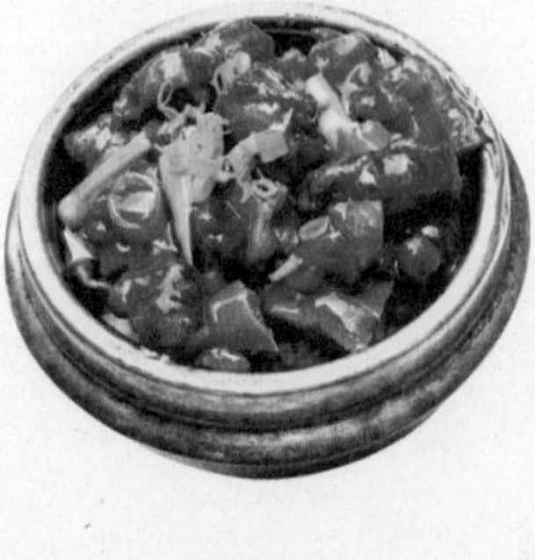

# 荞麦

buckwheat

## 健脾除湿，消积化气

荞麦是人们的主要粮食之一，原产于中国北方。古代由中国经朝鲜传入日本，如今荞麦和荞麦制品在日本被视作珍贵食品。荞麦营养丰富，含特殊的健康成分，被誉为健康主食品。研究显示：经常食用荞麦不易发胖，它所含的特殊的植物蛋白质，在体内不易转化成脂肪，所以可以有效地避免发胖。荞麦中所含的食物纤维是人们常吃的主食品面和米的数倍，经常食用对预防大肠癌和肥胖症有益。

每100g荞麦含有：

| | |
|---|---|
| 淀粉 | 80g |
| 脂肪 | 3.64g |
| 纤维素 | 2g |
| 蛋白质 | 17g |

别名：花麦、三角麦

性味：甘、平、寒

主产地：东北、西北、华北

成熟期：8～10月

### 产地分布

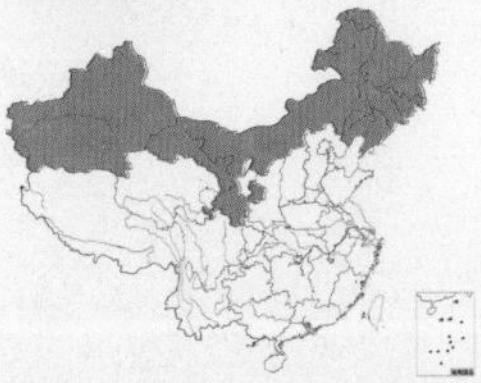

主产地：东北、西北、华北

### 成熟周期

成熟期：8~10月

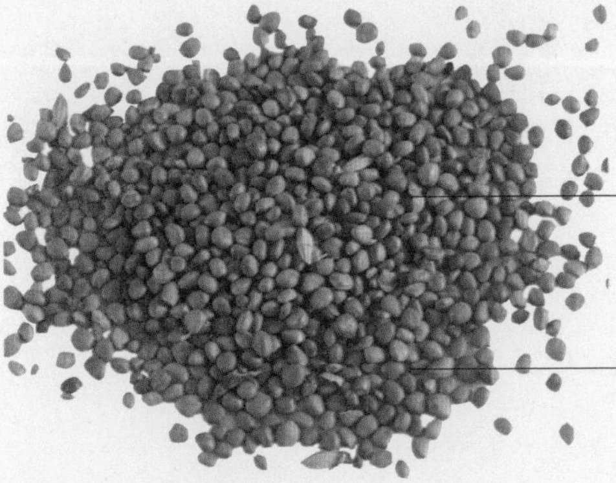

荞麦含有丰富的淀粉，可影响水分子进入，可放慢食物的消化速度，抑制餐后血糖上升。

荞麦粉中含大量的芦丁，可降低毛细血管通透性，进而降血压。

### 食疗心经

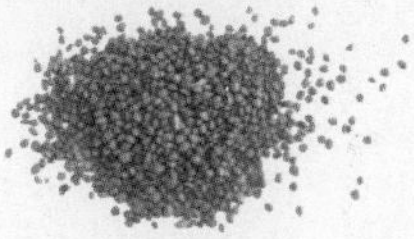

荞麦莱菔子散：荞麦15g，隔山撬30g，莱菔子10g，共研为细末。每次服10g，温开水送服。此方可健气消食，用于治疗消化不良。

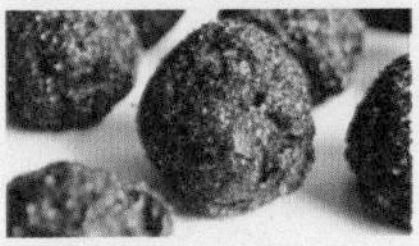

荞麦济生丹：荞麦适量，炒至微焦，研细末，水泛为丸。每次6g，温开水送服，或以荠菜煎汤送服。用于脾虚而湿热下注，小便浑浊色白，腹泻等症。

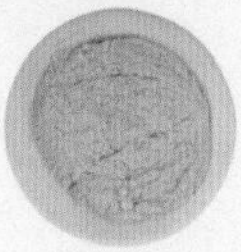

荞麦糊：荞麦研细末（荞麦面）10g，炒香，加水煮成稀糊服食。可降气宽肠。用于夏季肠胃不和，腹痛腹泻等症。

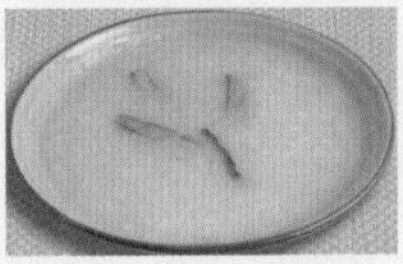

荞麦粥：将洗净的荞麦米和瘦肉丝与适当的配料同煮（如黄瓜、胡萝卜）。可止咳、平喘，也可辅治高血压。但荞麦不易消化，不宜多食。

### 中华小食屉

## ▼灌肠

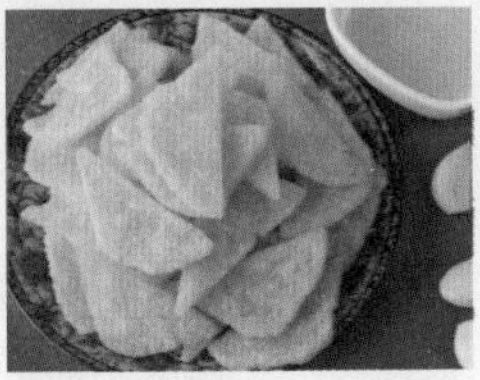

灌肠是一种北京特有的风味小吃，最初的灌肠是用猪大肠灌制淀粉、碎肉制成的，后来逐渐演变为用淀粉加上红曲和香料灌进猪小肠而成。食用时将灌肠切片后用中低火把灌肠片煸煎至两面金黄盛入盘中，配以之前制好的蒜汁蘸食即可。

**点评**：色泽金黄，外焦里嫩，蒜香浓郁。

是中国北方最常见的面食吃法之一。传统的做法是将和好的荞麦面塞入饸饹床的空腔中，压好的面条即为饸饹面条，煮好后浇上事先用豆腐或者肉、红白萝卜等做好的「臊子」，即可食用。

leavened pancake

# 炸烙面

烙饼是将和好的面进行炸烙而成的一种食品，深受百姓的喜爱，烙制时可配以各种肉、蛋、蔬菜一同烹饪。营养充足而丰富，营养素损失也较少。

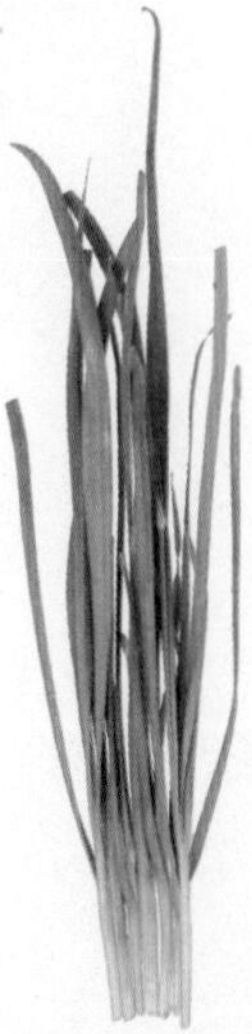

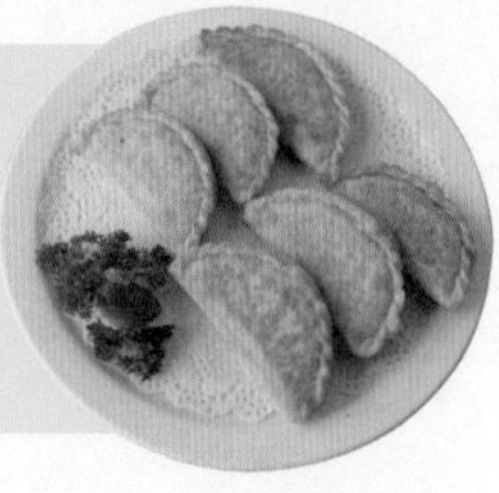

地道的北方小食，色泽洁白，美观，口感鲜嫩。

## ▲韭菜盒子

吃韭菜有很多好处，可促进肠道蠕动，减少胆固醇的吸收等。但因其不易消化，故不宜多食。

韭菜盒子是人们餐桌上常见的食物。色泽洁白、美观、鲜嫩、清香，口感好，不肥腻，富含多种营养。

制作方法：

①将韭菜洗净切碎，虾皮、炒蛋碎，拌匀加作料和成馅儿；
②面团揉匀，分割成均匀的剂子，擀成面饼，一侧放入适量馅；
③封口捏花后，放入锅中烙至两面金黄即可。

## ▼手撕饼

凉吃不散口，味道香美，食后令人口齿留香。

手撕饼配方讲究，制作工艺精细。清香酥脆，层次分明，香软可口，外黄里暄，酥软油润，热食不腻，香酥爽口，简单易做。

制作方法：

①高筋面粉3杯，加入温水1杯，揉成面团后，表面涂少量色拉油，用保鲜膜覆盖，醒发20分钟；
②面团放在干面粉的砧板上，擀成长条，撒盐、白胡椒粉、干葱；
③从边上卷起，成一长条，绕着手指。头和尾塞入圈中成一坨。将坨压扁，把皮擀薄擀大；
④锅内放入少量的油，将饼放入油锅内煎至两面金黄色即可；
⑤食用时，将饼放在防油纸上，四周向中间挤压，饼中间蓬起的部分会自然断裂呈手撕状。

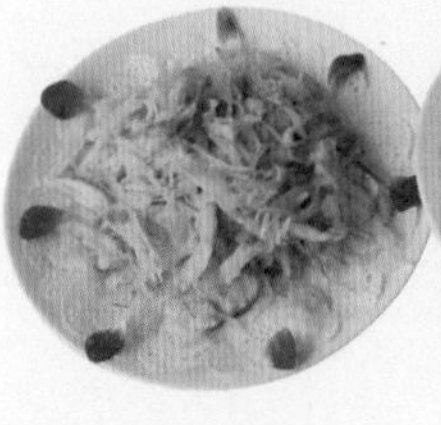

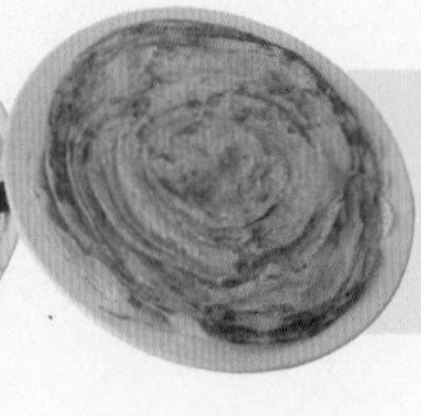

北方传统的中式面饼。

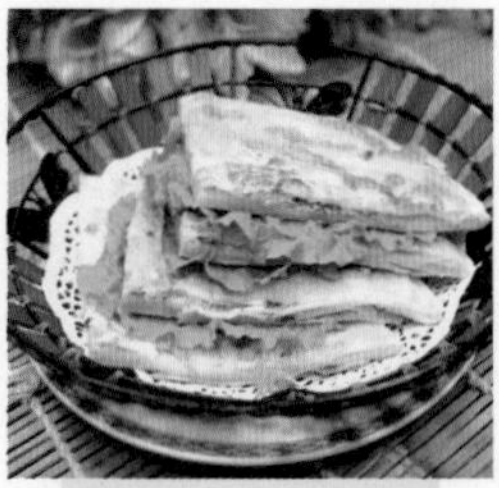

北方传统的中式面饼，清香酥脆，四季皆宜。

## ◀葱油饼

和面时，将清水换成开水，面水比例约为2：1。

制作方法：

①面粉150g,葱花、鸡粉、盐、芝麻各适量；
②饧好的面团揉搓成条，分成剂子后，擀成薄片，刷上一层油,撒上葱花；
③平底锅内放油,下入葱花饼,小火将其煎黄一面后翻面,最后煎至两面金黄熟透即可。

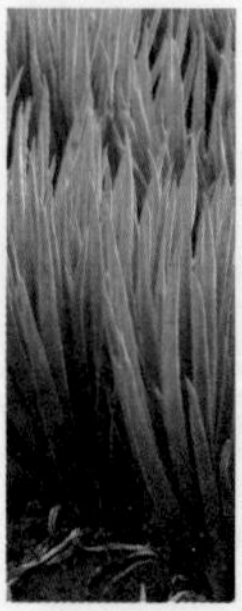

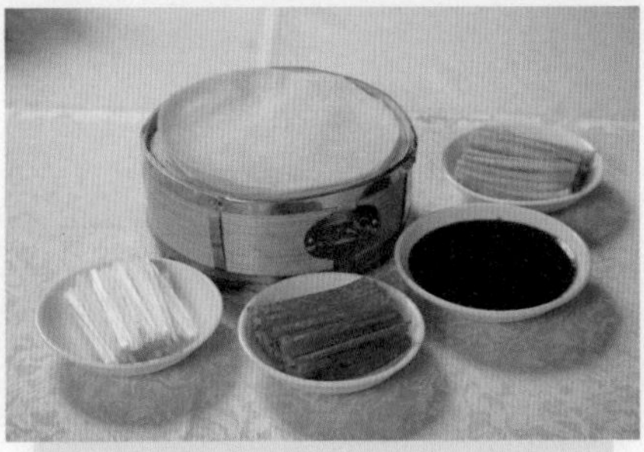

北京民俗食品，也是中国的传统美食，我国古代最早的春饼是与和菜放在一个盘里的，称为“春盘”。

## 春饼

京菜

春饼，是北京的民俗食品，古代立春之日所食之面饼，与数种生菜同食，口感筋道，脆软咸香。

杜甫有“春日春盘细生菜”的诗句。每逢立春日，北京人都要吃春饼，名曰“咬春”。食用时卷包配菜，如酱肘花丝、酱肉丝、熏肉丝等盒子菜。

春饼制作窍门：

和面要用高面筋质的面，水温不能太高，饼不宜过厚，讲究“隔饼看菜”。和面时小面块刷油要均匀；加热时用中火；烙好的饼用湿布覆盖。

春饼配菜宜选用比较爽脆的菜品；另外，春饼切碎后可做成炒饼，味道也很不错。

## 油 条

油条，是以面粉为主要原料，加适量的水、食盐、膨松剂，经拌、揣、醒发而成的条形食品。

相传南宋时期，老百姓对卖国贼秦桧恨之入骨，在京城有个姓丁的小贩，把面团和成人形，入油锅炸之，取名油炸桧，成为老少皆宜、妇幼喜食的早点食品。

制作方法：

①把泡打粉、小苏打和盐用温牛奶化开，和面粉和好揉匀，再倒入少许植物油，盖上盖子在常温下放一夜；

②次日早上，把面放在抹了油的案板上切成小条。在每个小条上顺压一下，再把每两个小条两头捏在一起；

③放入油锅里炸至金黄色捞出即可。

## 南瓜饼

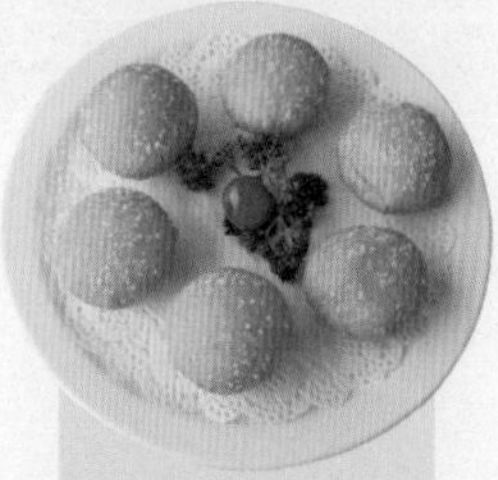

润肺健脾，镇咳化痰。

南瓜中含有多种维生素，营养丰富，热量低。

南瓜饼以南瓜为主料做成，有较高的营养价值。

1.解毒：内含有维生素和果胶，能黏结体内细菌毒素和有害物质。

2.保护胃黏膜，促进消化、降血糖，消除致癌物，促进生长发育。

制作方法：

①南瓜切块，蒸熟冷却后剥皮，搅成糊状后加糯米粉和糖揉成粉团，蒸熟冷却后摘成坯子；

②将坯子按扁，成皮，包上豆沙，按成饼形；

③放入锅中煎至两面微黄色即成。

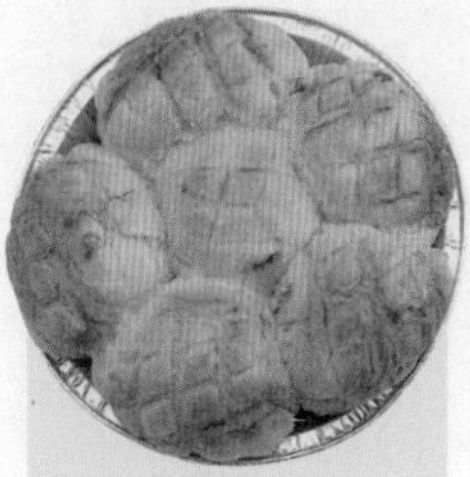

特点：酥脆香甜，色泽美观

制作方法：

①先将200g精粉加100g猪油和匀，制成酥面备用。再把精粉倒入盆内，加75g猪油用手搓开，倒入冷水和硬扎软，制成皮面备用；

②将皮面与酥面上案，揪成10个剂子，然后逐个用皮面剂包入酥面剂，然后将面片划成两半，抹匀香油，逐个在手指上盘卷成圆形，然后再将露

## 千层酥

特点：酥脆香甜，色泽美观。

千层酥，因成品侧面可见许多分层得名，口感酥酥脆脆、香浓甜美。

酥的一端翻出，下温油锅炸7~8分钟捞出撒上白糖，即成。

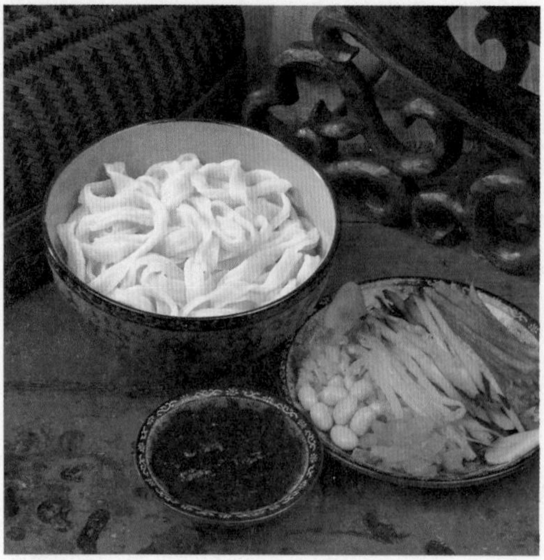

## 炸酱面

京菜

“炸酱面虽只一小碗，七碟八碗是面码儿。”

炸酱面是北京有特色的食物，主要原料是面条（富强粉）、猪肉和蔬菜。面条易于消化；猪肉含有丰富的蛋白质；蔬菜可保证面条的营养均衡。但是，食用以猪肉为原料的炸酱面后不宜喝大量的水。

炸酱面制作步骤详解之“酱”的制法：

①将干黄酱倒入碗里，用水调匀；
②肉切成小丁、葱切成末，备用；
③油锅烧热，倒油，待油烧热后，煸炒肉丁。肉丁八成熟时，倒入酱并调小火；
④将切好的葱末倒入锅内，并打两个鸡蛋放入酱内，用锅铲搅匀；
⑤待酱出香味，色泽变成油亮的微黄色时关火，把酱出锅。

noodles with soup

# 汤煮面

面条，指谷物或豆类的面粉加水磨成面团，经挤压或擀制，或者使用搓、拉、捏等手段，制成条状或片状，最后经煮、烩、炒、炸而成的一种食品。北方人多以面食为主粮；南方人虽偏重吃米饭，但面食亦为重要小吃。

## 打卤面

鲁菜

打卤面，是山东山西一带的传统面食，山东的打卤面最为著名。打卤面做法多样，用料多样，亦有不同风味。

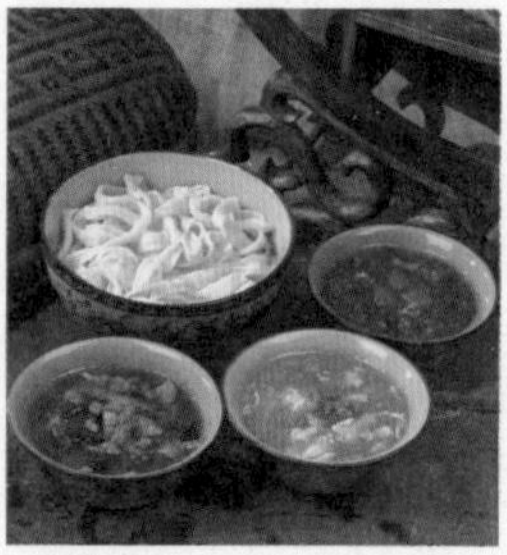

## 焖面

豫菜

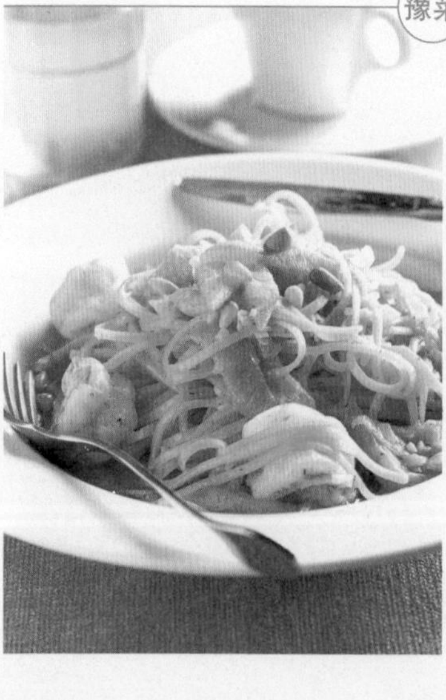

材料：

面条五百克，五花肉二百五十克，黄豆芽一百五十克，蒜薹一百五十克，豆角一百五十克，老抽两大勺，盐一小勺，鸡精一小勺，蒜六瓣，葱一段，八角四枚，干辣椒五个。

做法：

笼屉铺上笼布，把面条放入，大火烧开蒸十分钟；豆角，蒜薹切两厘米长的段，五花肉切薄片；蒜切碎，葱斜切片；蒸好的面条抖开，铺在面板上晾凉；将一小勺食用油均匀倒在面条上，用手拌匀；锅内加入少许油烧热，放入五花肉煸至金黄，捞出备用；锅内的油留适量，下八角、辣椒小火煸香；转中火放入葱蒜炒香；倒入豆角炒一分钟；加入豆芽，蒜薹继续炒一分钟；倒入老抽，盐，鸡精炒匀，加水到菜的四分之三处烧开，关火把面条倒入锅内，用筷子拌匀；拌好的面条继续放入笼屉，水烧开后再蒸十五分钟即可。

## ▼龙须面

龙须面食广泛流传于北方各大地区，我国人民有农历二月二龙抬头吃龙须面的习俗。相传明朝御膳房里有位厨师，在立春之日，做了一种细如发丝的面条，明皇胃口大开，龙颜大悦，称赞不已。从此，龙须面在民间就流传开来。由于抻面抻出的面细如龙须，故名龙须面。

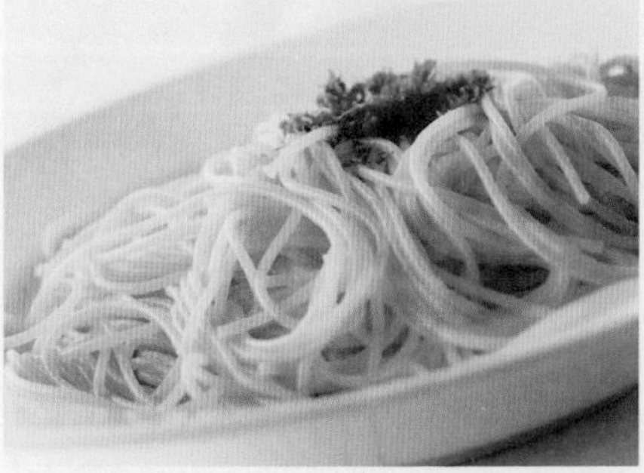

## ▼烩面

豫菜

烩面是河南特色美食，历史悠久。集荤、素、汤、菜、饭于一体，味道鲜美，经济实惠，享誉中原，遍及全国。郑州更有“烩面之城”之称，外地人来到郑州，都要尝一尝地道的羊肉烩面；本地人也以烩面款待亲朋。烩面可分为：羊肉烩面，牛肉烩面，三鲜烩面，五鲜烩面等等。

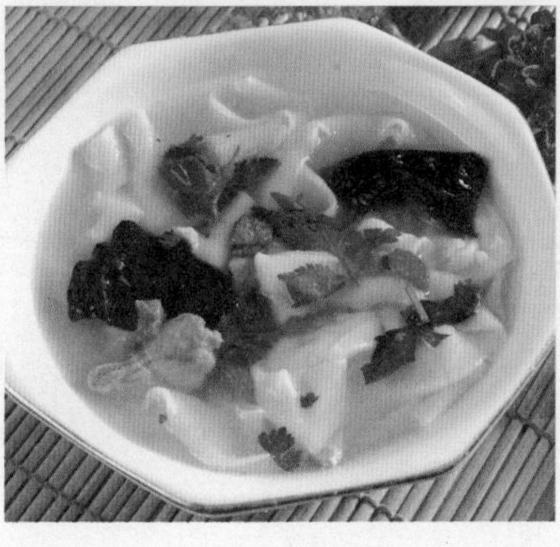

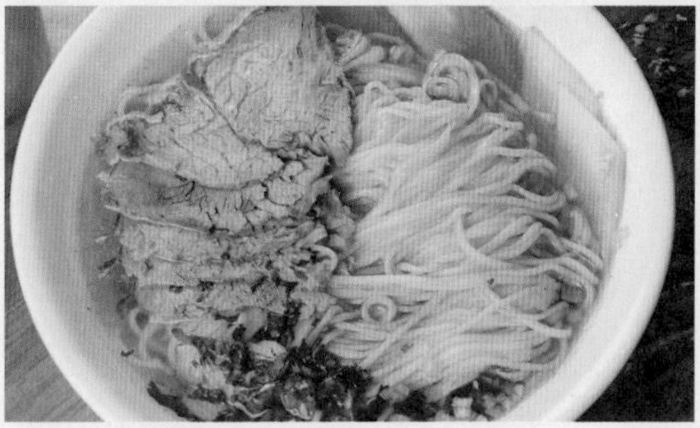

## ▲兰州拉面

陇菜

兰州牛肉拉面历史悠久，传说起源于唐代，如今是兰州最具特色的大众化经济小吃。正宗的兰州牛肉拉面，由回族人马保子在1915年创始，马保子为图生计在家中制成了热锅牛肉面后沿街叫卖，后来在民间流传开来。

拉面讲究技巧，而牛肉拉面的优劣取决于清汤。熬汤时常选用大块牛头骨和腿骨，肉汤气香味浓，清亮澄澈。

黄河岸边的古城兰州，弥漫在大街小巷的，永远有那股牛肉面的清香。

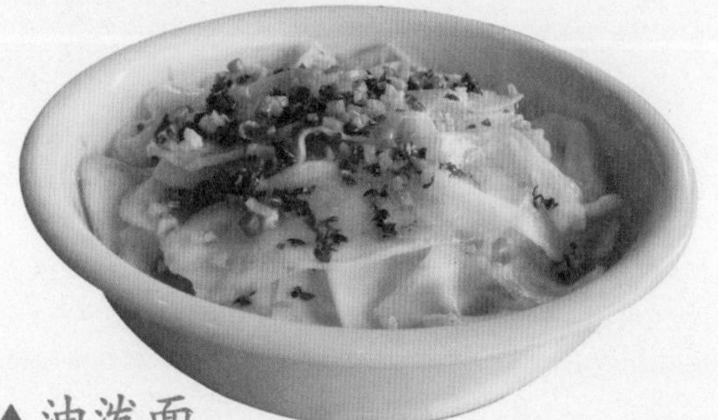

## ▲油泼面

陕菜

油泼面是陕西特色小食，据说已有3000多年的历史。面长不断，光滑筋韧，油香扑鼻，酸辣味美。

油泼面制作工艺分步详解：

面上放适量干辣面、葱花，将烧开的火花油猛泼入碗里辣面上即成，泼面时面上可放各种时鲜青菜，如韭菜花、香椿、豆芽、青菜等，喜食辣子者还可放些油泼辣子。米醋、酱油、食盐、花椒油混在一起作调料，但调料须在泼油前与煮好的面调匀，这样，味道就可以融入面中。

# 蒸制面

steamed buns

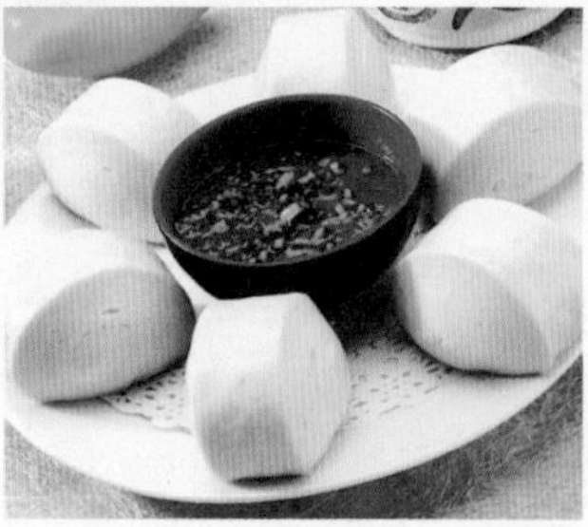

## 馒头

馒头是我国的一道传统面食，松软可口，营养丰富，是餐桌上不可或缺的主食之一。

每100g馒头含有：

| | |
|---|---|
| 热量 | 221kcal |
| 脂肪 | 1.1g |
| 蛋白质 | 7g |
| 纤维素 | 1.3g |
| 维生素E | 0.65 mg |
| 硫胺素 | 0.04mg |
| 核黄素 | 0.05mg |

制作方法：

①将面粉、水和成面团，放入盆中醒发；

②取出发酵好的面团揉匀后搓成长条，揪剂子，再把剂子揉成底平顶圆的馒头状。

判断馒头生熟有以下几种方法：

①轻拍馒头，熟馒头有弹性；

②撕一块馒头的表皮，能揭开皮即熟；

③手指轻按馒头后，凹坑很快平复为熟馒头，凹陷下去不易复原的为生。

凉水巧蒸馒头：

生馒头突然放入热蒸笼里，急剧受热，馒头内外受热不均，容易夹生，且需要相对多的蒸制时间。若用凉水蒸制，温度上升平缓，馒头受热均匀，蒸出的馒头口感更佳。另外，馒头蒸好后不要急于掀盖，焖十分钟，防止馒头塌陷。

## 花卷

花卷与包子、馒头类似，可做成椒盐、麻酱、葱油等各种口味。营养丰富，味道鲜美，简单易学。

材料：

面粉500g，油15g，葱50g，盐适量。

做法：

①面粉加水、面肥调成面团，发酵后加碱水揉匀；

②葱切细末，加盐、油拌匀。面团搓成坯子，擀成长方形片，刷上油，撒上葱花，卷起，切成小段；

③上笼蒸15分钟即可。

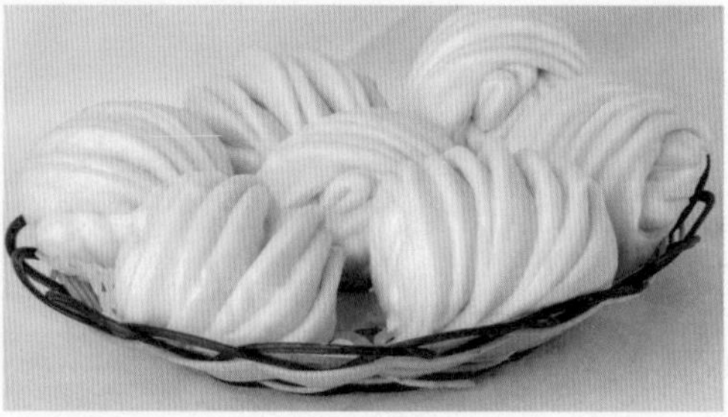

### 烹饪指导

蒸面食前，按常规应在锅上铺一层屉布，但是蒸过食物的屉布上常常会黏有面食残渣，不便洗净。在面食上锅前，直接在锅屉上涂一层猪油或花生油，直接将面食放置其上进行蒸制，这样，面食熟后锅屉上就不会残留面食残渣。

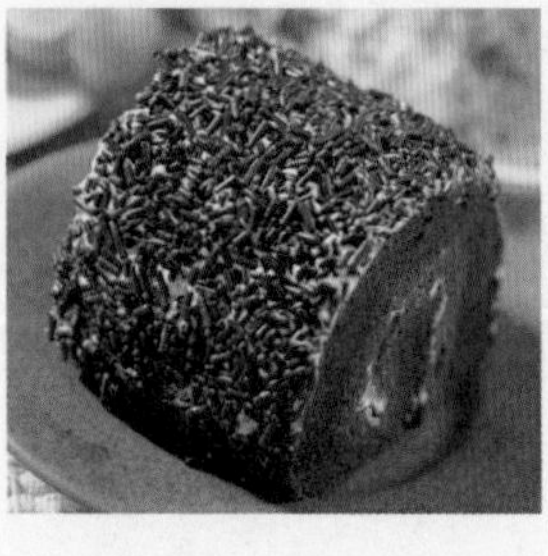

## 枣糕

枣糕原是清朝宫廷御用糕点，口味独特，枣香浓郁，细腻香甜。枣糕的原料中有红枣，而红枣又是滋补佳品，可强筋壮骨、补血行气、滋补润颜，用其做成的枣糕更是含有维生素C、蛋白质、钙等营养成分，可补脾和胃、增加肌力。适合老人、青年、小孩食用。

材料：

发面500g，红糖250g，小枣150g，小米面65g，玫瑰3g。

做法：

发面中放入食用碱适量,放入盆中；将红糖用玫瑰水溶化，与小米面一起掺入发面中，调搅成稀糊状；将调和的面糊的一半倒入提前放入蒸屉中的方形模具中，放入去核小枣后再倒入另一半面糊，用旺火蒸20分钟即成。

用法：食用时切成小块。

# 烘烤面 sesame seed cake

肉夹馍是陕西的一道极具代表性的小吃，以“腊汁肉夹馍”和“羊肉夹馍”为主。馍香肉酥，回味无穷。腊汁肉夹馍所用的腊肉由三十多种调料精心烹制，再加上陈年老汤，色泽红润，气味芬芳，肉质软糯，浓郁香醇。

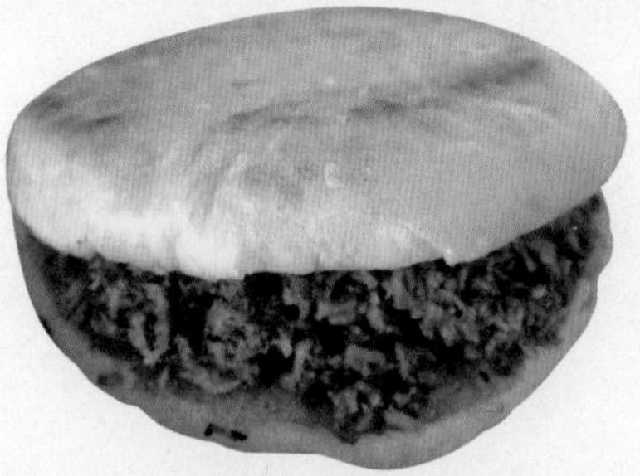

## ▶肉夹馍的营养

①猪肉含优质蛋白质和人体所必需的脂肪酸，可改善缺铁性贫血。

②辣椒中含有蛋白质、脂肪、碳水化合物、维生素。此外，辣椒中还含有核黄素、硫胺素、柠檬酸和辣椒红素等；香菜所含的特殊的挥发油可祛除肉类的腥膻味，它所具有的特殊香味能促使机体发汗。另外，香菜还可促进胃肠蠕动，开胃醒脾。

### 食用肉夹馍后的注意事项

食用肉夹馍后不宜大量饮茶。茶叶中所含的鞣酸会与蛋白质结合形成鞣酸蛋白质，会减缓肠的蠕动速度，延长粪便在肠道中的滞留时间，增加了有毒物质和致癌物质的吸收，不利于健康。

## ▶卤煮火烧

卤煮火烧是老北京的地道小食。据传，清宫廷中有一道名为『苏造肉』的菜肴，制作时五花肉加丁香、官桂、甘草、砂仁、桂皮、蔻仁、肉桂等九味香料烹制，传入民间时商贩改用价钱低廉的猪下水代替猪头肉，配以火烧、豆腐、肺头。味厚而不腻，香软可口。

**制作过程详解：**把处理好的猪小肠和猪肺切成小段投入卤汤中煮，八成熟时放入火烧同煮。

## ▶驴肉火烧

驴肉火烧是河北小吃的一种，风味纯正，工艺讲究。配以酱菜和小米粥，让人回味无穷。

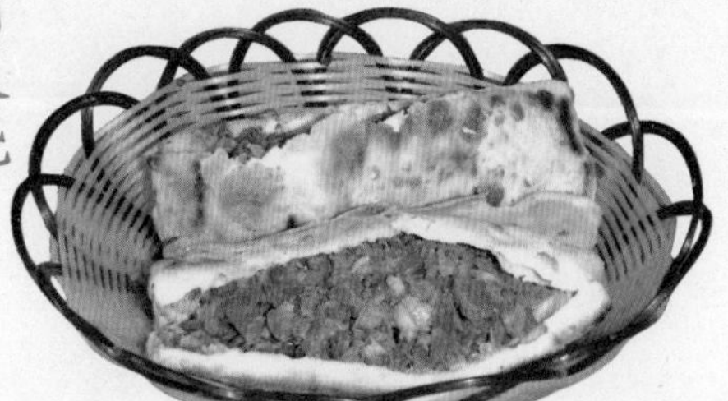

驴肉火烧富含丰富的营养，脂肪含量低、蛋白质含量高，其一百克所含蛋白质高达十八点六克，脂肪含零点七克，且钙、磷、铁含量也相对较高。

## ▶褡裢火烧

褡裢火烧，是『老北京』的特色小吃之一。因制作成形后，酷似旧时人们腰带上的『褡裢』，故得名。色泽金黄，焦香可口。吃褡裢火烧时配用鸡血和豆腐条制成的酸辣汤，鲜香酸辣，余味无穷。

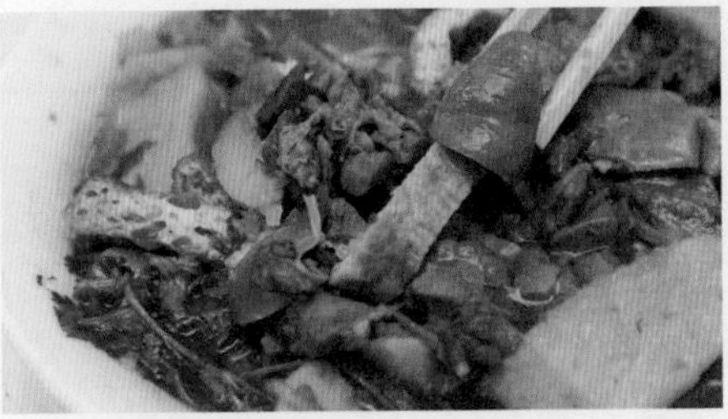

## ▶麻酱烧饼

**材料：**精粉五百克，芝麻酱七十五克，芝麻五十克，香油五十克，花椒盐、碱面、面肥各少许。

**做法：**①将面粉放入盆内，加入面肥及清水二百五十克和成面团，发酵；②将麻酱放碗中，加入香油用筷子搅拌；③面团切长条，用擀杖擀成方片状，将麻酱糊均匀地抹在面片上，撒少许花椒盐，从一端卷起成长卷形，揪成剂子。将剂子按扁成小圆饼；④饼面抹匀清水，将其沾满芝麻，放在烤盘内入炉烤约十五分钟，待饼烤成黄色时出炉即成。

## ▶椒盐火烧

咸香适口，椒香四溢。

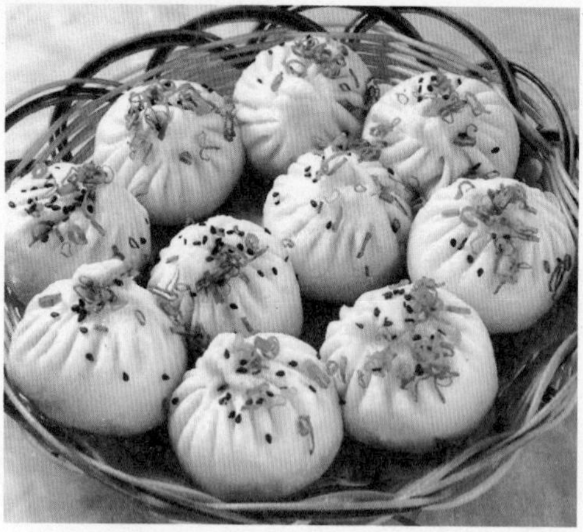

## 包子

包子，中国传统食品之一，价格便宜、实惠。通常是用面做皮，用菜、肉或糖等做馅儿。在江南的有些地区，馒头与包子是不分的，他们将带馅的包子称作肉馒头。不带馅的则称作馒头。

包子一般是用面粉发酵做成的，大小依据馅心的大小有所不同，最小的可以称作小笼包，其他依次为中包、大包。常用馅心为肉、芝麻、豆沙、干菜肉等，出名的有广东叉烧包、上海灌汤包。

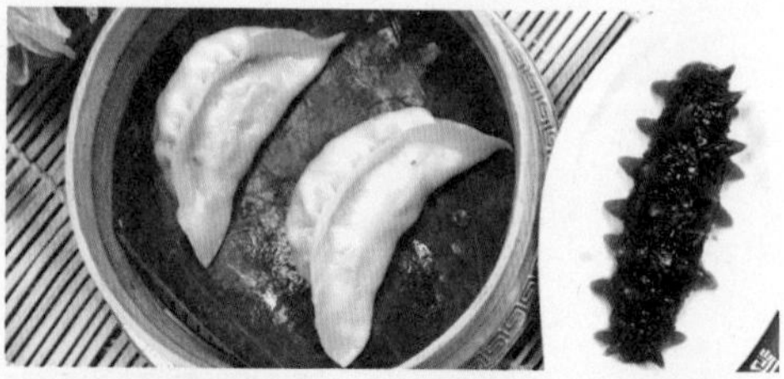

wrap the filling

# 包馅面

馅：面食、糕点里包的豆沙、糖、果仁、果肉或切碎的肉、菜等填料。如:饺子馅儿、月饼馅儿、肉馅儿、鱼肉馅儿、馅草(菜馅)等。

## 饺子

饺子原名『娇耳』，相传是我国医圣张仲景所发明。大年三十包饺子是中国人民过节的重要内容，如今日常餐桌上也时常能看见饺子的身影。

饺子馅也被赋予了特殊的含义：

芹菜馅—即勤财之意故为勤财饺

韭菜馅—即久财之意故为久财饺

白菜馅—即百财之意故为百财饺

香菇馅—即鼓财之意故为鼓财饺

酸菜馅—即算财之意故为算财饺

肉菜馅—即有财之意故为有财饺

鱼肉馅—即余财之意故为余财饺

牛肉馅—即牛财之意故为牛财饺

羊肉馅—即洋财之意故为洋财饺

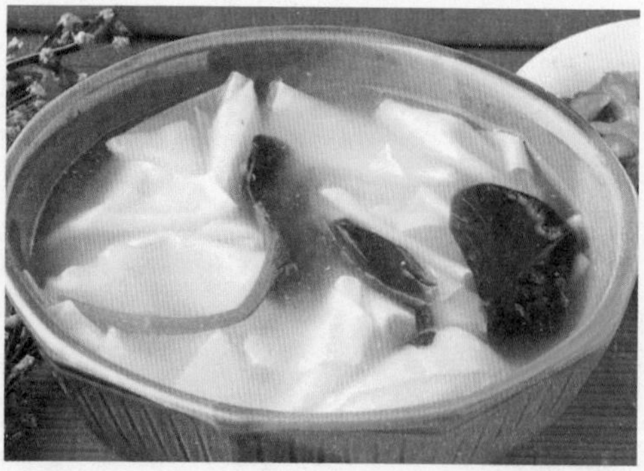

## 馄饨

馄饨是中国的传统食品，源于中国北方。过去老北京有“冬至馄饨夏至面”的讲究。发展至今，更成为叫法各异，鲜香味美，遍布全国，深得人们喜爱的著名小食。

**馄饨皮的做法：**面粉加凉水、少许碱和成面团，擀成大片后切成5cm见方的片。

和面的时候最好放个鸡蛋在里面,面不要太软。

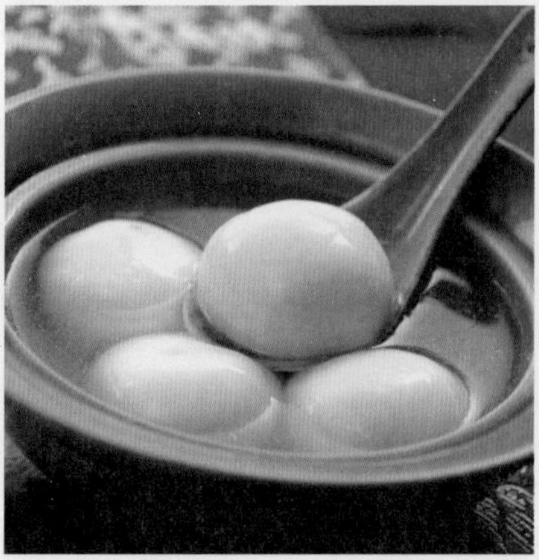

## 元宵

元宵是中国的代表小吃之一，历史悠久。据传，汤圆源自宋朝。因汤圆在煮制时在锅中又浮又沉，所以也有『浮元子』的叫法。元宵象征合家团圆，正月十五的时候吃元宵寓意新的一年万事如意。

### 怎样煮元宵

1. **旺火煮：**

用旺火把水烧开，然后把元宵下到锅里，用勺徐徐推动，使其旋转不粘锅。

2. **慢火煮：**

元宵浮起后，立即改用慢火。若继续用旺火煮，元宵不断翻滚就会破裂。

3. **加冷水：**

在煮的过程中，每开一次锅就要加点冷水，这样煮出来的元宵完整美观、软滑可口。

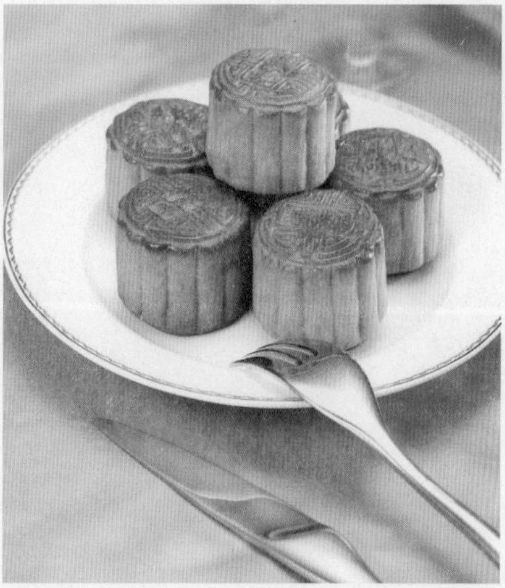

## 月饼

中秋节吃月饼的习俗源自唐朝。北宋之时，宫廷内流行吃『宫饼』，后来流传到民间，当时俗称『小饼』或『月团』。后来演变为圆状，寓意团圆美好。月饼最初是用来祭奉月神的，后来人们逐渐把赏月与品尝月饼，作为家人团圆的象征。

月饼种类繁多，按产地分有：京式月饼、广式月饼、苏式月饼、滇式月饼、港式月饼、台式月饼、潮式月饼、徽式月饼、秦式月饼等；就口味而言，有甜味、咸味等；从馅心讲，有五仁、豆沙、肉松、白果、黑芝麻、火腿、蛋黄等；按饼皮分，则有浆皮、混糖皮、酥皮、奶油皮；从外形上又有光面与花边之分。

在二十五摄氏度室温的情况下，杏仁、玫瑰、百果等馅的月饼可存放十二至十五天，芙蓉、豆沙、枣仁等馅的月饼保存时间以不超过一星期为宜。

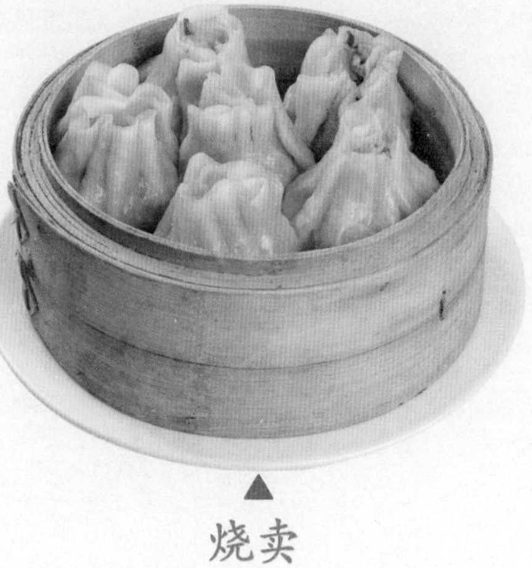

## 烧卖

烧卖顶端蓬松束折如花，馅多皮薄，清香可口。民间常作为宴席佳肴。

早年是食客在茶馆中一边喝茶，吃着点心，一边就着香喷喷的烧卖，故烧卖又称『捎卖』。如今烧卖已成了美味可口的主食，所以自然而然的俗称叫『烧卖』。

做烧卖皮也有讲究，开水和面，再加入冷水和的面。用一种中间粗、两头有把的特殊擀面杖擀皮，皮薄而不平，四边如同花边。

### 宜丰烧卖

宜丰烧卖是江西宜丰传统名点，香软酥烂、口感软糯、甜而不腻、四季皆宜。

# 百式百味——中式面点小吃图录

## 麻花

麻花是中国的一种特色健康食品，以湖北崇阳的小麻花和天津的大麻花最为出名。相传很久以前，大营一带毒蝎横行，人们为了诅咒和驱赶它，每年阴历二月二，每家每户把和好的面拉成长条，扭成毒蝎尾状，油炸之后吃掉，寓意『咬蝎尾』，久而久之，就演变成今天的麻花。

色香味诱人，佐食主食均可

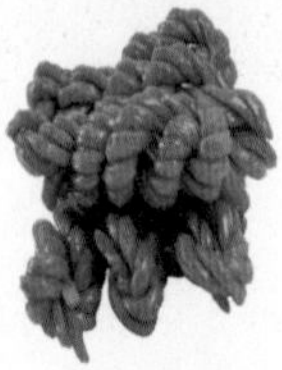

稷山麻花，原为宫廷食品，口味咸鲜，色香味诱人。

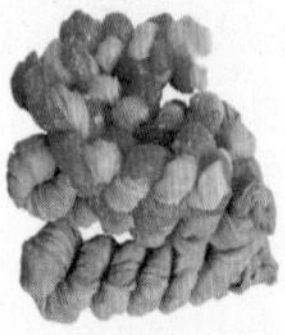

桂发祥十八街大麻花，历史悠久，酥脆香甜，风味醇厚。

## 黄桥烧饼

饼形饱满，焦香金黄，香脆肥润，热食尤佳

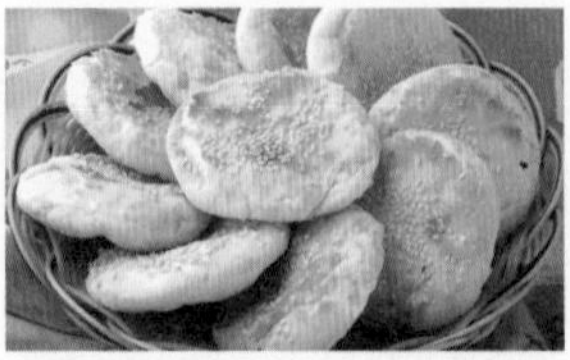

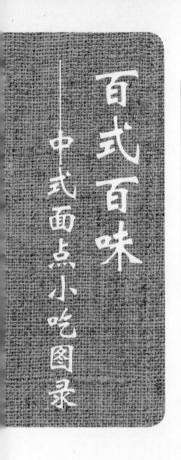

黄桥烧饼是古老的传统食品，同时也是江苏千年古镇黄桥的特色小吃。制作时以油酥和面，内馅由火腿或猪油等做成，香甜两面黄，外撒芝麻内擦酥，酥脆焦黄，令人唇齿留香。

## 萨其玛

绵甜松软，甜而不腻，味道香浓

『萨其玛』是满族风味糕点，制作萨其玛的最后两道工序是：切成方块，随后码起来。『萨其玛』便是这两词的满语缩写。清朝建立后，满汉杂居，萨其玛作为一种民族风味食品，也逐渐被汉族人民接受和喜爱。

做法：

将鸡蛋与面粉等原料拌匀后切成面条；将面条生坯入油锅炸至金黄后捞出待用；砂糖加水下锅煎熬成丝后将面坯投入锅中，拌匀，捞出后压实，切块，冷却后即可食用。

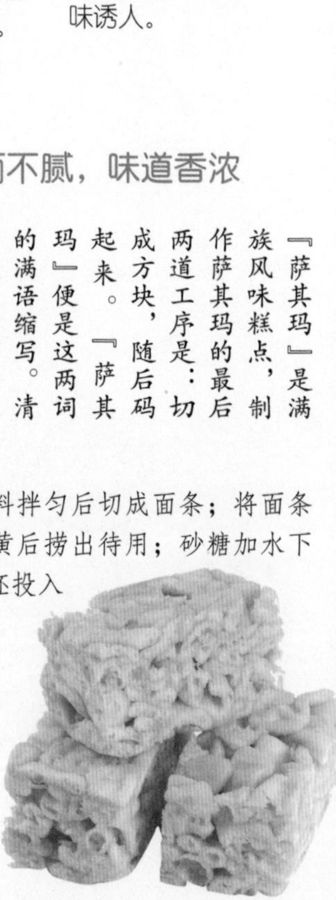

## 狗不理包子

狗不理包子是全国闻名的传统风味小吃，被公推为闻名遐迩的『天津三绝』食品之首。据传，清咸丰年间的一个乳名叫『狗子』的年轻人学得一手做包子的好手艺，忙时无暇与客人交谈，吃包子的人都戏称他为『狗不理』……狗不理包子每个包子都是十八个褶，大小整齐，色白面柔，看上去爽眼舒心，油水汪汪，香而不腻，深得大众的青睐。

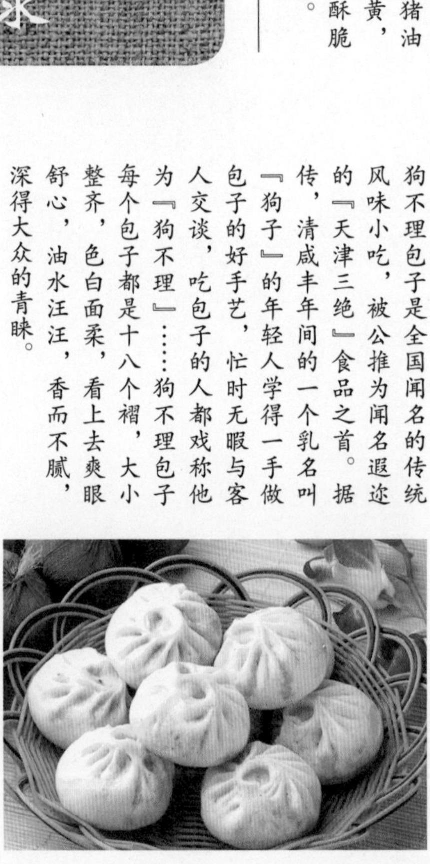

## 叉烧包

叉烧包是广东代表性的点心之一，与虾饺、干蒸烧卖、蛋挞并称为粤式早茶的『四大天王』。制作叉烧包时，将腌制好的叉烧肉切块，加入调味品成为馅料，包入面内放在蒸笼内蒸熟即成。馅皮蒸熟后软滑适口，散发出阵阵叉烧的香味。

皮色雪白，包面含笑而不露馅，内馅香滑有汁、甜咸适口，味美，百吃不厌。

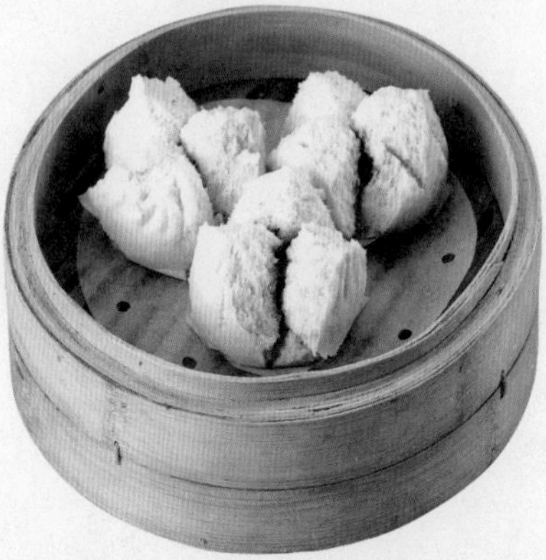

## 糍粑

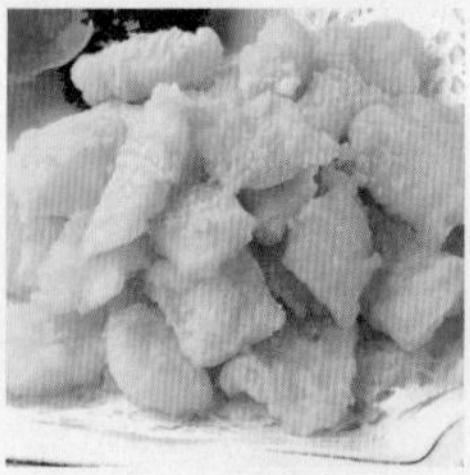

糍粑是用熟糯米饭放到石槽里捣碎制作而成的，是中国南方一些地区流行的美食。制作时，将糯米浸泡后搁蒸笼里蒸熟后，将饭制成团状后蘸食白糖食用，口感香甜。在四川一些地方，在热糍粑中裹入熟红豆等豆制品，加入适量食盐，切成椭圆状片块放到熟菜油中油炸，做出的红豆油糍粑，色、香、味俱佳。

## 耳朵眼炸糕

天津三绝食品之一，以优质糯米作皮面，以红小豆、白砂糖炒制成馅，经油炸而成。呈扁球状，淡金黄色，外皮酥脆内软黏，馅心黑红细腻，香甜适口。据传，创始人『炸糕刘』刘万春以卖炸糕谋生，由于精工细做，并逐渐形成独特风格，又因为店铺在窄小的耳朵眼胡同出口处，众食客戏称为『耳朵眼炸糕』。

## 艾窝窝

北京传统风味小吃，历史悠久。色泽雪白，形如球状，质地黏软，口味香甜。

## 煎饼

中国传统食品之一。用调成糊状的杂面摊烙而成，多由粗粮制作，营养价值高。疏松多孔，可与其他食品搭配。

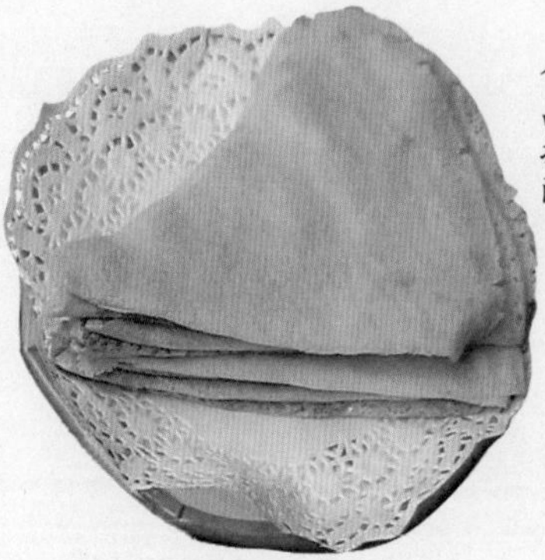

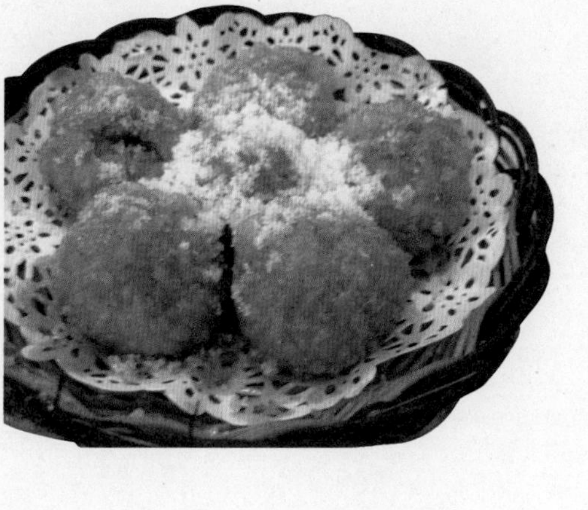

据传，山东的煎饼就是诸葛亮发明的。诸葛亮辅佐刘备之初，兵微将寡，常被曹兵追杀，一次被围在沂河、涑河之间，将士饥饿困乏，诸葛亮便让伙夫以水和玉米面为浆置火上，煎出香喷喷的薄饼，将士食后，杀出重围，从此煎饼在沂蒙大地上流传至今……

# 第二章·乳制品和蛋

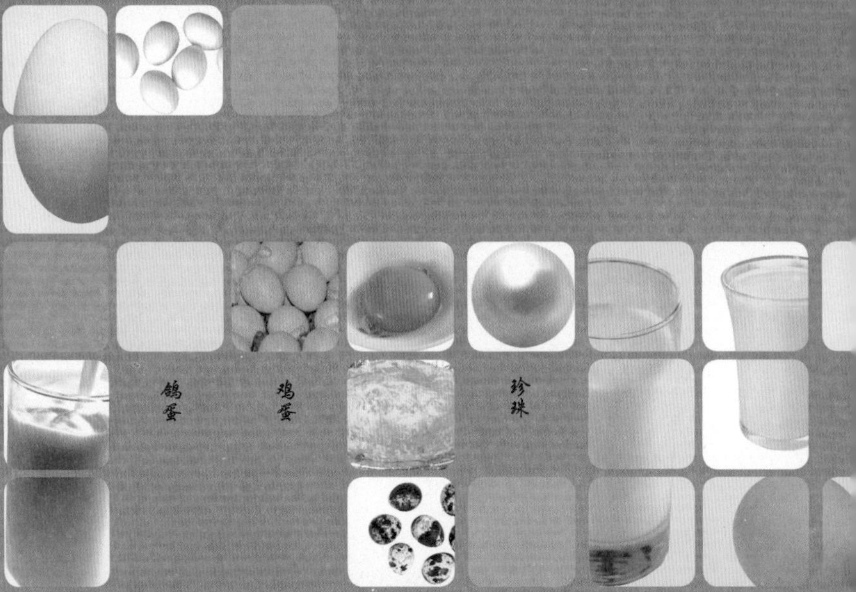

羊奶 鸡蛋

马奶

珍珠

蛋黄 鸡蛋煎饼 鹌鹑蛋

鸡蛋

鸽蛋

鹅蛋 牛奶

乳制品是一种营养均衡、全面且易于被人体吸收的天然食品，它可为人体提供丰富的蛋白质、维生素、钙等营养物质，是膳食中钙的最佳来源。脂肪含量较低。它的消化吸收率较高，可促进肠胃蠕动和促进消化液的分泌。

蛋是人类重要的食品之一，常见的蛋，包括鸡蛋、鸭蛋、鹅蛋、鹌鹑蛋等，它们的营养成分和结构都大致相同，其中以鸡蛋最为普遍。各种蛋类全蛋的蛋白质均为百分之十二左右，蛋白质中氨基酸的组成比例与人体最为接近，而蛋黄又是磷脂的极好来源。

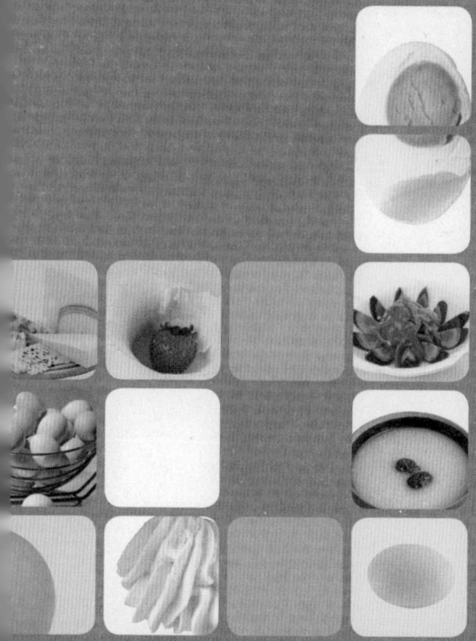

咸鸭蛋 皮蛋 奶油 奶酪 鸡蛋

# 牛奶

milk

## 营养丰富，抑制肿瘤，降低胆固醇

牛奶又叫牛乳，是人们日常生活中经常饮用的饮品之一，每年五月的第三个周三，被定为『国际牛奶日』；喝牛奶的好处如今已越来越被大众所认识。二战后，日本重新开始富民强国的计划。日本政府在全国实施『一杯牛奶强壮一个民族』的计划，如今，日本人的身体素质得到很大提高。牛奶中富含丰富的钙质及人体生长发育所需的全部氨基酸，易于被人体消化吸收。

每100g牛奶含有：

| | |
|---|---|
| 热量 | 54kcal |
| 蛋白质 | 3g |
| 脂肪 | 3.2g |
| 碳水化合物 | 3.4g |
| 维生素A | 24g |
| 硫胺素 | 0.03g |
| 核黄素 | 0.14g |

英文：Milk
法文：Lait
性味：味甘，性平
最佳饮用时间：临睡前
功效：补虚损，生津润肠
每日最佳饮用量：500ml
适合人群：一般人群均可食用

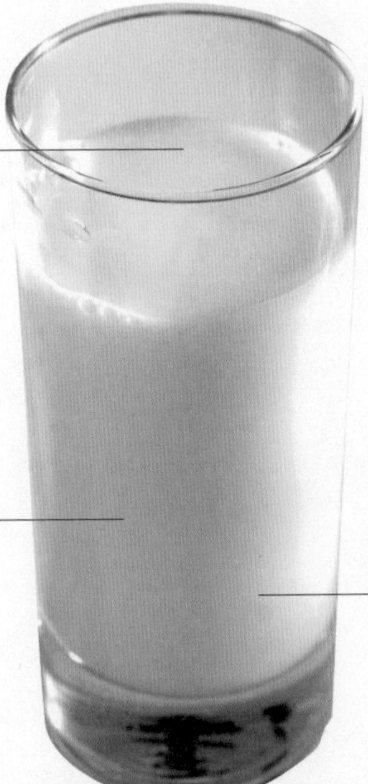

**抑制肿瘤**
牛奶及其奶制品中均含CLA，这种物质能有效破坏人体内可致癌的自由基，抵御致癌物质侵人。

**美容养颜**
牛奶中的乳清可消除面部皱纹。另外，牛奶还可为皮肤提供能形成肌肤保护层的封闭性油脂，保持皮肤水嫩。

**促进幼儿大脑发育**
牛奶含有幼儿成长发育所必需的全部营养素；磷可促进幼儿大脑发育；维生素$B_2$可提高视力；钙可增强骨骼强度。

### 选购指南

方法1　感官鉴别：新鲜牛奶无沉淀，无杂质，无凝结，无异物，不黏稠。

方法2　瓶装牛奶，在牛奶上部观察到稀薄现象或瓶底有沉淀现象，则不是新鲜牛奶。

方法3　煮沸试验法：牛奶煮沸后如有凝结或絮状物产生，则牛奶不新鲜或已变质。

方法4　牛奶倒入玻璃杯后倾斜杯子，观察侧壁，若有不均匀奶膜覆盖杯子侧壁上且不易清洗，证明鲜奶细菌含量高。

### 专家提示

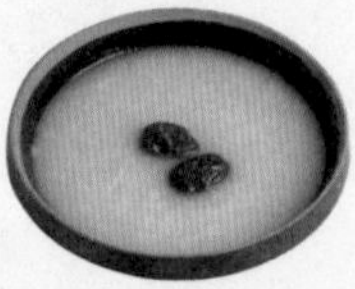

**不宜在牛奶中添加米汤、稀饭**

有些人会在煮米粥时加入牛奶。这种做法极不科学。牛奶中含有维生素A，而米粥中所含的淀粉富含脂肪氧化酶，对牛奶中的维生素会起到一定的破坏作用。

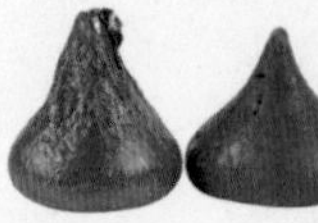

**牛奶切忌与巧克力搭配**

牛奶含有丰富蛋白质和钙，而巧克力则含有草酸，两者共同食用会形成不溶性草酸钙，大大降低钙的吸收率。食用后会出现头发干枯无光泽、腹泻等现象。

❶ 葡萄菠萝蜜奶

材料：白葡萄50g，柳橙半个，菠萝150g，鲜奶30ml，蜂蜜30g。

做法：白葡萄洗净，去皮、去籽。柳橙洗净，切块压汁；菠萝去皮切块。共放入榨汁机中榨制。

❷ 家庭自制冰激凌

做法：

①蛋黄蛋清分离，单取蛋黄加入香草粉和白糖，用搅蛋器打成起泡均匀的蛋黄酱；

②牛奶中加入奶油，取少量混合后的牛奶，倒入蛋黄酱中，边倒入边搅拌调匀；

③将剩余牛奶倒入搅好的蛋黄酱中，使之成为均匀的蛋奶浆。小火加热并不停搅拌，奶浆变稠后，关火晾凉备用；

④将蛋清拌入蛋奶浆中，搅拌均匀后，美味的冰激凌原浆就制作好啦。

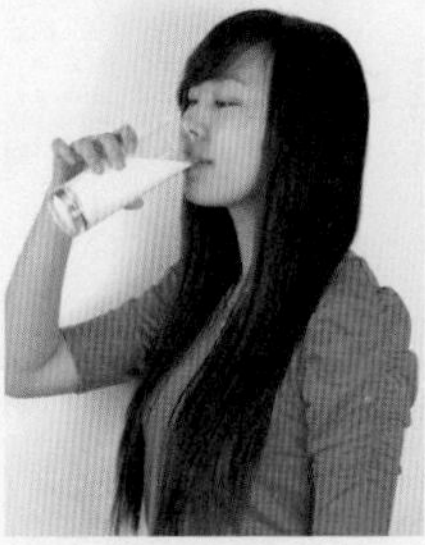

❸ 健康方法喝牛奶

①牛奶、羊奶各125ml，混合煮沸，每日清晨空腹服一次。用于治疗胃痛，胃溃疡。

②牛奶250ml，蜂蜜100g，混合煮沸，每日清晨空腹服一次。可缓解便秘症状。

③鲜牛奶200ml，生姜汁少许，白糖适量，蒸服，治反胃，反酸，呕吐。

④牛奶250ml，蜂蜜50g，白芨粉6g，煮沸服用，治胃及十二指肠溃疡。

⑤牛奶煮沸，频饮，可治妇女产后虚弱。

⑥牛奶500ml，可沉淀毒物，减少汞类药物在体内沉淀，对胃还有一定的保护作用。

⑦韭姜牛奶羹：韭菜250g，生姜250g，捣烂后用作取汁，加入牛奶250g，煮沸后，热服。可治胃寒。

❹ 牛奶大枣汤

材料：牛奶500ml，大枣25g，大米100g。

做法：将大米与大枣同煮成粥，然后加入牛奶，烧开即可。

功效：补气血、健脾胃，适用于体虚过劳、气血不足等症。

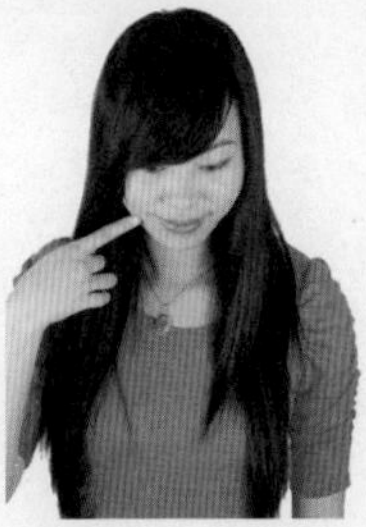

## 牛奶美容，打造冰清玉洁肌肤

① 酸奶杏仁粉 治粉刺

将酸奶5份加杏仁粉2份调成糊状,敷面,15分钟后洗净,可治面部粉刺。

② 牛奶+醋 消除眼部浮肿

适量牛奶和醋加开水调匀后用毛巾蘸湿后敷在眼睛上,可消除眼部肿胀。也可以将两片化妆棉浸以冻牛奶,然后敷在眼皮上约10分钟,再用清水洗净即可。

③ 牛奶面膜 保护脖子

2匙奶油凝乳、1根香蕉、1匙奶油、1个鸡蛋黄,将上述四种原料混合搅匀后，敷在脖子上,半个小时后用温热水洗净即可，此面膜可紧致颈部皮肤。

④ 酸奶面膜 油性皮肤

3匙酸奶，1个鸡蛋清，1匙蜂蜜。上述材料均匀混合后，均匀敷在面部和颈部，10~20分钟后用清水洗净，可缓解面部粉刺症状。

⑤ 酸奶面膜 增白祛斑

50g酸奶,加入50g柠檬汁，混合均匀后,临睡前均匀地涂在面部,第二天早起后用清水洗去,对面部的斑点粉刺和痤疮有一定的消除作用.

⑥ 酸乳酪面膜 增白皮肤

酸乳酪半杯,柠檬2片,带皮橘子半个,把上述3种原料搅拌拍打涂抹于面部,保留20分钟后用温水洗净。

⑦ 酸牛奶面膜 保湿润肤

取3匙酸牛奶,加1个鸡蛋黄搅拌均匀后,均匀地涂在面部和颈部,10~20分钟后用清水洗净,对面部的痤疮有一定的减轻作用。

# 马奶

lait de jument

**每100g马奶含有：**

| | |
|---|---|
| 水分 | 89.8g |
| 能量 | 54kcal |
| 能量 | 226kj |
| 脂肪 | 1.5g |
| 碳水化合物 | 3.4g |
| 胆固醇 | 15mg |
| 维生素A | 24mg |

## 强身健体，延缓衰老

马奶相对其他乳制品而言有更高的营养价值，它富含蛋白质、磷、钙、糖类、钾、维生素A、维生素C、烟酸、肌醇、矿物质等多种成分。这些营养成分参与人体代谢，对调节人体生理功能，提高机体免疫力及防治疾病有较显著的作用。另外还可预防高胆固醇血症。

性味：性凉，味甘
功效：补虚强身，润燥美肤
主产区：我国内蒙
适宜人群：过敏症、支气管炎患者

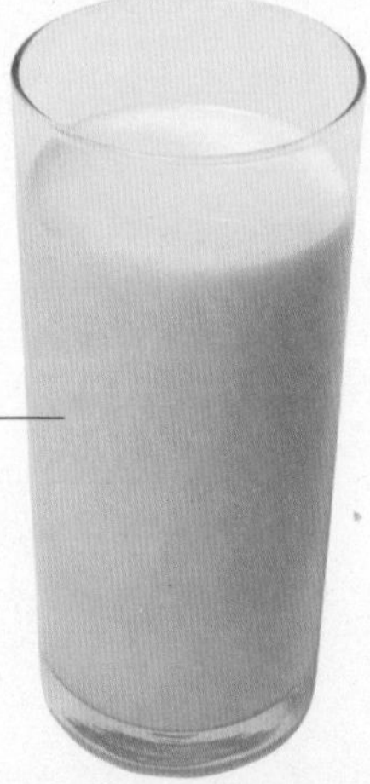

### 延年益寿佳品

南美厄瓜多尔有一位116岁的长寿老人，创世界吉尼斯之最，据称，这位寿星对马奶有特殊的嗜好，她的长寿秘诀就是每天喝上一大杯马奶。

### 食用宜忌

马奶适宜体质虚弱、气血失衡、营养不良者食用；适宜体虚烦热、虚劳骨蒸、口干渴之人食用；适宜病后产后调养之人食用；适宜糖尿病患者食用；适宜患有坏血病、脚气病之人食用。马奶煮沸后方可食用。脾胃虚寒、腹泻便溏者忌食；忌与鱼类同食；忌饮生冷马奶。

# 羊奶

goat milk

**每100g羊奶含有：**

| | |
|---|---|
| 脂肪 | 4g |
| 蛋白质 | 3.54g |
| 钙 | 214mg |
| 铁 | 100mg |
| 磷 | 96mg |

## 甘温无毒，润心肺，补肺肾气

羊奶素有『奶中之王』之美誉，它的脂肪颗粒的含量仅为牛奶的三分之一，长期饮用不会发胖。早在《本草纲目》中就曾提到：『羊乳甘温无毒、润心肺、治消渴、疗虚劳、益精气、和小肠气、利大肠、补肺肾气』。能益胃润燥，补寒冷虚乏。欧美国家更是将羊奶视为营养佳品。

性味：味甘，性微温
功效：益胃润燥，滋养补虚
适宜人群：过敏症、胃肠疾病
每日最佳饮用量：500～1000ml

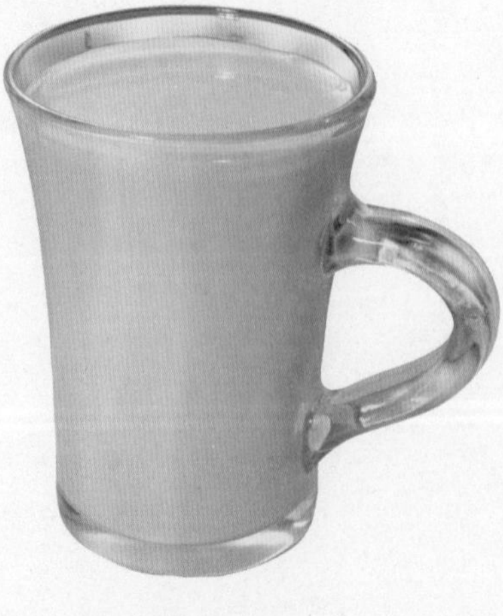

### 食疗特长

饮用羊奶可提高身体素质；羊奶的脂肪球体积小，易吸收，爱美的女性在吸收充足营养的同时不用担心发胖。

### 食疗心经

**马蹄羊奶饮**

制法：
①把马蹄洗净，切碎，绞取汁液待用；
②羊奶放入奶锅内烧沸，加入白糖和马蹄汁液即成。

功效：解热毒，利热湿。

# 酸奶 yoghurt

## 保留牛奶全部营养，更适用于人类饮用

牛奶经过发酵可制成酸奶，经过发酵后的牛奶，所含的糖、蛋白质有百分之二十左右被分解成为小的分子；经过发酵后，所含的脂肪酸的含量也增至原来的两倍，这使酸奶所含的各种营养素也得到了充分的释放。虽然说酸奶是由原奶酿造而成，但各种营养成分的比重都大大提升了。大病初愈者，多饮用酸奶，可较快恢复体质。

每100g酸奶含有：

| | |
|---|---|
| 水分 | 84.7g |
| 蛋白质 | 2.5g |
| 脂肪 | 2.7g |
| 碳水化合物 | 9.7g |
| 胆固醇 | 15g |
| 维生素A | 26mg |

性味：性平，味酸甘

功效：生津止渴，补虚开胃

适宜人群：一般人群均可食用

每日最佳食用量：500g，分次食用

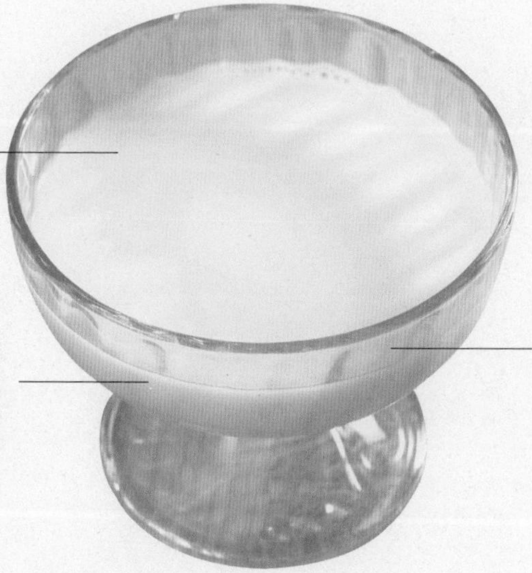

酸奶中所含的牛奶因子，可降低人体中血清胆固醇。酸奶中的乳酸钙极易被吸收。

酸奶中富含大量的益生菌，如嗜酸乳杆菌、双歧杆菌，而益生菌在人体肠道大量繁殖，对人体极有益。

酸奶中的乳酸菌能分解牛奶中的乳糖形成乳酸，抑制在中性或碱性环境中滋生的细菌，还可合成人体必需的营养物质。

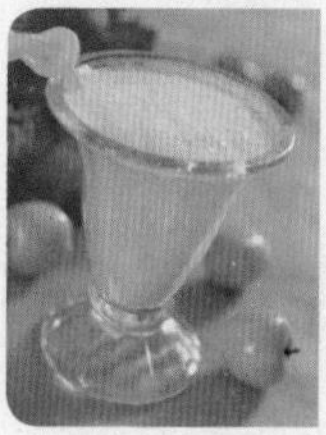

## 食用宜忌

乳酸菌中的某些细菌会在口腔中滋生细菌，所以饮用后要及时漱口；

酸奶中的活性乳酸菌经加热后营养价值也损失殆尽；

酸奶不宜与加工肉品共同食用。加工肉品内含亚硝酸，会与酸奶中的胺形成致癌物亚硝胺。酸奶很适合与淀粉类的食物搭配共同食用，比如米饭、面条等。

### 空腹时不宜喝酸奶

通常情况下，人的胃液酸碱度在PH值一至三之间，空腹时胃液的PH值则低于二，不适于乳酸菌的生长，营养价值会大大降低。饭后两小时内饮用酸奶，效果最佳。

注意事项：

①自制酸奶时所用菌种酸奶不可使用果味酸奶。

②牛奶加热不易过高，否则会造成发酵失败。

## ▶ 猕猴桃柳橙优酪乳

功效

修护皮肤，保持亮泽

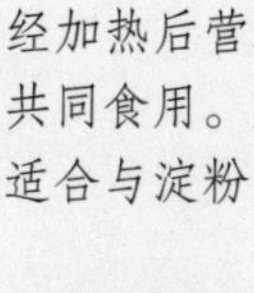

材料：猕猴桃一个，柳橙一个，酸奶一百三十毫升。

做法：将柳橙洗净、去皮；猕猴桃洗净，切开取出果肉。将柳橙、猕猴桃果肉及酸奶一起放入果汁机中搅拌均匀即可。

功效：此饮可以修护肌肤，并保持肌肤润泽，使皮肤洁净白皙，白里透红。

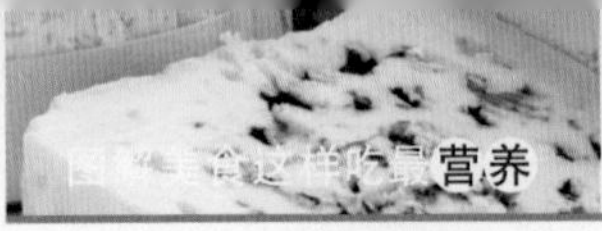

# 奶酪 cheese

**增强人体抵抗力，促进代谢，增强活力**

奶酪是中国西北游牧民族的传统食品，个别地区有『奶豆腐』或『乳饼』的叫法。牛奶经浓缩发酵即成奶酪。制作时，每公斤奶酪制品可浓缩十公斤牛奶的蛋白质、钙和磷等人体所需的营养素。

每100g奶酪含有：

| | |
|---|---|
| 碳水化合物 | 3.5g |
| 蛋白质 | 25.7g |
| 脂肪 | 23.5g |
| 胆固醇 | 11mg |
| 维生素A | 152mg |
| 钙 | 799mg |
| 磷 | 326mg |

性味：味甘酸、性平

功效：补肺、润肠、养阴

每日最佳食用量：20g

适宜人群：孕妇及中老年人

## 品种群

### 白霉奶酪

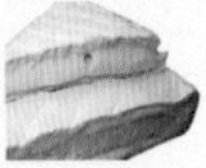

表皮覆有白色真菌绒毛，食用时可保留菌毛，也可以去除。质地柔软，奶香浓郁。

### 蓝纹奶酪

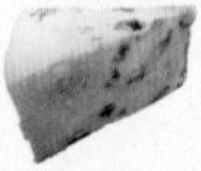

在青霉素的作用下发酵形成大理石花纹般的蓝绿色纹路，味道更显辛香浓烈。

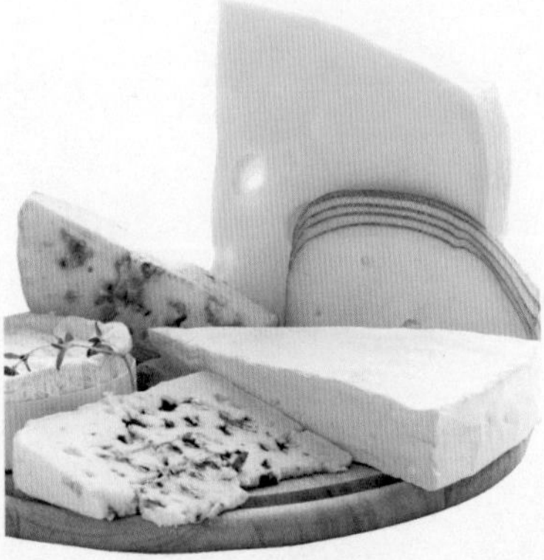

## 保鲜小窍门

奶酪需保存于干燥通风处，温度在五到十度之间。食用前从冰箱取出放于室温下最少十分钟，以恢复其原有风味及滑润口感。

# 奶油 butter

**热量较高，含丰富氨基酸和维生素**

奶油以全脂鲜奶为原料，从中分离而得，分离的过程中，因脂肪的比重不同质量轻的脂肪球浮在上层而成为奶油。大多数人都认为，用来制作蛋糕的就是奶油，这种物质其实是植物奶精、氢化植物油、淀粉水解物、一些蛋白质成分和其他食品添加剂的混合物，大量食用对心脏有一定的危害性。

每100g奶油含有：

| | |
|---|---|
| 水分 | 43.5g |
| 碳水化合物 | 3.5g |
| 蛋白质 | 25.7g |
| 脂肪 | 23.5g |
| 胆固醇 | 11mg |
| 维生素A | 142mg |

性味：味甘酸、性平

忌食人群：冠心病、高血压、糖尿病、动脉硬化患者忌食；孕妇和肥胖者尽量少食或不食

## 食疗心经

圆白菜 500g + 

奶油 75g

▶ 抗氧化、抗衰老、提高人体免疫力

**做法：**

锅置火上，倒入奶油烧热后，倒入白菜片，炒至微黄，加盐、胡椒粉、鸡精调味即可。

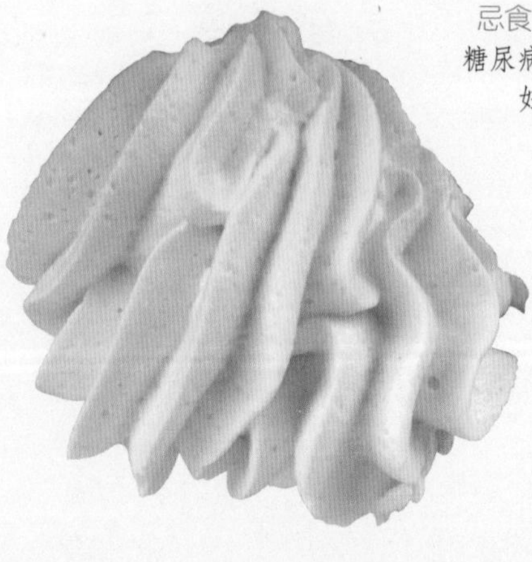

## 食用宜忌

鲜奶油的用途则更为广泛，可以制作冰激凌、装饰蛋糕、烹饪浓汤以及冲泡咖啡和茶等等。

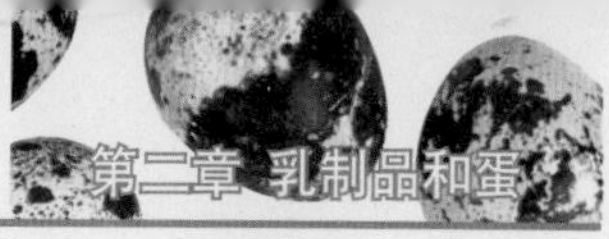

# 鹌鹑蛋 quail eggs

## 补益气血，强身益脑，润泽肌肤

鹌鹑蛋又名鹑鸟蛋、鹌鹑卵，有『动物中的人参』之称，营养成分较为丰富，有『卵中佳品』之称，故常被用来作为滋补食疗佳品。鹌鹑蛋个体小，只有五克重左右，除煎、炒、做汤外，也常用来做罐头。

每100g鹌鹑蛋含有：

- 碳水化合物 ………… 2.1g
- 蛋白质 ………………… 12.8g
- 脂肪 ……………………… 11.1g
- 胆固醇 ………… 515mg
- 维生素 A ……… 337mg

性味：味甘，性平

适宜人群：婴幼儿，孕产妇、老人、病人及身体虚弱者；脑血管病人不宜多食

每日最佳食用量：3～5个

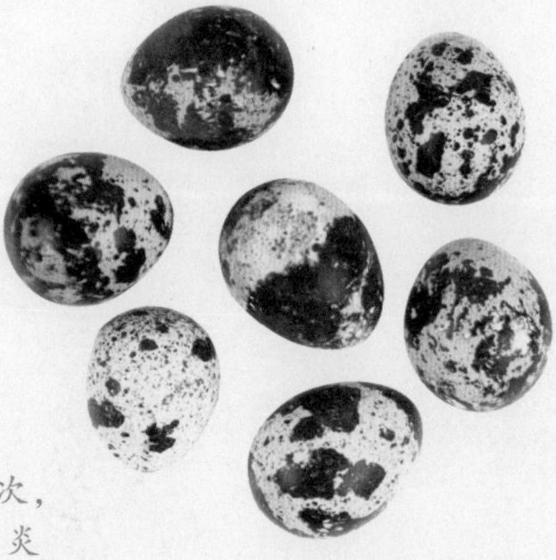

### 食疗特长

鹌鹑蛋对贫血、神经衰弱、营养不良、月经不调、支气管炎、高血压、血管硬化等病人具有调补作用。

### 食疗心经

鹌鹑蛋 2个

▶ 失眠多梦、神经衰弱

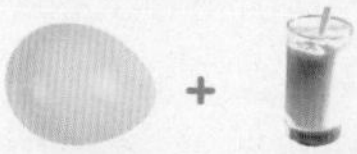

鹌鹑蛋 2个 + 牛奶 250g

▶ 文火煮沸，早晚各食1次，常服可有效治疗慢性胃炎

# 鸽蛋 pigeon eggs

## 营养丰富，女性滋阴之佳品

鸽蛋又称鸽卵，口感细嫩，爽滑，营养丰富，易于消化。含大量优质蛋白及少量脂肪，长期食用可增强皮肤弹性，促进血液循环、清热解毒。鸽蛋与鸽肉营养成分相当，它的核黄素含量是鸡蛋的三倍之多。长期食用，可防病强身。

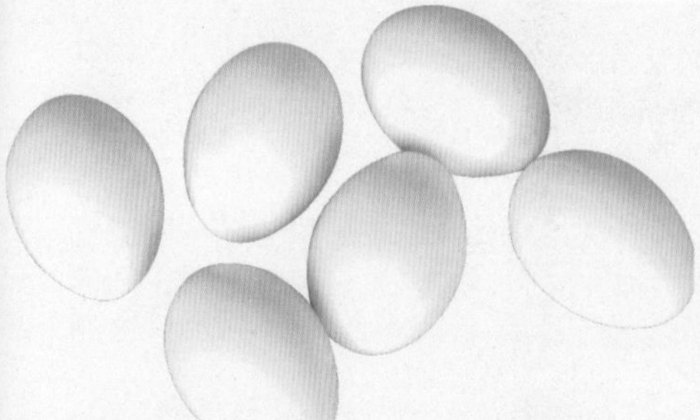

性味：味甘，性平

功效：补肾益气，解毒化脓。

适用人群：食积胃热者及孕妇不宜食用

每日最佳食用量：每天2个

选购指南➡ 鸽蛋标准：鸽蛋外形匀称，表面光洁、白里透粉。鸽蛋在阳光下面呈透明状，而鹌鹑蛋则完全没有光泽。

### 食疗心经

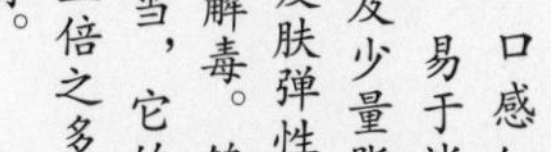

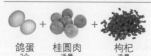

鸽蛋 2个 + 桂圆肉 适量 + 枸杞 适量

▶ 补肾益气

每100g鸽蛋含有：

- 蛋白质 ……………… 10.8g
- 脂肪 …………………… 16g
- 碳水化合物 ……… 1.1g
- 维生素A ………… 33mg

### ▼燕窝鸽蛋清汤

做法：油锅内加料酒六克，加鸡汤二百五十克和盐少许，煮沸后，放入已泡发燕窝三十克烫一分钟后捞出，煮熟去壳的鸽蛋二十四个摆在燕窝的四周，熟瘦火腿丝六克放上面，加入汤煮沸即可食用。

功效：补脾益胃，补肾生血。

# 鸡蛋

egg

## 修复肝脏组织损伤 含蛋白质、脂肪等人体必需物质

鸡蛋，是人们餐桌上较为常见的食物，营养丰富。蛋壳，经烧焙后研成细粉，用酒或温开水送服，可治小儿营养不良和成人黏膜性胃炎等；内膜对久咳不愈、咽喉和声带发炎、嗓音嘶哑失声等有良好的疗效。蛋清，生食可清热，用蛋清涂抹伤口，能促进伤口愈合。用熟蛋黄放入小勺内文火煎熬，外用可治疗皮肤溃疡、湿疹、冻疮、烫伤、牛皮癣等。

性味：味甘，性平

功效：补阴益血，除烦安神，补脾和胃

每日最佳食用量：2个

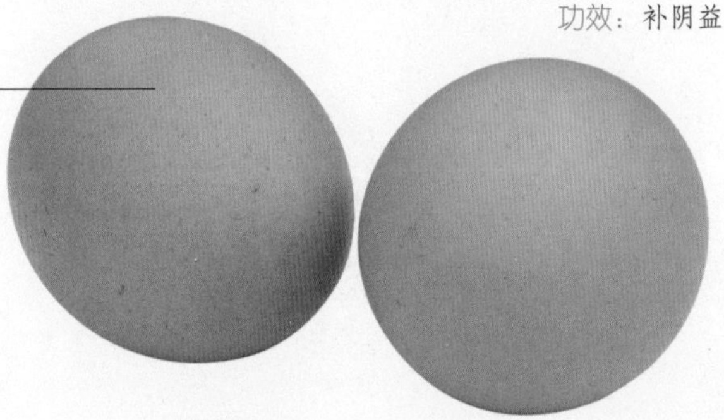

鸡蛋还富含其他重要的微营养素，如钾、钠、镁、磷，蛋黄中铁和磷的含量丰富，但钙的含量相对不足，所以，食用鸡蛋时搭配牛奶，可起到营养互补的作用。

每100g鸡蛋含有：

| | |
|---|---|
| 碳水化合物 | 2.8g |
| 蛋白质 | 13.3g |
| 胆固醇 | 585mg |
| 维生素A | 234mg |
| 钙 | 56mg |

### 食疗心经

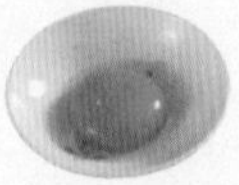

**黄酒蛋黄：**

**做法：** 将黄酒500ml与鸡蛋黄14个共置锅内小火煮，煮至稠黏时即可。冷却后放入瓶中备用。

**功效：** 滋明润燥，养血安胎。

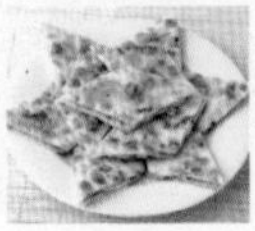

**香椿鸡蛋饼：**

**做法：** 以烙为主，属家常味口味，主料为香椿和鸡蛋。此饼酥松，鲜美爽口，具有香椿特有的香味。

**功效：** 增强机体免疫功能。

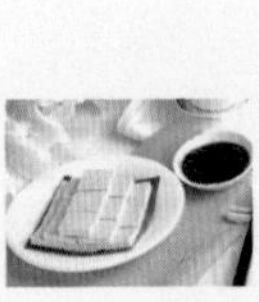

**豆腐蛋：**

**做法：** 将豆腐皮1张用水煮，水开后将鸡蛋打进锅内整卧，蛋熟后加白糖，晨起作早点食用。冷却后放入瓶中备用。

**功效：** 宽中益气，和胃理血。

### 辨别鲜蛋有妙招

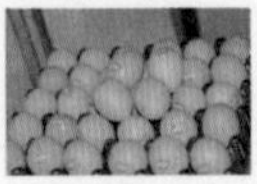

**看** 鲜蛋蛋壳毛糙，并附有一层霜状的粉末，色泽鲜亮洁净；陈蛋的蛋壳光滑；臭蛋的外壳发乌，壳上有油渍。

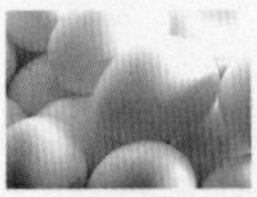

**照** 双手握蛋如筒形，对着日光透视，新鲜的鸡蛋呈微红色、半透明、蛋黄轮廓清晰。

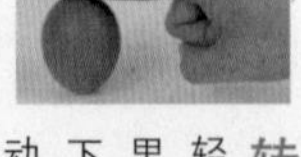

**转** 将鸡蛋放置在桌面上，轻轻转动，新鲜蛋转动时，蛋壳里稍有阻力，转两三周便停下；坏蛋则转得时间稍长，转动较快；如蛋转动速度适中，则证明已不够新鲜。

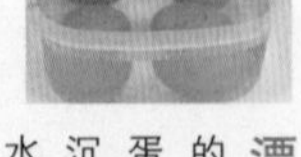

**漂** 把蛋放在百分之十五左右的食盐水中，沉入水底的是鲜蛋；大头在上、小头在下、半沉半浮的是陈蛋；臭蛋则浮在水面。

鸡蛋灌饼是起源于山西晋中地区的一种小吃，并在短时间内流行于中原地区。

## ▼鸡蛋灌饼

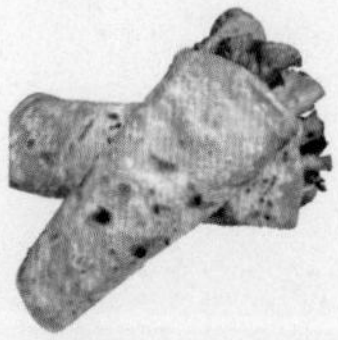

**材料：**饼坯一个，鸡蛋一个，小葱一棵，油五十克，盐、味精少许。

**做法：**

①将鸡蛋打入碗中，加入少许盐搅散；

②平底儿煎锅中倒入油。大火加热至七成热时，放入饼坯。转中小火。煎至开始变成金黄色时，将饼翻转；

③用刀子在饼上划一个开口。用筷子从开口处将饼挑起，然后将搅好的鸡蛋倒入。继续用中小火煎至饼呈金黄色；饼中的鸡蛋熟透后即可。

### 食疗心经

## ▶四仁鸡蛋粥

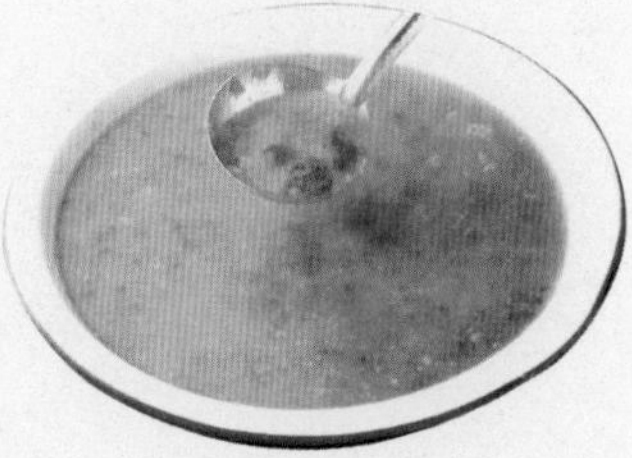

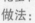

**材料：**

白果仁、甜杏仁各20g，核桃仁、花生仁各40g，鸡蛋2个。

**做法：**

白果仁去壳、去皮。将白果仁、甜杏仁、核桃仁、花生仁（均须是洁净的食品），共研磨成粉末（呈细粉状，捻之无沙粒感），用干净、干燥的瓶罐收藏，放于阴凉处。每次取20g加水煮沸，冲鸡蛋，成一小碗，搅拌均匀即可。

**功效：**

本药膳粥有扶正固本、补肾润肺、纳气平喘等功效。主要用于慢性支气管炎合并肺气肿，特别适合中老年慢性气管炎患者。

## 吃完鸡蛋后不要立即饮茶

有些人吃完肉食、鸡蛋、海味等较肥腻的食物后，习惯于立即饮茶，以助『解腻去油』。其实，这种做法是不正确的。茶叶中含有大量鞣酸，与蛋白质可合成具有收敛性的鞣酸蛋白质，会减缓肠的蠕动速度，从而延长粪便在体内的滞留时间，进而增加了有毒物质和致癌物质被人体吸收的可能性。

### 专家提示

吃蛋必须煮熟，不可食用生蛋，打蛋之前也要对蛋壳进行冲洗，以免沾染到蛋壳上的杂菌；婴幼儿、老人、病人吃鸡蛋应以煮、卧、蒸、甩为好。毛蛋、臭蛋不能吃。冠心病患者不宜吃太多的鸡蛋，以每日不超过一个为宜；高胆固醇血症者，应尽量少吃或不吃，食用时或可采取单吃蛋白的方式，减少胆固醇的摄入。

### 保鲜小窍门

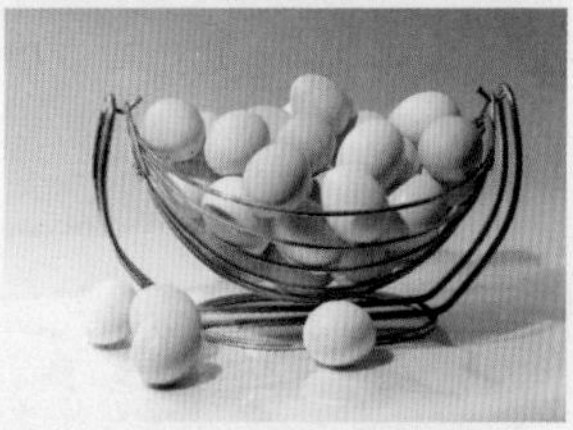

**竖着放蛋比横着放好**

蛋白中的黏液素在蛋白酶的作用下容易脱水，以致失去固定蛋黄的作用。

如果将蛋横置，由于蛋黄的比重小，蛋黄就会上浮形成贴壳蛋和散黄蛋，而蛋大的一头有一个气室，里面有少量气体，如果竖放，即使是蛋黄上浮后也不会贴近蛋壳。

### ▶鸡蛋面膜

蛋黄中含有皮肤所需的多种营养物质，如胆固醇，卵磷脂，维生素A、维生素B、维生素D等；蛋白中也有较多的矿物盐和维生素$B_2$。用蛋类做面膜可使皮肤变得柔润和富有弹性，且有除皱之功效。

**制法：**

取一个新鲜鸡蛋与一小匙牛奶搅匀，然后涂于脸部，20分钟后用温水洗净。这种面膜适用于毛孔较大的干性皮肤。

# 鸭蛋

duck eggs

鸭蛋是人们经常食用的一种蛋类食品，与鸡蛋营养相当，大小介于鸡蛋和鹅蛋之间，壳呈白色或微带蓝色，壳质略厚。鸭子经常生活在水中，以一些水生物为食，所以鸭蛋略带腥味。质地较鸡蛋略粗，味道稍差。人们餐桌上常见的咸鸭蛋和松花蛋就是由鸭蛋制作的。

## 大补虚劳，滋阴养血

每100g鸭蛋含有：

| | |
|---|---|
| 蛋白质 | 12.6g |
| 脂肪 | 13g |
| 碳水化合物 | 3.1g |
| 叶酸 | 125.4mg |
| 胆固醇 | 565mg |
| 维生素A | 261mg |
| 硫胺素 | 0.17mg |

性味：味甘，性凉

功效：补阴、清热

适宜人群：适宜肺热咳嗽、咽喉痛，泻痢之人食用

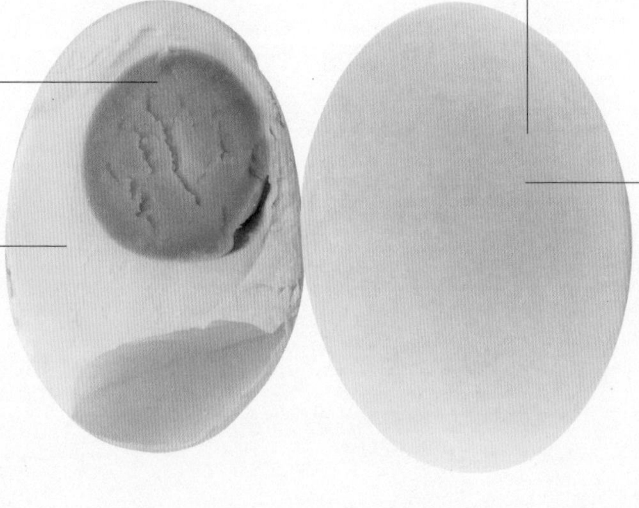
鸭子容易患沙门氏病，鸭子体内的病菌能够渗入到正在形成的鸭蛋内。因此鸭蛋在开水中至少煮15分钟才可食用。
鸭蛋中含有较多的维生素$B_2$，经常食用，可保持头发、指甲、皮肤的健康。
鸭蛋的脂肪含量和胆固醇含量都相对较高，中老年人多食久食容易加重和加速心血管系统的硬化和衰老。
鸭蛋含有多种矿物质，铁和钙的含量极为丰富，这些矿物质有益骨骼发育，还可预防贫血。

## 鸭蛋制品

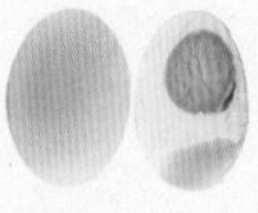

### 咸鸭蛋

蛋壳呈青色，蛋心为红色，营养丰富，咸度适中、味道鲜美，老少皆宜。

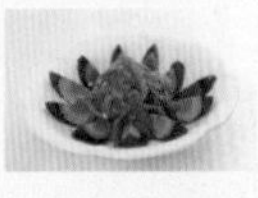

### 松花蛋

松花蛋是用石灰等原料腌制而成的鸭蛋制品，较鲜蛋含有更多的矿物质，但脂肪和总热量较鲜蛋略有下降。可润肺、养阴止血、凉肠、止泻。

## 食用宜忌

鸭蛋腥气较重，不宜多吃，食用时要加入一些醋和姜末以减轻腥味。松花蛋不宜多吃，以防造成人体积蓄性铅中毒。

## 饮食搭配

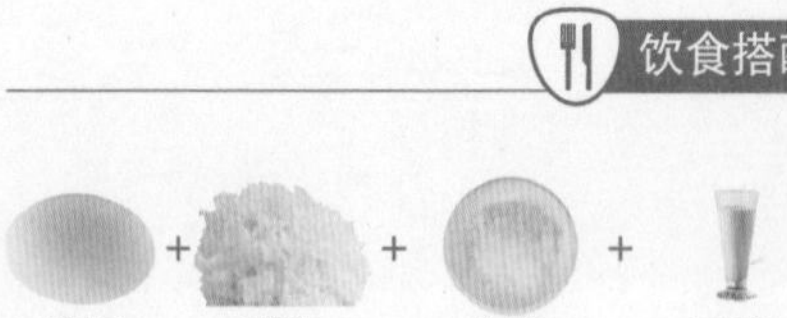
鸭蛋 1个
银耳 3个
白糖 适量
豆浆 500ml

▶ 滋阴润肺，止咳清咽，化痰止咳

制法：鸭蛋打入碗内搅匀，银耳泡开。煮豆浆时，放入银耳，煮好时，放入鸭蛋，加糖。

# 鹅蛋 goose eggs

## 补中益气，帮助消化

鹅蛋呈椭圆形，个体较鸡蛋和鸭蛋稍大，营养丰富，富含蛋白质、脂肪、矿物质和维生素等物质。鹅蛋中所富含的蛋白质中含有人体所必需的各种氨基酸，是完全蛋白质，易于消化吸收；蛋黄中也富含大量对人体脑部发育有很大好处的卵磷脂。鹅蛋质地较粗糙，草腥味较重，食味不及鸡鸭蛋鲜美。

每100g鹅蛋含有：

| | |
|---|---|
| 碳水化合物 | 2.8g |
| 水分 | 69.3g |
| 蛋白质 | 11.1g |
| 脂肪 | 15.6g |

性味：味甘，微温

功效：补中益气

适宜人群：老年人、儿童、体虚、贫血者

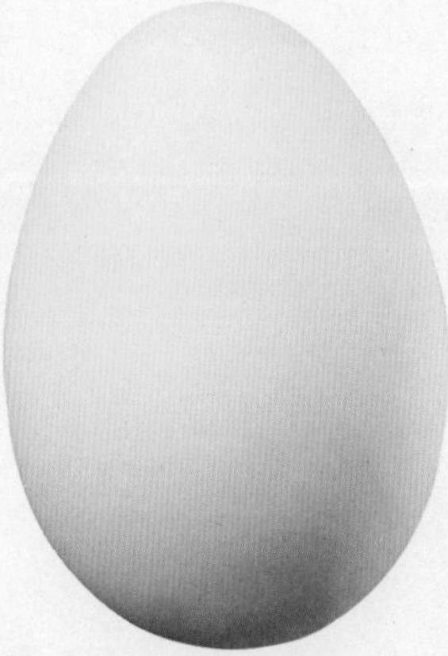

### 食疗特长

鹅蛋甘温，冬日食用，可抵御寒冷；将一只鹅蛋，打入碗内加适量白糖搅匀，蒸熟早晨空腹服用，连服五天，可增强记忆力。

### 食疗心经

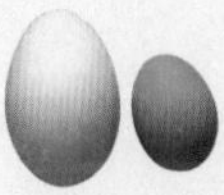

**降血压**

鲜鹅蛋1个，在顶端钻一小孔，塞入花椒1粒，以湿纸封口，隔水蒸熟食用。每日1个。

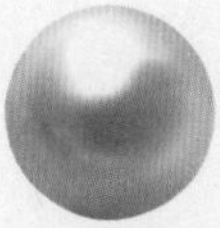

**润燥养血 静心安神**

鹅蛋煮熟后去壳，撒入珍珠粉和白糖，上屉蒸5分钟即可。每日1次，每次吃鹅蛋2个。

# 皮蛋 preserved duck egg

## 促进食欲，具有特殊风味

皮蛋又称松花蛋、变蛋、灰包蛋等，制作的主要原料有生石灰，纯碱，食盐，红茶等，经特殊的加工方式加工后，香气扑鼻，口感鲜滑爽口，色香味俱全，是我国特有的蛋加工食品。常用来治疗咽喉痛，咽炎，声音嘶哑，便秘。

每100g皮蛋含有：

| | |
|---|---|
| 蛋白质 | 14.2g |
| 脂肪 | 10.7g |
| 碳水化合物 | 4.5g |
| 叶酸 | 13.4mg |
| 胆固醇 | 608mg |
| 维生素A | 215mg |

性味：味辛、涩、甘、咸、性寒

功效：润喉、去热、醒酒、去大肠火、治泻痢

适宜人群：火旺者最宜

食用宜忌：不宜与甲鱼、李子、红糖同食

### 吃松花蛋宜放姜醋汁

腌制松花蛋时用了一定量的黄丹粉，这种物质有毒性。松花蛋中的蛋白质在制作的过程中会分解产生硫化氢、氨气，也有一定毒性。而姜醋汁中含有的醋酸和挥发油，可杀菌解毒。

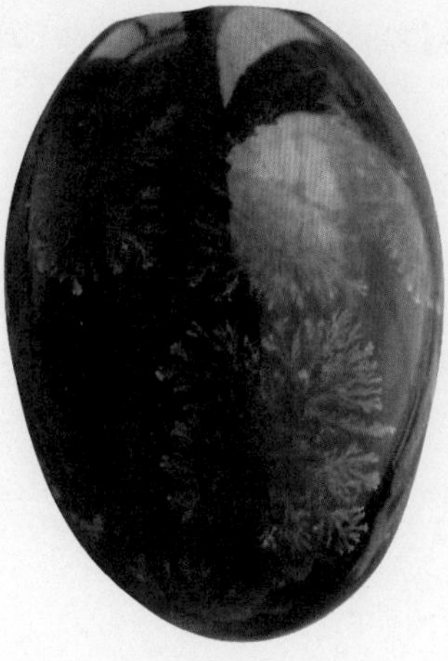

### 食用宜忌

很多人都喜爱吃皮蛋瘦肉粥，但若经常食用却对身体不利。皮蛋当中含铅，经常食用，易引起铅中毒，导致失眠、贫血、思维缓慢等症状。

# 花样乳饮

## ——鲜奶可以有汁有味

牛奶和果汁混合会呈现浓稠状，不但美味又具有口感，同时又满足了人体多方面的营养需求。

### ▶甜瓜优酪乳

酸奶可助消化、促进食欲，加强肠的蠕动和机体代谢，对改善便秘症状有很好的疗效。加上甜瓜的甜味，酸甜适中，风味独特。

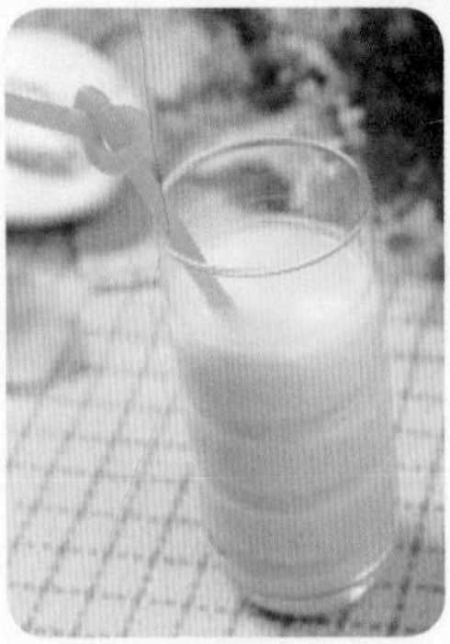

### ▶酥梨水蜜桃汁

此饮具有滋养、柔软肌肤，通便利尿的功效，对排出体内毒素有一定帮助。

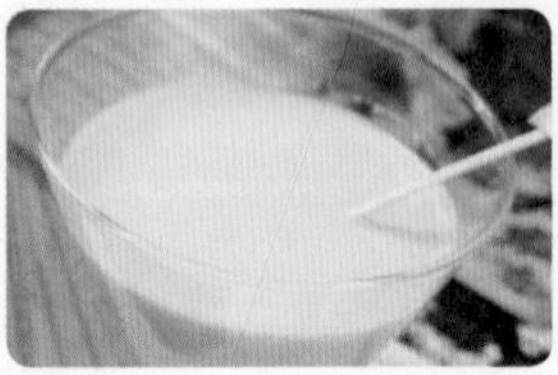

**做法：**

① 将酪梨和水蜜桃洗净，去皮、核；
② 柠檬洗净，切成小片；
③ 将酪梨、水蜜桃、柠檬放入榨汁机内榨汁；
④ 将果汁倒入搅拌机中，加入牛奶，搅匀即可。

### ▶香蕉苹果奶

香蕉、苹果都具有润肠通便的功效，将这两种水果榨汁，加入酸奶饮用可以避免毒素在体内的积存。

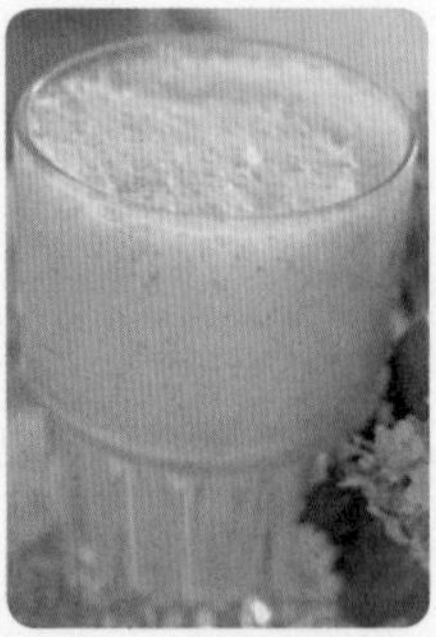

### ▶木瓜牛奶蜜汁

此饮解脾和胃、平肝舒筋，可有效地排出肝脏内的毒素。

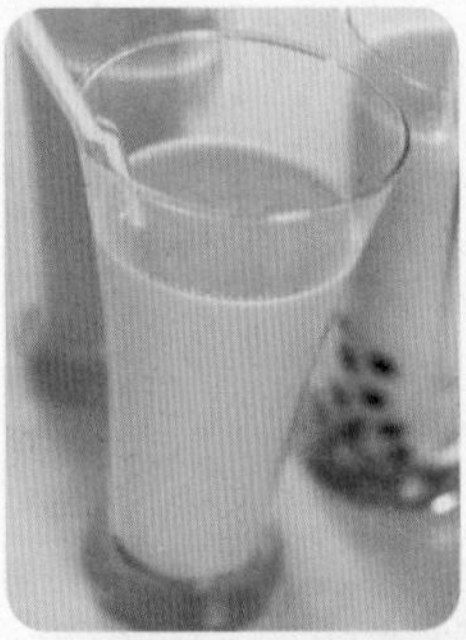

### ▶茭白芒果牛奶

材料：芒果一百五十克，茭白一百克，柠檬三十克，鲜奶二百毫升，蜂蜜十克。

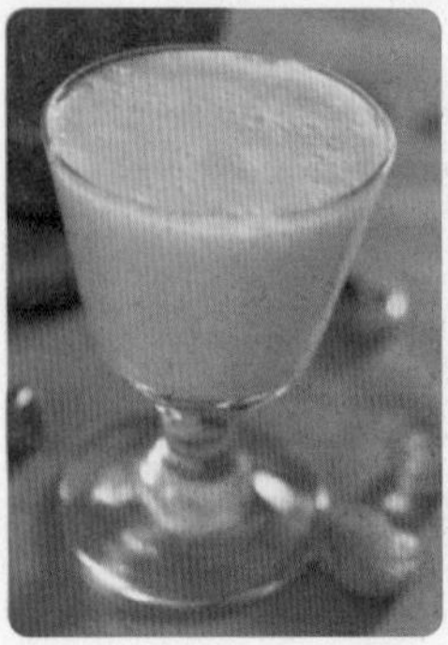

**做法：**

① 将芒果洗干净，去掉外皮、去籽，取果肉；
② 茭白洗干净备用；
③ 柠檬去掉皮，切成小块；
④ 把芒果、茭白、鲜奶、柠檬、蜂蜜放入搅拌机内，打碎搅匀即可。

**功效：**

此饮具有促进胃肠蠕动，利大小便的功效。茭白的营养价值高，有祛暑、止渴、利尿之功效。

## 香蕉蜜瓜牛奶

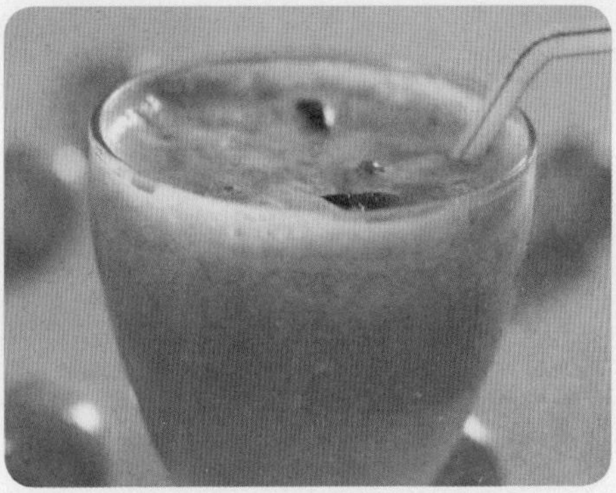

此饮能助消化、解便秘，有美白皮肤的功效。木瓜的营养丰富，能理气和胃、平肝舒筋，和香蕉一起榨汁饮用，能有助于改善睡眠，具有镇静的作用。

## 西红柿牛奶蜜

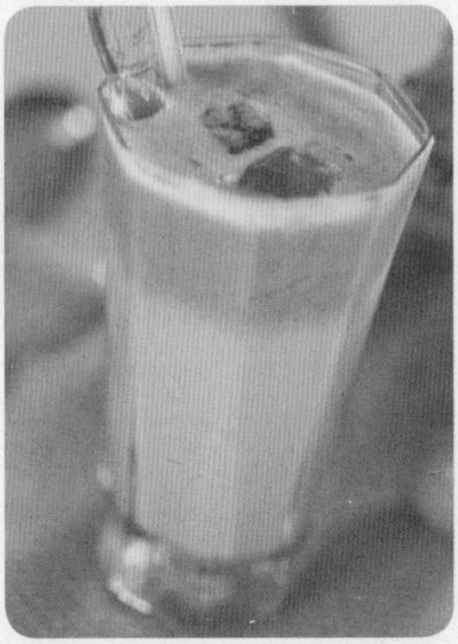

**材料：**

西红柿200g

牛奶90ml

蜂蜜30ml

冰块适量

**做法：**

①西红柿洗净，去蒂后切成块；

②再将冰块、西红柿及其他材料放入果汁机高速搅拌40秒即可。

## 麦片木瓜奶昔

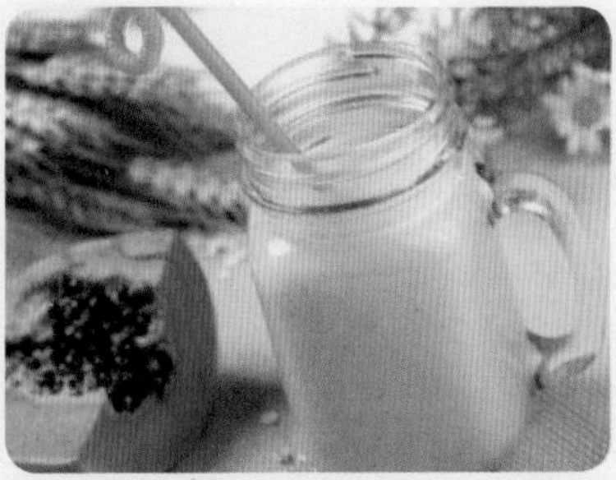

木瓜具有助消化、消暑解渴、润肺止咳的功效。经常饮用此饮，可缓解便秘带来的不适。

**材料：**

麦片5g，木瓜60g，脱脂奶100ml。

**做法：**

①木瓜洗干净，去皮，切成小块；

②麦片放入温水中浸泡15分钟；

③将所有原材料拌匀倒入果汁机内，以慢速搅打30秒，倒出即可饮用。

## 草莓柳橙蜜汁

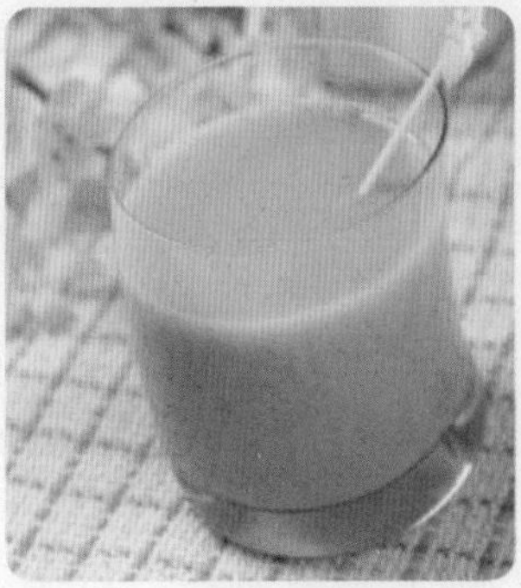

草莓利尿消肿、改善便秘，柳橙降低胆固醇和血脂，改善皮肤干燥，故此饮可美白消脂，润肤丰胸，是纤体佳品之一。

**材料：**

草莓60g，柳橙60g，鲜奶90ml，蜂蜜30g，碎冰60g。

**做法：**

①草莓洗净，去蒂，切成块；

②柳橙洗净，对切压汁；

③把除碎冰外的材料放入果汁机内，高速搅拌30秒；

④倒出果汁加入碎冰即可。

# 第三章·蔬菜

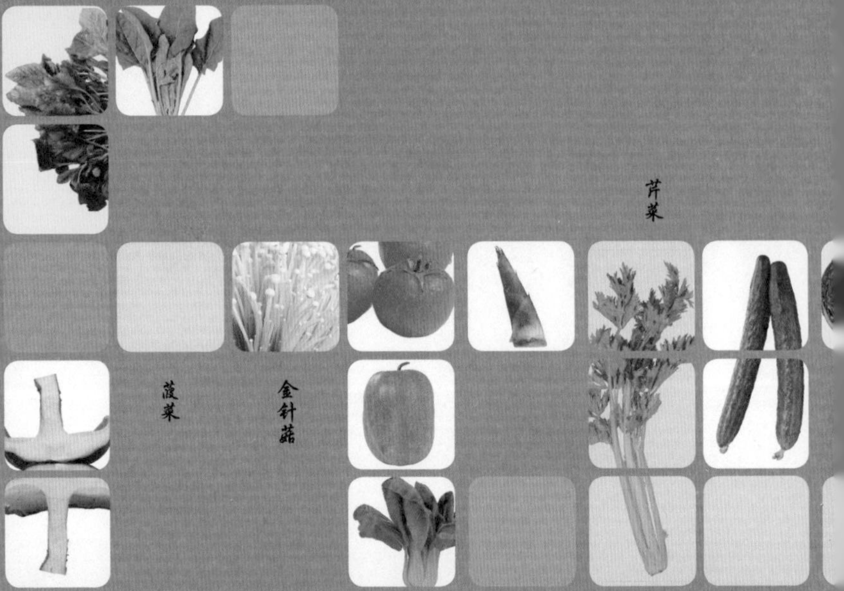

芹菜

菠菜

金针菇

苋菜

香菇

西红柿

冬瓜

油菜

竹笋

黄瓜

萝卜

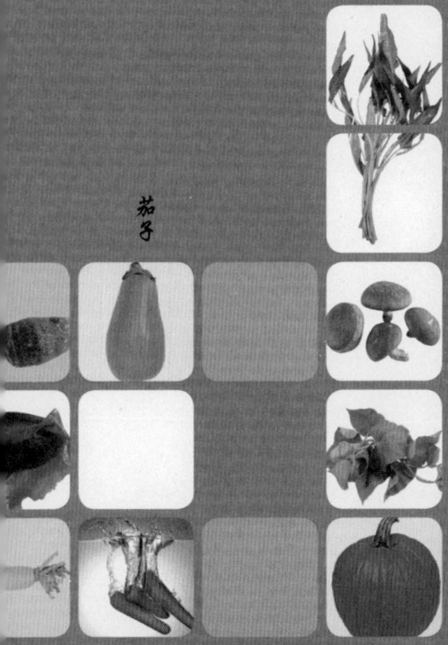


人体需要的许多营养都来自于所食用的蔬菜。蔬菜中含多种矿物质、维生素和食物纤维，对人体的生理活动有着重要的作用。蔬菜所含的维生素主要为叶酸、胡萝卜素以及B族维生素等，此外维生素C、胡萝卜素及叶酸在黄、红、绿等深色叶菜中含量较高，而绿叶蔬菜则

含有较多的钙、磷、钾、镁及微量元素铁、铜、锰等，且所含的钙、磷、铁易被人体吸收，因而成为身体所需微量元素的重要来源。蔬菜主要分为茎叶类、瓜菜类、花蕊果实类、根茎类及菌类五种，不同种类的蔬菜所含的主要营养物质有所差别。

# 茄子

eggplant

**营养丰富，清热止血，消肿止痛**

茄子，为茄科茄属一年生草本植物，颜色多为紫色或紫黑色，形状上也有圆形，椭圆，梨形之分。常吃茄子可较好地预防疾病和增强体质，对疾病的康复具有相当高的辅助作用。既可炒、烧、蒸、煮，也可油炸、凉拌、做汤。吃茄子最好不要削皮，以避免维生素的丢失。

**每100g茄子含有：**

| | |
|---|---|
| 蛋白质 | 2.3g |
| 脂肪 | 0.1g |
| 碳水化合物 | 3.1g |
| 钙 | 22mg |
| 磷 | 31mg |
| 铁 | 0.4mg |
| 胡萝卜素 | 0.04mg |

学名：茄子
别称：昆仑瓜，矮瓜
原产区：中国
主产地：河北省
成熟期：8~9月
性味：性凉，味甘

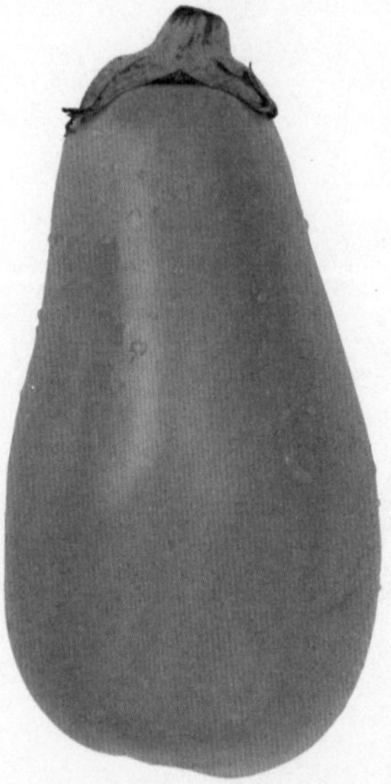

## 品种群

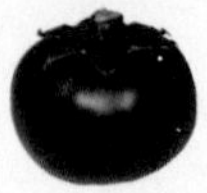

**圆茄**

植株高大、果实大，圆球、扁球或椭圆球形，在中国北方广为栽种。

**长茄**

叶色有黄绿、深绿和蓝绿色之分。叶面光滑，肥厚。

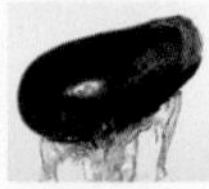

**矮茄**

植株较矮，果实小，种子呈长圆形。

## 食疗心经

①茄根25g,木防己根15g，筋骨草15g，水煎服，可治风湿关节痛。

②茄蒂放在火盆里燃烧，用纸做一个纸筒，罩住烧着的茄蒂，小口对着患者无名肿痛处，让盆中燃烧的茄蒂烟熏，每日3~4次，可消除外伤所致的脓疮，以成脓者很容易收敛。

③用茄子根煎水，趁热熏洗患处，可治冻疮。

④生茄子切开，搽患部，可治蜈蚣咬伤和蜂蜇。

## 烹饪指导

茄子切成块或片后，由于氧化作用会很快由白色变为褐色。如果将切成块的茄子立即放入水中浸泡起来，待做菜时再捞起滤干，就可避免茄子变色。

## ▶炸茄盒

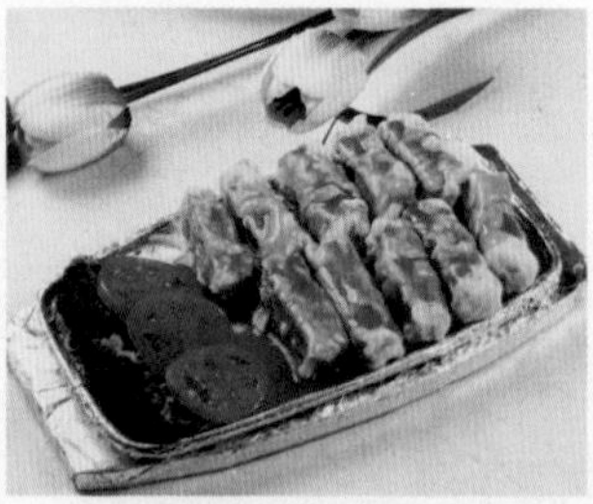

**材料：**

茄子300g，肉末100g，鸡蛋3个，葱花、姜末各适量。

**做法：**

先将茄子洗净去皮，切成直径3厘米长的夹刀片；肉末内加黄酒、精盐、葱、姜与味精，鸡蛋加淀粉调成糊，将肉末放入茄片内做成茄饼；下锅炸至八成熟时捞出，待油温升到八成热时，再将茄饼放入复炸，至酥脆出锅，撒上椒盐末即成。

## 食疗特长

茄子富含大量的维生素P，可使血管壁保持弹性和生理功能，经常食用，可预防高血压。

# 南瓜 pumpkin

金冬瓜 麦瓜

产地分布

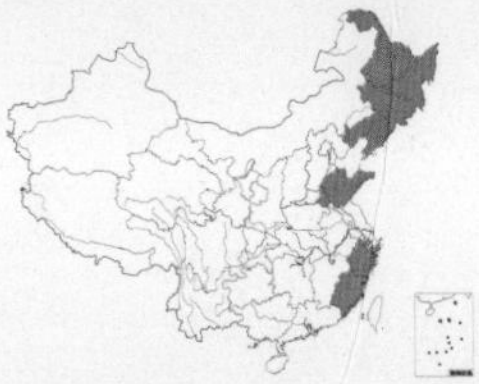

成熟周期

主产地：东北三省 、浙江、福建、山东等地　　成熟期：7~9月

## 抵制病菌

南瓜中的维生素C与β胡萝卜素可在体内合成对感染症有抵抗作用的物质。

性味： 味甘，性温

功效：补中益气，解毒杀虫，降糖止渴

适宜人群：癌症、动脉硬化、高血压、健胃、感冒、冰冷症患者

每日最佳食用量：100g

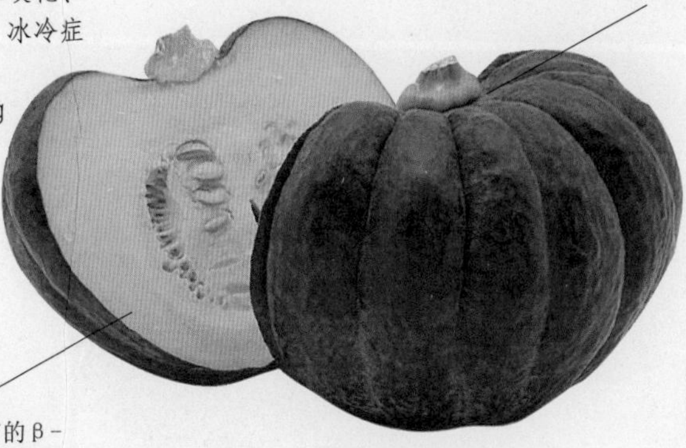

黄色的南瓜果肉含有丰富的β-胡萝卜素，它能强健肌肤与黏膜，能提高身体的抵抗力。

每100g南瓜含有：

| | |
|---|---|
| 热量 | 22Kcal |
| 蛋白质 | 0.7g |
| 脂肪 | 0.1g |
| 膳食纤维 | 0.8mg |

品种群

**小磨盘**

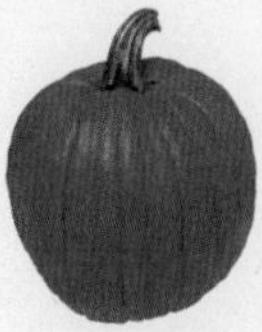

瓜形扁圆，外形如磨盘，重约1000~1500g 。青熟时瓜皮为深绿色，老熟时呈棕红黄色，果面有十条纵棱，果肉甘面，品质优良。

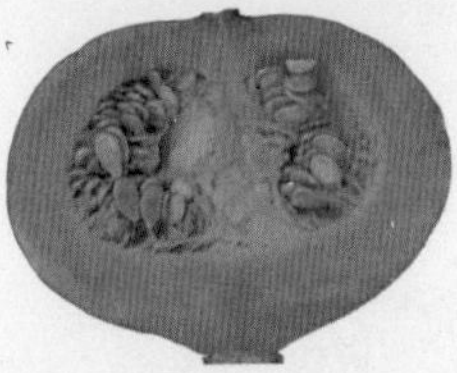

选购指南 南瓜的盛产季节为初秋时期。选购时，同样大小体积的南瓜，要挑选重量较为重实，且呈现深绿色的。如果要购买已剖开的南瓜，则要选择果肉深黄色、肉厚、切口新鲜水嫩不干燥的。

## 营养价值高，食疗作用明显

南瓜原产于北美洲，后因产地的不同，有很多不同的名称，如麦瓜、番瓜、倭瓜、金冬瓜，在台湾被称为『金瓜』。南瓜果嫩味甘，是夏秋季节的瓜菜之一。富含维生素C，可防止硝酸盐在消化道中转变成致癌物质亚硝胺，可预防食管癌和胃癌；含有的甘露醇，具有较好的通便作用，可以减少粪便中毒素对人体的危害，对于防止结肠癌有一定功效。另外，南瓜中还含有果胶，能黏结和消除体内细菌毒素和其他有毒物质。

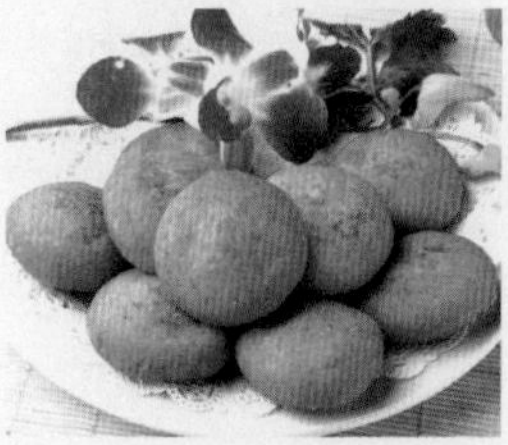

▲南瓜饼是以南瓜为原料做成的饼，外脆里酥，香甜适口，营养丰富。

# 番茄

tomato

小金瓜 西红柿

产地分布

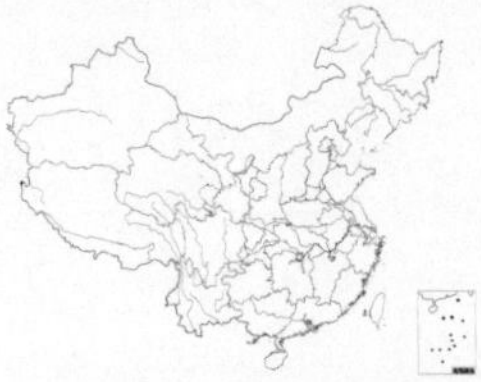

主产地：全国各地普遍种植

成熟周期

1 2 3 4 5 6 7 8 9 10 11 12

成熟期：6~10月

## 防癌抗癌

番茄红素可有效清除体内的自由基，预防和修复细胞损伤，从而降低癌症的发生率。

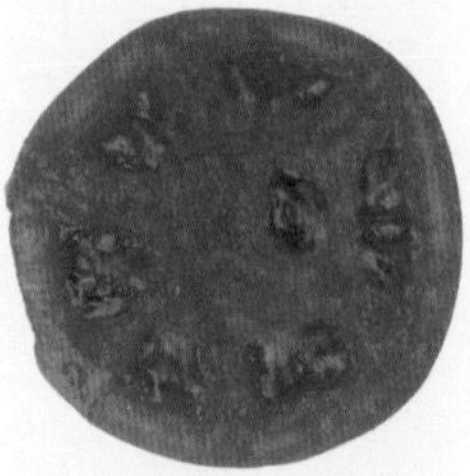

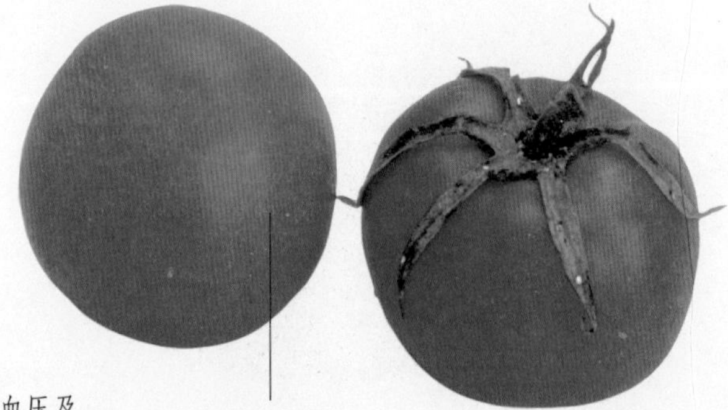

番茄中的茄红素，可抵抗衰老，增强免疫力。

性味：味甘、酸，性凉，微寒

功效：清热止渴，养阴，凉血

适宜人群：高血压及肾阴虚者

每日最佳食用量：50～100g

每100g番茄含有：

- 热量 ……15kcal
- 蛋白质 ……0.9g
- 脂肪 ……0.2g
- 碳水化合物 ··3.54g
- 钙 ……10mg
- 膳食纤维 ……0.5mg
- 维生素A ……92mg

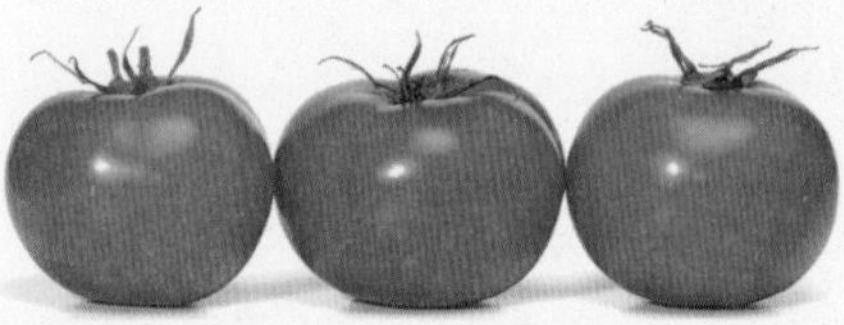

## 养血补血

番茄含有丰富的维生素C，能结合细胞之间的关系，制造出骨胶原，强健血管。

**功效**

番茄的酸味能促进胃液分泌，帮助消化蛋白质；其所含的柠檬酸及苹果酸，能促进唾液和胃液分泌，有助消化。

## 天然维生素供给源，让你的肌肤更光滑

番茄营养丰富，风味独特，又有多种功用，被称为『神奇的菜中之果』。它含有丰富的胡萝卜素、维生素C和B族维生素，尤其是维生素P的含量居蔬菜之冠。据营养学家研究测定：每人每天食用五十克至一百克鲜番茄，即可满足人体对几种维生素和矿物质的需要。番茄的果皮上有大量的茄红素，它不仅可以抑制体内黑色素的形成，其超强的抗氧化能力还可以预防动脉硬化和癌症等顽固性疾病。番茄可以生食、煮食、加工制成番茄酱、汁或整果罐藏。

**选购指南** 选购番茄时，中大型番茄以形状丰圆、颜色绿，或果肩青色、果顶已变红者为佳；若完全红，反而口感不好。中小型番茄以形状丰圆或长圆、颜色鲜红者为佳。没有成熟的番茄，易引起中毒。

品种群

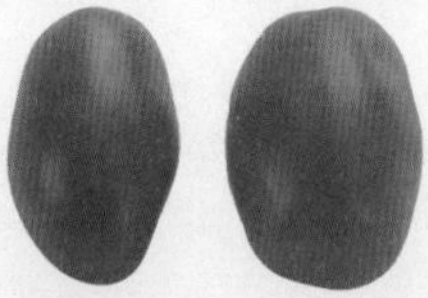

**圣女果**
果实圆形，大小均匀整齐一致，果形美观，果面平滑，着色均匀，味清甜，无核，口感好。

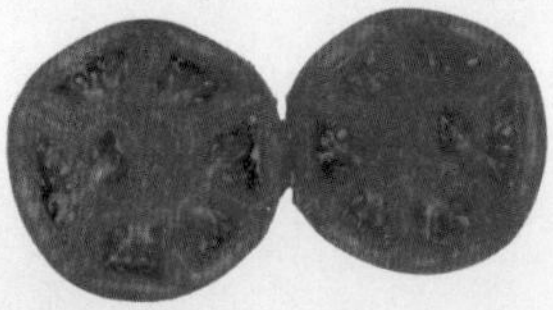

**密植红**
果实近圆形，大红色，肉厚，味道沙甜，汁多爽口，单果重130g。

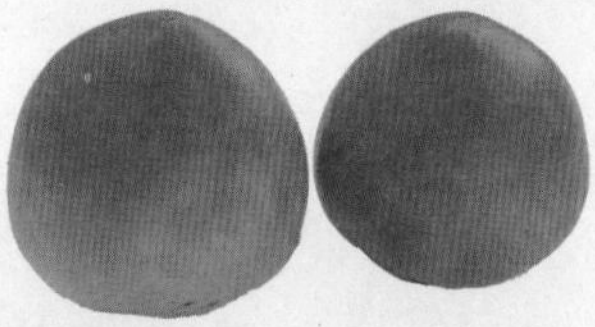

**霞粉**
果实圆形，粉红色，单果重180～200g，极早熟，口感佳，风味好。

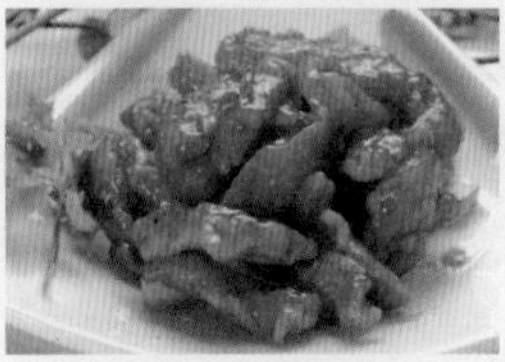

## ◀锅包肉 外酥里嫩，酸甜可口

材料：
猪里脊肉300g，番茄酱、精盐、酱油、味精、淀粉、色拉油各适量。

做法：
新鲜的猪里脊肉切成大片，蘸水淀粉后下锅炸至外酥内嫩时捞出沥油。 锅留底油，投入姜丝、葱丝炸香，加入炸好的肉片，烹入番茄酱，翻拌均匀后起锅装盘，撒上香菜即成。

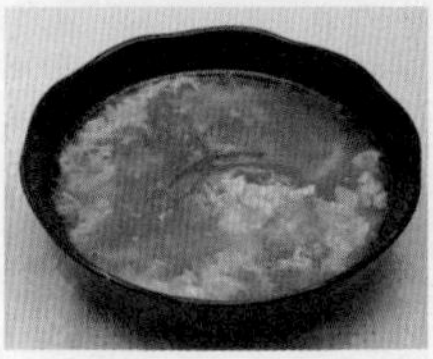

## ◀芦荟番茄汤

清热降火，去除体内油脂、调理肠胃

材料：
芦荟叶肉100g，番茄2个，鸡蛋1个，香菜2根，淀粉、葱丝、姜丝、盐、味精、香油少许。

做法：
①将番茄洗净、切片，芦荟切丝，鸡蛋搅匀，香菜切末，加入盐、味精等调料备用；
②砂锅上火，倒入色拉油加热后，放入姜、葱丝煸香，放入芦荟、番茄翻炒；
③倒入清水，水开后加淀粉，倒入鸡蛋，搅匀后，放入香菜。

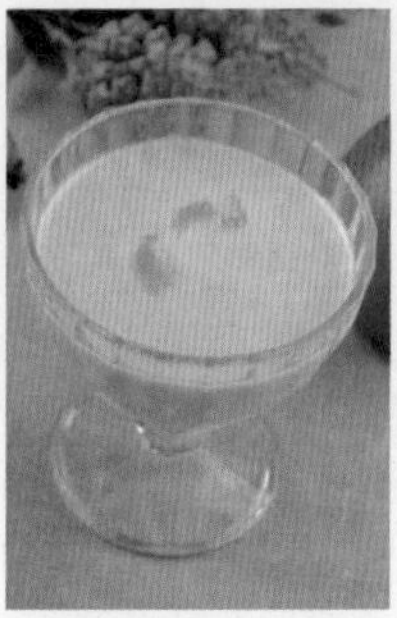

## ◀西红柿牛奶蜜

瘦身美容的最佳选择。

材料：
西红柿2个，牛奶90ml，蜂蜜30ml，冷开水100ml，冰块60g。

做法：
西红柿洗净，去蒂后切块。再将冰块、西红柿及其他材料在果汁机中高速搅打40秒即可。

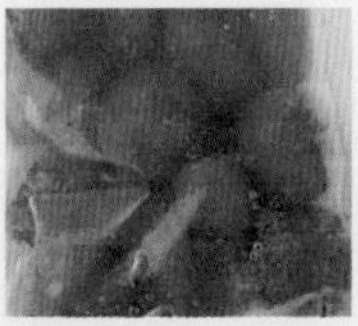

### 塑料袋贮藏番茄妙法

选青红色番茄放进塑料袋，扎紧口，放在阴凉通风处。隔一天打开一次通风，5分钟后扎紧口袋。

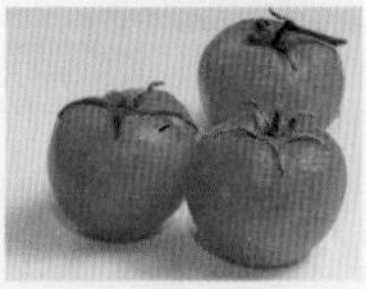

### 识别催熟番茄的窍门

催熟番茄手感很硬。将番茄掰开，可发现籽呈绿色或尚未长籽，皮内发空，果肉无汁、无沙，味涩。

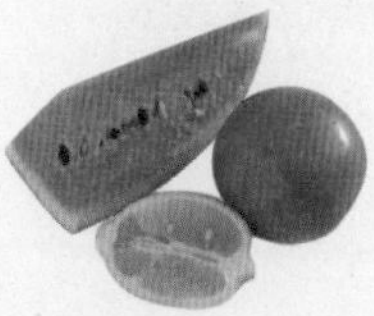

**食用宜忌**

番茄性寒，不宜生吃，尤其是脾胃虚寒及月经期间的妇女；番茄不宜空腹食用，易引起胃肠胀满、疼痛；不宜食用未成熟的青色番茄，有小毒。

# 青椒

chillies

## 缓解肌肉疼痛，降低癌细胞发病率

青椒属于茄科蔬菜，与辣椒同属一族。越成熟的青椒含有越多的辣椒素，因而从绿色变成红色。因品种改良已经出现了红、橙、黄等七种色彩的青椒。青椒果实较大，辣味较淡甚至根本不辣，所以主要作为蔬菜食用。

每100g青椒含有：

| | |
|---|---|
| 热量 | 22kcal |
| 蛋白质 | 1.0g |
| 碳水化合物 | 5.4g |
| 脂肪 | 0.2g |
| 膳食纤维 | 1.4g |

中文学名：青椒

功效：温中散寒，开胃消食

主产区：东北三省

成熟期：7~8月

性味：味辛，性热

青椒还含有丰富的维生素K，可以防治坏血病，对牙龈出血、贫血、血管脆弱有积极的治疗意义。

青椒的棱是由青椒底端的凸起发育而成的。四棱青椒要比有三个棱的青椒肉厚，营养丰富。

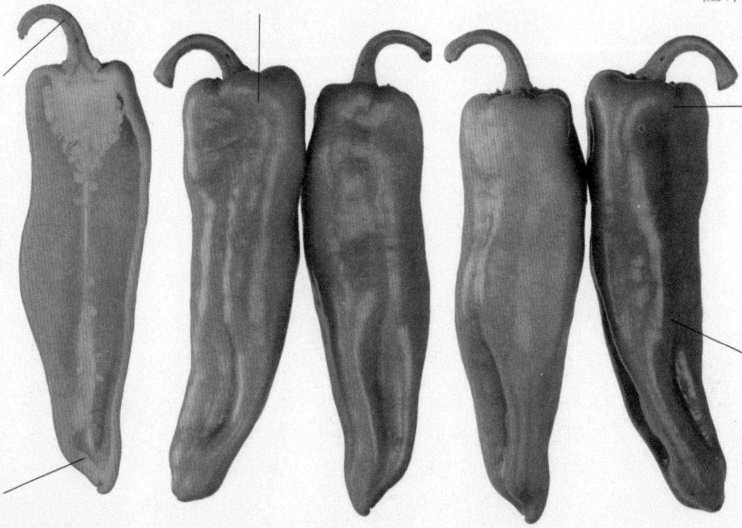

青椒所含的叶绿素能防止肠内吸收多余的胆固醇，从而达到净化血液的作用。

辣椒所含的辣椒素，能够促进脂肪的代谢，防止体内脂肪堆积，有利于降脂减肥。

青椒中含有丰富的维生素，营养成分也不会流失。

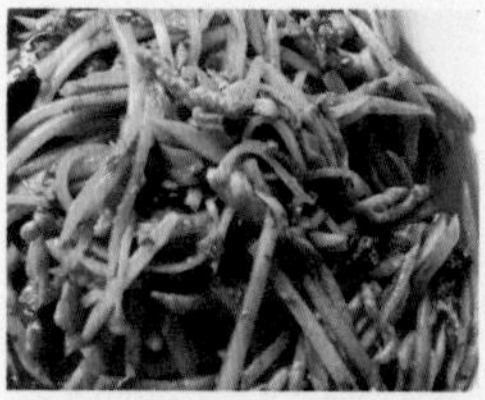

◀鱼香肉丝 **是一道家常川菜。鱼香，是四川菜肴主要传统味型之一。成菜有鱼肉香味，广泛应用于川菜熟菜中。**

**材料：** 猪里脊肉一百五十克，青椒两个，水发木耳、葱、姜、蒜、盐、料酒、生粉、蚝油、生抽、醋、糖、豆瓣酱、干辣椒适量。

**做法：** 肉切丝，加盐、料酒和生粉略微腌制；水发木耳、青椒切丝；葱、姜、蒜切好备用；锅内加油，放入葱、姜、蒜爆香后，加入肉丝滑炒，炒至肉丝变白，加入调味汁，炒匀；再倒入青椒和木耳，翻炒至酱汁浓稠并均匀裹在肉丝上即可。

### 烹饪指导

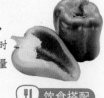

▶ 炒青椒一般用旺火快炒，以免营养素流失。如炒菜时间过长，青椒受热浸出大量汤汁，会影响青椒口味。

### 饮食搭配

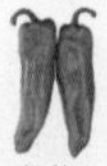 青椒 + 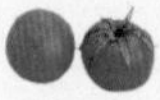 番茄 ▶ 捣碎饮汁，可治过敏性皮肤病

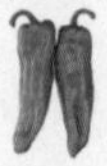 青椒 + 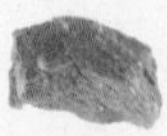 猪瘦肉 ▶ 共炒，可治肾虚遗精，腰膝酸软

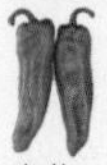 青椒 + 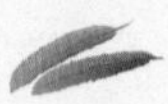 苦瓜 ▶ 共炒，可润肤明目

# 冬瓜

chinese waxgourd

清热解毒，利水消痰

冬瓜，又称地芝、水芝、枕瓜等。果实呈圆、扁圆或长圆形。冬瓜果肉肥厚，疏松多汁，味淡，嫩瓜或老瓜均可食用。成熟之际，果实表面有白粉状霜。冬瓜营养丰富而且结构合理，是一种有益健康的优质食物。

每100g冬瓜含有：

| | |
|---|---|
| 热量 | 11kcal |
| 蛋白质 | 0.4g |
| 碳水化合物 | 2.6g |
| 脂肪 | 0.2g |
| 膳食纤维 | 0.7g |

学名：冬瓜
成熟期：7~8月
性味：味甘淡，性微寒
功效：除烦止渴，祛湿
主产区：全国各地普遍种植

选购指南→挑选冬瓜时，应选择皮色青绿，带白霜，形状端正，表皮无斑点和外伤，且皮不软、不腐烂的。

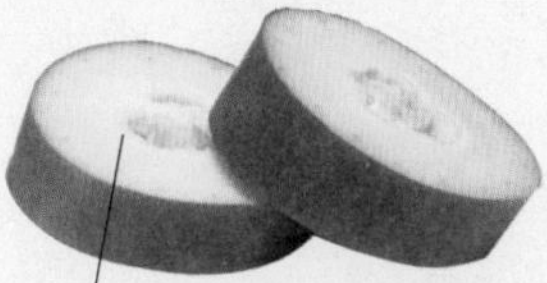

冬瓜中的粗纤维，还能刺激肠道蠕动，使肠道里积存的致癌物质尽快排出体外。

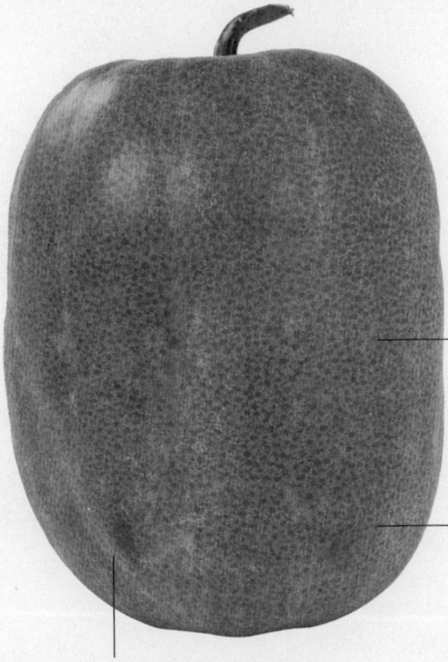

冬瓜中膳食纤维含量高达0.7%，可改善血糖水平、降低胆固醇。

冬瓜中富含丙醇二酸，能有效控制体内的糖类转化为脂肪，还能把多余的脂肪消耗掉，防止体内脂肪堆积，对防治高血压、减肥有良好的效果。

冬瓜汁及冬瓜提取物能减轻肾病病变程度。

**保鲜小窍门**

选择瓜上带有一层完整白霜的冬瓜，放置阴凉干燥处，瓜下放草垫或木板。这样，冬瓜可存放四至五个月。

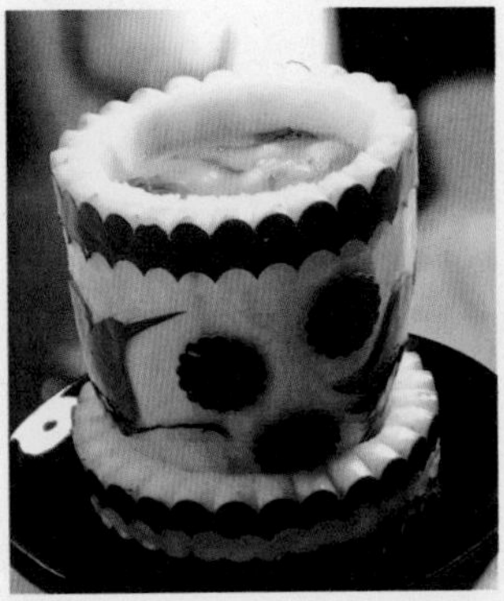

◀**“冬瓜盅”即把冬瓜当做“容器”，成菜后食材与冬瓜的味道互相映衬。冬瓜皮上雕有刻花，彰显中华饮食魅力。**

材料：

冬瓜1个　火腿2片
水发香菇若干　盐少许
冬笋肉50g　绍酒少许
鸡腿肉50g　鸡粉1茶匙
鲜虾仁80g　淀粉适量

做法：

①将鸡腿肉、香菇、冬笋切丁，冬瓜去瓤；
②将鸡肉丁和虾仁加少许盐和淀粉拌匀，入开水锅中焯1分钟，捞出沥水待用；
③鸡丁和虾仁略炒后下香菇丁和冬笋丁，烹入少许绍酒和鸡粉，煮开后盛入冬瓜盅内，放入火腿片；
③将冬瓜盅入高压锅中蒸，开锅后用小火炖15分钟，出锅即成。

▼**冬瓜薏仁鸭**

此汤中三味材料都有清热解暑的功效，其中冬瓜清热解暑，薏米美白养颜，鸭肉清润滋补，而且汤水清甜可口，因此是夏季消除暑热的首选。

# 苦瓜

balsam pear

## 清心聪耳，润泽肌肤

苦瓜在我国约有六百多年的栽培历史，除供观赏外，还可供菜用。它不仅风味独特，还具有一般蔬菜无法比拟的神奇作用，深受大众的喜爱。苦瓜具有养血益气、清热解暑、补肾健脾、滋肝明目的功效，对治疗痢疾、疮肿、中暑发热、结膜炎等病有一定的功效。

每100g苦瓜含有：

| | |
|---|---|
| 热量 | 19kcal |
| 蛋白质 | 1.0g |
| 碳水化合物 | 4.9g |
| 脂肪 | 0.1g |
| 膳食纤维 | 1.4g |
| 维生素A | 17mg |

学名：苦瓜

成熟期：4～9月

性味： 味苦，性寒，无毒

别名：凉瓜、癞瓜、锦荔枝、癞葡萄

主产区：福建，两广地区

### 产地分布

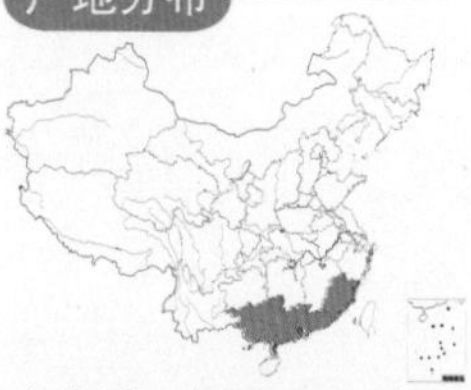

主产地：福建 两广地区

### 成熟周期

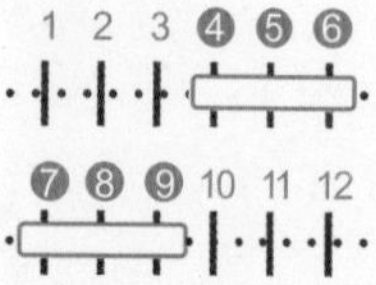


成熟期：4~9月

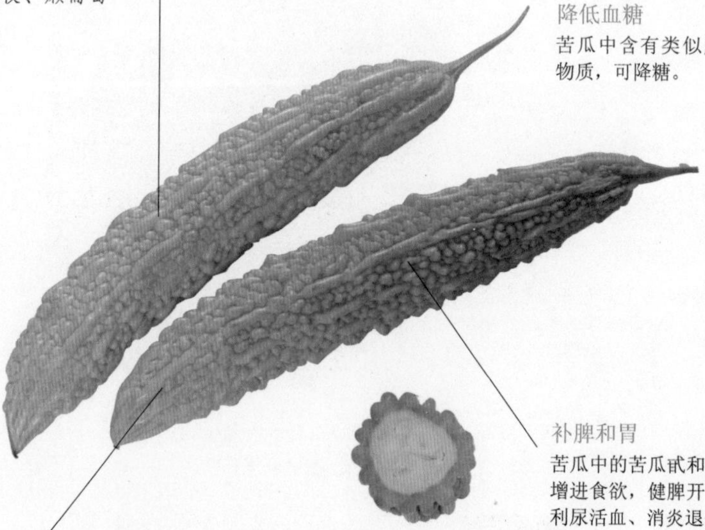

**营养丰富**

苦瓜中含有各种营养物质，且含有较高的维生素C。

**降低血糖**

苦瓜中含有类似胰岛素的物质，可降糖。

**补脾和胃**

苦瓜中的苦瓜甙和苦味素能增进食欲，健脾开胃；还可利尿活血、消炎退热。

**防癌抗癌**

苦瓜籽中的胰蛋白酶抑制剂，可抑制恶性肿瘤生长。

### 品种群

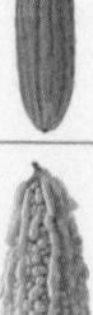

**槟城苦瓜**

果实纺锤锥形，有整齐的纵棱和突起。

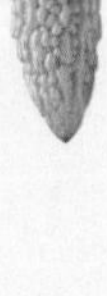

**长白苦瓜**

横径5厘米左右，瓜皮白色。

**选购指南** 挑选苦瓜时，要观察苦瓜上的果瘤，颗粒大而饱满则瓜肉越厚；颗粒小，则瓜肉薄。好的苦瓜一般果肉洁白，若果肉发黄，则表示已过熟，已失去应有的口感。

### 食用宜忌

苦瓜中含有奎宁，奎宁可刺激子宫收缩，因此容易导致流产。虽然苦瓜中奎宁的含量较低，还有开胃的功效，不过还是建议想要开胃的孕妇不要食用。

### 饮食搭配

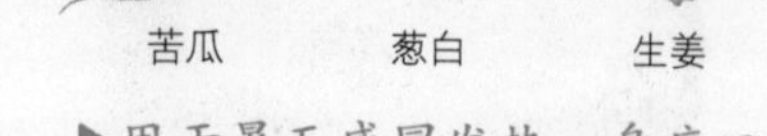

苦瓜 + 葱白 + 生姜

▶用于暑天感冒发热、身痛口苦

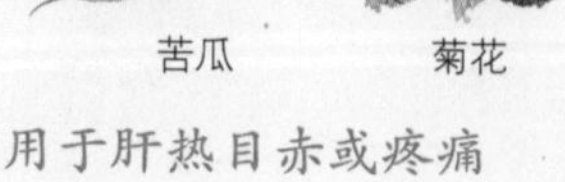

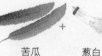

苦瓜 + 菊花

▶用于肝热目赤或疼痛

## ▼瘦身排毒饮

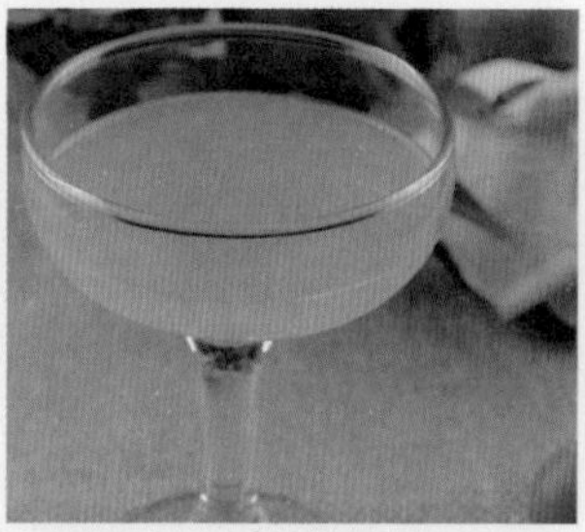

**材料：**

苦瓜粉2匙，山药粉1匙。

**做法：**

将苦瓜粉、山药粉放入杯中，用热水冲泡，加入蜂蜜（或白糖）搅拌饮用。

**功效：**

降糖减肥。

## ▼香蕉苦瓜汁

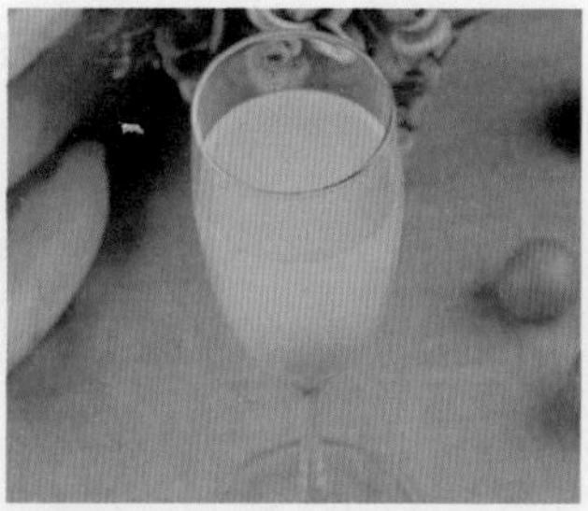

**材料：**

香蕉1根，苦瓜100g，苹果50g，水适量。

**做法：**

将香蕉、苦瓜、苹果洗净切块后一起放入搅拌机内加水搅打成汁即可。

**功效：**

预防感冒，纤体。

### 生食苦瓜可减肥

苦瓜只有生吃才能达到瘦身的效果，而且一天要生吃两到三根才能发挥其减肥的功效。一九九八年，美国凯里博士从苦瓜中提取了极具生物活性的成分——高能清脂素。实验证明，每天服用一毫克该成分，可阻止一百克左右的脂肪吸收，并使腰围瘦小两毫米之多，如果每天坚持生食二至三根苦瓜，三十天后，吃进的食物中有十二斤至二十四斤脂肪未被人体吸收，而储存在腰、腹、臀、大腿等处的脂肪有六斤至十四斤被分解供人体利用。

### 烹饪指导 苦瓜去苦

①首先是选苦瓜的品种：苦瓜的品种比较多，白色的苦瓜苦味要比绿色的淡很多。

②无论苦瓜怎么料理，处理苦瓜的时候都一定要尽可能地把散发苦味的白色内膜层去掉。

③苦瓜料理前，用冰水浸泡片刻，不仅能去苦味，还能使苦瓜的口感吃起来脆爽。

④如果经过冰水处理过的苦瓜你依然觉得不能接受，你可以用盐揉搓一下苦瓜后再料理，苦味即可去除。

⑤把苦瓜和辣椒炒在一起，可明显减轻苦味。

## 食疗心经

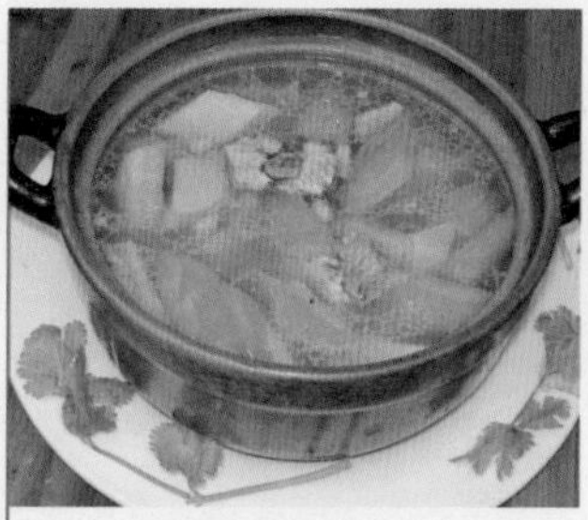

### ▲蚌肉苦瓜汤

**材料及做法：**将苦瓜切段、蚌肉切片。水烧开后先放荷叶，再放苦瓜，3分钟后，加入盐和鸡精，将荷叶捞出，放入蚌肉略烫即成。

**功效：**

清热，滋阴，降糖。

### ▼苦瓜烧鱼

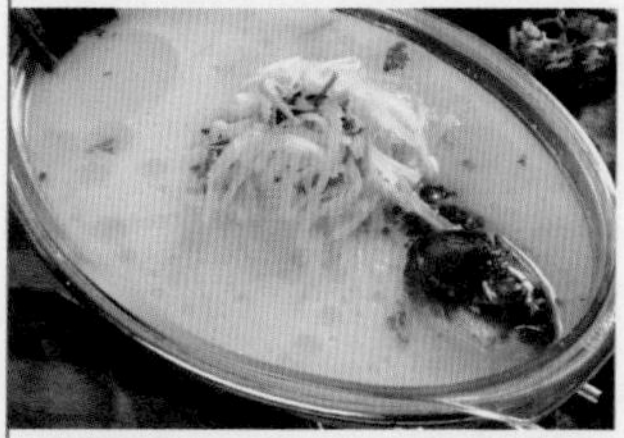

**材料及做法：**

①苦瓜切块后汆烫，葱切段，鲜鱼擦干后抹少许盐，煎至七分熟；

②姜片、豆豉爆炒后加入苦瓜快炒至香，再加入调料，放入鱼，以小火焖煮约10分钟。

**功效：**

清热祛火，适宜癌症患者食用。

# 丝瓜

loofah

## 通络活络，清热化痰

丝瓜为葫芦科植物丝瓜的鲜嫩果实，又称天罗、蜜瓜、布瓜、吊瓜、蛮瓜等。它含有丰富的营养物质，所含的蛋白质、淀粉、钙、磷、铁、胡萝卜素、维生素C等营养物质与其他蔬菜相比都是较高的。

每100g丝瓜含有：

| | |
|---|---|
| 热量 | 19kcal |
| 蛋白质 | 1.0g |
| 碳水化合物 | 4.9g |
| 脂肪 | 0.1g |
| 膳食纤维 | 1.4g |
| 维生素A | 17mg |

性味：味甘，性平
功效：清热化痰，凉血解毒
适宜人群：免疫力低下者

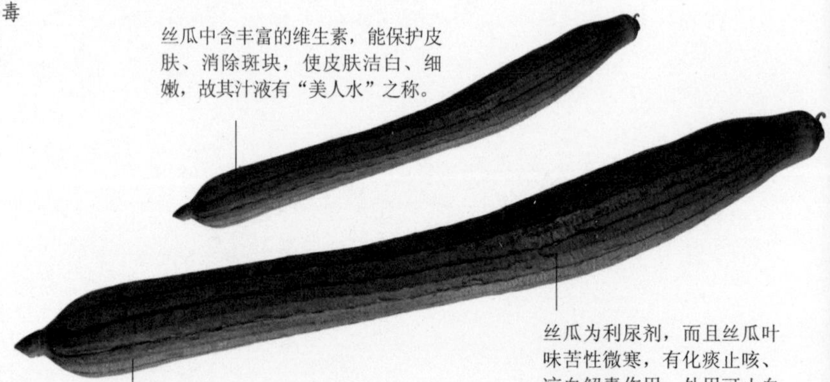

丝瓜中含丰富的维生素，能保护皮肤、消除斑块，使皮肤洁白、细嫩，故其汁液有“美人水”之称。

丝瓜为利尿剂，而且丝瓜叶味苦性微寒，有化痰止咳、凉血解毒作用，外用可止血消炎。另外，女士多吃丝瓜还对调理月经有帮助。

丝瓜中还有一种可以抗过敏的物质，具有很强的抗过敏作用。

### 产地分布

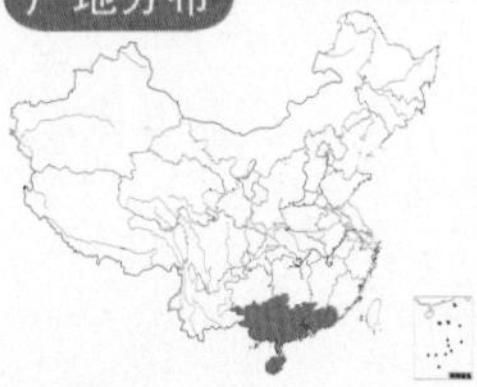

主产地：广东、广西、海南省

### 成熟周期

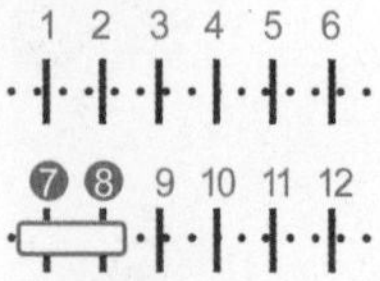


成熟期：7~8月

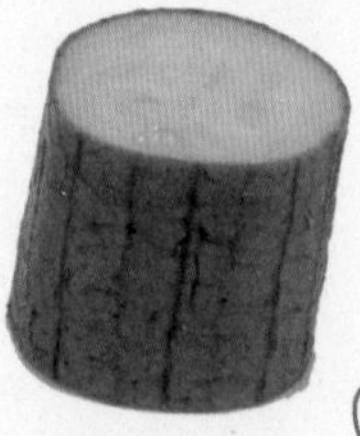

**选购指南** 无论是挑选普通丝瓜还是有棱丝瓜，都应选择头尾粗细均匀的。挑选有棱丝瓜时，还要注意其皱褶间隔是否均匀，越均匀表示味道越甜。

### 滚龙丝瓜

沪菜

**做法**：将丝瓜切成6cm长的段，蘑菇切片。炒锅放油，六成热时下丝瓜滑油后捞出。留油少许，加入蘑菇片煸炒，加清水300g，烧滚投入丝瓜，加精盐、味精烧至入味，将丝瓜、蘑菇捞出盛盘。锅里放卤汁做芡，浇在丝瓜上即成。

**功效**：养颜美容，清热解毒。

### 食用宜忌

月经不调、身体疲乏、痰喘咳嗽、产后乳汁不通的妇女适宜多吃。体虚内寒、易腹泻者不宜多食；阳痿者不宜多食丝瓜；脾虚者及孕妇，慎服丝瓜籽；阳素大虚者，不宜多食丝瓜皮，以免引起滑精。

### 饮食搭配

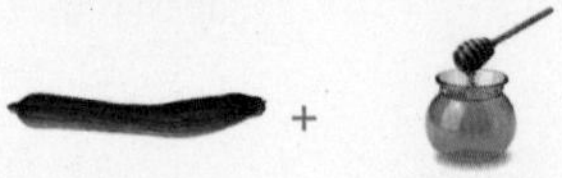

丝瓜100g + 蜂蜜适量

▶ 榨汁加蜂蜜口服，每日2次，可治小儿百日咳

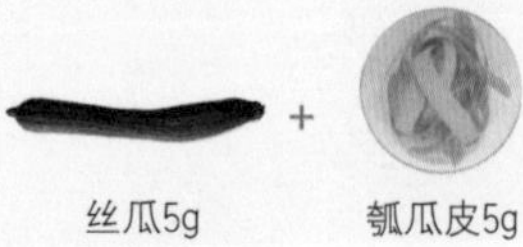

丝瓜5g + 瓠瓜皮5g

▶ 二者晒干研末，用油调敷患处，可治腮腺炎

# 黄瓜 cucumber

## 清热利尿，解毒消肿

黄瓜是在完全酷热的环境中栽种而成，自古以来在东方医疗上就被用来作为降低体温、改善夏季食欲不振的食疗佳蔬，被视为『消暑蔬菜』而广为食用。黄瓜有抑制糖分转化为脂肪的作用，是一种很好的减肥品，被称为『厨房里的美容剂』，想保持苗条身材的爱美人士可以多吃黄瓜。

学名：黄瓜
性味：味甘性凉
功效：生津止渴
适宜人群：热病患者、肥胖、高血压患者
每日最佳食用量：1根

每100g黄瓜含有：

| | |
|---|---|
| 热量 | 15kcal |
| 蛋白质 | 0.8g |
| 碳水化合物 | 2.8g |
| 脂肪 | 0.2g |
| 膳食纤维 | 0.5g |

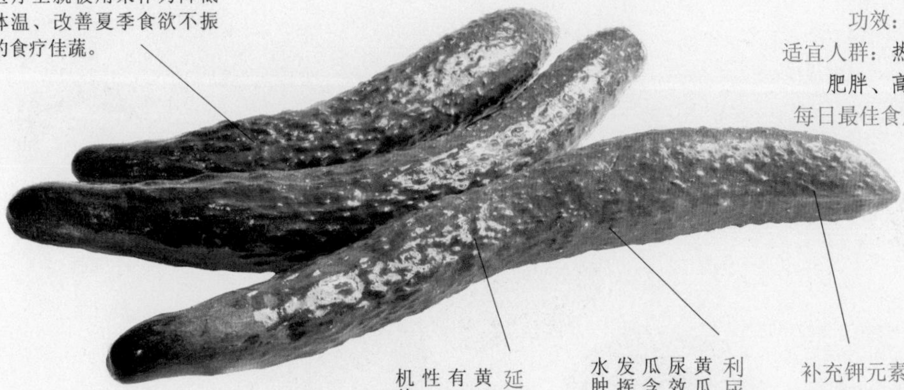

**消热降暑** 自古以来在东方医疗上就被用来作为降低体温、改善夏季食欲不振的食疗佳蔬。

**延迟衰老** 黄瓜中的黄瓜酶，有很强的生物活性，能有效地促进机体的新陈代谢。

**利尿消肿** 黄瓜还具有极强的利尿效果，这是因为黄瓜含有水分及钾，能发挥利尿作用，消解水肿。

**补充钾元素** 夏天多汗，钾会随汗水一起流失，多吃黄瓜就可以及时补充身体所需的钾元素。

### 食用宜忌

不宜加碱或高热煮后食用；不宜和辣椒、菠菜、芹菜同食，同食会破坏维生素C；不宜与花菜、小白菜、西红柿、柑橘同食；不宜与花生搭配食用，易引起腹泻。

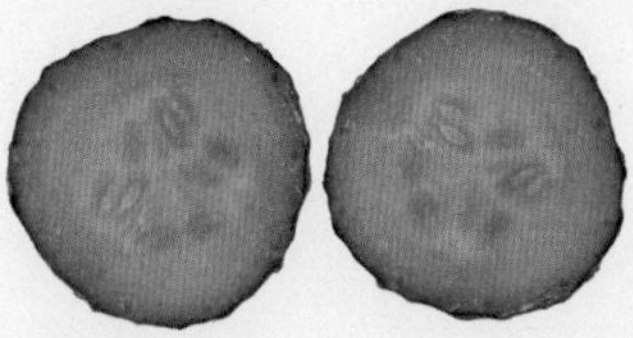

### 品种群

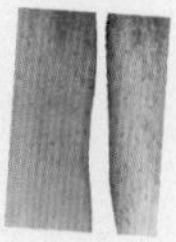

旱黄瓜含水远少于水黄瓜，但味道却更甜，爽爽脆脆，生吃口感更佳。

分布于亚洲及欧美各地。植株较矮小，分枝性强。花期短，所结果实多。

**选购指南** 选购时，要挑选新鲜水嫩、有弹力、深绿色、较硬，而且表面有光泽，带花，整体粗细一致的黄瓜。那种粗尾、细尾、中央弯曲的变形小黄瓜，则属于营养不良或有其他障碍问题的品种，风味不佳。

### 饮食搭配

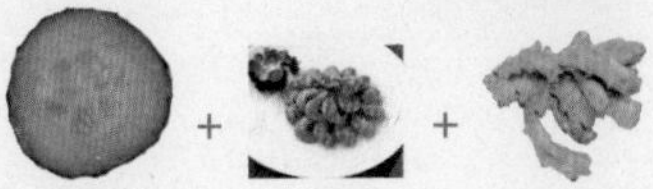

黄瓜 + 虾仁 + 生姜

▶ 营养低脂+减肥美容

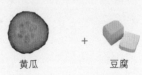

黄瓜 + 豆腐

▶ 清热、生津、润燥

# 荸荠

water chestnuts

产地分布

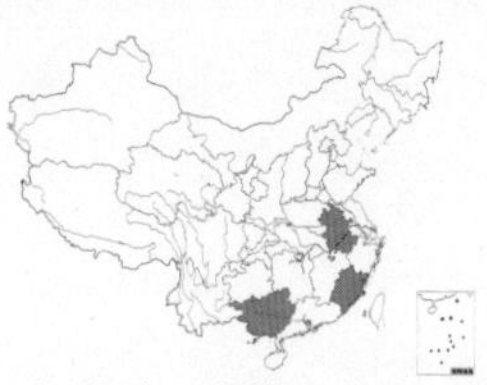

主产地：安徽、广西、福建

每100g荸荠含有：

| | |
|---|---|
| 热量 | 61Kcal |
| 蛋白质 | 1.2g |
| 脂肪 | 0.2g |
| 碳水化合物 | 14.2g |
| 膳食纤维 | 1.1mg |

性味：味甘，性微寒、滑
功效：消渴痹热，温中益气
主产区：安徽、广西、福建
成熟期：9~10月
每日最佳食用量：10个

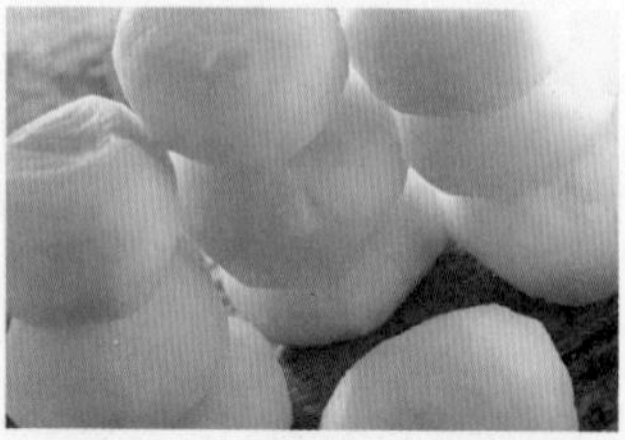

荸荠中含有丰富的磷，它还可促进体内的糖、脂肪、蛋白质三大营养素的代谢，调节身体的酸碱平衡。

荸荠含有不耐热的抗菌成分荸荠英，对金黄色葡萄球菌、大肠杆菌、绿脓杆菌等均有抑制作用，对降低血压也有一定效果，而且还可防治癌肿。荸荠还含有一种抗病毒物质，可抑制流脑、流感病毒。

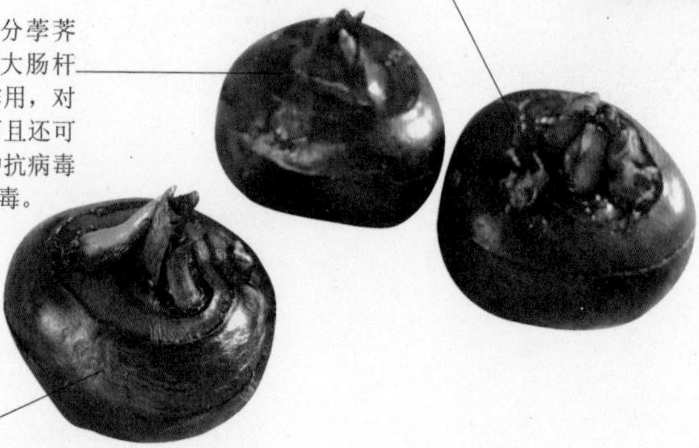

荸荠所含的淀粉及粗蛋白，能促进大肠蠕动，滑肠通便。

## 食疗心经

荸荠海蜇汤
清热+化痰+消积

荸荠萝卜麦门冬汤
治咳嗽痰多

## 烹饪指导

- 去除荸荠皮时，先将荸荠在盐水中煮一下，捞出来放在冷水里，冷却后外皮很容易去除。

荸荠常生于水田中，荸荠皮中还含有寄生虫，若吃下未洗净的荸荠皮，易致病。

### 荸荠丸子 昆菜

色泽深红，松嫩肉鲜，口味酸甜，又名荔枝丸子。制作时，将荸荠去皮洗净剁成末，与葱末、姜末、蒜末、肉馅、鸡蛋、料酒、盐、鸡精、水、淀粉搅拌均匀做成丸子；下锅炸制后，勾芡浇汁即成。

**选购指南** 荸荠的盛产季节在冬春两季。选购时，应选择个体大，外皮呈深紫色，而且芽粗短的。

## 甜脆爽口，滋生津液，深得大众喜爱的时令果品

荸荠在我国已有两千多年的栽培历史，因它形如马蹄，又像栗子而得名。又因它在泥中结果，所以有『地栗』之称。我国人民在很早之前就开始食用它。因其味甜多汁、清脆可口，自古便有『地下雪梨』之称，我国北方更是美誉其为『江南人参』。荸荠生吃或煮食都可以，饭后生吃可开胃下食，除胸中实热，消宿食。制粉食有明耳目、消黄疸、解毒的作用。

# 芋头

taro

## 强健牙齿，增强人体免疫力

芋头原产自印度，在我国种植范围比较广的是珠江流域和台湾省，长江流域和其他省市也有种植。它营养价值高，有助于增强人体的免疫功能。口感细软，绵甜香糯，易于消化而不会引起中毒，是南方人喜爱的常见食品之一。它既可作为主食蘸糖食用，又可用来制作菜肴、点心。在我国南方，中秋节吃芋头还是一种传统。

每100g芋头含有：

- 热量……79kcal
- 蛋白质……2.2g
- 碳水化合物……19.1g
- 脂肪……0.2g
- 膳食纤维……1g

**成熟周期**

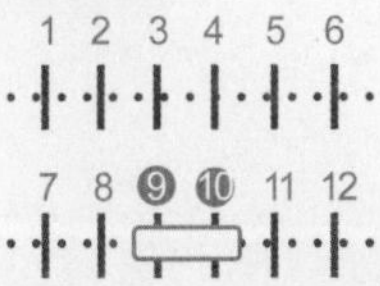

成熟期：9~10月

性味：味甘辛，性平
功效：消疬散结，补中益气
主产区：长江流域各地区
每日最佳食用量：50～100g

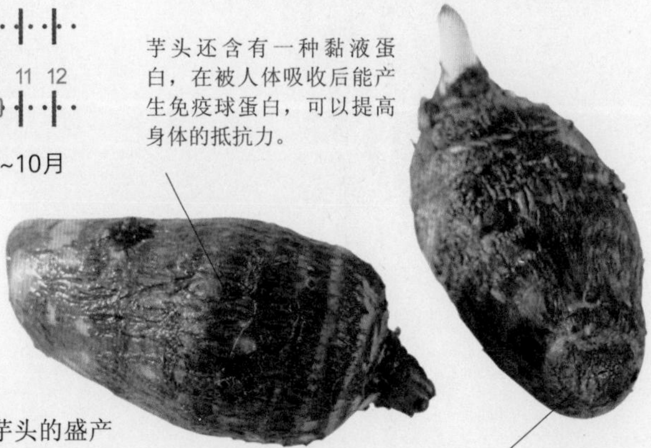

芋头还含有一种黏液蛋白，在被人体吸收后能产生免疫球蛋白，可以提高身体的抵抗力。

芋头为碱性食品，经常食用能达到美容养颜、乌黑头发的效果。

**增强免疫力**

芋头营养丰富，能增强人体免疫力，对于术后放射化疗以及康复，有辅助治疗的作用。

**食用宜忌**

糖尿病患者应慎食；食滞胃痛、肠胃湿热的人应忌食；不能与香蕉同食，会导致胃部不适。

**选购指南** 芋头的盛产季节为秋季到初冬。挑选时，以个体浑圆、左右对称、无肿包、外皮没有过多水分者为佳。

## ▼芋头老鸭汤

粤菜

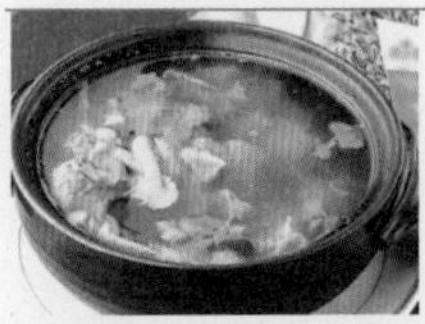

**芋头老鸭汤是广东人中秋赏月必备的佳肴，汤品集传统滋补、美食养生、民间食疗为一体，令人常食不腻。**

**做法：**老鸭，切块，汆水捞起；芋头洗净削皮；砂锅内加清水，煮沸后加入鸭肉、芋头、陈皮，文火煲一个半小时，出锅时加盐调味即成。

**品种群**

**槟榔芋**

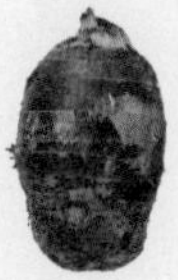

球茎呈椭圆形，深褐色，肉白色，有咖啡色斑纹，营养丰富。

**芋头去皮妙法**

将带皮的芋头装进口袋里（只装半袋），抓住袋口，将袋子在水泥地上摔几下，再把芋头倒出，可见芋头皮全部脱落。

**饮食搭配**

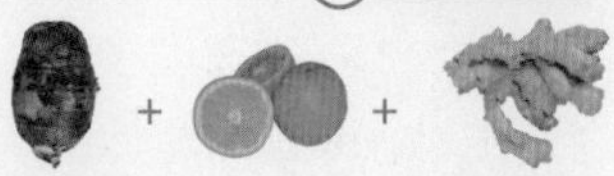

芋头2个 + 橙子2个 + 生姜1个

▶ 增进食欲，促进消化

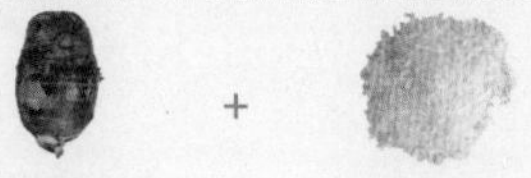

芋头2个 + 粳米50g

▶ 二者共煮粥，可补虚养颜

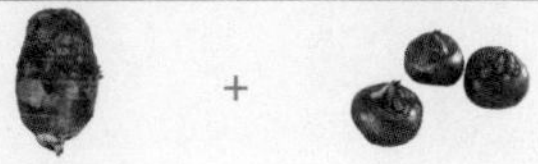

芋头2个 + 荸荠适量

▶ 化痰散结、消瘰疬

# 芦笋 asparagus

## 享有『蔬菜之王』之美誉

芦笋是世界十大名菜之一，含有组织蛋白，维生素、核酸、叶酸及微量元素硒，有抗癌防癌作用，所含的天冬酰胺酶可有效控制癌细胞生长。对肺癌、膀胱癌、皮肤癌有良效。芦笋的主要成分为天冬酰胺，有解毒作用。芦笋以嫩茎供食用，质地鲜嫩，风味鲜美、可口，烹调时切成薄片，炒、煮、炖、凉拌均可。

每100g鲜芦笋含有：

| | |
|---|---|
| 粗纤维 | 0.7g |
| 蛋白质 | 2.5g |
| 碳水化合物 | 5.0g |
| 脂肪 | 0.2g |
| 钙 | 22mg |
| 磷 | 62mg |

性味：味甘，苦，性凉
功效：润肺镇咳，祛痰
主产区：福建、河南、陕西省
成熟期：4~5月

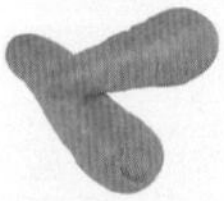

鲜芦笋1根与胡萝卜100g共榨汁，可养颜防皱，抗皱美白。

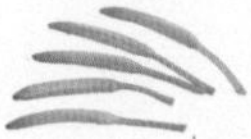

芦笋适量、黄花菜适量，两味配合一同煮食，可治功能性子宫出血。

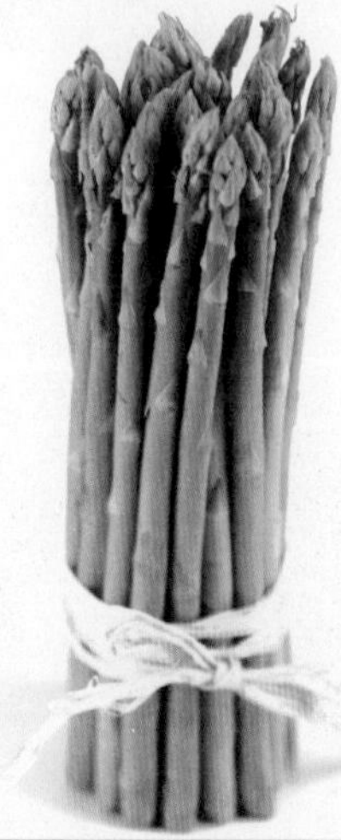

### 保鲜小窍门

冷藏保鲜先用开水煮一分钟，晾干后装入保鲜膜袋中扎口放入冷冻柜中，食用时取出。

### 食用宜忌

消化道溃疡者，慎用。高血压及动脉硬化者宜食用。患心脏疾病、低钾症和缺钠、镁等症者宜食。患有痛风和糖尿病者不宜多食。膀胱癌、肺癌、皮肤癌和肾结石者宜食用。

# 竹笋 bamboo shoot

## 开脾爽胃，被誉为『菜中珍品』

竹笋，别名笋或闽笋，为多年生常绿草本植物，又称玉兰片，竹笋具有低脂肪、高营养、多纤维的特征。经常食用或与肉同食能预防高血压、脂肪肝、冠心病、动脉硬化、老年性疾病、便秘、糖尿病、肺热咳嗽、痰稠黄等症，含有抗癌的微量元素。粗纤维较多，脾胃气虚者不宜食用。

每100g竹笋含有：

| | |
|---|---|
| 蛋白质 | 2.6g |
| 碳水化合物 | 3.6g |
| 脂肪 | 0.2g |
| 钙 | 9mg |
| 磷 | 64mg |
| 钾 | 389mg |

性味：味甘，微苦，性微寒
功效：清热化痰，化热除烦
主产区：浙江省
成熟期：4~11月、7~8月
每日最佳食用量：50~200g

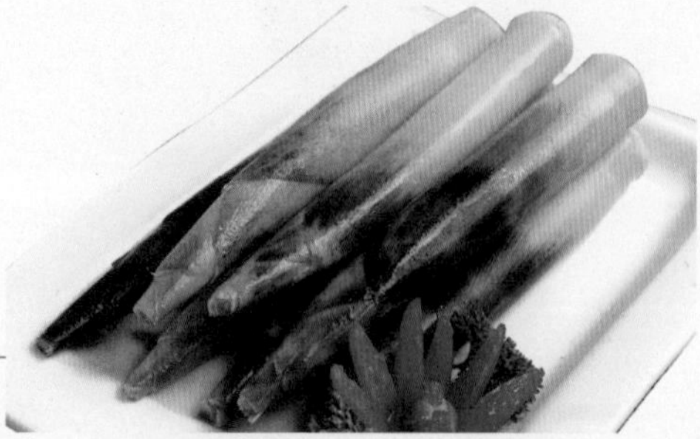

**选购指南** 竹笋节与节之间距离越近，竹笋越嫩；竹笋的外壳色泽鲜黄或淡黄略带粉红、笋壳完整且饱满光洁的质量较好；手感饱满，肉色洁白如玉为佳。

### 苹果西芹竹笋汁

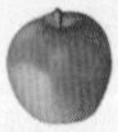
苹果
+
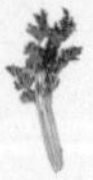
西芹
+
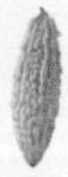
苦瓜
+
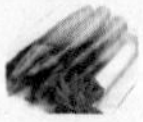
竹笋

▶ 瘦身美容+辅助治疗肿瘤疾患

① 将苹果去皮、去籽、切块；西芹、青椒、苦瓜、芦笋洗净后切块；
② 所有材料都放入榨汁机榨成汁即可。

# 藕 lotus roots

## 老幼妇孺及病患者的良好补品，有延年益寿之功效

藕，又称莲藕，是我们较常食用的一种蔬菜，是睡莲科植物莲藕的地下茎的膨大部分，又称莲菜。藕原产于印度，后来引入中国。肥大，有节，中间有管状小孔，折断后有丝相连，微甜且脆，药用价值较高，可生食也可做菜。其主要成分为碳水化合物和蛋白质，矿物质含量较少，但维生素C含量丰富，可益气补血，增强人体免疫力。

性味：味甘，性平
功效：除热渴，散淤血
主产区：江苏省、浙江省
每日最佳食用量：40g

**每100g藕含有：**

| | |
|---|---|
| 钙 | 39mg |
| 蛋白质 | 1.9g |
| 碳水化合物 | 16.4g |
| 脂肪 | 0.2g |
| 膳食纤维 | 1.2g |

**成熟周期**

1 2 3 4 5 6 7 8 9 10 11 12

成熟期：9~10月

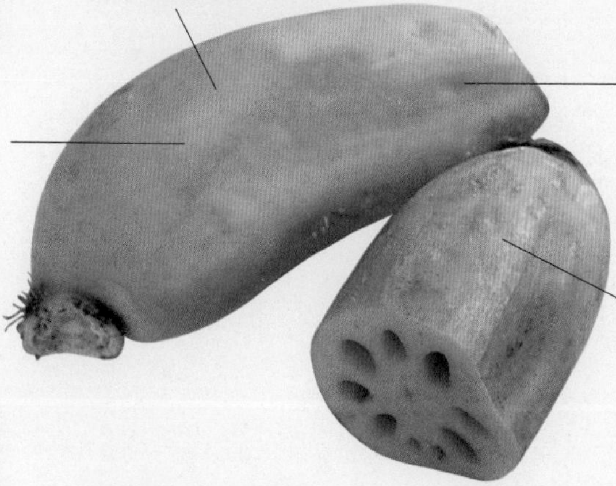

莲藕中所富含的维生素C可以与蛋白质一起促进骨胶原的生成，强健黏膜。

莲藕中含有的丹宁具有消炎和收敛的作用，可以改善肠胃疲劳。它所含的黏蛋白可减轻肠胃负担。

藕节含鞣质，有较好的收敛作用，对血小板减少性紫癜有一定疗效，也是著名的止血药，对血热引起的出血也有疗效。

在莲藕中含有丰富的食物纤维，并且还发现了维生素B12，这种维生素能预防贫血、协助肝脏的运动。

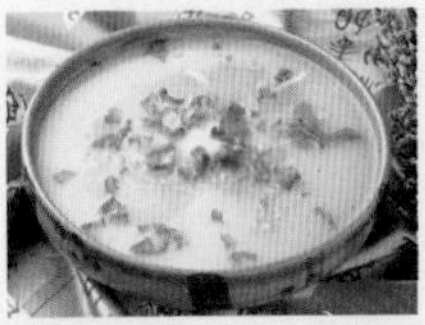

**▲在湖北，无汤不成席，用被誉为“水中之宝”的莲藕做出来的“莲藕排骨煨汤”，更是浓缩了荆楚美食文化的精华。**

**做法：** 将排骨段余烫撇去血沫，沥干后放入汤锅中，加葱段、姜片和料酒，注水，大火烧开，煮十五分钟；放入莲藕块，将锅盖盖严，大火煮开后调成小火，炖一小时后加盐、葱、姜调味即可。

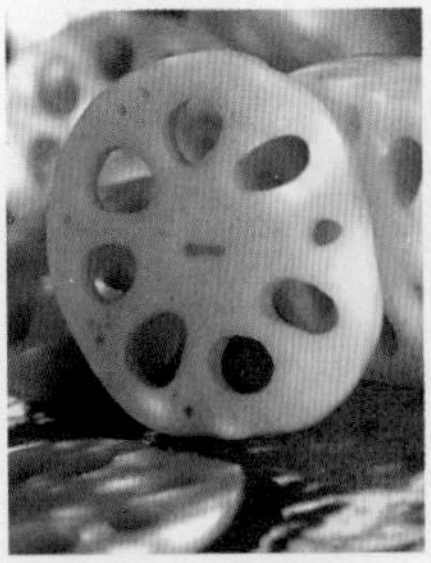

**选购指南**

选购莲藕时，要选择每节之间的距离长且粗，藕孔小的。如果藕孔中带红或出现茶色黏液，就表示已经不新鲜了。

**食用宜忌**

吐血、高血压、肝病患者宜食；宜同贝类、鱼虾等水产品搭配食用，可改善肝脏功能。藕性偏凉，产妇不宜过早食用；脾胃消化功能低下、大便溏泄者不要生吃藕。

**饮食搭配**

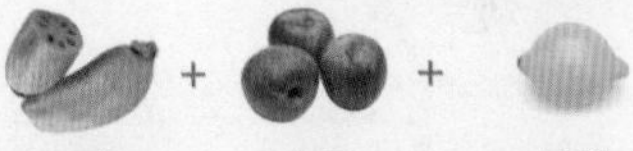

藕 + 苹果 + 柠檬

▶改善感冒引起的喉咙痛

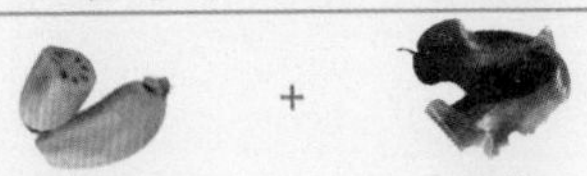

藕 + 海带

▶清热消痰、补血养颜

藕 + 姜

▶绞取汁液，可和胃止呕

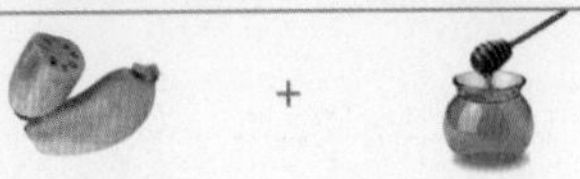

藕 + 蜂蜜

▶藕榨汁后加入蜂蜜，可益胃生津，清热除烦

# 茭白

wild rice shoots

## 强身健体，解酒毒

茭白原产于中国大陆，可食用部分是地下嫩茎，质地鲜嫩，味道甘甜，被视为蔬菜中的佳品，并与莼菜、鲈鱼并称为『江南三大名菜』。茭白中含有较多的碳水化合物、蛋白质、脂肪等，能补充人体所需的多种营养物质，具有健壮机体的作用。嫩茭白不仅味道鲜美，含有多种矿物质，营养价值较高。

每100g茭白含有：

| | |
|---|---|
| 蛋白质 | 1.2g |
| 碳水化合物 | 5.9g |
| 脂肪 | 0.2g |
| 钙 | 4mg |
| 膳食纤维 | 1.9g |

性味：味甘，性寒
功效：解热毒，除烦渴，利二便
主产区：安徽省
成熟期：5～10月

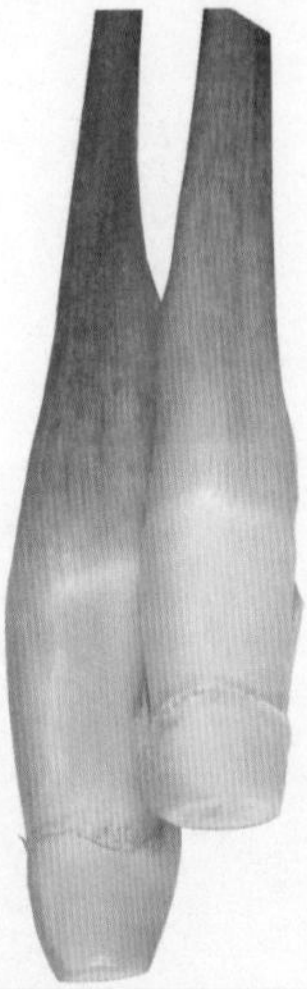

**保鲜小窍门**

冷藏保鲜先用开水煮一分钟，晾干后装入保鲜膜袋中扎口放入冷冻柜中，食用时取出。

**食用宜忌**

茭白含有较多的草酸，其钙质不易被吸收，因此患有心脏病、尿路结石或尿中草酸盐类结晶较多的人，不宜多食；茭白与豆腐同食，易形成结石。

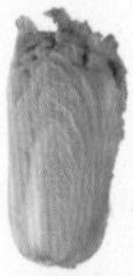

茭白与白菜切碎煮汤，调味饮汤吃菜，可治热病烦渴，小便不利。

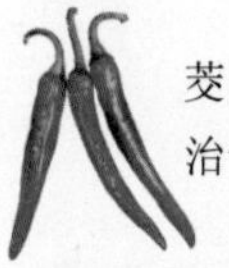

茭白与辣椒共同炒食，可治食欲不振，口淡。

# 百合

lily

## 药食兼用，百合花素有『云裳仙子』之称

在中国，食用百合具有悠久的历史。中医认为百合性微寒、平，具有清火、润肺、安神的功效，花与鳞状茎均可入药，是一种药食兼用的花卉。常食有润肺、清心、调中之效，可止咳、止血、开胃、安神，适用于体虚肺弱、肺气肿、肺结核、咳嗽、咯血等症。

每100g百合含有：

| | |
|---|---|
| 蛋白质 | 3.2g |
| 碳水化合物 | 38.8g |
| 脂肪 | 0.1g |
| 膳食纤维 | 1.7g |
| 钙 | 11mg |
| 叶酸 | 77mg |

性味：性微，寒平
功效：养阴清热，滋补精血
主产区：甘肃省、江苏省
成熟期：4～11月、7～8月
每日最佳食用量：50～200g

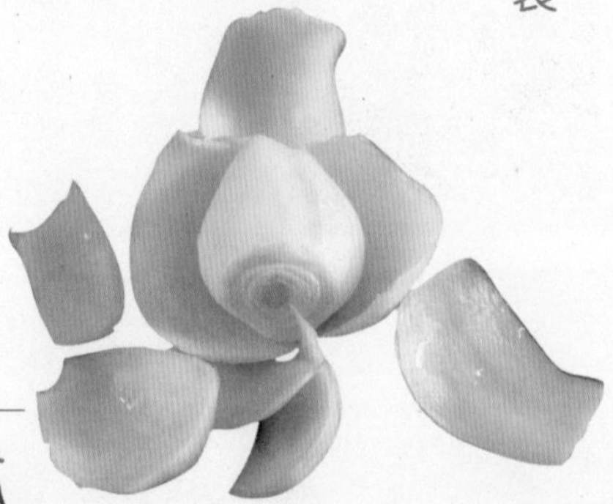

**选购指南**→选购新鲜的百合应挑选个大、颜色白、瓣匀、肉质厚、底部凹处泥土少的。如果百合颜色发黄，凹处泥土湿润，可能已经烂心。干百合则以干燥、无杂质、肉厚且晶莹透明为佳。

**多味百合蔬菜**

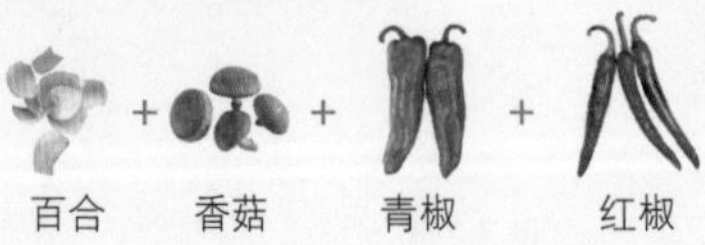


▶ 补肺润肺

将百合、银牙、香菇泡发洗净，切片后入锅共同炒至微熟时加入青椒、红椒与调料，勾薄芡即可。

# 马铃薯 potato

## 营养结构合理，补脾益气

马铃薯原产于安第斯山脉，在一五八九年由荷兰人经过雅加达带入东亚地区。马铃薯是一种十分健康的蔬菜，在欧洲它被称为『大地的苹果』。马铃薯的主要成分为淀粉，同时还含有丰富的蛋白质、B族维生素、维生素C等，能很好地促进脾胃的消化。此外，它还含有大量膳食纤维，能帮助机体及时排泄，起到宽肠通便、预防肠道疾病的作用。

每100g马铃薯含有：

- 钙 ……… 8mg
- 蛋白质 ……… 2g
- 碳水化合物 ……… 17.2g
- 脂肪 ……… 0.2g
- 膳食纤维 ……… 0.7g

性味：味甘，性平

功效：和胃健中，解毒消肿

主产区：西南山区、西北、内蒙古和东北

成熟期：8～9月

**成熟周期**

1 2 3 4 5 6

7 8 9 10 11 12

成熟期：8~9月

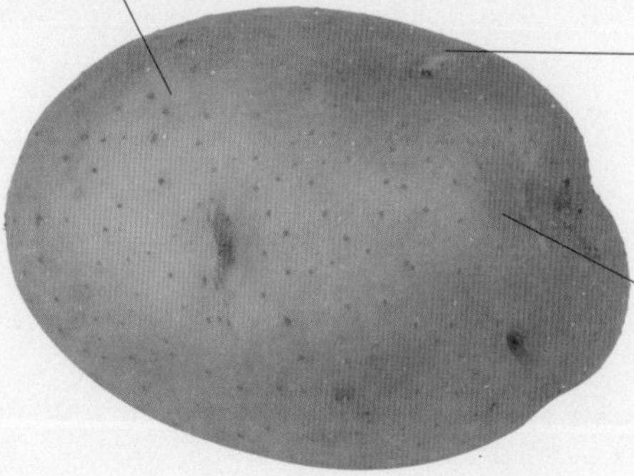

马铃薯含大量有特殊保护作用的黏液蛋白，因此可以预防心血管系统脂肪沉积的发生，保持血管的弹性。

马铃薯富含钾元素，可以将盐分排出体外，降低血压，消除水肿。

**和胃健中**

马铃薯对消化不良和排尿不畅有很好疗效，也是治疗胃病、心脏病、糖尿病等病症的优质食物。

### 烹饪指导

做土豆菜削皮时，只应该削掉薄薄的一层，因为土豆皮下面的汁液有丰富的蛋白质。去皮的土豆应存放在冷水中，再向水中加少许醋，可使土豆不变色。

## ▼土豆烧牛肉

吉菜

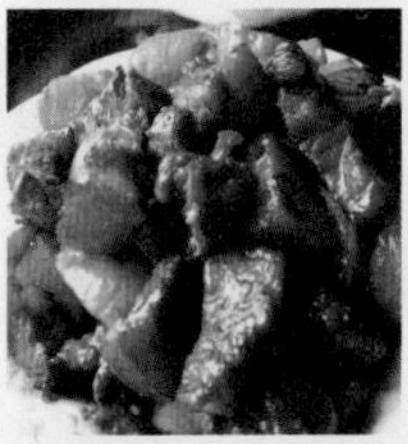

**土豆烧牛肉是东北民间菜肴，采用红烧的技法，口感咸香，色泽红润。**

**做法：**

锅内放油，油4成热时放入切好的土豆、牛肉，炸两分钟，待土豆表面发金黄色时，改大火，稍后将牛肉和土豆捞出；锅内放少许油，放葱花、姜、蒜末炒出香味，加入汤或水，放酱油、料酒、盐、味精、白糖、胡椒粉，倒入炸好的土豆和牛肉，改成大火，将汤汁差不多烧干时，即成。

### 食用宜忌

一般人群均可食用；适宜脾胃气虚、营养不良、胃病及十二指肠溃疡患者；适宜癌症、高血压、动脉硬化、习惯性便秘患者。已经生芽的马铃薯不宜食用，以免中毒；消化不良者，不宜多食。

### 饮食搭配

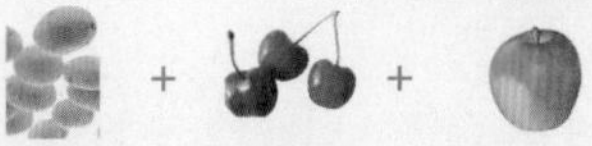

马铃薯15g + 樱桃5g + 苹果5g

▶将三者共同榨汁饮用，可治头晕目眩，四肢乏力

生土豆适量 + 生姜适量

▶将二者捣烂后敷在红肿的关节处，可治膝关节痛

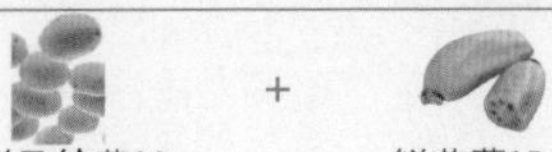

鲜马铃薯10g + 鲜莲藕15g

▶将二者洗净捣烂，挤汁服用，可治慢性便秘

# 萝卜

radish

## 消食化气，清肺热、利肝脏

萝卜，又名莱菔，其味略带辛辣味，生食熟食均可。内含芥子油、淀粉酶和粗纤维，具有促进消化，增强食欲，加快胃肠蠕动和止咳化痰的作用。中医理论认为萝卜味辛甘，性凉，入肺胃经，为食疗佳品，可以治疗或辅助治疗多种疾病，《本草纲目》称之为『蔬中最有利者』。

每100g萝卜含有：

| | |
|---|---|
| 蛋白质 | 0.9g |
| 碳水化合物 | 5g |
| 脂肪 | 0.1g |
| 膳食纤维 | 1g |
| 维生素A | 3mg |
| 维生素C | 21mg |
| 钙 | 26mg |

性味：味辛性平

功效：消积滞、化痰止咳

主产区：山东潍坊、东北

成熟期：1~2月

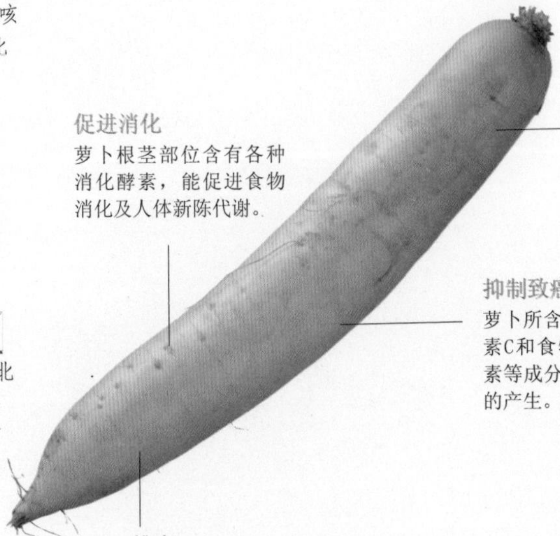

**促进消化**

萝卜根茎部位含有各种消化酵素，能促进食物消化及人体新陈代谢。

**保护肠胃**

萝卜可促进肠胃液分泌，能让肠胃达到良好的状况。

**抑制致癌物**

萝卜所含的丰富的维生素C和食物纤维的木质素等成分能抑制癌细胞的产生。

**排毒**

萝卜中的粗纤维可促进肠蠕动，可及时把大肠中的有毒物质排出体外。

### 产地分布

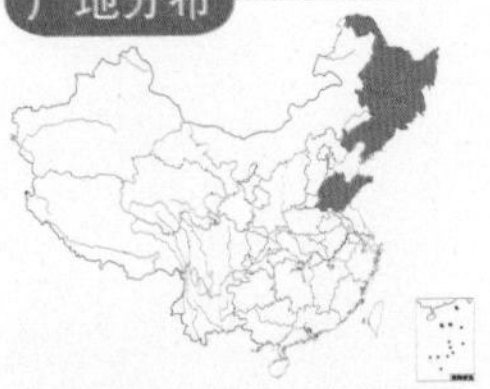

主产地：山东潍坊、东北

### 成熟周期

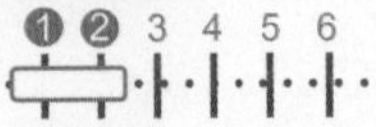


成熟期：1~2月

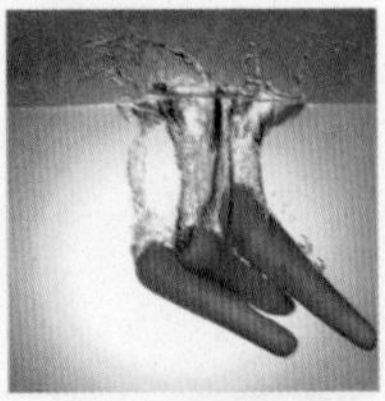

### 品种群

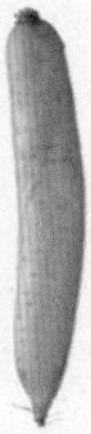

**白萝卜**

白萝卜，根茎类蔬菜，十字花科萝卜属植物。至今种植已有千年历史，在饮食和中医食疗领域有广泛应用。

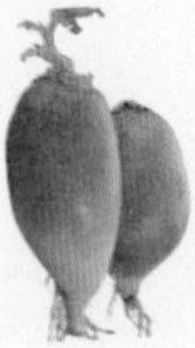

**青萝卜**

青萝卜富含人体所需的营养物质，淀粉酶含量很高，肉质致密，色呈淡绿色，水多味甜、微辣，是著名的生食品种。

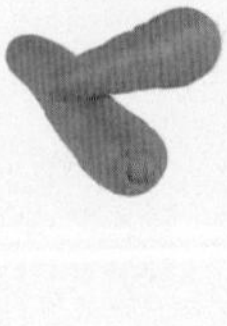

**胡萝卜**

胡萝卜富含胡萝卜素。有清热解毒、壮阳补肾、透疹、降气止咳等功效，可用于肠胃不适、营养不良等症状。

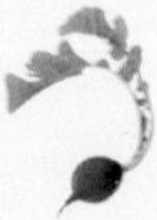

**红萝卜**

根肉质，球形、根皮红色、根肉白色，具有清热、解毒、健胃消食、补中、安五脏等功能。

### 饮食搭配

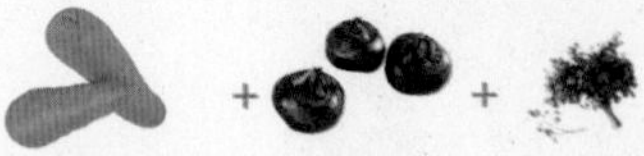

胡萝卜 + 荸荠 + 香菜

▶ 可消麻疹

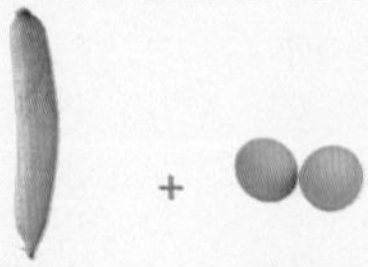

萝卜 + 鸡蛋

▶ 可治角膜软化症

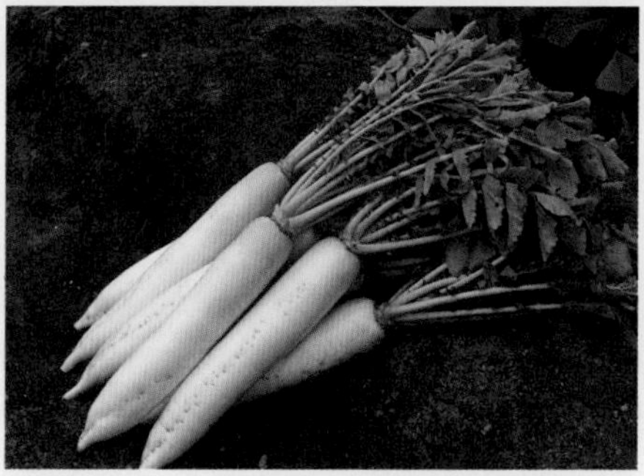

### 食用宜忌

萝卜是寒凉蔬菜，阴盛偏寒体质、脾胃虚寒的人不宜多食；胃病及十二指肠溃疡、慢性胃炎、先兆流产、子宫脱垂等患者也忌食；不宜与水果同食；不宜与胡萝卜同食；服用人参、西洋参时忌食萝卜，否则会影响药效。

## ▼骨枸杞胡萝卜汤

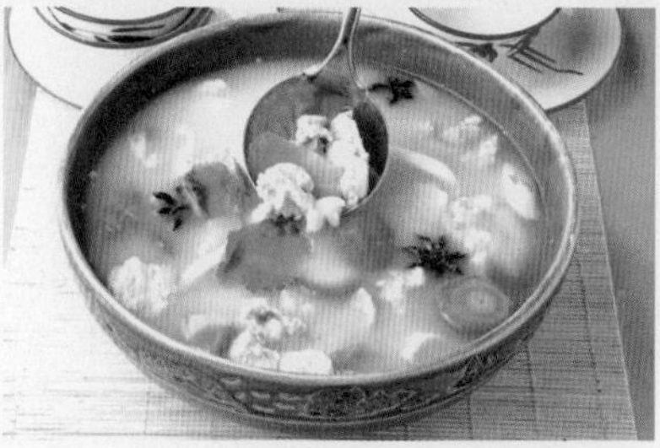

**材料：**

骨头250g，枸杞子50g，胡萝卜150g。

**做法：**

牛骨头砸碎，胡萝卜洗净切块，枸杞子洗净，同置锅中加水适量，文火煮，使骨髓充分溶解于汤中。加少许姜、鱼露、味精，调味即可。饮汤吃枸杞子、胡萝卜。

**功效：**

精益髓，养血荣发。

### 烹饪指导

▶ 胡萝卜素是脂溶性物质，只有溶解在油脂中，才能被人体吸收。因此，做胡萝卜菜时，一定要多放些油，最好同肉类一起烧。

## ▼萝卜丝酥饼

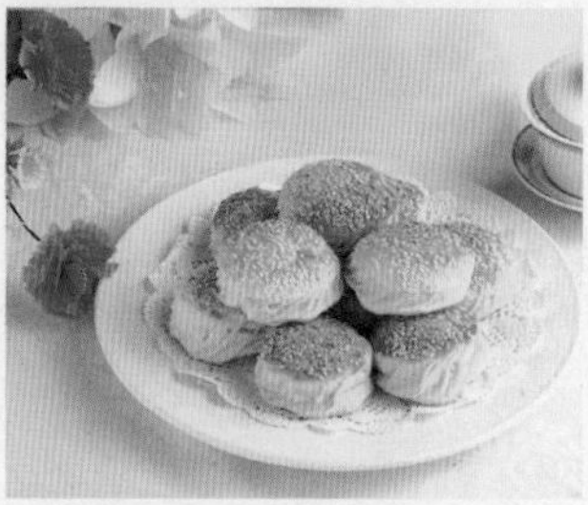

**做法：**

萝卜洗净，刨皮切丝，加少许盐腌制后挤出水分，加葱花、糖、味精、花椒粉、火腿粒拌和调匀，分成十二份，搓成丸子，将面与猪油共和成油酥面，揪剂擀皮后包入萝卜馅，制成饼坯，烘烤十分钟即成。

**爽口小菜自己做**

萝卜洗净切条后，精盐去水，摊开后晒干，放入布袋或塑料袋，放在阴凉通风处。吃时用温水浸泡10分钟，洗净后拌少许香油，入锅里蒸一下，出锅后按自己的口味加入调料，即可食用。

### 保鲜小窍门

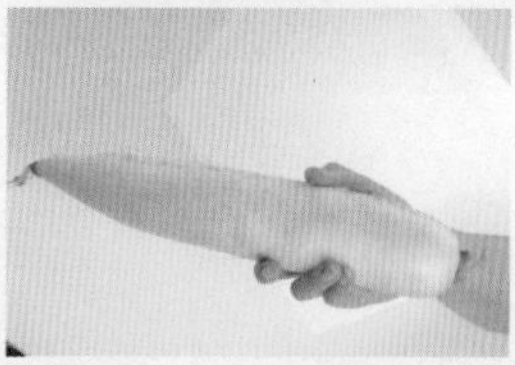

将鲜白萝卜（除去老黄叶和病虫害叶）整个分包放在冰箱冷冻，食用时解冻。清水浸泡2小时即可食用。

### 晾干储存

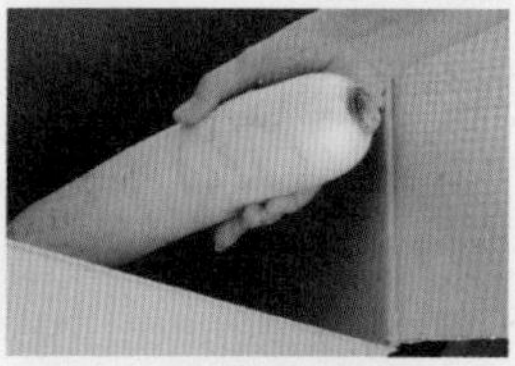

将选好的整个白萝卜在未洗的情况下放阴凉处风干，外界气温越低越不易出现黄叶和腐烂。晾干的白萝卜可挂在阴凉、通风、避雨、避雪、避阳光处，也可放入通气纸箱中保存。

**选购指南**→萝卜的盛产季节为秋季到冬季。选购时，要选择根茎白皙细致，表皮光滑，而且整体有弹力，带有绿叶的萝卜。此外，挑选时要在手里掂一下，分量较重，感觉沉甸甸的比较好，以防买到空心萝卜。

# 红薯

chinese potato

## 益气生津，防止亚健康，排毒养颜

红薯，又称白薯、番薯、地瓜、山芋等。营养丰富，味道鲜美，易消化，可酿酒，也可做粮充饥，所以有的地区把它作为主食。红薯的食用方法很多，可以切片蒸晒、磨粉，又能从中提取淀粉制作粉条、粉丝等。现代营养学家认为，红薯是『天下第一食品』或『长寿食品』。

每100g红薯含有：

| | |
|---|---|
| 蛋白质 | 1.1g |
| 碳水化合物 | 23.1g |
| 脂肪 | 0.2g |
| 膳食纤维 | 1.6g |
| 水 | 73.4g |

性味：味甘，性平

功效：补中和血，宽肠胃

主产区：全国各地广泛种植

成熟期：9~10月

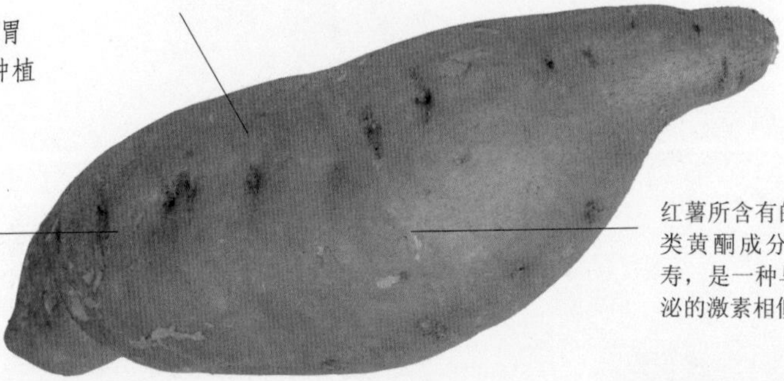

红薯含有丰富的微量元素，这些物质能保持血管弹性。

红薯含有大量膳食纤维，能刺激肠道，增强蠕动，通便排毒。

红薯所含有的独特的生物类黄酮成分，可防癌益寿，是一种与肾上腺所分泌的激素相似的类固醇。

**选购指南** 挑选红薯时，不要挑圆滚滚的，要长条形的，味道好些；尽量挑选外皮是红皮的，白皮的红心红薯，味道像南瓜，不太甜。

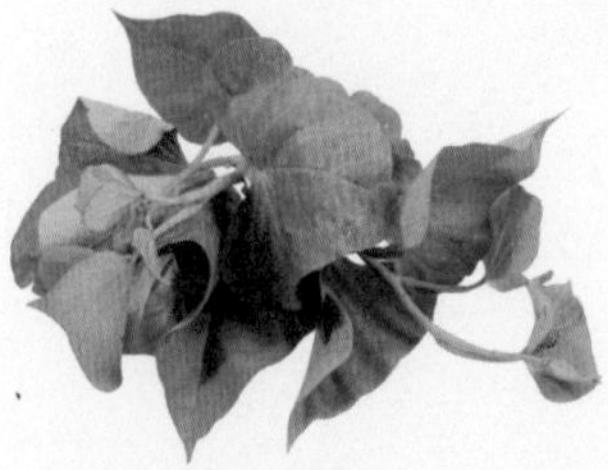

### 红薯叶

红薯叶，即红薯成熟后地上秧茎顶端嫩叶。研究发现，红薯叶可提高免疫力，还具有止血、解毒、降糖等功效。经常食用还能保持皮肤细腻、延缓衰老。

### 品种群

**红心红薯**

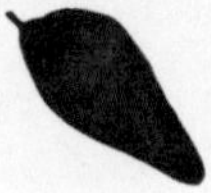

含水分较多，口感软绵香甜，适合烤制后食用。

**白心红薯**

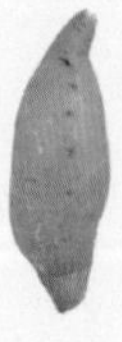

表皮有白、红等不同的颜色，表面有许多须根，断口有拉丝状黏液，水分含量少。

### 玉米面红薯粥

沪菜

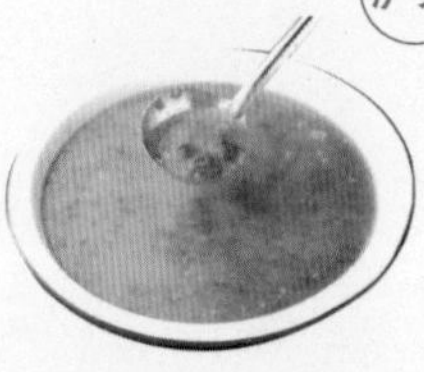

做法：

①生红薯去皮切成滚刀块，加水没过红薯块，先煮10分钟；

②小半碗玉米面加水搅成糊；

③等红薯煮软，把玉米面糊慢慢倒入锅里，边煮边搅拌，锅开后再煮5分钟即成。

### 拔丝红薯

吉菜

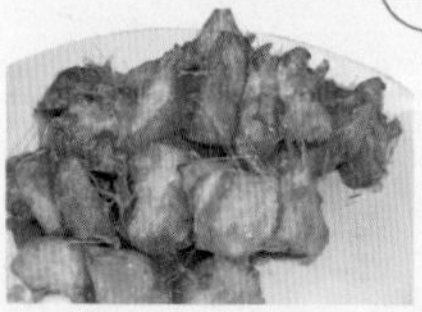

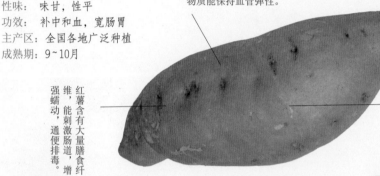

特点：原料普通，色泽鲜艳，口感脆甜

做法：红薯切块，炸至金黄色时捞出；锅中加清水、白糖，慢火熬糖后倒入炸好的红薯，糖液完全沾在红薯上即成。

# 洋葱

onion

## 天然血液稀释剂，防癌抗癌

洋葱，又名葱头、圆葱、球葱等，其可食用部分为肥大的磷茎，含有多种微量元素，营养丰富。按照表皮的颜色可分为白皮、红皮和黄皮三种。洋葱有五千多年的栽培历史，在二十世纪初传入我国，随后种植范围不断扩大，成为我国南北各地主要的蔬菜品种之一。

每100g洋葱含有：

- 热量 ……39Kcal
- 蛋白质 ……1.1g
- 碳水化合物 ……5g
- 脂肪 ……0.2g
- 膳食纤维 ……0.9g

性味：味甘辛，性平

功效：清热化痰，解毒杀虫

主产区：山东、甘肃、内蒙古

每日最佳食用量：50~80g

适宜人群：高血压、失眠、食欲不振者

成熟周期

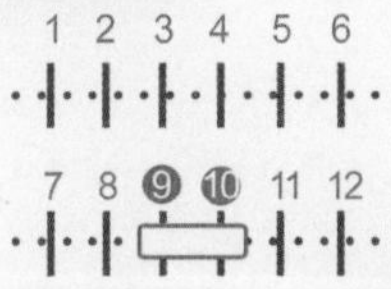


成熟期：9~10月

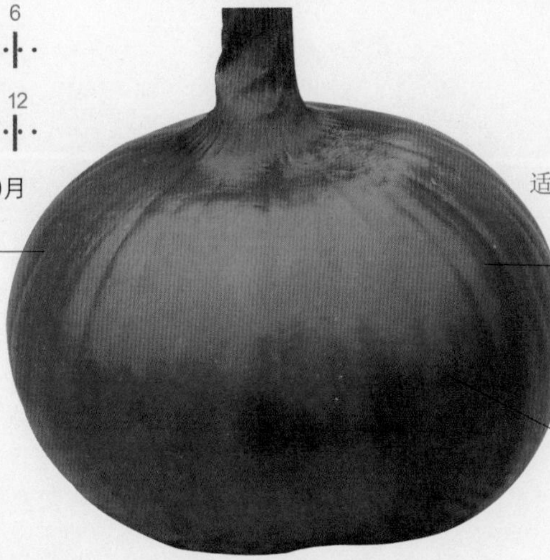

洋葱含有丰富的营养，其气味辛辣，具有祛风散寒的作用。

调理气血

洋葱是富含前列腺素A的蔬菜。前列腺素A具有扩张血管、降低血液黏度的作用，可以降血压、预防血栓的形成。

洋葱辛辣的气味还能刺激胃、肠及消化腺分泌，增进食欲，洋葱脂肪含量极少，还可降低胆固醇。

### 烹饪指导

在切洋葱时，可以将菜刀在冷水中泡一下再切或将洋葱放在冷水中切，即可以减少挥发性物质的刺激。

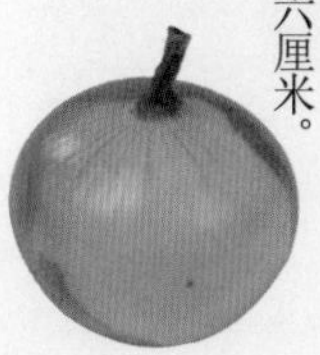

### 白皮洋葱

葱头白色，鳞片肉质，白色，扁圆球形，直径五到六厘米。

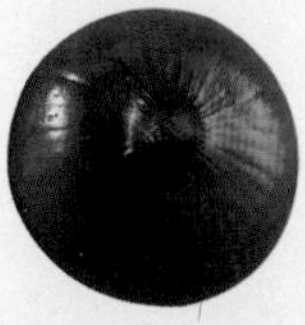

### 红皮洋葱

葱头外表紫红色，鳞片肉质稍带红色，扁球形或圆球形，直径八到十厘米。

### ▶洋葱炖乳鸽

材料：乳鸽500g，洋葱250g，姜、白糖、酱油、胡椒粉、盐、味精适量。

做法：

乳鸽洗净剁成小块，洋葱洗净切成角状；锅中加油烧热，洋葱片爆炒至出味；下入乳鸽，加高汤用文火炖20分钟，放白糖等调料至入味后出锅。

功效：

清肝利胆。

### 食用宜忌

适宜与猪肝、猪肉或鸡蛋搭配食用，具有很好的营养保健功效；适合高血压、高血脂患者食用；适合动脉硬化、糖尿病患者食用；适合急慢性肠炎及消化不良患者食用。每次不宜食用过多。

### 食疗心经

将洋葱切丝，炒熟加调料即可食用，可治高血压，高血脂。

将洋葱捣烂取汁，温水送服，可治腹胀腹泻。

用洋葱外皮煎水喝，或炒洋葱，可改善视力。

洋葱切瓣腌浸2～4日后食用，可治消化不良，胃胀。

# 油菜 rape

产地分布

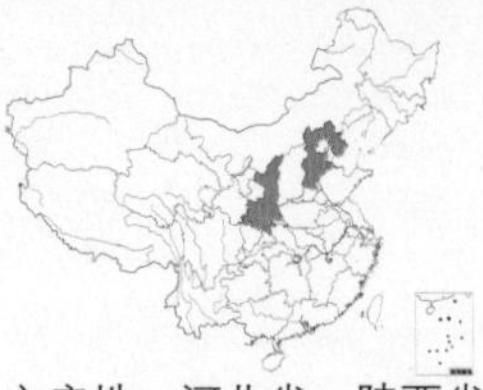

主产地：河北省、陕西省

成熟周期

1 2 3 4 5 6 7 8 9 10 11 12

成熟期：6~10月

性味 味辛，性温，无毒
功效 活血化淤，解毒消肿
适宜人群 动脉硬化、贫血患者

每100g油菜含有：

| | |
|---|---|
| 热量 | 23kcal |
| 蛋白质 | 1.8g |
| 脂肪 | 0.2g |
| 碳水化合物 | 3.8g |
| 膳食纤维 | 1.1g |
| 维生素A | 103mg |

功效

## 活血化瘀，解毒消肿

油菜中钙、铁等矿物质含量很高，在黄绿色蔬菜中可以称得上是营养储备的高手。油菜的茎部含有大量粗纤维，其进入人体内与脂肪结合后，可防止血浆胆固醇形成，促使胆固醇代谢物胆酸排出体外，且有助于人体对其营养物质的吸收。

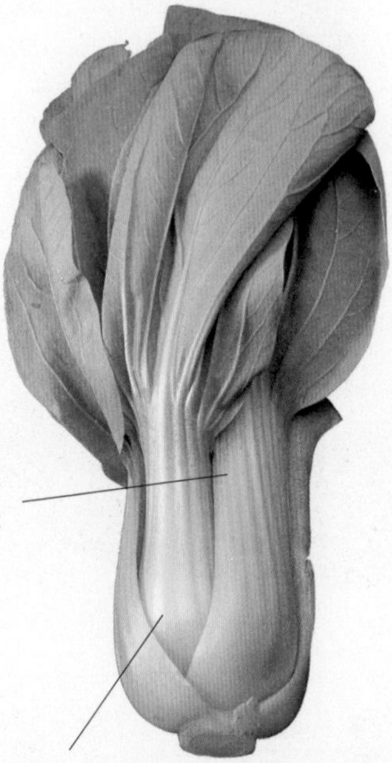

油菜含有非常丰富的钙质，每天食用100g左右的油菜，就能满足身体对钙的需求量。

油菜为低脂肪蔬菜，膳食纤维含量大，能与胆酸盐和食物中的胆固醇及甘油三酯结合，并从体内排出，从而减少脂类的吸收，进而降血脂。

### 保鲜小窍门

虽说是绿叶蔬菜，但与同类相比，可以保存相当长的一段时间。冷藏的时候，要先用潮湿的报纸将它裹好，放入冰箱时尽量呈“竖直”状态摆放。

### 品种群

油菜不是一个单一的物种，根据我国油菜的植物形态特征，将油菜分为三个类型，即白菜型油菜、芥菜型油菜和甘蓝型油菜。

选购指南 选购时用两指轻轻一掐即断的油菜就比较嫩。此外，还要仔细观察菜叶的背面有无虫迹和药痕，应选择无虫迹、无药痕的油菜。

### 食疗心经

#### ▶油菜扒虾仁

做法：

油烧热，放入葱、姜、蒜炝锅，放入虾仁、油菜，略烧，加精盐、味精，勾芡后即成。

功效：

强健身体，提高身体抗病能力。

### 饮食搭配

食用宜忌

一般人均可食用；特别适宜口腔溃疡、口角湿白者；齿龈出血、牙齿松动者宜食用；适宜淤血腹痛、癌症患者食用。痧痘、目疾患者、小儿麻疹后期、疥疮、狐臭等慢性病患者要少食；孕妇不宜多吃；过夜的熟油菜易造成亚硝酸盐沉积，引发癌症，不宜食用。

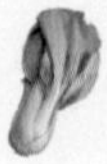

油菜 + 

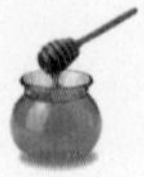

蜂蜜

▶油菜叶捣汁后加入蜂蜜，温服，可治血痢腹痛

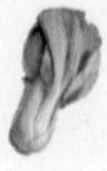

油菜 + 

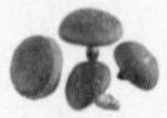

蘑菇

▶油菜蘑菇炒熟后浇上热鸡油，经常食用，可治习惯性便秘

# 油麦菜

leaf lettuce

产地分布

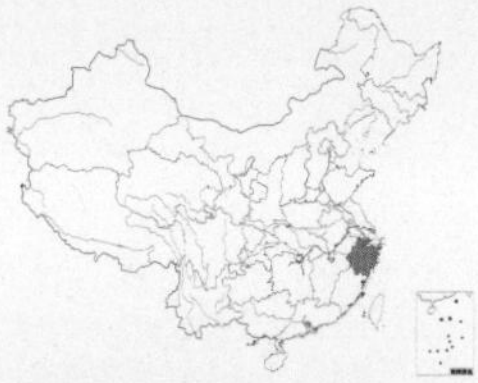

主产地：浙江 上海

成熟周期

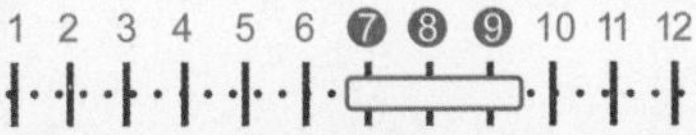


成熟期：7~9月

功效

**质地脆嫩　口感鲜香**

油麦菜是以嫩梢、嫩叶为食用部位的尖叶型叶用莴苣，叶片呈长针形、色泽淡绿、口感极为鲜嫩，是生食蔬菜中的上品，有“凤尾”之称。油麦菜的长相有点像莴笋的“头”，叶细长平展，笋又细又短。从血缘关系上看，油麦菜属于叶用莴苣的变种，与生菜相近，所以又名“牛俐生菜”。

每100g油麦菜含有：

- 热量 ……………… 15kcal
- 蛋白质 ……………… 1.4g
- 脂肪 ……………… 0.2g
- 碳水化合物 ……… 0.4g
- 膳食纤维 ………… 0.6g
- 胡萝卜素 ……… 360mg

## 烹饪指导

食用方法以生食为主，可以凉拌，也可蘸各种调料。熟食可炒食，可涮食，味道独特。油麦菜具有降低胆固醇、治疗神经衰弱、清燥润肺、化痰止咳等功效，是一种低热量、高营养的蔬菜。

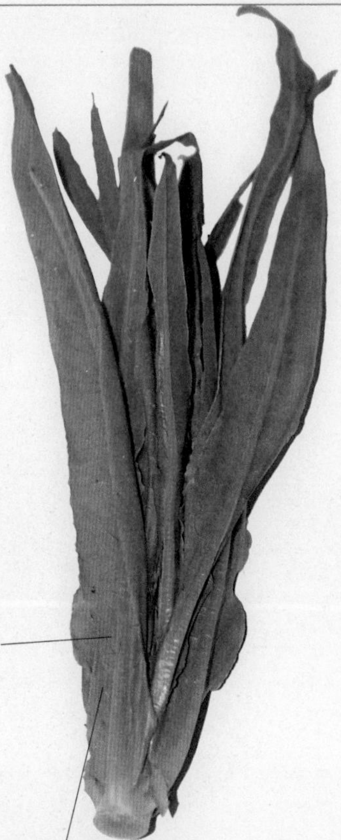

油麦菜营养价值略高于生菜，而远远高于莴笋。

油麦菜有降低胆固醇、治疗神经衰弱、清燥润肺、化痰止咳等功效，是一种低热量、高营养的蔬菜

品种群

**板叶香油麦**

品质优良、有香米味，食用时口感脆嫩。

选购指南 选购时要选择叶片上带有光泽，用手抓起时叶片不会下垂，结实而新鲜水嫩的。

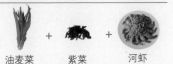

## 饮食搭配

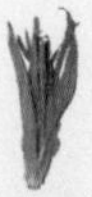 + 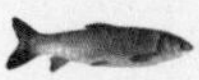 + 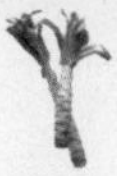

油麦菜　鲑鱼　莴笋

▶ 促进脑部健康，利于肠道消化，对新陈代谢也有帮助

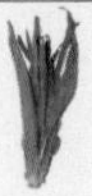 +  + 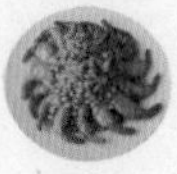

油麦菜　紫菜　河虾

▶ 降低胆固醇、治疗神经衰弱

## ▶ 豆豉鲮鱼油麦菜

粤菜

**材料：**

豆豉鲮鱼罐头、油麦菜、葱、姜、蒜、鸡精、食用油。

**做法：**

将油麦菜洗净切成段；坐锅点火，待油热后将葱姜煸出香味，加入油麦菜、豆豉鲮鱼罐头翻炒，再倒入蒜末、鸡精即可。

# 甘蓝

cabbage

中文学名：甘蓝
性味：性甘，平，无毒
功效：补中和血，宽肠胃
原产地：中国
主产区：河北省

甘蓝是世界卫生组织推荐的蔬菜之一，也被誉为天然『胃菜』。其所含的维生素K1及维生素U，可保持胃部细胞活跃旺盛，防止病变。甘蓝菜可促进激素分泌，更含有丰富的纤维质。种类繁多的甘蓝均可为人体提供丰富的钾质。

**益肾补虚，清利湿热；散结止痛**

每100g甘蓝含有：

| | |
|---|---|
| 粗蛋白 | 4.9g |
| 维生素C | 102g |
| 脂肪 | 0.4mg |
| 糖 | 8.3g |

成熟周期

1 2 3 4 5 6

成熟期：1~2月

产地分布

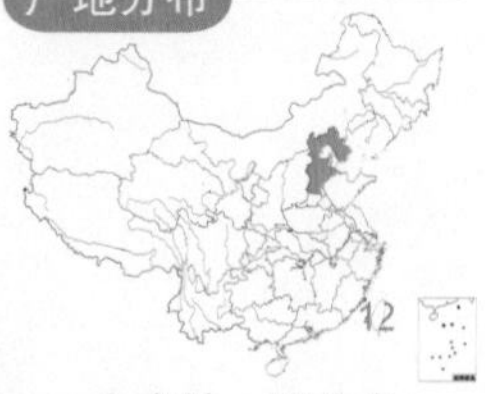


主产地：河北省

品种群

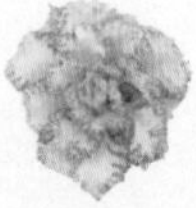

**羽衣甘蓝**

叶片肥厚，倒卵形，深度波状皱褶，呈鸟羽状。花序总状，扁圆形，种子圆球形，褐色。

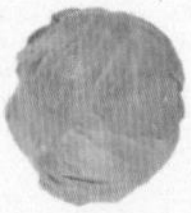

**结球甘蓝**

叶色有黄绿、深绿和蓝绿色之分。叶面光滑，肥厚，有不同程度的灰白色蜡粉。

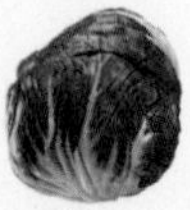

**赤球甘蓝**

叶为紫红色，不同于普通结球甘蓝，其他特征与其他甘蓝基本相似。

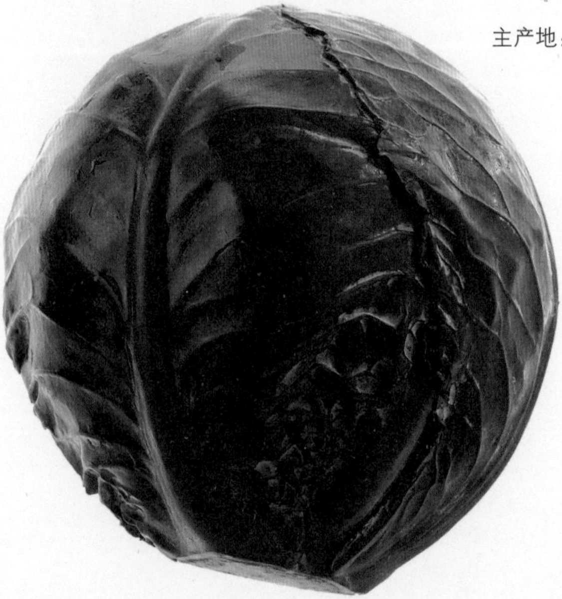

选购指南：形状呈球形和扁球形，饱满，外皮光滑柔嫩，水分少，纤维多且包裹严实的为上品。

## 食疗特长

甘蓝含有的食物纤维可通过稀释毒素降低致癌因子浓度，解毒防癌。它所含的能挥发的芥子油，具有促进消化吸收的作用。

## 食用宜忌

甘蓝常被制成腌制品食用，因腌制后含大量盐分，故高血压、血管硬化的病人少吃，以限制盐的摄入。

## 食疗心经

### ▶羊肉包菜汤：

材料：羊肉、甘蓝、调味品各适量。
做法：将羊肉洗净后切成小块，放入锅中，再用清水将羊肉煮熟，放入洗净且切碎后的甘蓝稍煮即可。
用法：每日1剂，可将此汤佐餐服用。
功效：温中暖胃。
适应症：脾肾阳虚所致的脘腹冷痛且胀满不适、食欲缺乏等病症。

# 生菜 lettuce

## 清热止血，消肿止痛

生菜是叶用莴苣的俗称，属于菊科莴苣属。原产地为欧洲地中海沿岸。古希腊人、罗马人最早食用。生菜传入我国的历史悠久，东南沿海、两广地区栽培较多，台湾种植尤为普遍。生菜所含有的维生素还具有防止牙龈出血以及维生素C缺乏等功效。它所含有的甘露醇等有效成分，能刺激消化，增进食欲。

每100g生菜含有：

| | |
|---|---|
| 热量 | 13kcal |
| 蛋白质 | 1.3g |
| 碳水化合物 | 2g |
| 脂肪 | 0.3g |
| 膳食纤维 | 0.7g |
| 钙 | 34mg |
| 铁 | 0.9mg |
| 磷 | 27mg |

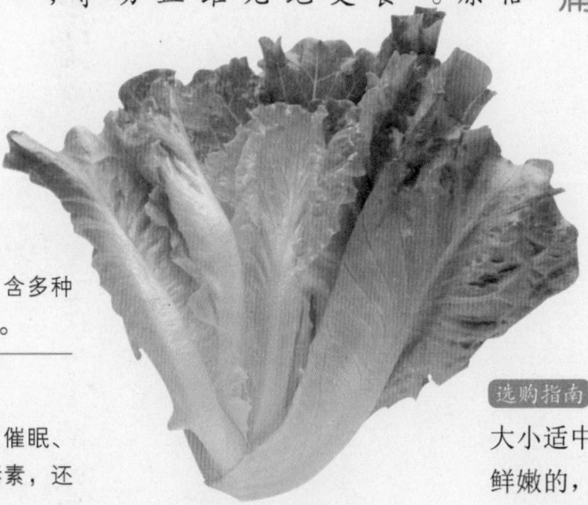

学名：生菜
别称：春菜、莴苣
主产区：两广地区
成熟期：8~9月
性味：性凉，味甘

品种群

**紫叶生菜**
极富营养价值，含多种维生素及矿物质。

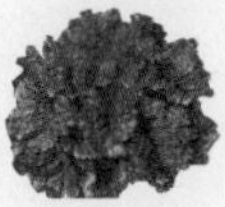

**红叶生菜**
可清热、消炎、催眠、利尿、清肠内毒素，还可抑制胰腺癌。

选购指南 买散叶生菜时，要选大小适中、叶片肥厚适中、叶质鲜嫩的，根部中间有突起的苔，说明生菜不新鲜。

# 苋菜 amaranth

## 凉血止血，清热利湿，止痢

苋菜又名野苋菜、三色苋、赤苋、雁来红。含有丰富的蛋白质和维生素，其幼苗和嫩叶均可食用。因它对骨折之人和孕产妇们有特殊的益处，所以，有的地区把苋菜称为『长寿菜』。它还有清利湿热，清肝解毒，凉血散淤的功效。

每100g苋菜含有：

| | |
|---|---|
| 热量 | 31kcal |
| 蛋白质 | 2.8g |
| 碳水化合物 | 5.9g |
| 脂肪 | 0.4g |
| 膳食纤维 | 1.8g |
| 钙 | 178mg |
| 铁 | 2.7mg |

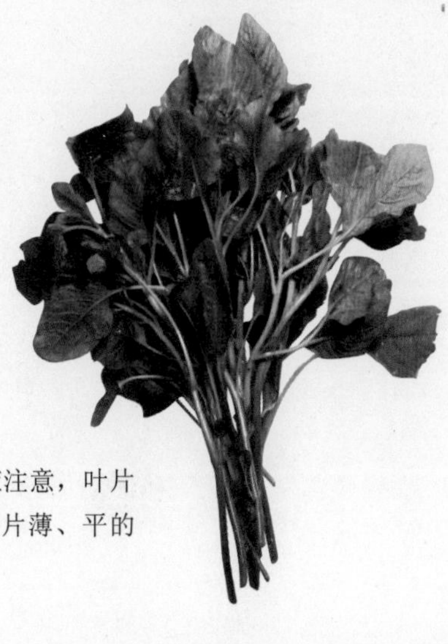

中文学名：苋菜
别名：青香苋、红菜
主产区：昆明
成熟期：4~7月
性味：性凉，味微甘

选购指南 挑选苋菜时应注意，叶片厚、皱的苋菜比较老；叶片薄、平的比较嫩。

饮食搭配

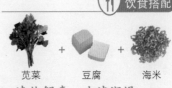

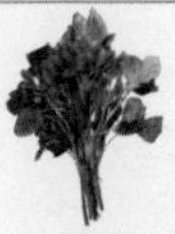
苋菜 +

豆腐 +

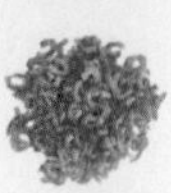
海米

▶ 清热解毒，生津润燥

**做法：**

①苋菜洗净，焯后沥干水分；
②水发海米切末，豆腐切成块，蒜捣成泥；
③蒜泥煸香后放入海米和豆腐块，再加水和适量盐；汤烧开后下苋菜烧煮即成。

# 芹菜

apium

产地分布

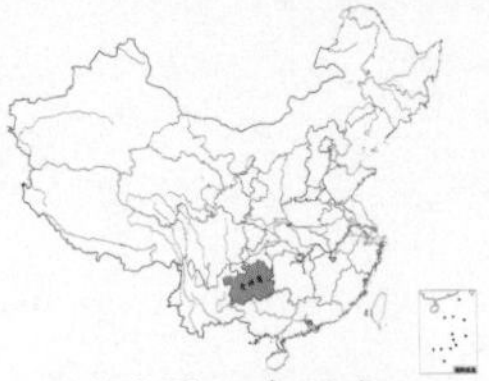

主产地：贵州省

成熟周期

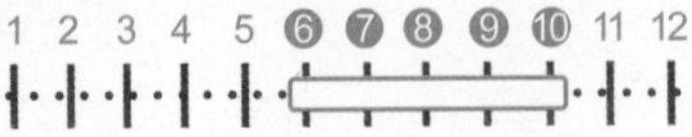


成熟期：6~10月

性味凉，味甘辛，无毒；入肺、胃、肝经。

功效

## 清热除烦，凉血止血

芹菜的独特魅力就在于独特的香味和嚼在口中发出的咯吱咯吱声。它的茎部富含多种维生素和矿物质及大量的粗纤维，这对于老年人的便秘可以起到很不错的缓解功效；其叶子蕴含丰富的叶红素，常吃芹菜叶，可以有效防止血黏稠。

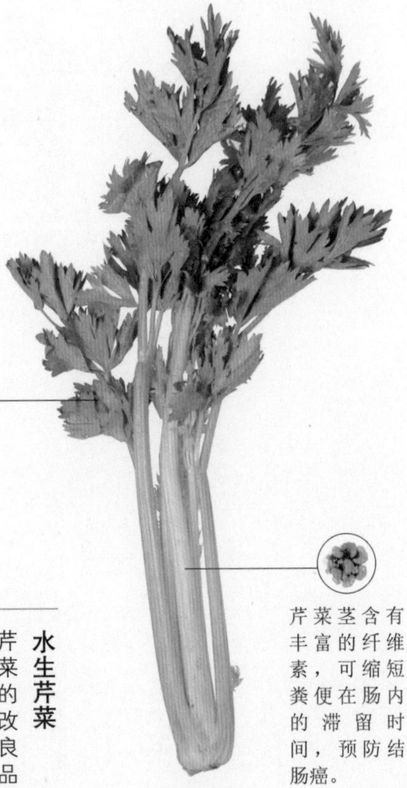

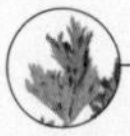

芹菜叶含有丰富的蛋白质、脂肪、碳水化合物等营养成分，其胡萝卜素、维生素C、蛋白质的含量是茎的多倍。

芹菜茎含有丰富的纤维素，可缩短粪便在肠内的滞留时间，预防结肠癌。

每100g芹菜含有：

| | |
|---|---|
| 热量 | 20kcal |
| 蛋白质 | 1.2g |
| 膳食纤维 | 1.2g |
| 维生素A | 57mg |

## 保鲜小窍门

在放入冰箱前，将叶子和根茎分开。如果芹菜在冰箱中"竖直"摆放，保鲜时间会更长。食用前用水浸泡。食用时若滴上点醋，会令口感变柔软。

选购指南 挑选芹菜的时候，要注意观察它的茎部，若纹理略微凹凸且断面狭窄，说明这棵芹菜很水嫩。

品种群

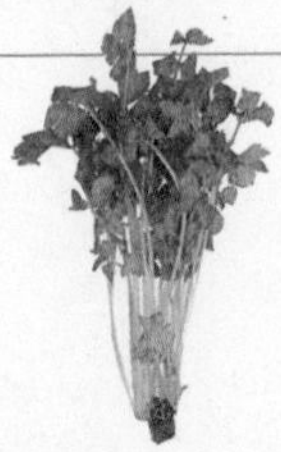

**水生芹菜**

芹菜的改良品种，采用水生种植。颜色浅白色，没有过多的『茎』。

## 烹饪指导

▶ 将芹菜焯烫后过凉，可以减少炒菜的时间，减少吸油。

▶ 芹菜叶富含丰富的胡萝卜素和维生素C等多种营养元素，食用时不应丢弃。

## 食用宜忌

芹菜适合高血压、动脉硬化、高血糖、缺铁性贫血患者食用。脾胃虚寒者不宜多食；血压偏低者也要慎食；芹菜与鸡肉、黄瓜、南瓜等相克，不宜同时食用。

## 饮食搭配

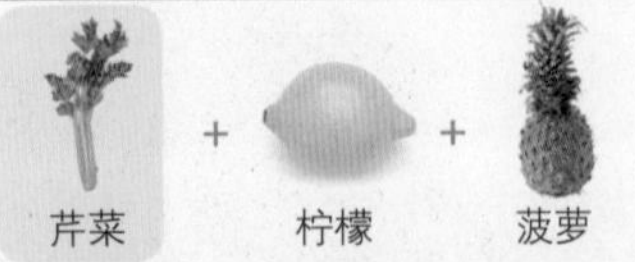


▶ 利尿，对水肿有相当好的疗效

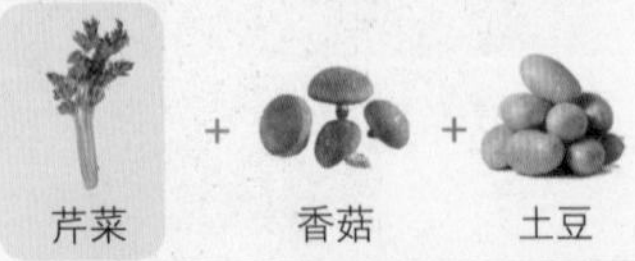


▶ 预防癌症，健脑养生

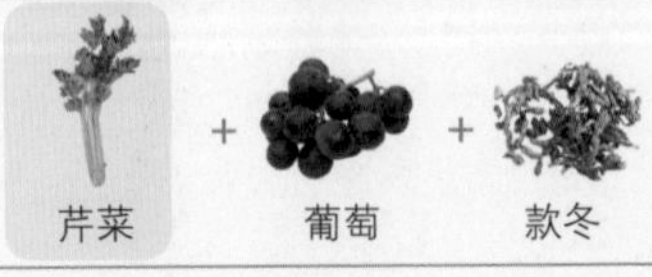


▶ 缓解视疲劳，利尿

# 空心菜

water convolvulus

## 清热解毒，利尿止血

空心菜，学名蕹菜，又叫竹叶菜、通菜、藤菜，为夏秋季节主要绿叶菜之一。原产我国，主要分布在长江以南地区，它里面富含的叶绿素有『绿色精灵』之称。空心菜的嫩梢中含钙量非常的丰富，大约是西红柿钙含量的十二倍，胡萝卜素的含量也较多。鲜菜捣汁大量灌服，有急救解毒之功效。

每100g空心菜含有：

- 热量 ………… 20kcal
- 蛋白质 ………… 2.2g
- 碳水化合物 ………… 36g
- 脂肪 ………… 0.3g
- 膳食纤维 ………… 1.4g

### 产地分布

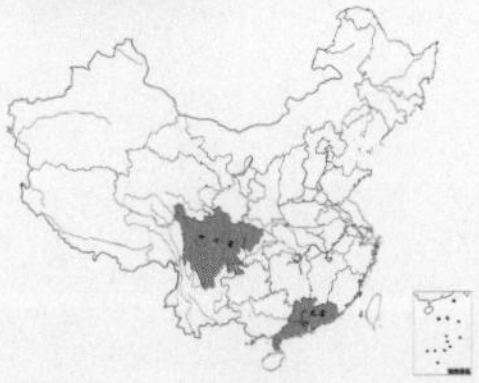

主产地：广东省、四川省

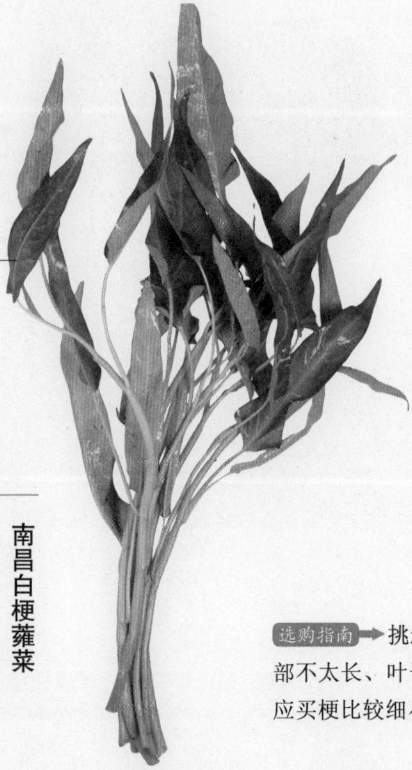

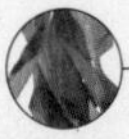

空心菜还含有钾、氯等调节体液平衡的元素，可降低肠道的酸度，预防肠道内的菌群失调，对防癌有益。

### 品种群

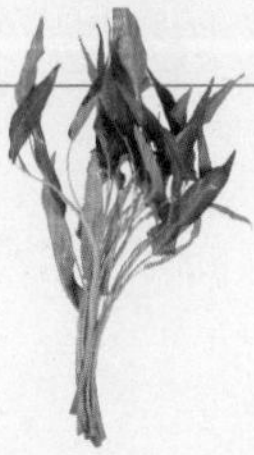

**南昌白梗蕹菜**

茎粗大，黄白色，节疏，叶片长卵形，绿色，生长壮旺，分枝较少。

### 成熟周期

1 2 3 4 5 6

7 8 9 10 11 12

成熟期：7~8月

### 保鲜小窍门

将空心菜装入袋中，扎紧，根部朝下，在袋子的上部角的一端剪掉一个角，放入冰箱中，可以存放一周左右。

**选购指南** 挑选空心菜，以无黄斑、茎部不太长、叶子宽大新鲜的为佳，而且应买梗比较细小的，吃起来嫩一些。

### 食疗心经

材料：空心菜500g。

调料：葱、蒜、酱油盐、鸡精适量。

做法：

①空心菜洗净沥干，葱切碎，蒜切片；

②油锅烧热将葱、蒜爆香，加入空心菜翻炒数下，再放入盐、酱油炒至熟，即成。

### 食用宜忌

适合便血、血尿患者食用；糖尿病、高胆固醇、高血脂、口臭患者宜食；适宜爆炒或焯后凉拌，可避免营养流失。此菜性寒滑利，脾胃虚寒者应慎食；便溏、体质虚弱患者忌食。

### 饮食搭配

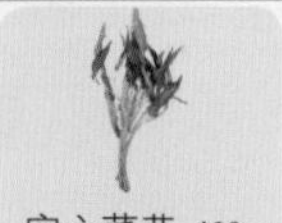

空心菜茎 100g

+

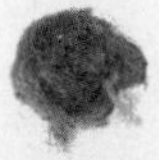

玉米须 50g

▶ 水煎服，每日2次，可治糖尿病

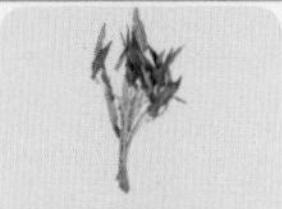

空心菜茎 100g

+

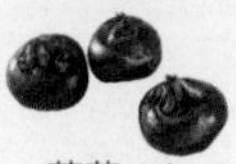

荸荠 6个

▶ 每日3次，治小儿夏季渴

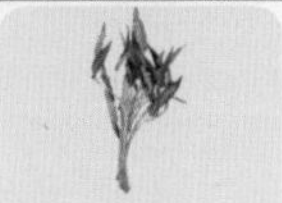

空心菜茎 适量

+

白萝卜 适量

▶ 绞汁1杯，用蜂蜜调服，治肺热咯血

# 菠菜 spinach

产地分布

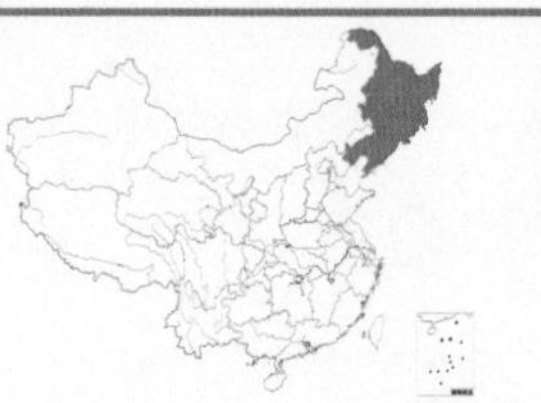

成熟周期

1 2 3 4 5 6 7 8 9 10 11 12

主产地：东北三省、华北等地　　成熟期：9~10月

每100g菠菜含有：

| | |
|---|---|
| 热量 | 24kcal |
| 蛋白质 | 2.6g |
| 脂肪 | 0.3g |
| 碳水化合物 | 4.5g |
| 膳食纤维 | 1.7g |

功效

**丰富的营养元素，健康体质的“助燃剂”**

在所有的黄绿色蔬菜中，菠菜可以当仁不让地被称为“营养含量全能冠军”。它的铁元素含量可以直接和动物肝脏的铁元素含量相匹敌！除此之外，它不仅含有大量的矿物质、类叶红素、叶酸和维生素B，还可造血。

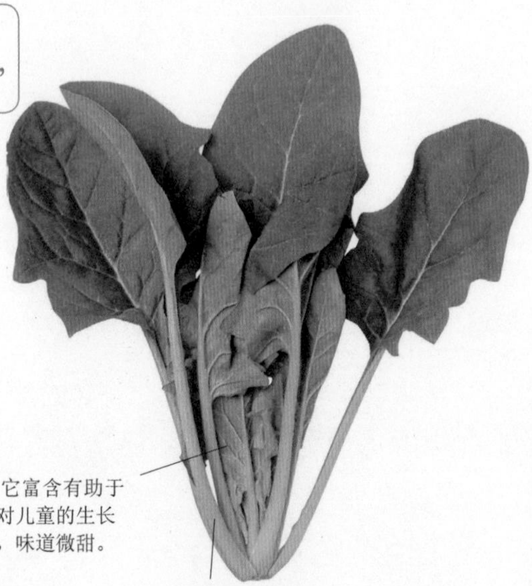

菠菜的梗部呈红色，它富含有助于骨骼生长的锰元素，对儿童的生长发育有着显著的功效，味道微甜。

补充铁质

植物中所含的铁质被称为非血红素铁，与动物中所含的铁质（血红素铁）相比较，具有吸收率不高的缺点。因此，要促进铁元素的吸收就必须同时摄取蛋白质、柠檬酸、维生素C。而菠菜中含有能提升铁质吸收的维生素C，只要搭配蛋白质就可提高吸收率。

性味：味甘，性冷、滑，无毒

功效：补血止血，止渴润肠

适宜人群：动脉硬化、便秘、贫血、感冒患者

每日最佳食用量 100g

选购指南 选购菠菜时，要挑选叶片坚实，整株茂密，叶小茎短，根部带有红色的菠菜。

## 保鲜小窍门

将叶子用潮湿的报纸将它包起来，然后装进保鲜袋内。放入冰箱的冷藏室中“竖直”摆放。

品种群

**微型菠菜**

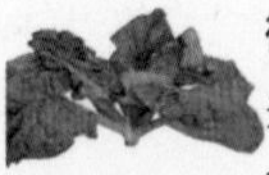

这种菠菜只适合在冬季种植。稍微降低它所处环境的温度，对其生长和发育都会起到良好的作用。甜度适中，叶大而肥厚。

## 食疗心经

### ▶炸菠菜脯

原料：菠菜心、海米末、猪肥肉膘、冬笋、冬菇、豆腐皮、鸡蛋清各适量。

做法：①菠菜洗净，切末；海米、肥肉膘、冬笋、冬菇切丁，与菠菜末一起放入碗内，加盐、味精、葱汁调制成馅；②将豆腐皮切成圆片，馅放豆腐皮上；③鸡蛋清加少量干淀粉做糊；④炒锅加油，烧至四成热时，将原料逐个挂匀暄糊，下锅炸制金黄后捞出即可。

特点：荤素兼备，口味鲜香。

## 饮食搭配

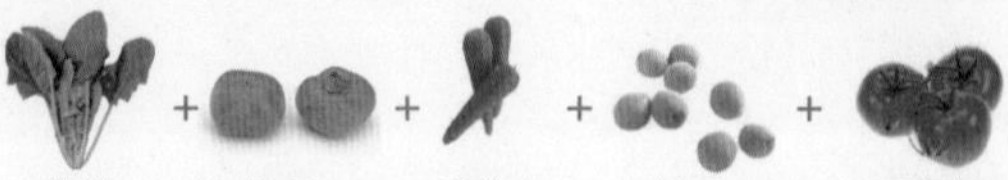

菠菜 + 柿子 + 胡萝卜 + 梅子 + 西红柿

▶有效预防白内障、青光眼以及视力衰弱等眼部疾病

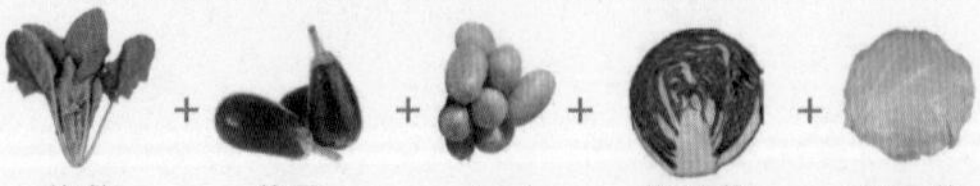

菠菜 + 茄子 + 土豆 + 紫甘蓝 + 高丽菜

▶加快体内血液循环，有效预防癌症

# 白菜 chinese cabbage

## 味道鲜美可口，营养丰富，有『菜中之王』之美誉

白菜是人们生活中不可缺少的一种重要蔬菜，味道鲜美可口，营养丰富，素有『菜中之王』的美称。白菜由芸苔演变而来。以柔嫩的叶球、莲座叶或花茎供食用。是补充营养、净化血液、疏通肠胃、增强免疫力、促进新陈代谢，有利于人体健康的佳蔬良药。

每100g白菜含有：

| | |
|---|---|
| 热量 | 17kcal |
| 蛋白质 | 1.5g |
| 碳水化合物 | 3.2g |
| 脂肪 | 0.1g |
| 膳食纤维 | 0.8g |

**成熟周期**

1 2 3 4 5 6

7 8 9 10 11 12

成熟期：9~10月

性味：味甘，性微寒
功效：清热利水，养胃，解毒
主产区：山东、西安、北京、天津
适宜人群：肺热咳嗽、便秘、肾病患者

白菜含有均衡的多种营养，能为身体增强抵抗力，具有预防感冒及消除疲劳的功效。

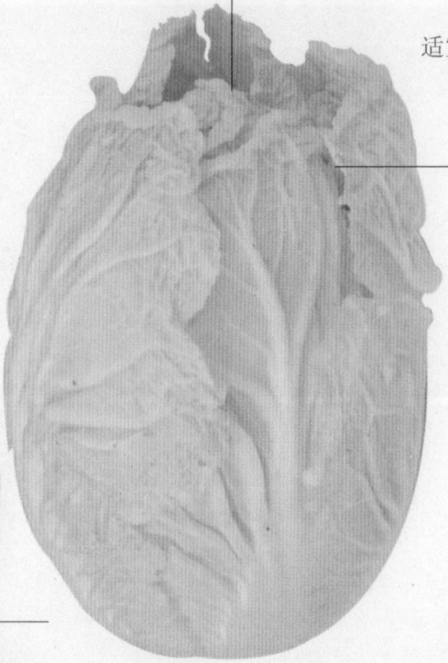

经过炖煮后的白菜有助消化，因此最适合肠胃不佳或病患者食用。

**选购指南** 白菜含有氧化酵素，切开后会活性化，发生褐变，致使维生素C氧化，因此最好买整棵。

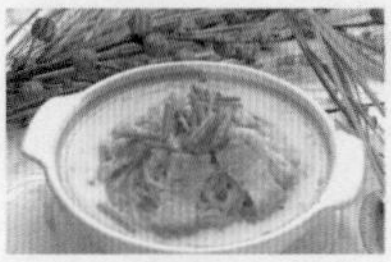

◀酸菜是世界三大腌制菜品之一，它历史悠久，一直是中国北方居民喜欢的一种越冬菜，酸香味醇、清新爽口。

**食用宜忌**

适合肺热咳嗽、便秘、肾病患者食用；女性宜多吃。忌食隔夜的熟白菜和未腌透的大白菜；腹泻者尽量忌食；气虚胃寒的人忌多吃。

**品种群**

**娃娃菜**

菜头颜色微黄，帮薄有细褶。

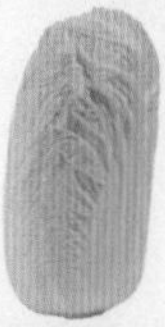

**小白菜**

叶深绿色，形成疏松的牛皮菜状的头。

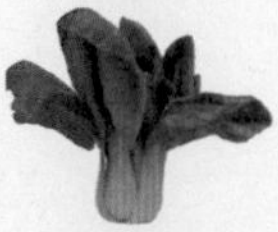

**高桩白菜**

主根粗大，侧根发达，水平分布。

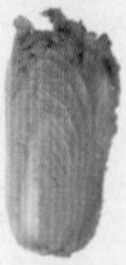

**圆白菜**

叶宽，形成伸长而淡绿色的紧密圆形。

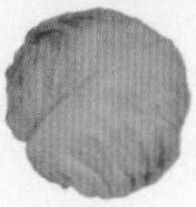

**中华小食屉**

辣白菜是我国朝鲜族世代相传的一种佐餐食品，我国吉林省朝鲜族家庭的餐桌上，辣白菜更是必备品。辣白菜味辣脆酸甜，色白带红，四季皆宜。

**饮食搭配**

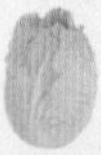
白菜 250g

+

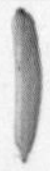
萝卜 200g

▶ 二者榨汁饮用，可治煤气中毒

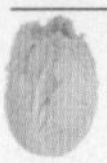
白菜 8g

+

银耳 40g

+

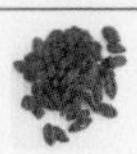
枸杞子 15g

▶ 将三者加水煎服，每日2次，可治白内障

# 韭菜

leek

## 含大量纤维素和粗纤维，有『精力蔬菜』之称

韭菜自古以来就被视为是可增强体力的蔬菜。它含有丰富的维生素A、B族维生素、维生素E，还含有臭气成分——蒜素，因此被称为『精力蔬菜』。韭菜中的蒜素能提升促进糖类新陈代谢的维生素$B_1$在肠内的吸收率，活化身体各种功能。

每100g韭菜含有：

| | |
|---|---|
| 蛋白质 | 2.42g |
| 碳水化合物 | 4.6g |
| 脂肪 | 0.4g |
| 水分 | 91.8g |
| 膳食纤维 | 1.4g |

性味：味辛，性温
功效：温中开胃、行气活血
主产区：在我国广泛种植
每日最佳食用量：100g
成熟期：6~7月

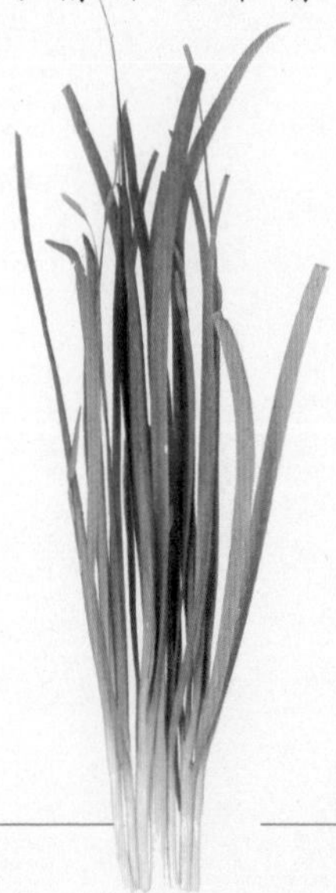

### 食用宜忌

韭菜易引起上火，阴虚火旺者不宜多食；韭菜不易消化，胃肠虚弱的人不宜多食；患有眼病者不宜多食。

**选购指南** 选购时要选择韭叶上带有光泽，用手抓起时叶片不会下垂，结实而新鲜水嫩的。

### 饮食搭配

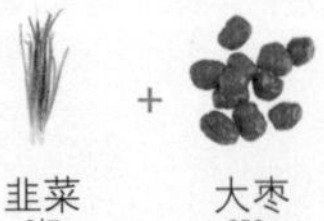

韭菜 2把 + 大枣 250g ▶ 同煎，饮汁，可治支气管炎

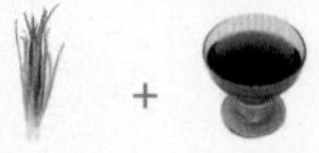

韭菜 2把 + 黄酒 ▶ 同煮，饮汁，可治扭伤腰痛

# 茼蒿

Crown daisy

## 清心养血，消食开胃，通便利腑

茼蒿的茎和叶可以同食，有特殊的香味，鲜香嫩脆，一般营养成分无所不备。它的形状类似菊花，所以又称为菊花菜。茼蒿也含有丰富的钾，能将盐分运出体外，对于患高血压的人来说，可以说是最佳的食用蔬菜。

每100g茼蒿含有：

| | |
|---|---|
| 蛋白质 | 1.9g |
| 碳水化合物 | 3.9g |
| 脂肪 | 0.1g |
| 膳食纤维 | 1.2g |
| 钙 | 73mg |
| 铁 | 1.5mg |

性味：味甘涩，性温
功效：平补肝肾，宽中理气
主产区：山东省
成熟期：6~7月

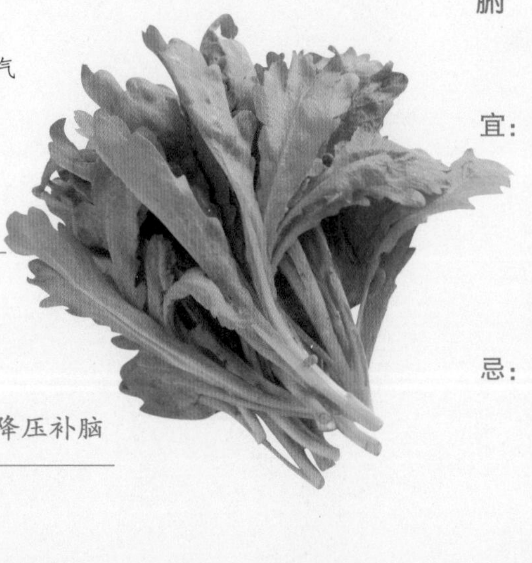

### 饮食搭配

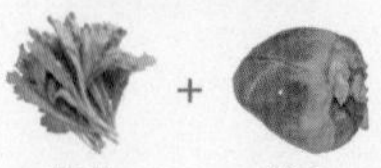

茼蒿 350g + 猪心 250g

▶ 做汤，开胃健脾+降压补脑

### 食用宜忌

宜：适宜高血压患者、脑力劳动人士及骨折患者食用；茼蒿对慢性肠胃病和习惯性便秘有一定的食疗作用；宜于儿童和贫血患者食用。

忌：茼蒿气浊、上火，一次不要吃太多；胃虚泄泻的人应忌食。

产地分布

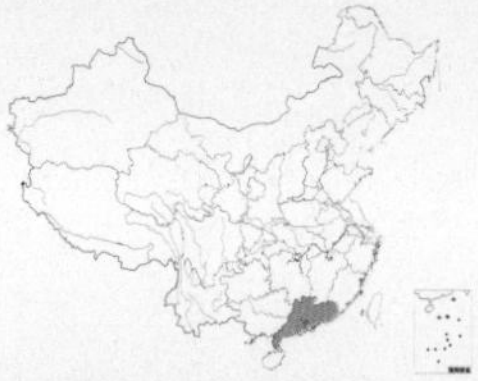

主产地：广东省

成熟周期

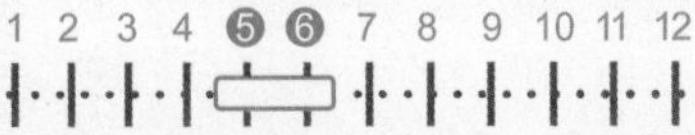


成熟期：5～6月

# 芥菜

leaf mustard

每100g芥菜含有：

- 热量 ………………… 16kcal
- 蛋白质 ………………… 1.8g
- 脂肪 ………………… 0.4g
- 碳水化合物 ………… 2g
- 膳食纤维 ………… 1.2g
- 维生素A……… 283mg

功效

**提神醒脑，解除疲劳**

芥菜为十字花科芸薹属一年或两年生草本植物，品种众多。青芥，又叫刺芥，像白菘，菜叶上有柔毛。大芥，也叫皱叶芥，叶子大而有皱纹，颜色深绿，味比青芥更辛辣。此二芥都适宜入药用。平时人们所说的芥菜一般指叶用芥菜，又称雪菜、雪里蕻。

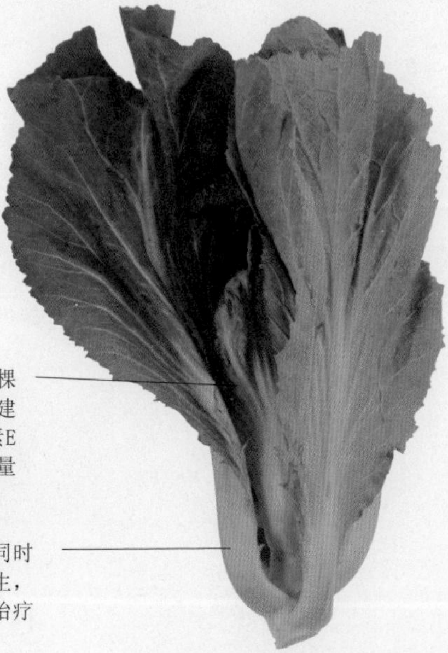

### 增强人体免疫力

芥菜中含丰富的维生素。一棵芥菜中维生素C的含量是每日建议摄取量的1.5倍。而维生素E的含量也超过每日建议摄取量的10%。

芥菜还有解毒消肿之功效，同时还能抗感染和预防疾病的发生，促进伤口愈合，可用来辅助治疗感染性疾病。

芥菜富含维生素A、维生素B族和维生素D，在这些维生素的共同作用下，芥菜可止痛生肌，促进十二指肠溃疡的愈合。芥菜所含的胡萝卜素还有明目的作用。

选购指南 大芥菜的外表有点像包心菜。挑选时，应选择包得比较饱满，且叶片肥厚，看起来很结实的芥菜。

品种群

### 水东芥菜

水东芥菜，也就是人们常说的雪菜，爽脆可口、质嫩无渣、鲜甜味美，是深得人们喜爱的餐桌蔬菜。

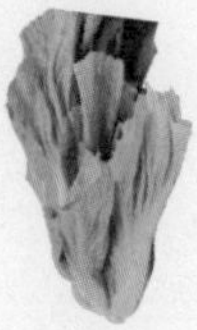

### 烹饪指导

- 主要用于配菜炒来吃，或煮成汤，也可做饺子、馄饨等面食的馅料。
- 将芥菜叶带茎腌制成腌菜，具有特殊的香味，可增进食欲，是有名的开胃食品。

### 食疗心经

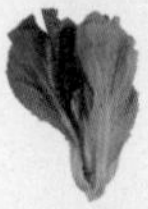

芥菜

\+

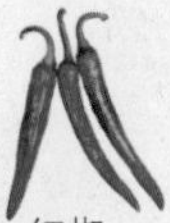

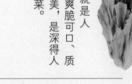

红椒

▶ 健脾开胃+增强食欲

材料：芥菜1把，红辣椒1个，盐、味精、芝麻酱、醋、香油各适量。

做法：将芥菜洗净，切段，摆入盘中；红辣椒切丝，摆入盘中；取一只碗，将盐、味精、芝麻酱、醋、香油放入其中，搅拌均匀，制成味汁；将调好的味汁均匀地淋在芥菜上即可。

### 食用宜忌

新鲜芥菜不能与鲫鱼、鳖肉同食；腌制后的芥菜，高血压、血管硬化的病人应少食；内热偏盛及热性咳嗽患者少食；疮疡、痔疮、便血者也不宜食用。

# 黄花菜

grassleaf dry-lily

## 味鲜质嫩，营养丰富

黄花菜，学名萱草，又名安神菜、忘忧草等，是我国特有的植物。黄花菜营养丰富，据现代科学分析，黄花菜含有大量营养物质，其中蛋白质、糖类、钙、铁和硫胺素的含量在蔬菜中名列前茅，尤其富含维生素A。

每100g黄花菜含有：

| | |
|---|---|
| 蛋白质 | 19.42g |
| 碳水化合物 | 34.9g |
| 脂肪 | 1.4g |
| 热量 | 199Kcal |
| 膳食纤维 | 7.7g |

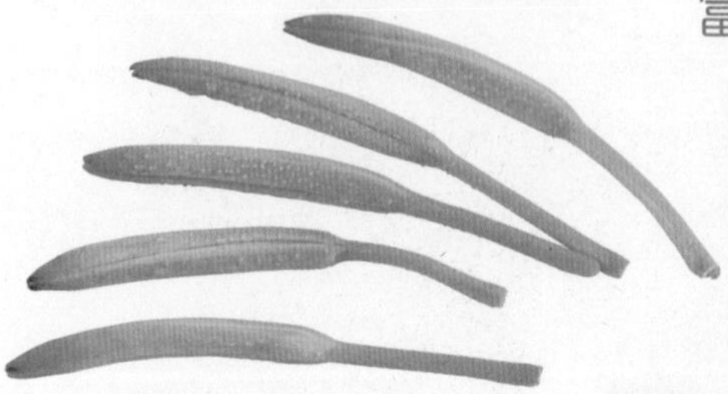

性味：味甘性平
功效：养血平肝，利尿消肿
主产区：东北三省
适宜人群：失眠、贫血者
成熟期：9月

选购指南 质量较好的黄花菜颜色呈金黄色或棕黄色，色泽较均匀，新鲜无杂物，外形紧长，粗细均匀，手感柔软而富有弹性。

### 肉丝黄花菜

川菜

色泽美观，清鲜味美

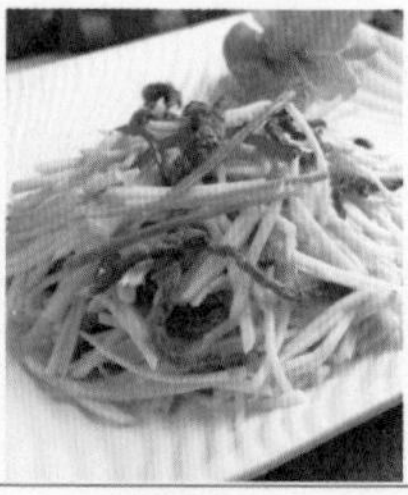

**做法：**锅内加豆油烧热，下葱、姜末及肉丝炒散；加入料酒、花椒水，放入黄花菜；放米醋，加精盐、味精炒匀，出锅装盘即成。

### 食用宜忌

黄花菜不宜鲜食，它含有秋水仙碱素，可导致人体中毒甚至危及生命。因此，黄花菜必须在蒸煮晒干后存放，再食用。

# 荠菜

shepherd's purse

## 降血压，有助于增强机体免疫力

荠菜，又名护生草、净肠草、地米菜、鸡心菜，分为板叶荠菜和散叶荠菜两种。原产于中国，营养价值很高，具有和脾、利水、止血、明目的功效，常用于治疗产后出血、月经过多、痢疾、水肿、肠炎、胃溃疡、感冒发热、目赤肿疼等症。

每100g荠菜含有：

| | |
|---|---|
| 蛋白质 | 2.9g |
| 碳水化合物 | 4.7g |
| 脂肪 | 0.4g |
| 膳食纤维 | 1.7g |
| 水分 | 90.6g |

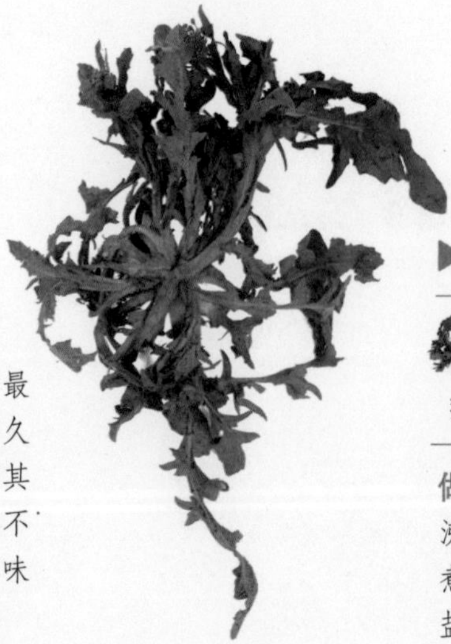

性味：味甘，性平
功效：凉血止血，清热利尿
主产区：华北地区
成熟期：4~5月

### 烹饪指导

▸荠菜根部的药用价值最高，制作时应保留；不宜久烧久煮，时间过长会破坏其营养成分；烹饪荠菜时，不选用葱、姜、料酒进行调味仍可保留其原来的香味。

### ▶荠菜鸡蛋汤

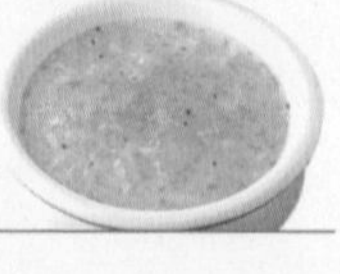

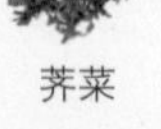

荠菜 + 

鸡蛋 ▶ 补心安神，养血止血，清热降压

**做法：**炒锅上旺火，放水加盖烧沸，放入植物油，接着放入荠菜，再煮沸，倒入鸡蛋稍煮片刻，加入精盐、味精，盛入大汤碗内即成。

# 蒜薹

garlic sprout

## 调和脏腑，抑制体内细菌繁殖

蒜薹是人们喜食的蔬菜之一，在中国种植已有两千多年的历史，苍山、金乡两县是国家命名的两个『中国大蒜之乡』，其中苍山大蒜以生产蒜薹为主。蒜薹外皮含有丰富的纤维素，可刺激大肠蠕动，调治便秘。多食用蒜薹，能预防痔疮的发生，降低痔疮的复发次数，并对轻中度痔疮有一定的治疗效果。

每100g蒜薹含有：

- 钙 ………… 19mg
- 蛋白质 ………… 2g
- 碳水化合物 ………… 15.4g
- 脂肪 ………… 0.1g
- 膳食纤维 ………… 2.5g
- 铁 ………… 42mg

性味：味辛，性温
功效：温中下气，补虚，调和脏腑
主产区：山东省
成熟期：9月上旬

**选购指南** 选购蒜薹时，以条长翠嫩，枝条浓绿，茎部白嫩的为佳，若尾部发黄，顶端开花，纤维粗老的则不宜购买。

判断蒜薹老嫩的方法是用指甲掐，如果易掐断且汁液多的就比较嫩，反之就比较老。

多食用蒜薹，能预防痔疮的发生，降低痔疮的复发次数，并对轻中度痔疮有一定的治疗效果。

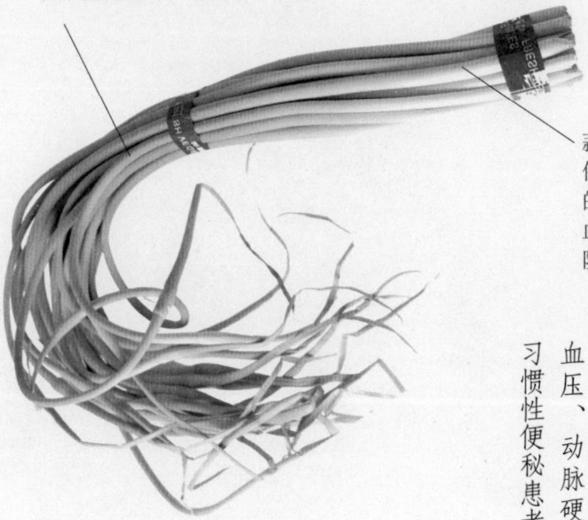

蒜薹对心脑血管有一定的保护作用，它不仅有明显的降血脂作用，还能防止血栓和动脉硬化，并能预防冠心病。

### 保鲜小窍门

常温下，新鲜蒜薹可保存10～15天；蒜薹去除蒜尾，捆扎后装入保鲜袋，放入冰箱保鲜室，可长期保存。

### 食用宜忌

一般人群均可食用；适宜脾胃气虚、营养不良、胃及十二指肠溃疡患者；适宜癌症、高血压、动脉硬化、习惯性便秘患者。

## ▼回锅肉

川菜

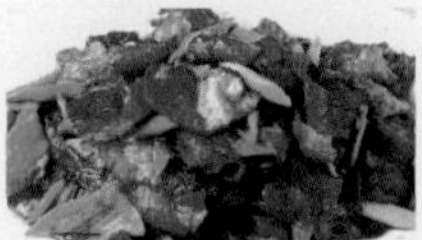

**回锅肉是中国川菜中一道烹调猪肉的传统菜式，也称熬锅肉。所谓回锅，就是二次烹调的意思。菜品口味独特，色泽红亮，肥而不腻。**

**材料：** 猪肉二百五十克，青椒四十五克，青蒜三十克，豆豉三十克，白砂糖十克，味精适量，植物油适量。

**做法：**
①将鲜肉煮至八成熟；
②将煮过的肉切片；
③锅中加少许油，烧热后，加入豆豉，用大火炒至有香味溢出；
④下切好的肉片炒至肥肉部分变小、打卷；
⑤下配菜及调料，炒熟即可。

### 饮食搭配

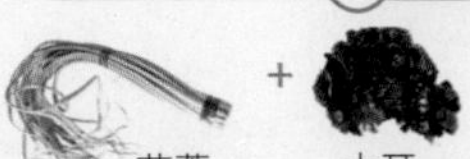

蒜薹 + 木耳

▶ 二者一起翻炒食用，可治高血脂

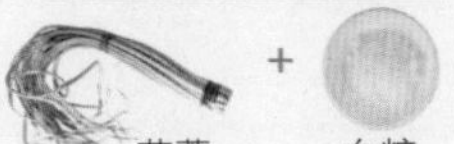

蒜薹 + 白糖

▶ 焯后切条腌制食用，可治伤口感染

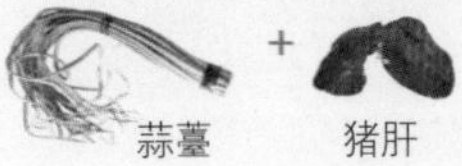

蒜薹 + 猪肝

▶ 二者翻炒加入调料即可，可治大脑疲劳

# 菜花

cauliflower

## 可降低癌症的发病率，抗癌效果极佳

菜花，学名花椰菜，是十字花科植物甘蓝变种的巨大花蕾，原产地中海沿岸。花茎可食，纤维含量少，口感鲜嫩，营养丰富，滋味鲜美，是人们喜食的蔬菜。菜花含有丰富的维生素C，被形象地称为『维生素C的宝库』。长期食用菜花，可提高机体免疫力，抗癌防癌。

每100g菜花含有：

| | |
|---|---|
| 热量 | 24Kcal |
| 蛋白质 | 2.1g |
| 碳水化合物 | 4.6g |
| 膳食纤维 | 1.2g |
| 脂肪 | 0.4mg |
| 钙 | 23mg |

性味：性凉，味甘

功效：补肾填精，健脑壮骨，补脾和胃

主产地：华北地区

每日最佳食用量：100g

**选购指南** 选购时，应选择呈白色或淡乳白色，干净、坚实、紧密，而且叶子部分保留紧裹花蕾的菜花，叶片饱满呈绿色。

### 成熟周期

1 2 3 4 5 6 7 8 9 10 11 12

成熟期：9~10月

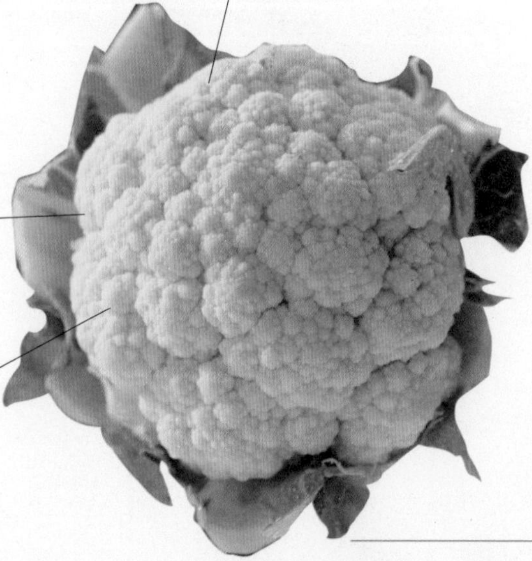

菜花中维生素C含量丰富，对病毒具有抵抗力，能防癌，滋养美丽肌肤，具有强健身体的功效。

菜花还有一个不容忽视的优点就是含有丰富的食物纤维。食物纤维可消除便秘、整肠、防癌。

菜花还能分解及排泄胆固醇，促进酵素运动，抑制导致动脉硬化发生的因素。此外，菜花中的维生素K具有强化骨骼的作用。

### 食用宜忌

菜花与西红柿同食可健胃消食、生津；菜花与鸡肉同食，可预防乳腺癌。不宜与猪肝搭配食用，否则会降低其营养价值。

### 品种群

**西兰花**

茎上长满小颗粒，组成花状，肉质细嫩，味甘鲜美，食后易消化吸收。

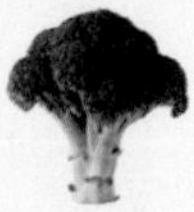

### 烹饪指导

▶ 菜花炒、烩加热时间不宜过长，以保持其脆嫩适口，如果过火，就会变得软烂，口感欠佳。在烹调前，用水焯一下，再回锅调味，翻炒几下，即可出锅，以减少在锅内的停留时间。

### 饮食搭配

菜花 + 鸡蛋 ▶ 二者共同煮食，可治慢性胃炎，消化不良

菜花 + 蚝油 ▶ 菜花洗净切开，用蚝油炒熟食用，可治慢性胃炎

菜花 + 蜂蜜 ▶ 菜花榨汁后加适量蜂蜜调服，可治肺结核病

菜花 + 香菇 ▶ 共煮汤，可治高血压病

# 香菜 coriander

产地分布

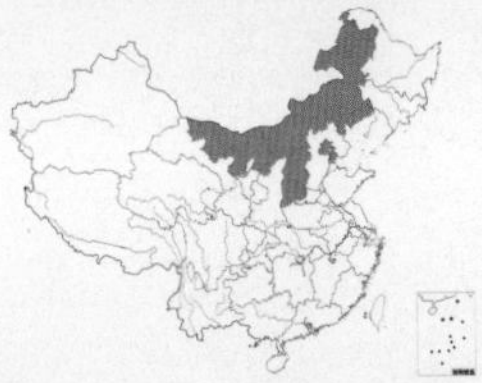

成熟周期

1 2 3 4 5 6 7 8 9 10 11 12

主产地：北京、天津、山西、内蒙古　　成熟期：10月

每100g香菜含有：

| | |
|---|---|
| 热量 | 31kcal |
| 蛋白质 | 1.8g |
| 脂肪 | 0.4g |
| 碳水化合物 | 6 .2g |
| 膳食纤维 | 1.2g |
| 维生素A | 193mg |

性味：味辛，性温，微毒

功效：发表透疹，消食开胃，止痛解毒

适宜人群：食欲不振者宜食；尤其适合出麻疹小孩食用。

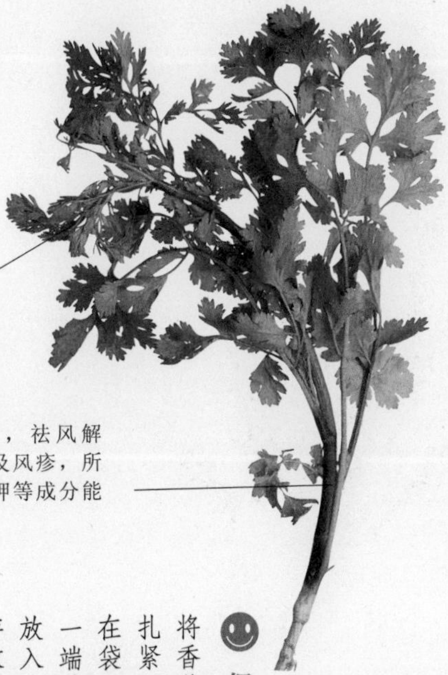

由于香菜有刺激性气味，因此虫害少，一般不需要喷洒农药，非常适合生食、泡茶和做菜用。生食香菜可以帮助改善代谢。

香菜芳香健胃，祛风解毒，透发麻疹及风疹，所含的苹果酸、钾等成分能促进血液循环。

功效

## 独特的香味帮你健胃排毒、调理肠道

在一些国家的传统美食中都不乏香菜的身影。虽然一直以“配角”的身份活跃在餐桌上，但它的营养价值已越来越多地得到各国人们的关注和认可。香菜中独特的“香”，不仅具有调理肠道、健胃养脾的功效，而且能够有效缓解神经性紧张和间接性腹痛。

选购指南　选购时，应挑选棵大、颜色鲜绿、带根的香菜。

### 保鲜小窍门

将香菜装入袋中，扎紧，根部朝下，在袋子的上部角的一端剪掉一个角，放入冰箱中，可以存放一周左右。

### 饮食搭配

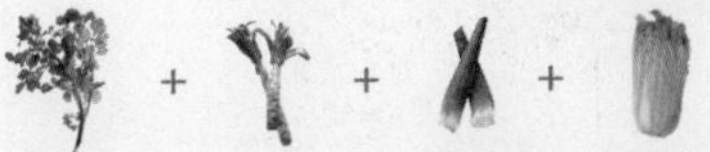


▶ 提高胃动力，缓解工作疲劳

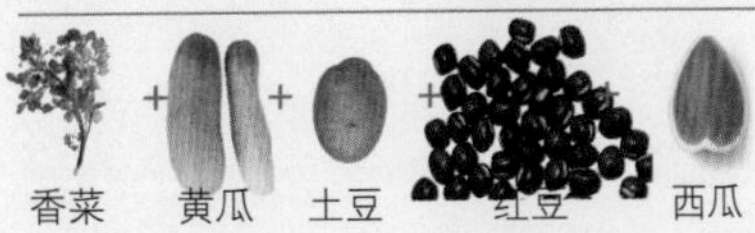


▶ 预防肾脏疾病，促进血液循环

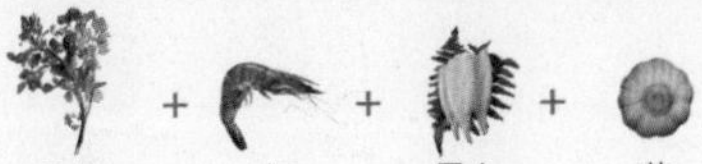


▶ 增强体力，缓解疲劳

### 食用宜忌

香菜不宜和黄瓜、动物肝脏、猪肉同食；服维生素K时不应食用香菜；服用补药或中药白术、丹皮时，也不宜食用；患口臭、狐臭、严重龋齿、胃溃疡、生疮的人要少吃香菜。

### 烹饪指导

- 将香菜的叶子、胡萝卜和干辣椒充分捣碎，放入少许酱油浸泡，有“药食同源”的功效。
- 吃海鲜的时候，在调味汁中加上一些香菜，可以有效缓解海鲜的“腥味”。

# 金针菇

needle mushroom

## 清香扑鼻，味道鲜美

金针菇，又称毛柄小火菇、冬菇、朴菰、冻菌、金菇、智力菇等。因其菌柄细长，似黄花菜，故称金针菇，属伞菌目白蘑科金针菇属。金针菇具有很高的药用食疗价值，不仅蕴含丰富的营养，而且最新研究表明，它还具有一种抗癌的物质，能有效地抑制癌细胞，越来越受到人们的青睐。

每100g金针菇含有：

| | |
|---|---|
| 热量 | 26kcal |
| 蛋白质 | 2.4g |
| 碳水化合物 | 6g |
| 脂肪 | 0.4g |
| 膳食纤维 | 2.7g |
| 铁 | 1.4mg |

中文学名：金针菇
功效：温中散寒，开胃消食
主产区：东北三省
成熟期：7~8月
性味：味辛，性热

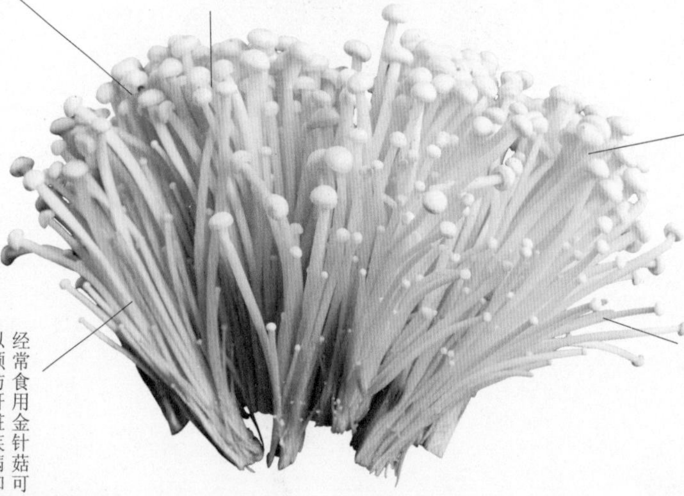

金针菇含有丰富的人体必需的氨基酸，尤其赖氨酸和精氨酸含量较多。

金针菇能有效地增强机体的生物活性，促进身体的新陈代谢，有利于人体对食物中各种营养素的吸收和利用。

经常食用金针菇，可以预防和治疗肝脏疾病及胃、肠道溃疡，适合高血压患者、肥胖者和中老年人食用。

经常食用金针菇可以预防肝脏疾病和肠胃道溃疡，增强机体抗病能力，强健身体。

金针菇中含有一种叫朴菇素的物质，可以增强机体对癌细胞的抵抗能力，因此常食金针菇可起到防癌、抗癌的作用。

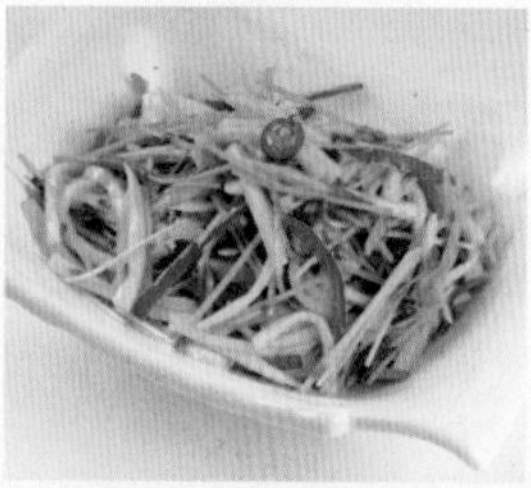

## 凉拌金针菇

川菜

**材料：** 金针菇、黄甜椒、葱段、蒜蓉、生抽、香醋、香油、蜂蜜各适量。

**做法：**

①水烧开，先放入金针菇、黄甜椒丝烫三十秒，最后加入葱丝拌匀，捞出后，放入冰水里浸泡半分钟；

②一勺半生抽、一勺香醋、小半勺蜂蜜和蒜蓉搅拌成汁，将金针菇捞出倒入调味汁，拌匀即可。

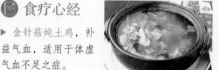

## 食疗心经

▶ 金针菇炖土鸡，补益气血，适用于体虚气血不足之症。

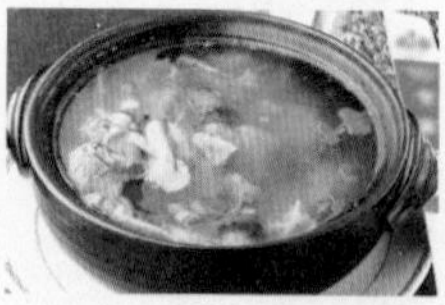

## 饮食搭配

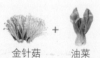

金针菇
+

油菜
▶ 营养滋补，对高血压、糖尿病人都有补益作用

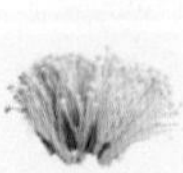
金针菇
+
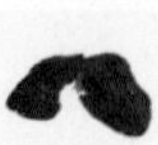
猪肝
▶ 猪肝切片用薯粉拌匀，与金针菇同煮，加入调料即可，可治肝炎

# 竹荪

dictyophora indusiata

## 益气补脑、宁神健体

竹荪是名贵的食用菌，在古代被列为『宫廷贡品』，同时也是食疗佳品。竹荪因形状俊美、色彩鲜艳，被人们称为『雪裙仙子』、『菌中皇后』。其营养丰富，味道鲜美，但生长条件恶劣，不易收获，历来被认为是珍奇稀罕之物。

每100g竹荪含有：

| | |
|---|---|
| 热量 | 235kcal |
| 蛋白质 | 19.4g |
| 碳水化合物 | 60.6g |
| 脂肪 | 2.6g |
| 膳食纤维 | 8.4g |
| 钙 | 55mg |
| 磷 | 288mg |

学名：竹荪
成熟期：6~8月
性味：味甘，性冷、滑，无毒
功效：益气补脑，宁神健体
主产区：四川、贵州、湖北

选购指南 商家为了使竹荪称起来更重些，在竹荪中灌浆，选购时将竹荪抓在手中捏紧，干燥松软的质量较好，烹调后口感也佳。

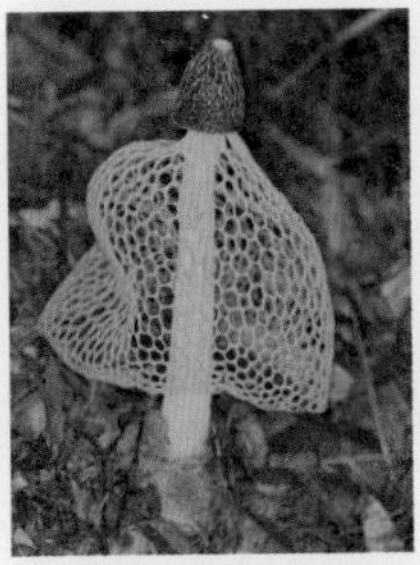

竹荪对于保护人体的肝脏有一定的功效，它能减少腹壁上脂肪的积存，由此能够达到降血压、降血脂以及减肥的效果。

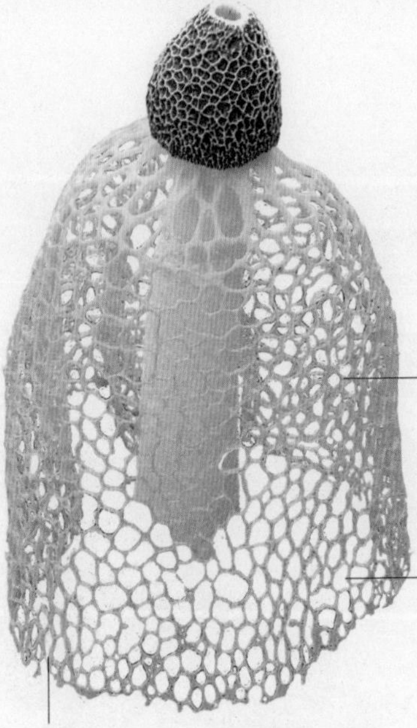

竹荪是优质植物蛋白的营养源，并且含有多种氨基酸，且谷氨酸含量尤其丰富。

竹荪中所含的半乳糖、葡萄糖、甘露糖和木糖等异多糖，在抗肿瘤、抗凝血、抗炎症、提高免疫力以及降血糖方面都有一定的作用。

竹荪有补气养阴、清热利湿、润肺止咳的功效，它对肺虚热咳、喉炎、高血压、高血脂、痢疾等疾病有很好的治疗作用。

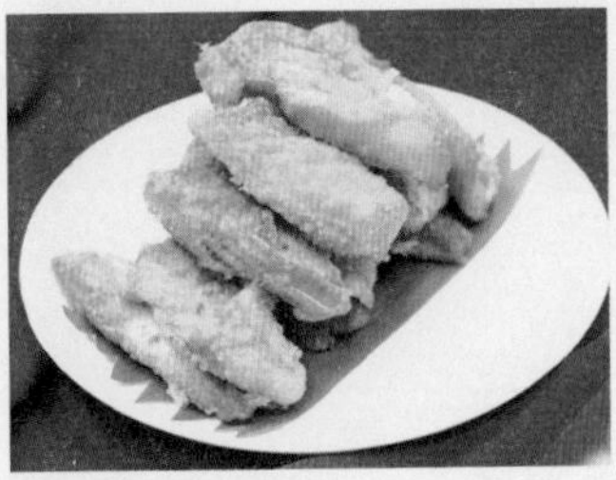

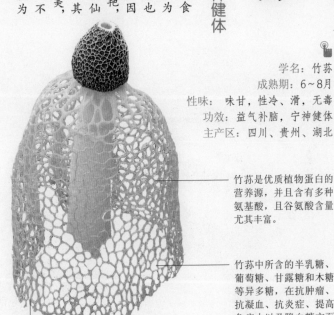

### 香酥竹荪鱼

**脆嫩爽口，香气浓郁，可活血、健脾、益胃，可有效预防咳嗽、高血压、高血脂。**

材料：

干竹荪100g　盐适量
草鱼500g　鸡精适量
鸡蛋100g　淀粉适量
面包屑20g　芝麻适量
椒盐适量

做法：

①将干竹荪用水泡开，切成5厘米长的段；
②将干净鱼肉剁成细蓉，加入盐、鸡精搅拌均匀，再将鱼蓉放入竹荪中间，蘸上鸡蛋液、面包屑、芝麻待用；
③油锅烧热后放入竹荪鱼，炸至金黄色时捞出，食用时蘸椒盐即可。

### 食用宜忌

肥胖、脑力工作者宜多吃；适宜高血压、高血脂、高胆固醇、肿瘤患者食用；失眠及免疫力低下者可以常食。黄裙竹荪，也叫杂色竹荪，有毒，不可食用；腹泻的人不宜食用竹荪，感冒患者，也应忌食。

# 海带

kelp

## 消痰软坚、泄热利水

海带，是褐藻的一种，形状像带子，生长在海底的岩石上，含有大量的碘质，有『碱性食物之冠』『长寿菜』『海上之蔬』的美誉。海带主要是自然生长，也有人工养殖，多以干制品行销于市，质量以色褐、体短、质细而肥厚者为佳。海带有消痰软坚、泄热利水、散结抗癌、止咳平喘、祛脂降压的功效。对疝气下坠、咳喘、水肿、高血压、冠心病、肥胖病有很好的疗效。

每100g海带含有：

- 热量 ………… 12kcal
- 蛋白质 ………… 1.2g
- 碳水化合物 ………… 2.1g
- 脂肪 ………… 0.1g
- 钾 ………… 246mg
- 碘 ………… 113.9mg

海带含丰富的碘质，从中可提炼出碘和褐藻酸。碘是人体必需的元素之一，多食海带还能预防动脉硬化及甲状腺肿大。

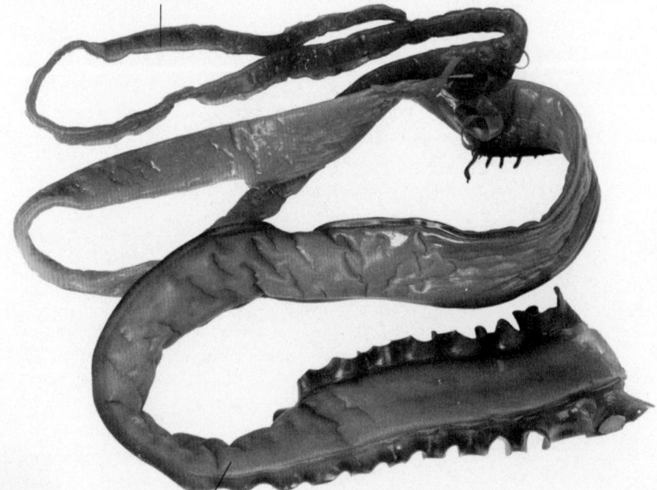

海带的碘化物被人体吸收后，能加速病变和炎症渗出物的排除，有降血压、防治动脉硬化、促进有害物质排泄的作用。

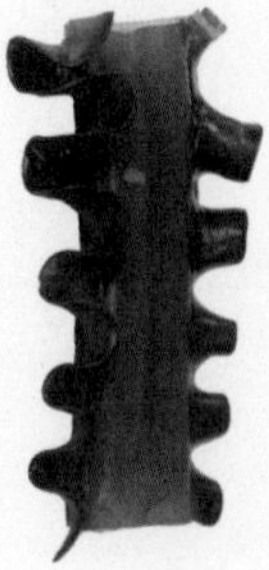

性味：味咸，性寒

主产区：辽宁、山东、江苏、浙江、福建

成熟期：5~7月

功效：祛脂降压、散结抗癌

每日最佳食用量：15~20g

选购指南→海带的叶子以肥厚，够长够宽为佳；颜色以紫中微黄，近似透明为优；经加工捆绑后，以无杂质，整洁干净为佳。

### 食用宜忌

适宜缺碘、甲状腺肿大、高血压、高血脂、骨质疏松、营养不良性贫血以及头发稀疏者食用。气血不足及肝硬化腹水和神经衰弱者尤宜食用。脾胃虚寒的人慎食，脾胃虚寒者、甲亢中碘过盛型的病人要忌食。孕妇与乳母不可过量食用海带。

### 体内合成甲状腺素的主要原料，营养丰富

海带中的碘极为丰富，碘可以刺激垂体，降低女性体内雌激素水平，纠正内分泌失调；海带胶质能促使体内的放射性物质排出体外，减少放射性物质在人体内的积聚；大量的不饱和脂肪酸，可清除附着在血管壁上的胆固醇。

## 凉拌海带丝

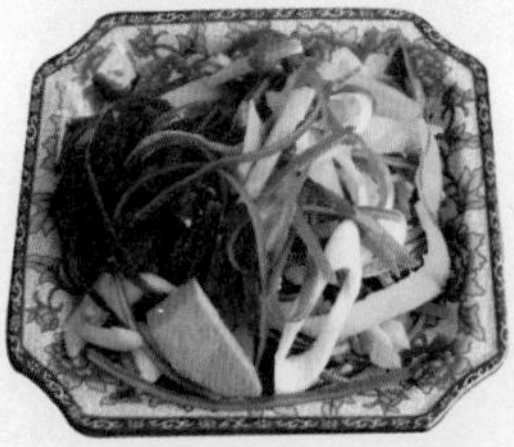

材料：海带丝适量，两大勺糖，小半勺盐，一小块酸辣椒，芝麻。

做法：海带丝洗净，加两大勺糖、白醋，小半勺盐，适量蒜末，再淋些芝麻油，即可。

## 西红柿海带饮品

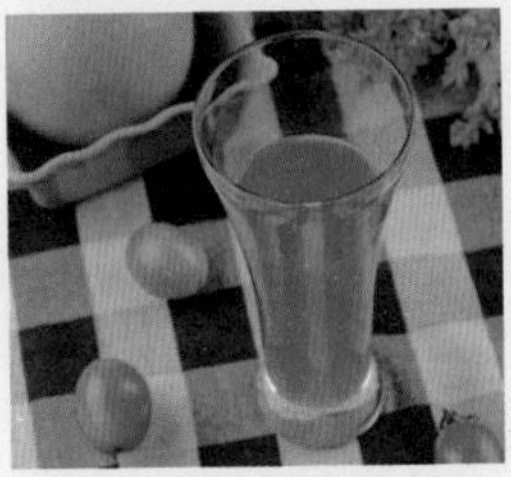

材料：西红柿两个，柠檬一个，海带五十克。

做法：将海带切成片，西红柿切成块，柠檬切片。上述食材放入果汁机中搅打两分钟，滤掉果菜渣。将汁倒入杯中加入果糖即可。

## 冬瓜排骨海带汤

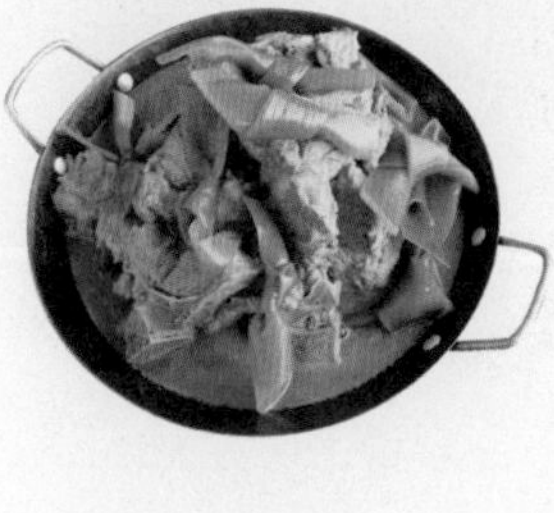

材料：猪排骨四百克，海带一百五十克，葱段、姜片、精盐、香油各适量。

做法：排骨洗净切块后，入锅中煮去血沫后捞出；入锅中加入排骨及调料，小火煮四十分钟后加入冬瓜、海带，熬制二十分钟即可。

### 烹饪指导

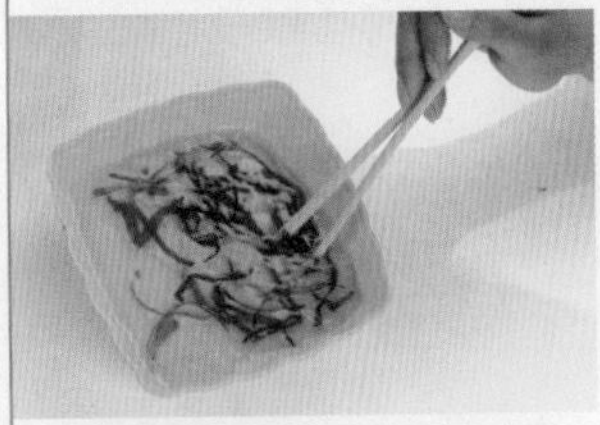

▶ 洗海带不必洗去白霜

买来的干海带，表层染有白霜，这并不是发了霉。白霜有利尿、消肿、降低颅内压的妙用，所以不必将其洗去。

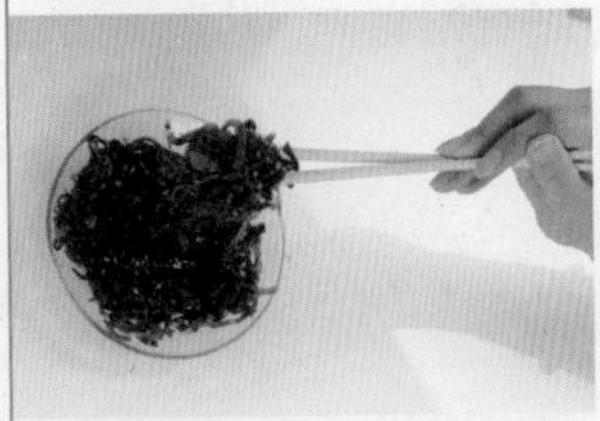

▶ 拌食海带前，为保证海带鲜嫩可口，用清水煮约15分钟即可，但时间不宜过久。

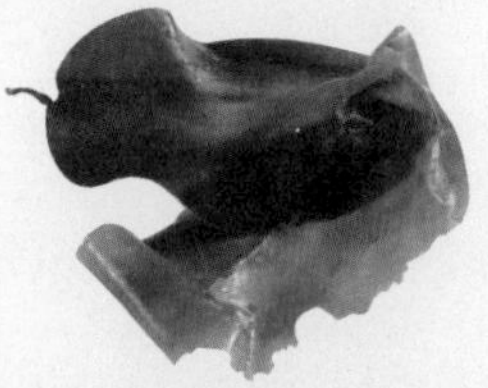

▶ 由海中捞出后，晒干，食用前再进行清洗，洗净之后，再浸泡2～3小时，中间换几次水。

### 饮食搭配

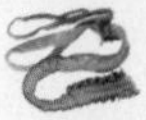
海带 50g
+
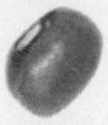
绿豆 50g
+

白糖 50g
▶ 三者用水煮，服食，每日一次，可治皮肤湿毒瘙痒

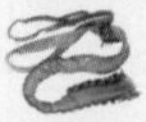
海带 30g
+
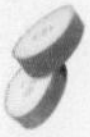
冬瓜 100g
+
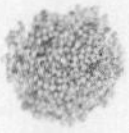
苡仁 30g
▶ 同煮汤，加适量白糖食用，每日1次，可治暑热，高血压，高血脂

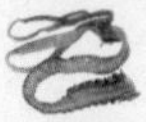
海带 500g
+

白糖 200g
▶ 海带洗净切小块，煮熟后捞出，加白糖拌匀，腌渍1日后即可食用。每日2次，每次食用50g可治慢性咽炎

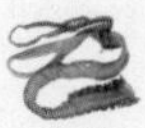
海带 20g
+

草决明 30g
▶ 水煎，吃海带饮汤，每日2次，可治肝火头痛、眼结膜炎

# 紫菜

laver

中文学名：紫菜
性味：味甘咸、性寒
功效：化痰软坚、清热利水
主产区：福建、浙江省
成熟期：9月～次年4月

## 化痰软坚，补肾养心

紫菜是一种生长于浅海岩石上的藻类植物，紫色，种类多。富含蛋白质、碘、磷、钙等物质，可供食用。紫菜性味甘、咸、寒，具有化痰软坚、补肾养心、清热利水的功效。对于甲状腺肿、水肿、慢性支气管炎、咳嗽、高血压等病症有很好的疗效。

每100g紫菜含有：

| | |
|---|---|
| 能量 | 207kcal |
| 蛋白质 | 26.7g |
| 碳水化合物 | 44.1mg |
| 胡萝卜素 | 1370mg |
| 钾 | 1796mg |
| 钙 | 264mg |
| 钠 | 710.5mg |
| 磷 | 350mg |

紫菜所含的多糖可增强细胞免疫和体液免疫功能，提高机体的免疫力。

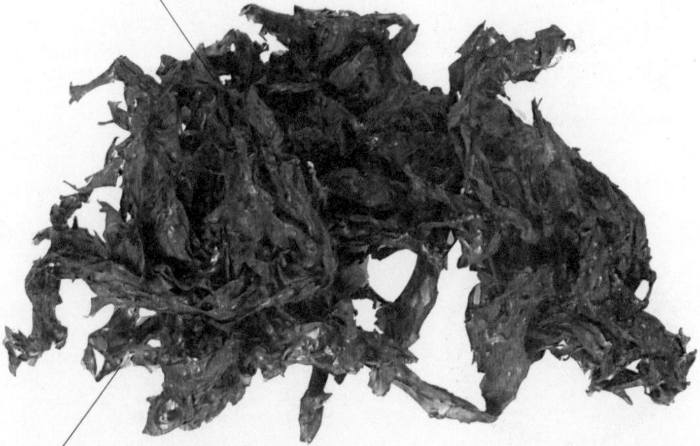

紫菜含丰富的维生素和矿物质，经常食用，可保护皮肤和眼睛的健康。

### 品种群

**岩紫菜**

天然甘紫菜的总称，生长在面向外海的岩石上，具有浓郁岩石香味。

**绿紫菜**

颜色是新鲜的绿色，有独特的香味，磨成粉末的绿紫菜可做主食的配料等。

**钩凝菜**

具有琼脂性质的海藻，将加热的钩凝菜加热融化凝固后再切成块，加入调料后可凉拌食用。

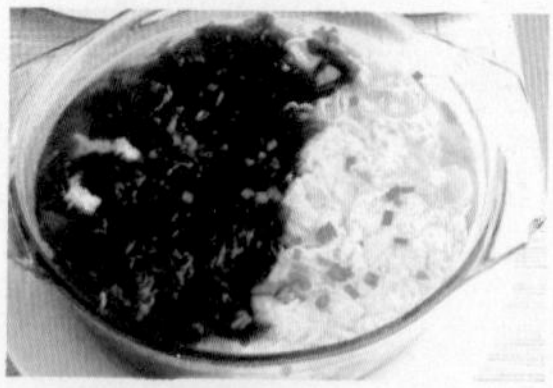

◀『紫菜蛋花汤』

**富含碘、钾、钙、磷、铁和蛋白质、维生素A、维生素C等，滋补身体，恢复体力。**

### 烹饪指导

▶ 紫菜要保存在罐头瓶等密闭容器中，如果吸收了潮气，烹饪时易碎。

### 中华小食屉

紫菜包饭是我国朝鲜族的风味小吃，制作时用紫菜将煮熟的米饭与蔬菜、肉类等包卷起来，营养丰富，鲜美可口。

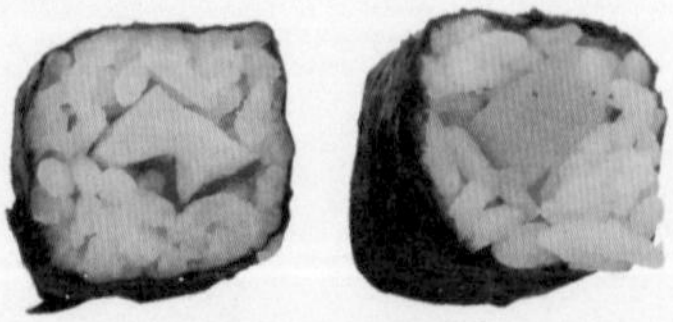

# 裙带菜

vagum

## 防止动脉硬化，降低高血压

裙带菜又称『若布』。同时被称为美容菜、聪明菜、绿色海参、健康菜的裙带菜，是微量元素和矿物质的小宝库，含有十几种人体必需的碘、氨基酸、钙、硒、锌、叶酸和维生素等矿物质。裙带菜含丰富的钙、锌、碘等营养成分，对儿童的骨骼、智力发育极为有益。经常食用裙带菜可减肥、保护皮肤、清理肠道、延缓衰老、降低胆固醇。

**每100g裙带菜含有：**

| | |
|---|---|
| 热量 | 16kcal |
| 胡萝卜素 | 940mg |
| 食物纤维 | 3.6g |
| 钙 | 100mg |
| 铁 | 0.7mg |
| 磷 | 27mg |

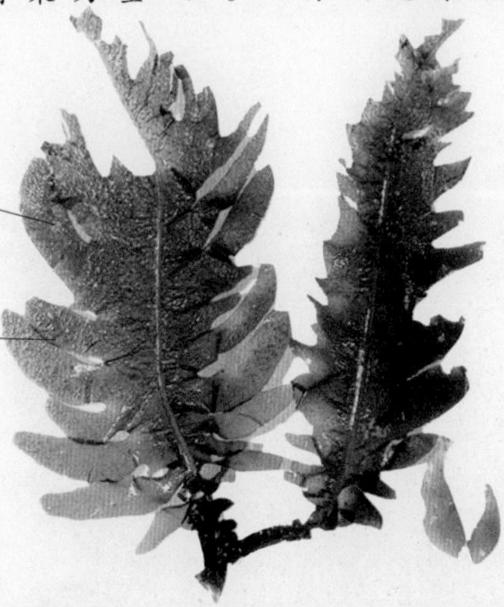

裙带菜含有丰富的钙质，可帮助预防骨质疏松。

裙带菜的根部黏液性强，用醋拌制后食用，风味更佳。

性味：味甘咸，性凉
功效：清热，生津，通便
主产区：辽宁、山东等地
成熟期：5月

### 烹饪指导

▶ 烹饪时，将干燥的裙带菜浸泡在水中，将盐分洗净，热水中汆烫后即可进行烹制。

**选购指南** 选购干裙带菜时，要选择有黑绿色光泽，肉厚实有弹性的。

# 口蘑

tricholoma

## 味道鲜美，口感细腻软滑

口蘑生长在蒙古草原上，味道异常鲜美，由于向外输送时要通过交通要道张家口，所以被称为『口蘑』。产量小，需求量大，价格昂贵，目前是中国市场上最贵的一种蘑菇。口蘑富含微量元素硒及大量的食物纤维，属于低热量的健康食品。

**每100g口蘑含有：**

| | |
|---|---|
| 热量 | 11kcal |
| 维生素D | 118kcal |
| 碳水化合物 | 2.1g |
| 钾 | 350mg |
| 磷 | 100mg |

中文学名：口蘑
性味：味甘性平
主产区：内蒙古
成熟期：11月～次年3月
功效：宣肠益气、散血热、解表化痰、理气
每日最佳食用量：20g

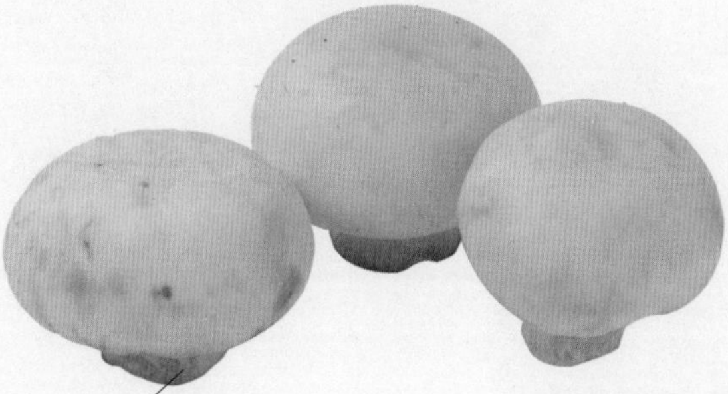

口蘑有强身补虚之功效，可防癌抗癌，也可提高人体免疫功能，还可护肤。经常食用还有降低血压及血中胆固醇的作用。

### 烹饪指导

▶ 食用时最好吃鲜蘑。市场上销售的袋装口蘑，食用前一定要多漂洗几遍，以去掉某些化学物质。宜配肉菜食用。制作菜肴不用放味精或鸡精。

# 木耳

agaric

## 为菜肴大添风采，养血驻颜

木耳味道鲜美，营养丰富，而且能养血驻颜，强健身体。黑木耳是著名的山珍，可食、可药、可补，中国老百姓餐桌上久食不厌，现代营养学家把黑木耳称为『素中之荤』，盛赞其营养价值可与肉类食物相媲美。

每100g木耳含有：

| | |
|---|---|
| 热量 | 205kcal |
| 蛋白质 | 12.1g |
| 碳水化合物 | 65.6g |
| 脂肪 | 1.5g |
| 膳食纤维 | 29.9g |
| 钙 | 247g |

性味：味甘，性平，有小毒

功效：补气血，润肺，止血

主产区：黑龙江、吉林等地

成熟期：6月

木耳还含有维生素K，可以减少血液凝块，预防血栓的发生，起到防治动脉粥样硬化和冠心病的作用。

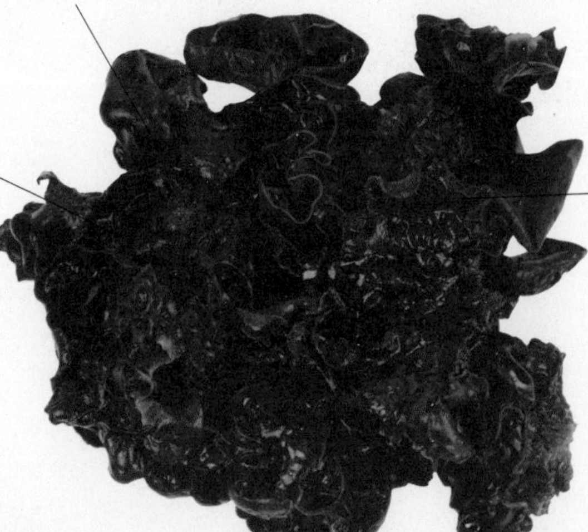

木耳也有抗肿瘤、增强机体免疫力的功效，经常食用可防癌抗癌。

木耳可以把残留在人体消化系统内的灰尘、杂质吸附起来集中排出体外，从而清理肠胃。

## ▼木须肉

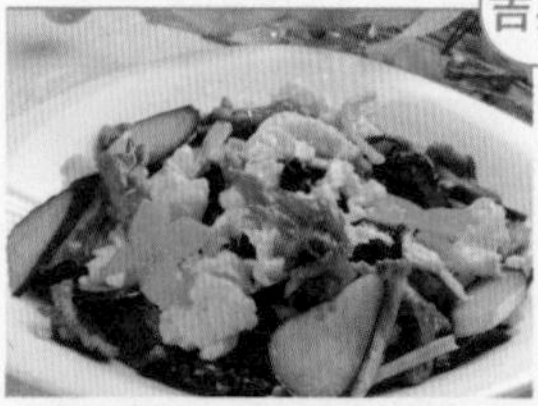

吉菜

**木须肉是地道的东北菜，含有丰富优质蛋白质，脂肪、胆固醇较少，一般人群均可适量食用。**

**材料：** 猪瘦肉一百五十克，鸡蛋一百五十克，干木耳五克，黄瓜五十克，盐五克，酱油三克，料酒五克，油八十克，香油少许。

**做法：** 将猪肉切成丝，鸡蛋打匀，干木耳泡开，黄瓜切段，葱、姜切成丝；炒锅上火，加油，加入鸡蛋炒散，盛装在盘中。肉丝放入锅中煸炒，肉色变白后，加入葱、姜丝，八成熟时，加入木耳、黄瓜和鸡蛋块及调料同炒，炒熟后淋入香油即可。

选购指南 优质的木耳乌黑光滑，背面呈灰白色，片大均匀，木耳瓣舒展，体轻干燥，半透明，胀性好，无杂质，有清香气味。

### 饮食搭配

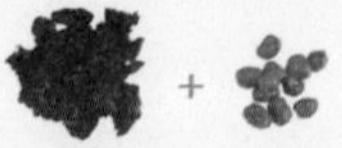

木耳 30g + 红枣 20枚 ▶ 加水煮半个小时，早晚餐后服用，可驻颜祛斑

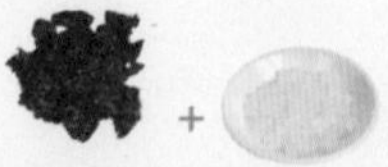

木耳 20g + 冰糖 20g ▶ 二者加水炖服，可治久咳

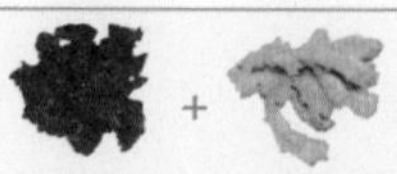

木耳 20g + 生姜 10g ▶ 二者水煎后饮汤，可治产后气喘

# 银耳 tremella fuciformis

## 菌中之冠，延年益寿佳品

银耳是一种名贵的营养滋补佳品，又是扶正强壮的补药，被人们誉为『菌中之冠』，自古以来也是『延年益寿之品』。银耳富含多种营养物质，其蛋白质中含有十七种氨基酸，绝大多数是人体所必需的。银耳含有大量维生素D，能防止钙流失，有益于儿童的生长发育。同时还富含硒等微量元素，可以有效地增强机体抗肿瘤的能力。

每100g银耳含有：

- 热量……200kcal
- 蛋白质……10g
- 碳水化合物……67.3g
- 脂肪……1.4g
- 膳食纤维……30.4g
- 钙……36mg

性味：味甘，性平
功效：延年益寿，益胃和血，滋阴润肺
主产区：浙江、福建、江苏、江西
成熟期：7～9月

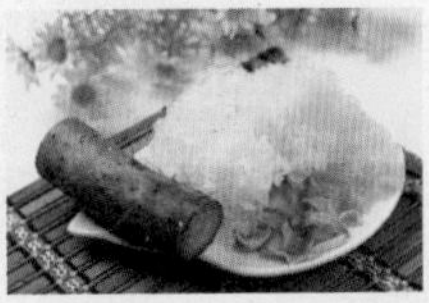

银耳还能保护肝脏，促进蛋白质与核酸的合成以及抗癌、抗衰老。

银耳所含的多种多糖，对老年慢性支气管炎、肺源性心脏病有显著疗效。

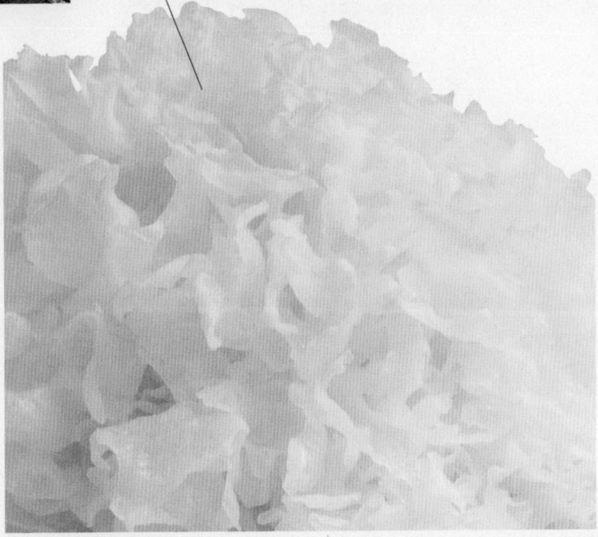

### 减肥美容

银耳中的纤维性多糖可以滋养皮肤，祛除脸部黄褐斑和雀斑，有消除皱纹、紧致肌肤的功效。

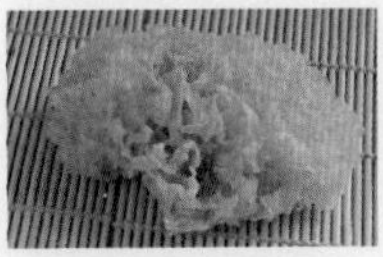

### 养血造血

银耳可促进造血功能，有保护肝细胞，抗凝血，抑制血栓，降血脂，降血糖的功效，适用于高血压病、血管硬化等症。

### 食用宜忌

适合老年慢性支气管炎、肺源性心脏病患者食用；免疫力低下、体质虚弱、阴虚火旺者宜食；患有外感风寒的人需谨慎食用；出血症、糖尿病患者应慎食。

选购指南 正常干银耳：颜色均匀呈白色或米黄色，身干，无霉烂，无虫蛀，耳基部为橙黄色。

### 食疗心经

#### 银耳红枣羹

润肺+补肺+滋阴

做法：
①银耳用冷水泡开，洗净，去蒂；
②红枣洗净，去核，一同放入锅中；
③加水四百毫升，小火煮至熟烂，再放入冰糖即可。

#### 银耳拌南瓜

南瓜软嫩+银耳甜爽润肺+补肺+滋阴

做法：
①银耳入水泡发，捞出沥水；南瓜切片；
②水烧开，将南瓜和黄豆分别放入锅中焯熟捞出；
③锅中放入适量的白糖和水，煮至白糖完全融化，盛盘即成。

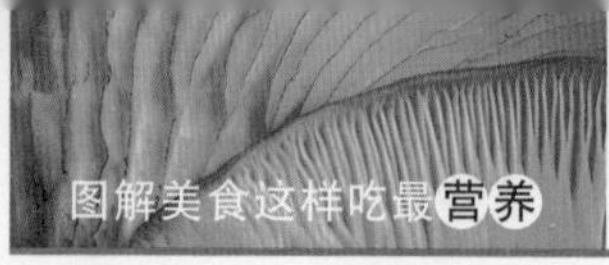


# 平菇

mush room

侧耳

黑牡丹菇

产地分布

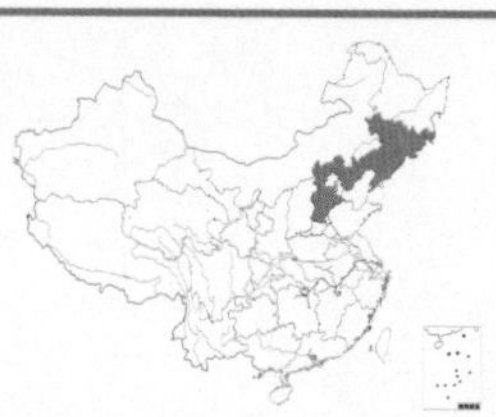

成熟周期

主产地：河北、吉林、辽宁等地

成熟期：3~8月

性味：味甘，性温

功效：追风散寒、舒筋活络

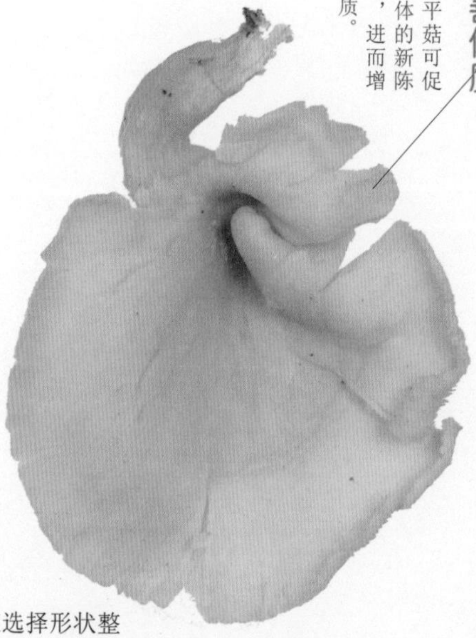

**改善体质**

常食平菇可促进人体的新陈代谢，进而增强体质。

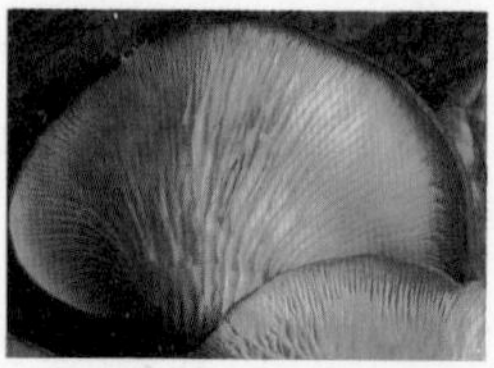

每100g平菇含有：

| | |
|---|---|
| 热量 | 20Kcal |
| 蛋白质 | 7.8g |
| 胡萝卜素 | 0.01mg |
| 碳水化合物 | 69g |
| 膳食纤维 | 5.6g |
| 维生素B2 | 7.09mg |
| 维生素C | 4mg |
| 钙 | 10mg |
| 钾 | 258mg |

选购指南 → 选购时，应选择形状整齐不缺边，颜色正常，质地脆嫩而肥厚，气味纯正、无杂味，菌伞的边缘向内卷曲的购买。

## 食用宜忌

适合体弱者、更年期妇女、肝炎、消化系统疾病、软骨病、心血管疾病患者、尿道结石症患者及癌症患者长期食用。

## 对肿瘤细胞有很强的抑制作用，具有免疫特性

平菇营养丰富，常食平菇不仅能起到改善人体新陈代谢、增强机体免疫能力、调节自主神经的作用，还能帮助人体减少血清胆固醇，降低血压，抑制癌细胞，调节女性更年期综合征。防治肝炎、尿道结石、慢性胃炎、胃溃疡、十二指肠溃疡、软骨病、高血压等病症。

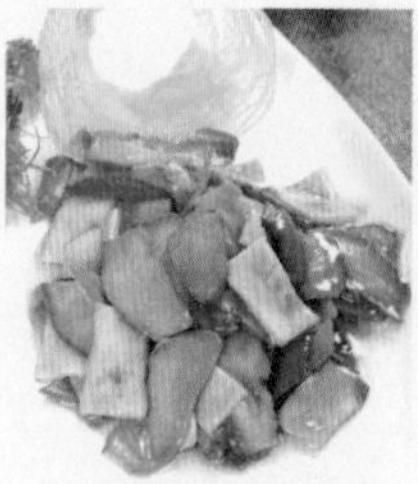

## 平菇蒜苗小炒肉

做法：

①蒜苗切段；红辣椒切块；平菇撕片焯水后浸在冷水中备用；

②热锅放适量油，油热八成，放五花肉片，煎至肉翻边微黄时，倒入大料粉、葱丝、姜末、蒜苗段和焯好的挤干水的平菇，继续翻炒；

③待平菇炒熟，放入盐、味精调味后出锅即可。

# 茶树菇

agrocybe cylindracea

## 补肾滋阴、健脾胃、提高人体免疫力

茶树菇，又名茶薪菇，味美，柄脆，集保健食疗于一身。茶树菇富含人体所需的天门冬氨酸、谷氨酸等多种氨基酸和多种矿物质、微量元素，味道鲜美，用作主菜、调味均佳。它还有美容保健、滋阳壮阴之功效，对抗癌、降压、防衰、小儿低热均有辅助治疗功能，民间称之为『神菇』。

性味：味甘温，性平，无毒
功效：益气开胃，健脾止泻
主产区：福建省、江西省
成熟期：4～5月

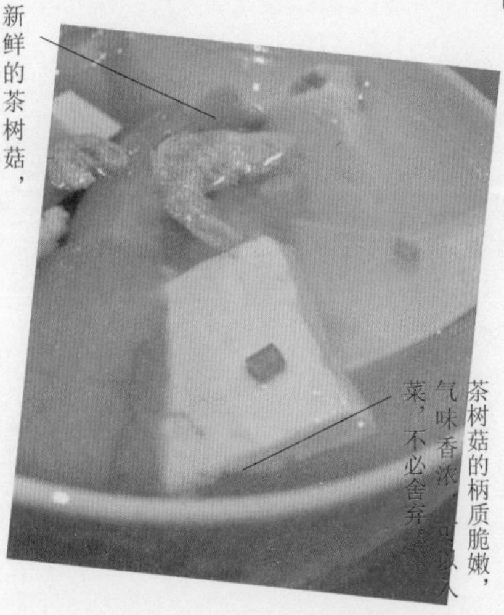

新鲜的茶树菇，粗细、大小一致，若大小不统一，则可能掺有不是一个生长周期的陈菇。

茶树菇的柄质脆嫩，气味香浓，可以入菜，不必舍弃。

### ▼干锅茶树菇

特点：
膨松鲜嫩，咸香酥糯

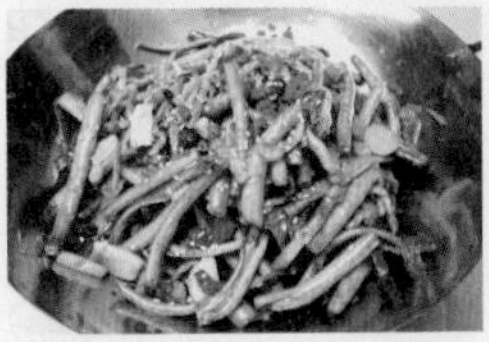

**每100g茶树菇含有：**

| | |
|---|---|
| 蛋白质 | 14.2g |
| 纤维素 | 14.4g |
| 钾 | 4713.9mg |
| 钙 | 26.2mg |
| 钠 | 186.6mg |
| 铁 | 42.3mg |

# 鸡腿菇

schopftintling

## 减肥食物理想的选择，还可防止骨骼老化

鸡腿菇是鸡腿蘑的俗称，因形似鸡腿，口感似鸡丝而得名，有『菌中新秀』之美誉。鸡腿菇菇体洁白，美观，营养丰富、味道鲜美，经常食用有助于增进食欲、促进消化、增强人体免疫力，具有很高的营养价值。鸡腿菇还是一种药用菌，有益脾胃、清心安神、治痔疮等功效。

性味：味甘滑，性平
功效：清神益智，益脾胃，助消化，增加食欲
主产地：云南、黑龙江
成熟期：4～6月

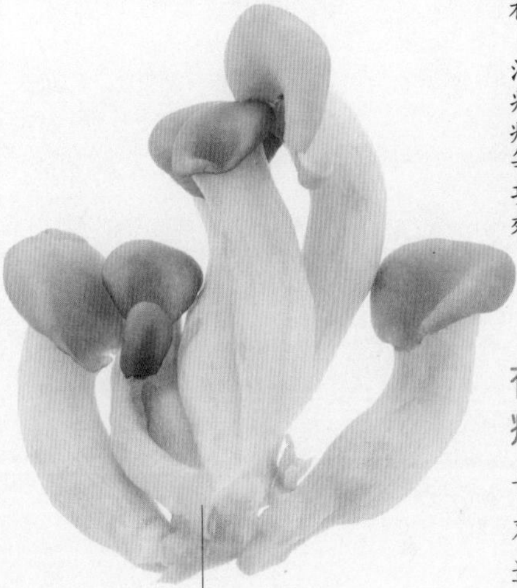

炒食，炖食，煲汤均久煮不烂，口感滑嫩，清香味美。

### 有抗癌活性物质和治疗糖尿病的有效成分

长期食用可降低血糖浓度，对治疗糖尿病有较好疗效，还可用于痔疮的治疗。

选购指南→鸡腿菇以茎部粗壮、顶小的最为鲜美。用手掐鸡腿菇茎部，有一定弹性，且菇体表面没有水分的为佳品。

**每100g鸡腿菇含有：**

| | |
|---|---|
| 热量 | 346kcal |
| 蛋白质 | 25.4g |
| 脂肪 | 3.3g |
| 纤维 | 7.3g |
| 钾 | 1661.93mg |

# 滑子菇

pholiota nameko

## 黏液成分可预防动脉硬化和癌症

滑子菇是一种低热量、低脂肪的保健食品。附着在滑子菇菌伞表面的黏性物质是一种核酸，对保持人体精力和脑力有很大帮助，还能抑制肿瘤。经常食用滑子菇能够补脾胃，益气，缓解食欲减退、少气乏力等症状。

性味：性平，味甘
功效：补脾胃，益气
主产区：东北三省
成熟期：8月

每100g滑子菇含有：

| | |
|---|---|
| 热量 | 15Kcal |
| 蛋白质 | 1.1g |
| 碳水化合物 | 2.5g |
| 磷 | 33mg |
| 钙 | 3mg |
| 膳食纤维 | 3.3g |

选购指南 选择时要选择菌伞上无裂纹、肉质紧、表面干爽的菇体。

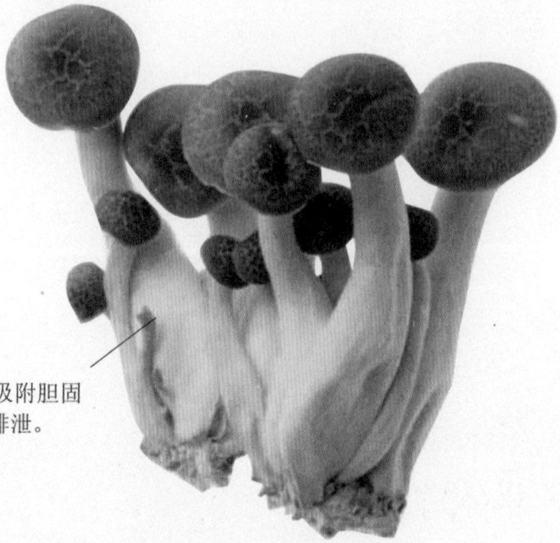

滑子菇的黏液成分可吸附胆固醇和致癌物质，促进排泄。

### 烹饪指导

▶滑子菇加热时间过长，黏液将会失去，营养物质就会流失。

# 猴头菇

hericium erinaceus

## 调节血脂，促进血液循环，心血管疾病患者的理想食品

猴头菇是中国传统的名贵菜肴，肉嫩、味香、鲜美可口，是四大名菜之一。我国自古就有『山珍猴头、海味燕窝』的说法。猴头菇实体圆而厚，直径三至十厘米，远远望去似金丝猴头，故称『猴头菇』。菌肉鲜嫩，香醇可口，有『素中荤』之称。

性味：味甘，性平
功效：凉血止血，清热利尿
主产区：华北地区
成熟期：4~5月

每100g猴头菇含有：

| | |
|---|---|
| 水分 | 92.5g |
| 蛋白质 | 2.4g |
| 脂肪 | 0.lg |
| 粗纤维 | 4.3g |
| 维生素E | 0.46mg |
| 钙 | 24mg |

选购指南 选购时，应挑选菇体完整，无伤痕残缺，菇体干燥，不烂、不霉、不蛀，茸毛齐全，菇体呈金黄色或黄里带白的。

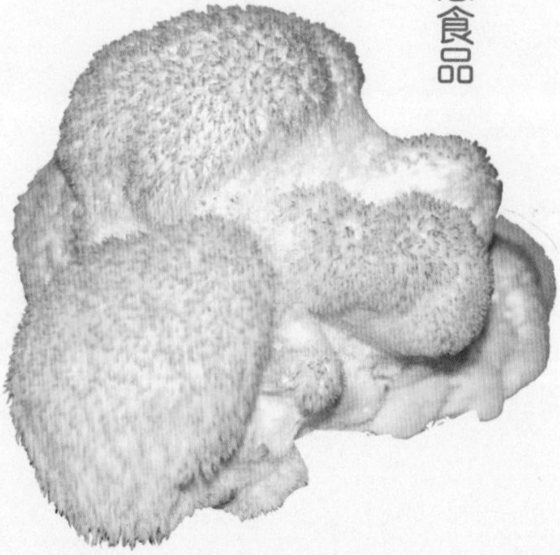

## 增强免疫功能

猴头菇所含的猴头菌多糖可促进溶血素生成，增加体液免疫的能力。

### 烹饪指导

▶烹制猴头菇时，需将猴头菇煮至软烂如豆腐时营养成分才可完全析出。

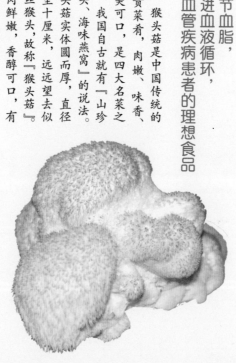

# 香菇

champignon

有『植物皇后』之美誉，香气沁人

香菇是世界上著名的食用菌之一，是世界第二大食用菌，也是我国特产之一，在民间素有『山珍』之称。因为它含有一种特有的香味物质——香菇精，具有独特的菇香，味道特别鲜美，所以被称为『香菇』。香菇含多糖、双链核糖酸等成分，具有抗病毒、抗肿瘤、降低血脂等功能；同时，对增强抵抗力和预防感冒有良好的效果。

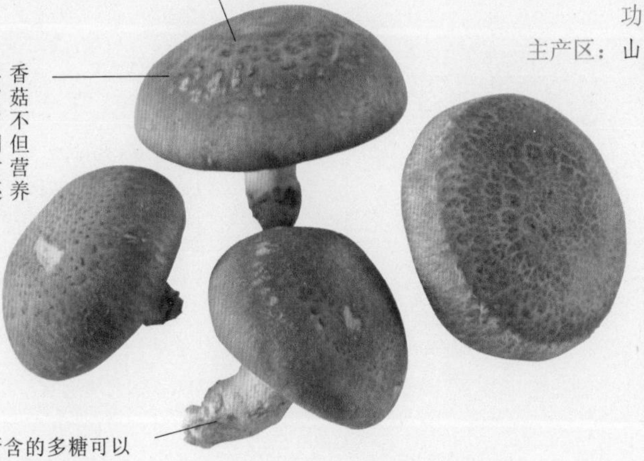
对于女性来说，香菇也是一种食疗佳品，可延缓衰老。
香菇不但营养丰富，同时还具有很高的药用价值，对预防动脉硬化等疾病有一定的积极作用。
香菇中所含的多糖可以提高机体的免疫功能。

性味：味甘，性平、凉

功效：益智安神，补肝益肾

主产区：山东、河南、浙江、福建、台湾、广东、广西等地

成熟期：1～2月

每100g香菇含有：

| | |
|---|---|
| 热量 | 211Kcal |
| 蛋白质 | 20g |
| 碳水化合物 | 61.7g |
| 脂肪 | 1.2g |
| 膳食纤维 | 31.6g |
| 钙 | 83mg |

## 泡发香菇小窍门

香菇的鲜味是由核糖核酸形成的，核糖核酸只有在六十摄氏度以上的热水中浸泡，才能被水解成具有鲜味的鸟苷酸。因此香菇不宜用冷水泡发，应用热水浸泡。

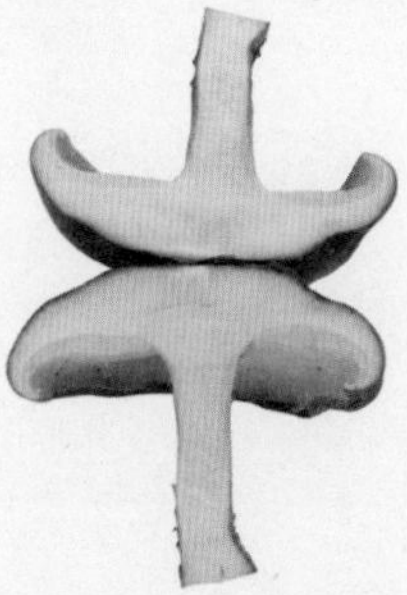

## 食疗心经

### ▶香菇炖杏仁

材料：水发香菇150g，杏仁50g，青豆30g，味精、酱油、白糖、湿淀粉、麻油、花生油适量。

做法：

①香菇洗净，切块备用；杏仁洗净，下油锅中略炸；

②炒锅烧热，放入花生油，放入香菇和杏仁、青豆略煸炒；

③加入调料，炖至入味，再用湿淀粉勾芡，淋上麻油即可。

功效：低脂肪+高蛋白+健肝护肝

**选购指南**

香菇以菌盖肥厚，边缘曲收，伞盖皱褶明显，内侧为乳白色，菇柄短粗，菇苞未开且菇肉厚实的为佳。

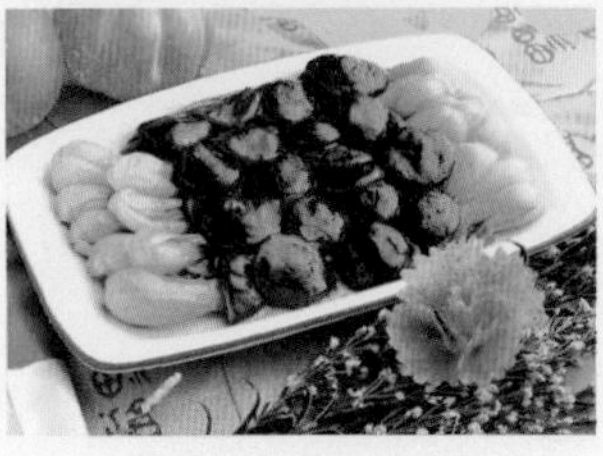

# 爽口小菜自己做，营养健康滋味足

## ▼腌菜

### 爽口小菜自己做，营养健康滋味足

『好看不过素打扮，好吃不过咸菜饭』。腌菜是一种中国特有的食品。古时，冬天时令鲜蔬缺稀，所以伟大而聪明的中国人发明了腌菜。在生活水平相对落后的年代，腌制蔬菜主要为家庭式自制自食，其目的是为了延长蔬菜的贮藏及食用期以弥补粮食的不足。腌菜种类很多，辣椒、茄子、蒜头、荞头、萝卜、豆角、大豆、黄瓜、生姜……几乎地里长的，都可以入坛，成为腌菜。不同地区形成了许多独具风格的小菜，如重庆涪陵榨菜、贵州独酸菜、四川冬菜、北京八宝酱菜、江苏扬州酱萝卜干、四川泡菜和山西什锦酸菜等。如今，随着现代生活水平的不断提高，腌菜已成为人们餐桌上的一道佐餐，特别是腌菜具有的助消化、消油腻、调节脾胃等作用，更是被都市人群所青睐。

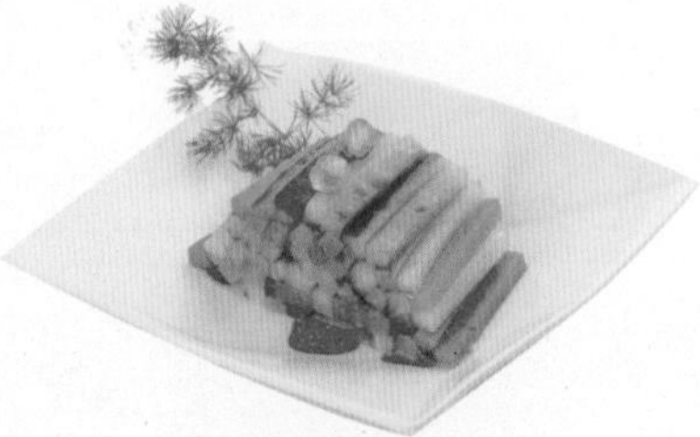

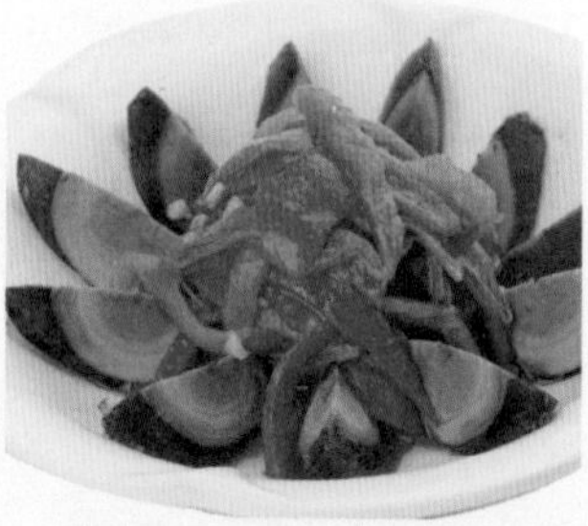

▼蔬菜在腌制过程中，维生素C被大量破坏，大量吃腌菜，会造成人体维生素C缺乏。另外，腌菜中含有大量亚硝酸盐，也对健康不利。

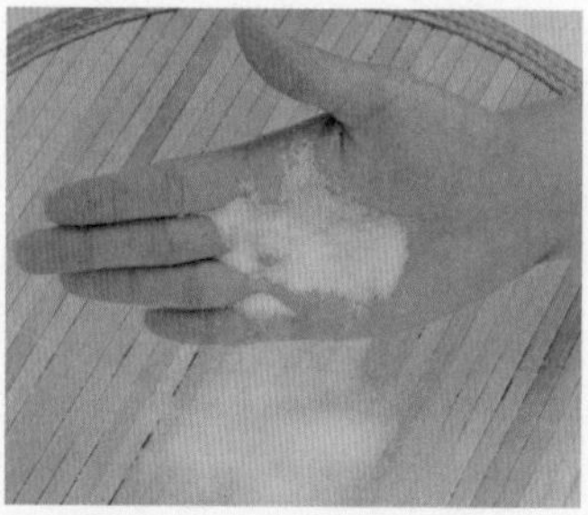

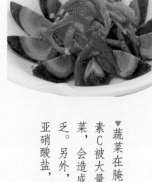

▼腌菜的盐最好用粗盐。粗盐与细盐相比，保留了较多原有的微量元素，适当食用这些元素，可对人的身体起到很好的平衡作用。将粗盐撒在食物上可以短期保鲜，用来腌制食物还能防变质。

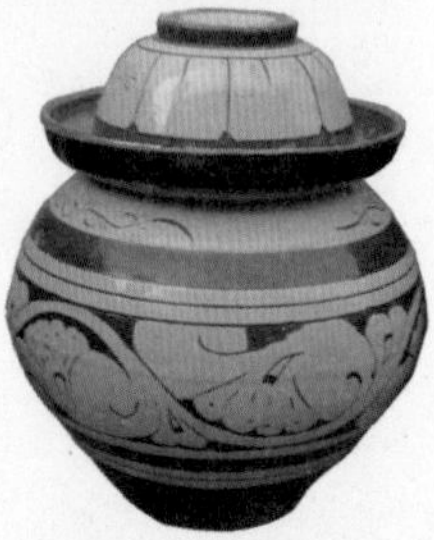

▼腌菜一般使用陶制坛子作为容器，腌菜一般含有酸性物质，不可以使用金属或塑料容器盛装。坛子要放在阴凉的地方。

## 山西菜系·豆酱腌萝卜

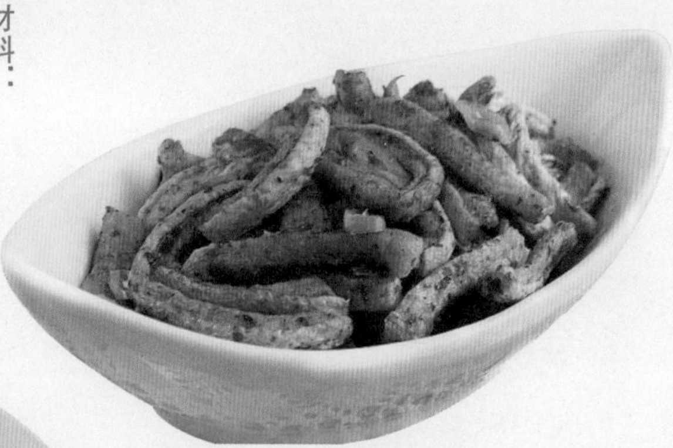

材料：豆酱腌床四百克，白萝卜两。调料：盐十克。

做法：

①白萝卜带皮洗净，切块，用盐拌匀，搓揉至软；

②用冷开水将做法一中的材料洗净，挤干水分备用；

③将豆酱腌床与做好的白萝卜拌匀，放入容器中腌约两到三天至入味即可。

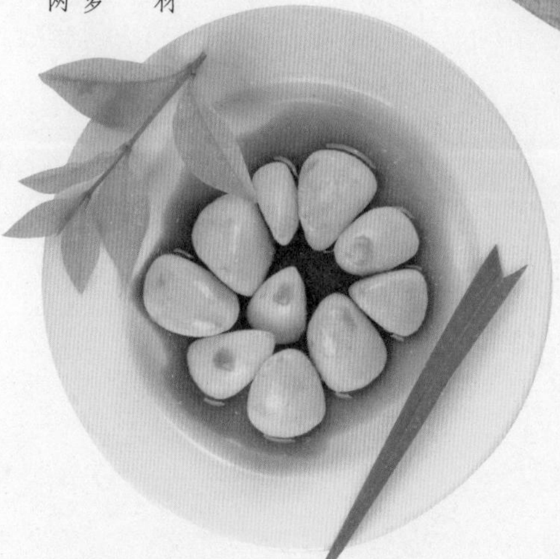

## 蜜汁蒜

材料：

蒜头5kg，白糖2kg，食醋1.5kg，食盐0.3kg。

做法：

将大蒜去皮后，入缸用清水浸泡。第2天换水，第3天捞出沥干。将煮好的配料汤晾凉，倒入蒜缸内浸渍。2个月后即为成品。

## 酱黄瓜

材料：

咸黄瓜5kg，甜面酱3.5kg。

做法：

将咸黄瓜放入清水中浸泡脱盐，捞出控去水分，放入甜面酱缸内，15天后即为成品。

## 广东菜系·卤牛蒡

材料：牛蒡一条，白芝麻少许，白醋水、酱油四大匙，果糖一勺半，开水一杯。

做法：

①牛蒡洗净切丝后放入白醋水中，浸泡二十分钟；

②从醋水中捞出牛蒡丝，浸入卤汁中用小火煮，煮至剩下少许汤汁后熄火；

③做好的卤牛蒡可放冰箱冷藏，食用时撒上白芝麻即可。

## 河北菜系·秘制风味萝卜皮

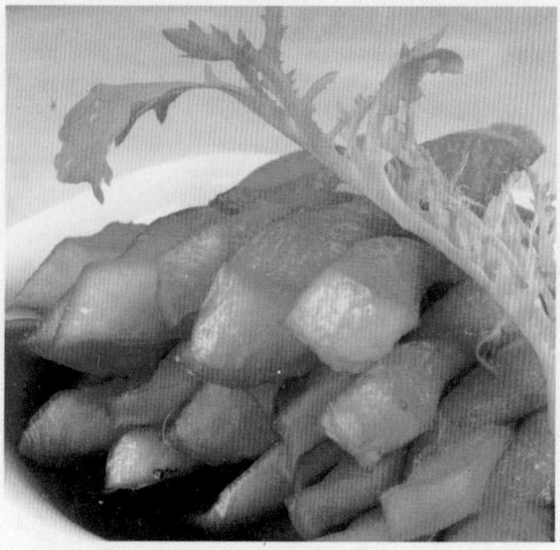

材料：萝卜、红辣椒、小葱、酱油、粗盐、白糖、醋、味精、八角、草果、姜各适量，白酒十五毫升。

做法：

①将萝卜洗净，将皮连肉稍切厚点，挂起风干几小时；

②小葱切花，红辣椒切丁待用；

③将调味料依次放入腌菜坛中，加入一半的辣椒丁拌匀；

④放入风干的萝卜皮腌制半天；

⑤将萝卜皮改刀切成自己喜欢的形状摆在盘中，倒入腌汁，撒上葱花和另一半的辣椒。

# 第四章·水果

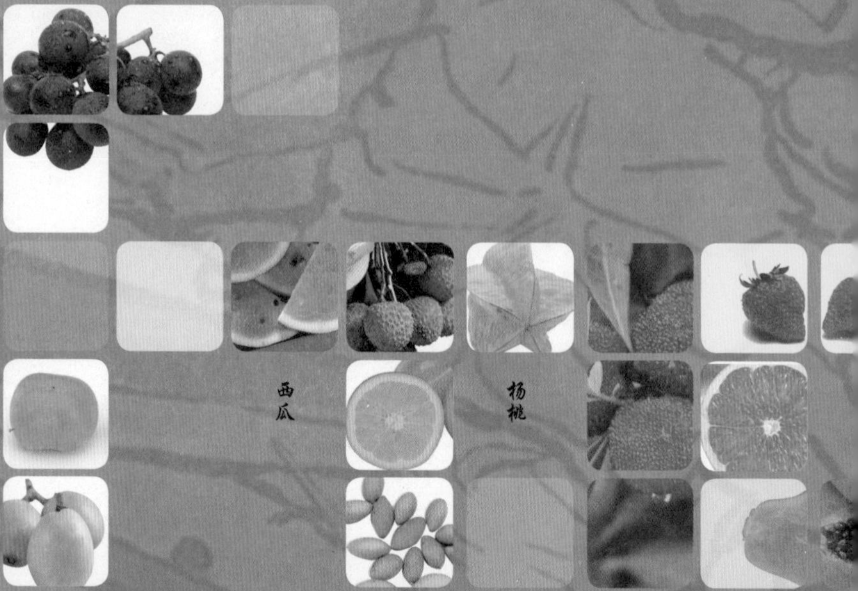

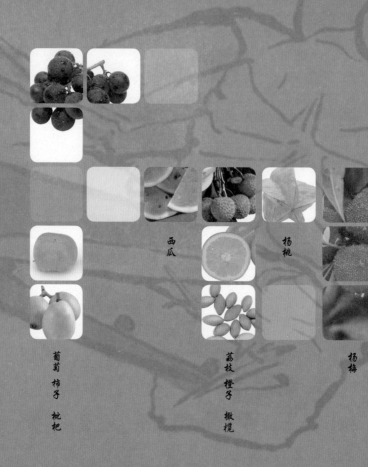

水果富含维生素，其中维生素C的含量尤为突出，它所含的碳水化合物较蔬菜多，同时还含有较多的无机盐和微量元素，如钙、铁、锌、钾等，但所含的蛋白质较少。干果营养十分丰富，所含的脂肪绝大部分为不饱和脂肪酸，是人体必需脂肪酸的优质来源。水果中所含的

多种营养物质，对人体的生理机能都起着重要的作用。另外，水果中还含有黄酮类物质、芳香物质、柠檬酸等植物化学物质，它们具有特殊的生物活性，对健康极为有益。

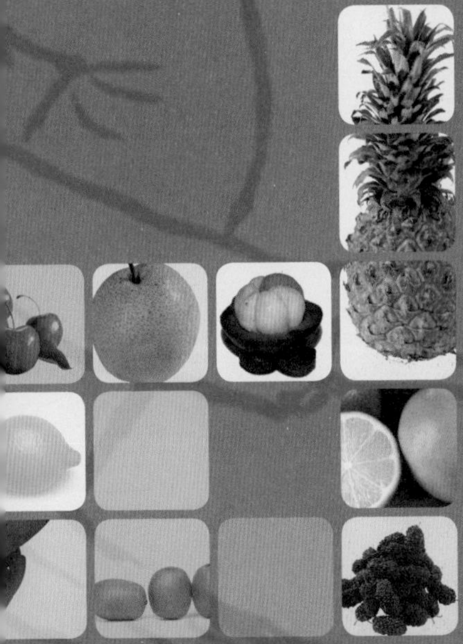

菠萝 柠檬 桑葚

山竹

梨 猕猴桃

樱桃 柠檬

# 葡萄 grape

## 摆脱疲劳，恢复身体元气

果色艳丽、汁多味美、营养丰富，用『汁多味美』来形容葡萄，应该是再贴切不过！一粒葡萄体型虽小，可是却蕴含了丰富的果糖和葡萄糖。这两种成分会在人体内瞬间形成能量源，所以能够快速缓解工作后的疲劳感，轻轻松松恢复身体元气。

每100g葡萄含有：

| | |
|---|---|
| 热量 | 4kcal |
| 蛋白质 | 0.3g |
| 脂肪 | 0.4g |
| 碳水化合物 | 0.2g |
| 膳食纤维 | 1.8g |
| 钙 | 11mg |

性味：味甘酸、性平
功效：补气血、益肝肾、生津液
主产地：新疆、甘肃、陕西、山西
成熟期：8~10月

**选购指南** 挑选葡萄时，应选择色泽鲜艳、颗粒均匀且密实的。若葡萄表面上有白粉，则表示其新鲜度很好。

**保鲜小窍门** 将洗好的葡萄用保鲜袋装起来，放进冰箱的冷藏室，两到三天内食用即可，但如果冷藏的时间过长，葡萄的甜度会逐渐下降，口感也会变差。

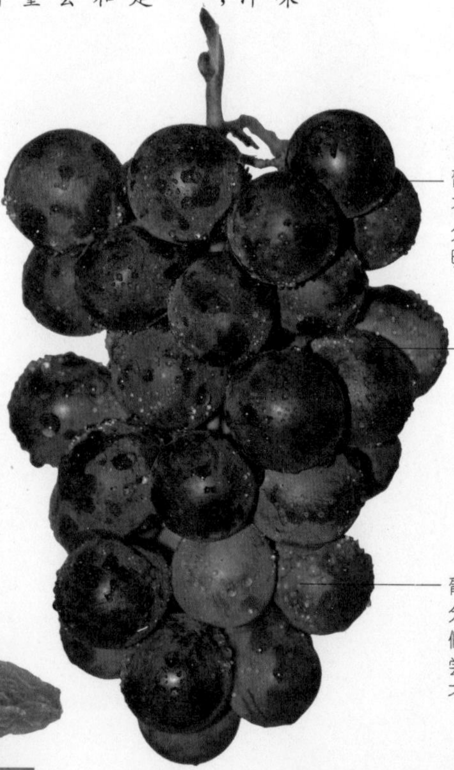

葡萄表层覆盖的白色粉末并不是有害物质，若“薄膜”分布均匀，体态完整，则说明这串葡萄是新鲜的！

葡萄中含较多的酒石酸，适当多吃葡萄能健脾和胃，是消化能力较弱者的理想果品，常吃葡萄对神经衰弱和过劳者都有帮助。

葡萄的甜度是越靠近藤蔓部分则越高，所以吃葡萄的时候，按照从下往上的顺序品尝，是可以在味蕾中感受到不同部位的甜度差别的。

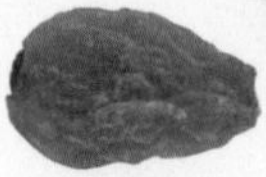

葡萄干是葡萄经晒干或晾干而成的，是一种补诸虚不足，延长寿命的良药。

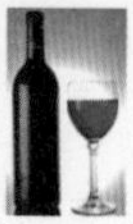

葡萄酒中含有的多种氨基酸、矿物质和维生素等可直接被人体吸收。

## ▶葡萄花椰菜梨汁

改善便秘+缓解胃肠病+排毒养颜

**材料：** 葡萄150g，花椰菜50g，白梨半个，柠檬半个，冰块适量。

**做法：** ① 葡萄洗净，去皮、籽；花椰菜洗净，切小块；白梨洗净，去果核，切小块；
② 将葡萄、花椰菜、白梨顺序交错地放入榨汁机内榨汁；
③ 往果汁中加入少许柠檬汁和冰块搅匀即可。

### 饮食搭配

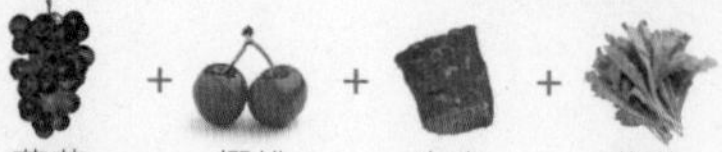

葡萄 + 樱桃 + 牛肉 + 茼蒿

▶ 有效缓解腰酸、肩酸等症状

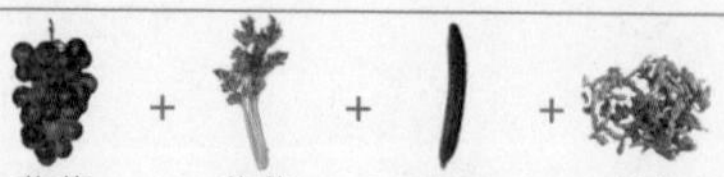

葡萄 + 芹菜 + 黄瓜 + 款冬

▶ 缓解视疲劳，利尿

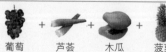

葡萄 + 芦荟 + 木瓜 + 菠萝

▶ 治疗痢疾，有效缓解视疲劳

品种群

### 黑珍珠

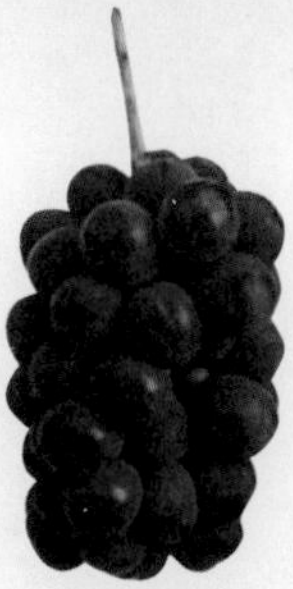

巨峰葡萄和慕斯卡葡萄的杂交品种，虽然味道更接近于慕斯卡葡萄，但是由于它无籽，因而又被人们称之为『新黑珍珠』。

### 香妃

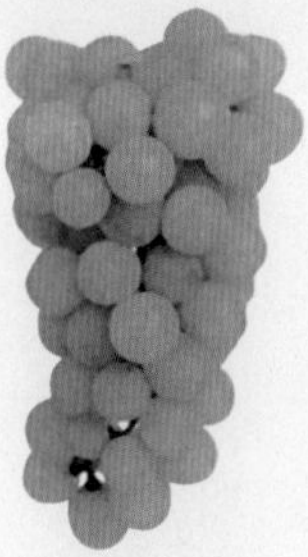

香妃葡萄，味甜多汁是它的主要特点，并且香味宜人。是酿造红酒和制作果汁的主要品种。

### 巨峰

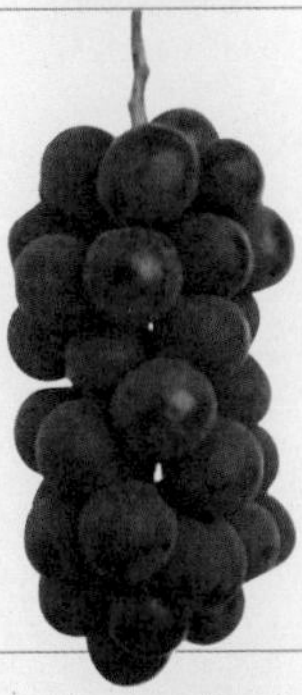

巨峰葡萄整体颜色接近于黑色，汁多味美。最近市场上出现了无籽的巨峰葡萄，人气逐渐攀升。

### 黑峰

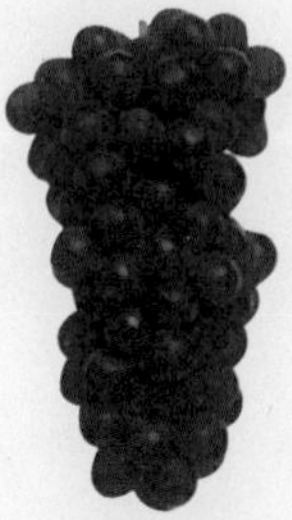

黑峰葡萄因葡萄粒极小而闻名。果汁和糖分含量非常高，无籽。在蔬菜大棚内种植一般成熟期在每年的五月份，而一般情况下则需要等到七八月份。

### 金手指

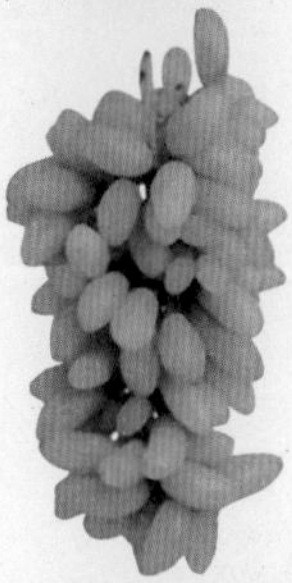

果粒纤长，底部略显歪曲是这种葡萄的主要特点。弹性十足，具有极佳的口感。

### 蜜红

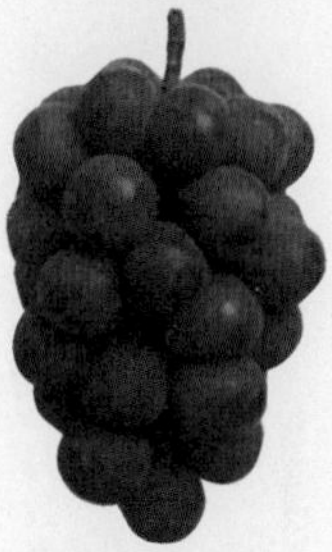

引人夺目的红色，大颗的果实，清爽的甜味是这种葡萄的主要特色。名字的由来是选用前苏联总统的爱称。

### 红提

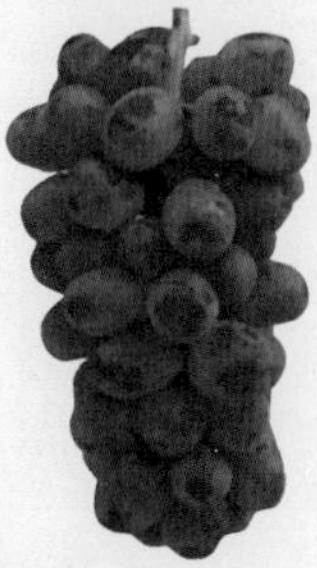

即使是冬天也经常能在店里看到它的身影。果粒很大，但是果汁相对稀少，果肉略有些硬。带皮直接食用是它的最大特点。

### 青提

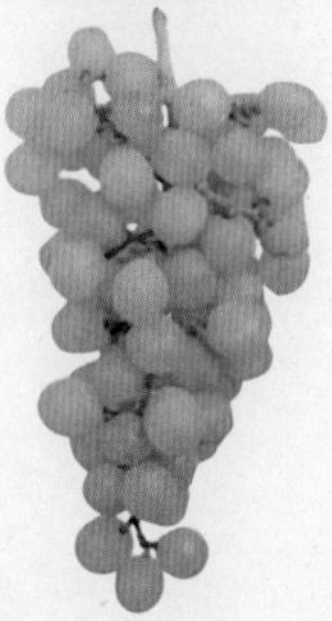

果皮很薄，并且无籽，可以直接食用是它的主要特点。因为果粒很容易脱落，所以经常是被包装好后摆在货架上的。

### 美人指

酸甜适中，口感极佳。葡萄底部颜色为较为突出的红色，能给人留下深刻的印象。

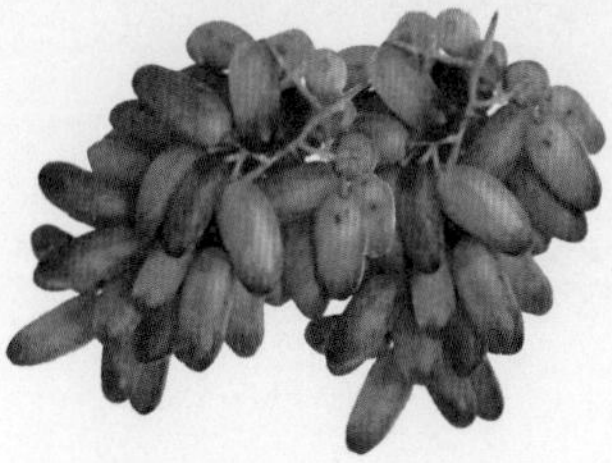

# 苹果

apple

增强记忆，呼吸顺畅，稳定血糖

苹果是蔷薇科植物苹果的果实，酸甜可口，营养丰富，是老幼皆宜的水果之一。它不仅有丰富的维生素、矿物质和有机酸，还有含量惊人的膳食纤维。另外，苹果内的多元酚类物质可以防止肌肤老化，而其极低的卡路里含量，对减肥也有很好的效果。许多美国人把苹果作为瘦身必备，每周节食一天，这一天只吃苹果，号称『苹果日』。

每100g苹果含有：

| | |
|---|---|
| 热量 | 57kcal |
| 蛋白质 | 0.1g |
| 碳水化合物 | 13.4g |
| 膳食纤维 | 0.5g |
| 钙 | 11mg |
| 铁 | 0.1mg |

性味：味甘酸、性平
功效：生津润肺，开胃醒酒，止泻，除烦解暑
主产地：山东、辽宁、河南、山西、陕西、新疆等省份
成熟期：6~11月
每日最佳食用量：1~2个

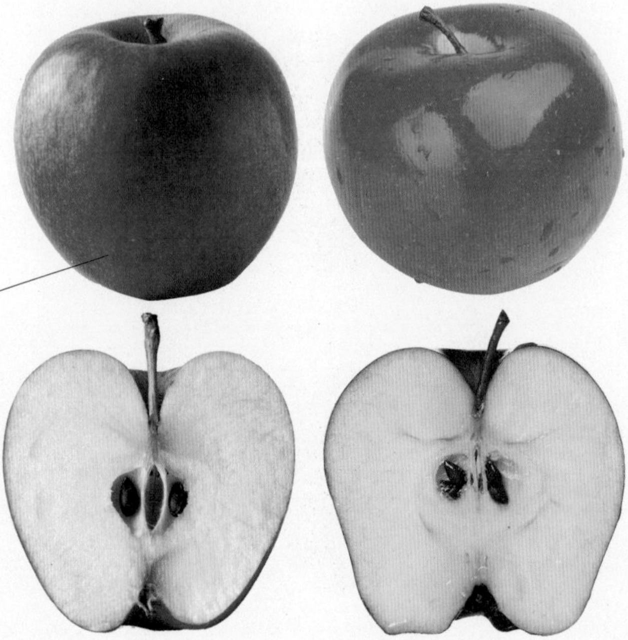

吃苹果皮对健康有益

苹果皮中含有丰富的抗氧化成分及生物活性物质，这些物质有助于预防慢性疾病。此外，苹果皮的摄入可以降低肺癌的发病率，还可使皮肤白皙。

## 饮食搭配

苹果 + 山药 ▶ 益脾胃、助消化、止腹泻，用于消化不良、少食腹泻

苹果 + 梨子 + 西瓜 + 柠檬 ▶ 清热解暑，利于排毒

苹果 + 香蕉 + 蜂蜜 + 梨子 ▶ 消除疲劳，改善便秘，排毒养颜

苹果 + 草莓 + 西红柿 + 生菜 ▶ 助消化、健脾胃、润肺止咳、安稳睡眠

生津润肺

苹果含有钾元素，能促进钠盐的排出，具有利尿作用。据研究，在空气污染的环境中，多吃苹果可改善呼吸系统和肺的功能，保护肺部免受污染和烟尘的侵害。

降胆固醇

苹果中的果酸、纤维素和半纤维素，有吸附胆固醇，并使之随粪便排出体外的功能，从而降低血液中胆固醇含量，不使胆固醇沉淀在胆汁中变成胆结石，以减轻污染造成的慢性中毒。

品种群

**黄苹果**

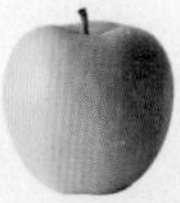

果实个大味美，成熟时色泽金黄，偶有红晕，口感甜酸清香。可保护视力。

**富士苹果**

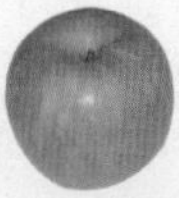

果肉黄白色，致密细脆，多汁，酸甜适度，食之芳香爽口，品质佳，耐贮藏。

**国光苹果**

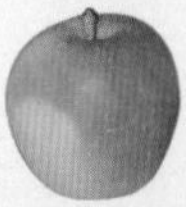

果实中等大小，果肉白或淡黄色，肉质脆，较细，多汁，经过贮存后可变甜。

**青苹果**

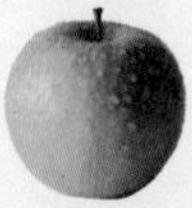

青苹果口感较酸，果酸含量也比其他种类的苹果要高。止泻效果尤其明显。

**黄元帅苹果**

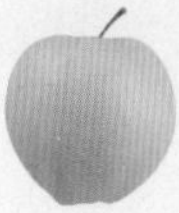

黄元帅苹果，果实较大，色泽饱满，肉质细嫩，松脆多汁。

**蛇果**

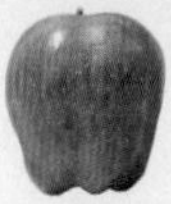

果实圆锥形，平均单果重200g，果型端正，高桩，五棱明显，果肉黄白色。

## ▼苹果白菜汁

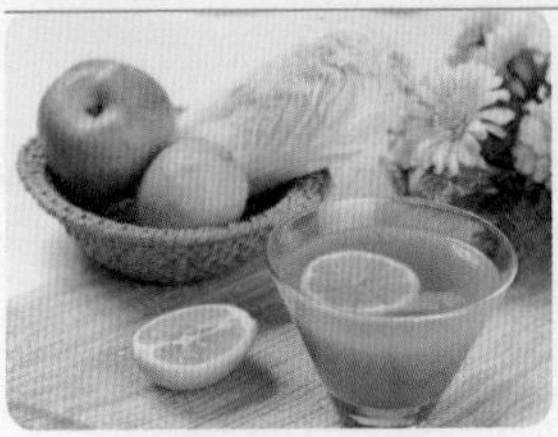

▶此饮可缓解便秘，排出体内的毒素。榨汁时切去白菜的茎，保留白菜叶子较容易榨汁。

材料：苹果150g，白菜100g，柠檬30g，冰块少许。

做法：苹果洗净，切块。白菜洗净，卷成卷；柠檬切块；共榨成汁。

## ▼苹果炒猪肉

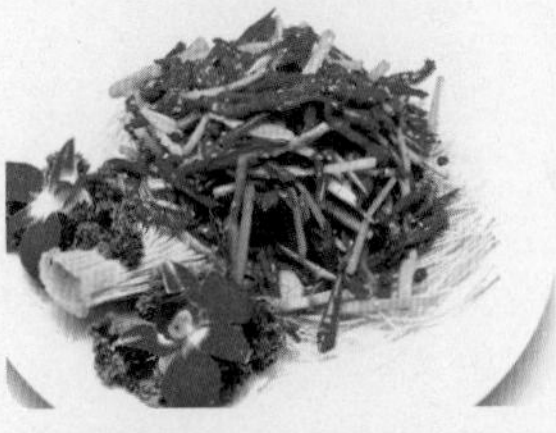

▶减低胆固醇，预防心脏病

材料：苹果1个，猪肉适量，大蒜1瓣，盐、酱油适量，白葡萄酒半杯。

做法：锅中倒入油，爆香蒜片后倒入猪肉翻炒，猪肉6成熟时，在锅中倒入葡萄酒调味。最后放入苹果丝翻炒后盛盘。

**苹果醋**

苹果醋是由苹果原醋兑以苹果汁而得，口味酸中有甜，甜中带酸，爽口清香。它所富含的苹果胶能疏通软化血管，消除病菌，增强人体的免疫。它还含有大量维生素和抗氧化剂，可促进新陈代谢，淡化黑色素、消除肌肤老化角质、补充肌肤水分、缩小粗糙毛孔、抗氧化，经常饮用可令皮肤更加光滑细腻，深得爱美女性的喜爱。

## 烹饪指导

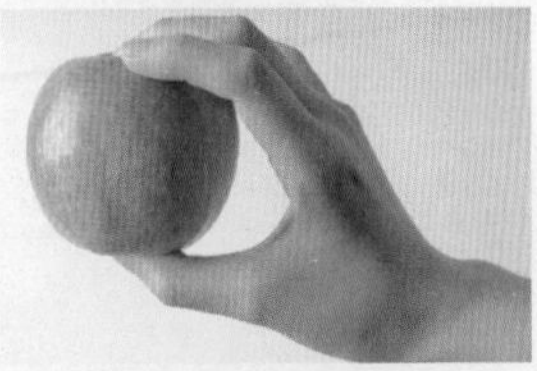

▶ 识别真假红富士苹果

红富士的果形上下平面大小相同，两边没有斜度或斜度较小，顶部肚脐眼没有突起的棱角；而红香蕉、红星的果形则呈倒圆锥形，即上大下小。

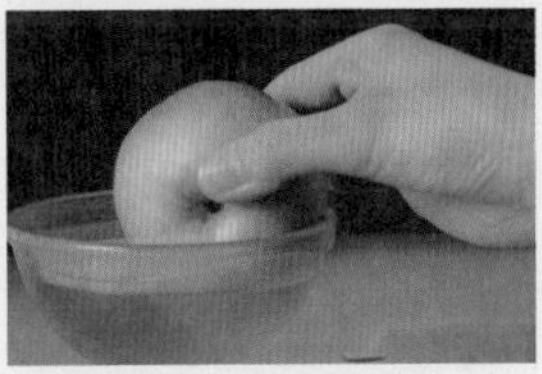

▶ 开水巧削苹果皮

把苹果放在开水中烫2～3分钟，这时皮便可像剥水蜜桃那样撕下来。这样既去了皮，又保留了苹果的营养。

## 纸箱储存法

在箱底和四周放上两层纸，将包好的苹果装入一个塑料袋中，早上低温时将装满苹果的口袋挤放在箱子里，一层一层地将箱子装满，封盖时上面先盖2～3层纸，再盖一层塑料布，然后封盖，放置阴凉处，可贮存达半年以上。

存放苹果的过程中应通风换气，以保证苹果口感上的脆爽。

# 橙子

orange

## 果肉酸甜适度，美容养颜

橙子是我们在一年四季中都可以品尝到的水果之一。它的果肉不仅富含多种维生素，甚至连橙皮与橙肉间的橙络都有增强毛细血管弹性，预防动脉硬化的功效。它富含的纤维素和果胶物质，可促进肠道蠕动，有利于清肠通便，排除体内有害物质。橙皮性味甘苦而温，止咳化痰功效胜过陈皮，是治疗感冒咳嗽、食欲不振、胸腹胀痛的良药。

每100g橙子含有：

| | |
|---|---|
| 热量 | 47kcal |
| 蛋白质 | 0.8g |
| 碳水化合物 | 11.1g |
| 脂肪 | 0.2g |
| 膳食纤维 | 0.6g |

性味：味甘、酸，性微凉
功效：生津止渴，开胃下气
主产区：江苏、浙江、安徽、江西、湖北省
成熟期：10月

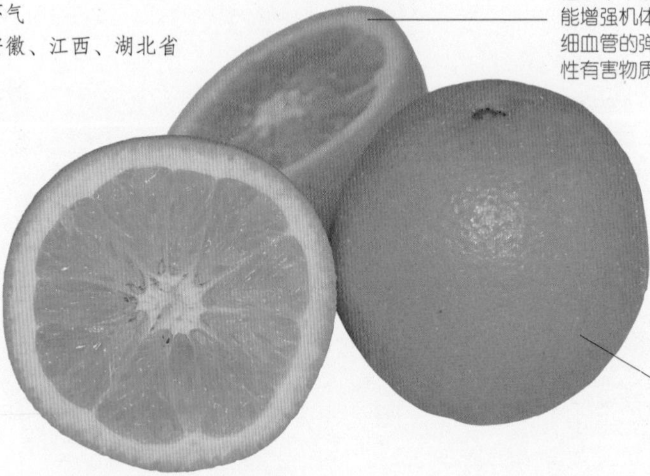

橙子中丰富的维生素，不仅能增强机体抵抗力，增加毛细血管的弹性，还能将脂溶性有害物质排出体外。

橙子中的黄酮类物质具有抗炎症、强化血管和抑制凝血的作用，与较强抗氧化性的类胡萝卜素一样，都可抑制多种癌症的发生。

选购指南 选购橙子时，可用湿纸巾在橙子表面擦一擦，如果上了色素，会在纸上留下颜色。刚采摘下的橙子表皮较粗糙。

### 保鲜小窍门

将橙子保存在装有马尾松针状叶的纸盒中，可保存三个月。

### 饮食搭配

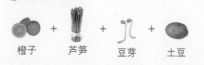

橙子 + 芦笋 + 豆芽 + 土豆
▶ 预防感冒，缓解便秘，帮助肠胃蠕动

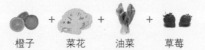

橙子 + 菜花 + 油菜 + 草莓
▶ 预防癌症、肥胖及感冒

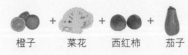

橙子 + 菜花 + 西红柿 + 茄子
▶ 美肤，保护视力

### 食用宜忌

一般人群均可食用；适合胸满胀闷、恶心欲吐者食用；饮酒过多及宿醉未醒者宜食。糖尿病患者需忌食；橙子不能与槟榔同食。

## ▶柳橙柠檬蜜汁

预防雀斑+降火解渴

**材料：**
橙子2个，柠檬1个，蜂蜜适量。

**做法：**
① 将柳橙洗净，切半，用榨汁机榨成汁倒出；
② 柠檬放入榨汁机中榨成汁；
③ 最后将柳橙汁与柠檬汁及蜂蜜混合，拌匀即可。

品种群

## 日向夏

又称为『小夏』，主要特点是汁多，有着清爽的酸味，皮薄。

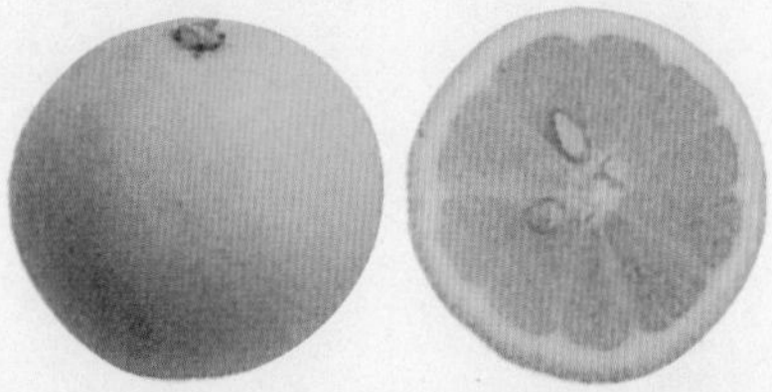

## 清见

橘子和橙子的杂交品种，不仅具有橙子诱人的香味，更具有橘子的甘甜，可以连皮一块吃。

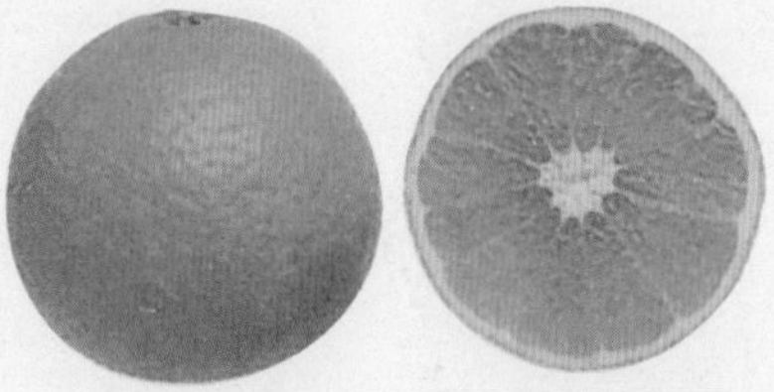

## 甜柚

葡萄柚与柚子的杂交品种，酸味略淡。

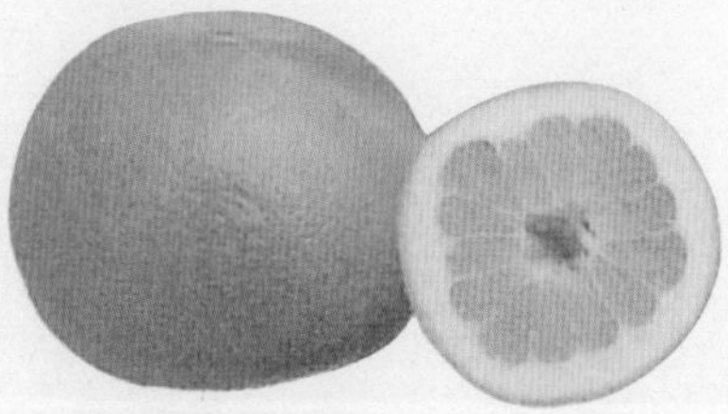

## 夏橘

夏橘一般多用于蜜饯果脯的加工制作。

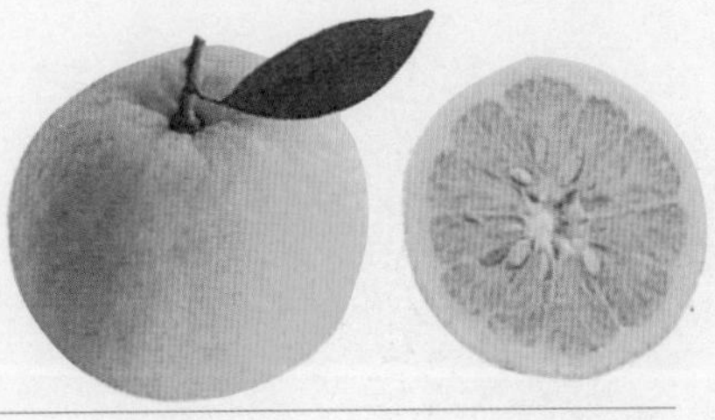

## 晚白柚

它可称得上是柑橘类中个头最大的一种。果皮可用来做蜜饯。有清爽的香味，利于储存。

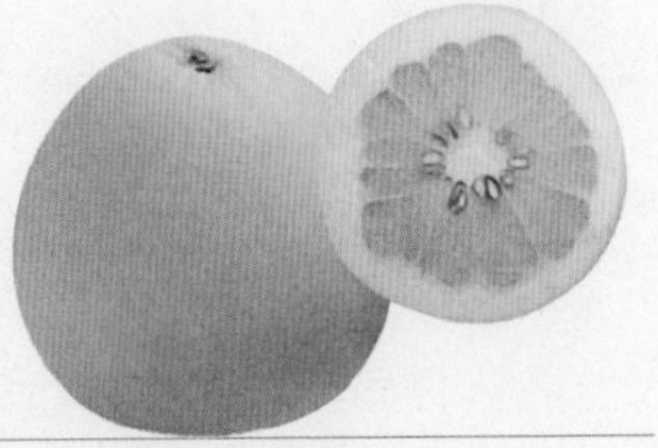

## 凸柚

果实呈橙色，果皮粗糙有弹力。果实硕大、甘甜、柔软且香味较浓郁。

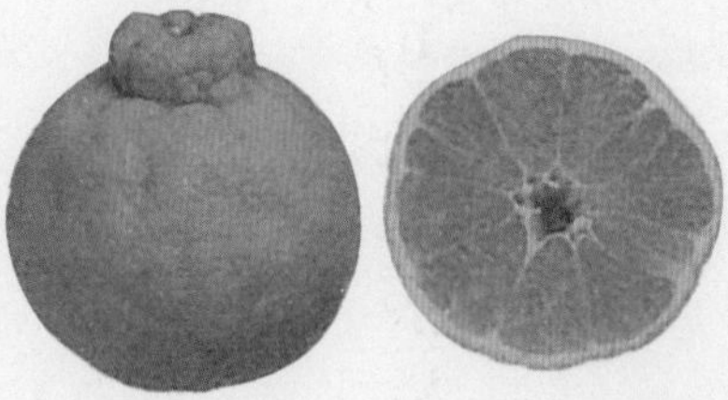

## 黄金橙

黄金橙略苦，但果汁含量丰富。

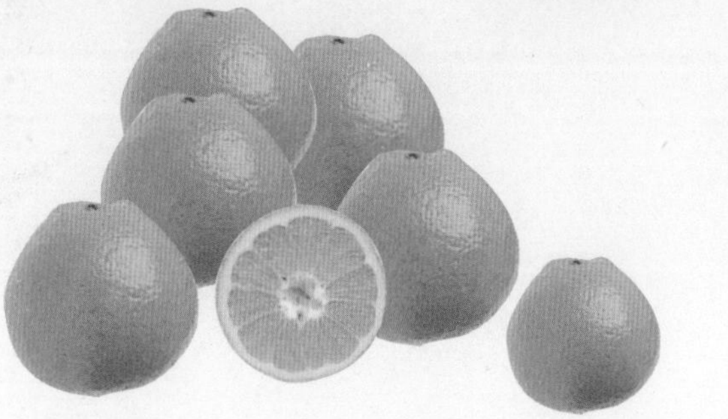

# 桃 peach

## 口味香甜，有『天下第一果』之称

在我国传统文化中，桃子一直作为福寿祥瑞的象征，被人们冠以『寿桃』和『仙桃』的美称。人们常说仙桃养人，主要是因为桃子性味平和，营养价值高。桃子除了含多种维生素和果酸以及钙、无机盐等，它的含铁量为梨的六倍。不仅营养丰富，而且有很高的食疗作用。桃含有丰富的铁元素，是缺铁性贫血患者的理想食物。

每100g桃含有：

| | |
|---|---|
| 热量 | 48kcal |
| 蛋白质 | 0.9g |
| 碳水化合物 | 12.2g |
| 脂肪 | 0.1g |
| 膳食纤维 | 1.3g |
| 钙 | 6mg |

性味：味辛、酸、甘，性热
功效：补中益气，养阴生津
主产区：华北、华东各省

选购指南 买桃子时一定要闻，没有桃子味的为化肥催熟的；油桃稍微有些软，红色和黄色或者青色自然的是好桃子。

桃还含有大量钾元素和少量的钠，非常适合水肿病人食用，有利尿消肿作用。

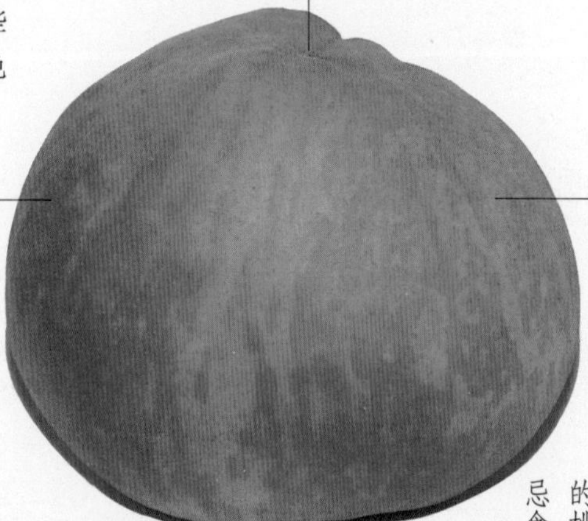

桃仁可以活血化淤、润肠通便，能辅助治疗闭经、跌打损伤、高血压等症。

桃含有机酸和纤维素，能促进消化液的分泌，加快胃肠蠕动，增进食欲，利消化。桃子可以养阴生津，是大病后气虚血亏、心悸气短者的营养佳果。

### 桃毛去除法

在清水中放入少许食用碱，将鲜桃放入浸泡3分钟，搅动几下，桃毛便会自动上浮，捞出后用清水冲洗干净即可。

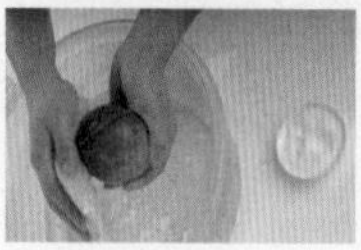

### 食用宜忌

一般人群均可食用；适宜老年体虚、身体瘦弱者食用；适宜肠燥便秘、阳虚肾亏者食用；糖尿病患者不宜多吃；内热偏盛、易生疮疖的人不宜多吃；婴儿及孕妇应忌食；未成熟的桃子和已经腐烂的桃子忌食。

## ▶ 桃子香瓜汁

缓解便秘，改善肾病、心脏病，同时还有利尿的功效。依个人口味和喜好，也可以加入盐或蜂蜜调味。

**材料：**
桃子150g，香瓜200g，柠檬50g，冰块50g。

**做法：**
① 桃子洗净，去皮、去核，切块；
② 香瓜去皮，切块；柠檬洗净，切片；
③ 将桃子、香瓜、柠檬放进榨汁机中榨出果汁；
④ 将果汁倒入杯中，加入少许冰块即可。

### 饮食搭配

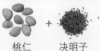

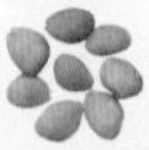
桃仁 10g

+

决明子 10g

▶ 加适量水煎煮，熟后饮用，可治高血压、头痛

桃叶 适量

+

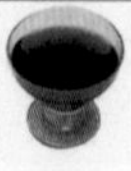
黄酒 少许

+

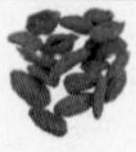
枸杞子 15g

▶ 捣烂桃叶加黄酒炖热，敷于患处，可治淋巴腺炎

品种群

**蟠桃**

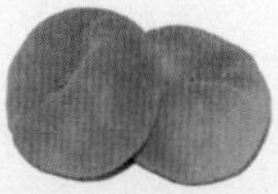

蟠桃是桃子的一种，形状扁圆，顶部凹陷形成一个小窝，果皮红中泛黄，顶部有一片红晕，味甜汁多，素有“仙桃”之称。

**油桃**

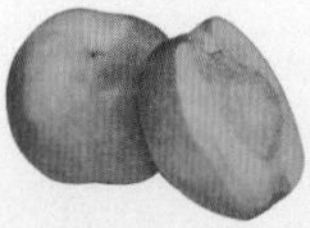

油桃的表皮是无毛而光滑的、发亮的、颜色比较鲜艳，油桃的肉质脆，上市较普通桃稍早.

**水蜜桃**

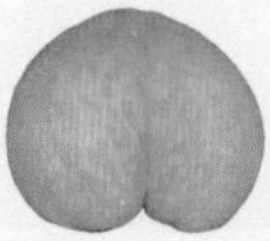

水蜜桃略呈球形，青里泛白，白里透红,约重100～200g，皮很薄，果汁丰富，宜于生食，入口滑润。

**杨桃**

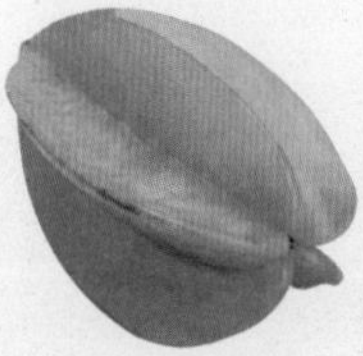

杨桃学名五敛子，因其横切面呈五角星，故在国外又称“星梨”。果实大而酸，较少生吃，多作烹调配料或加工蜜饯。

**黄桃**

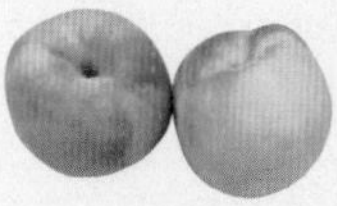

黄桃果皮、果肉均呈金黄色至橙黄色，肉质较紧致,密而韧，粘核者多。不耐储存，多做罐头后食用。

# 哈密瓜

honey-dew melon

## 瓜中之王—钾含量是西瓜的三倍

哈密瓜以其独特的香味和柔软的口感赢得了人们的喜爱。它的含钾量很高，可以帮助人体排出多余的盐分，再加上它的含水量超过了百分之九十，对高血压和假性肥胖疾病可以起到很好的预防作用。

每100g哈密瓜含有：

| | |
|---|---|
| 热量 | 4kcal |
| 蛋白质 | 0.5g |
| 碳水化合物 | 0.9g |
| 脂肪 | 0.1g |
| 膳食纤维 | 0.2g |

性味：味甘性寒

功效：利小便、止渴、除烦热

主产区：新疆

成熟期：5～10月

功效

美肤，释放压力。

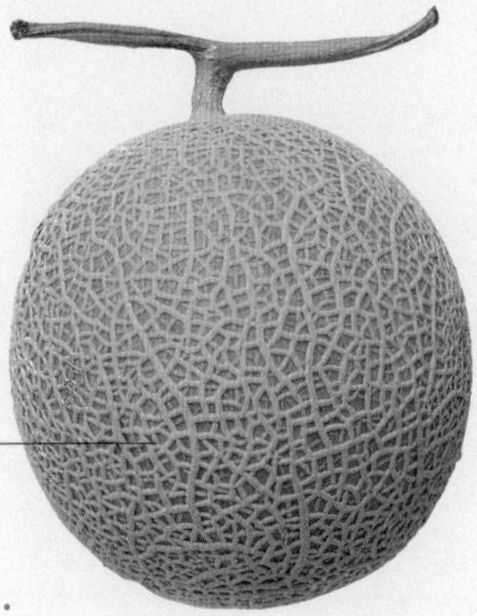

越是接近于成熟的哈密瓜，它的香味就愈发地浓烈，并且底部会微微变软。所以大家在挑选的时候可要擦亮双眼哦！

食疗心经

### ▶哈密瓜酸奶

功效

增进食欲，提高胃动力

材料：

哈密瓜半个，酸奶200g，牛奶1杯，冰块3~4块。

做法：

①将哈密瓜去皮去籽，切成大块，放入榨汁机中；

②将剩余的食材一并倒入机器中，榨碎即可。

# 大枣

jujube

## 天然维生素丸，补血养颜不显老

大枣自古以来就被列为『五果』(桃、李、梅、杏、枣)之一，有着悠久的历史。大枣最突出的特点是维生素含量高，因而被人们誉为『天然维生素丸』。大枣中富含蛋白质、脂肪、糖类、胡萝卜素、B族维生素、维生素C、维生素P以及钙、磷、铁和环磷酸腺苷等营养成分。研究表明：连续吃大枣的病人，健康恢复的速度比单纯吃维生素药剂的快三倍以上。因此，大枣被视为重要的滋补品，有『一日吃三枣，一辈子不显老』的俗语。

性味：味甘，性平
功效：润心肺，止咳

**产地分布**

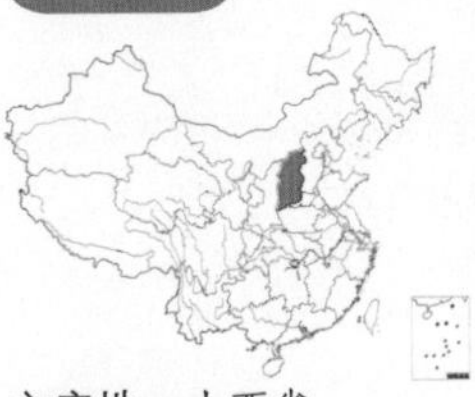

主产地：山西省

**成熟周期**

1 2 3 4 5 6
7 8 9 10 11 12

成熟期：6~10月

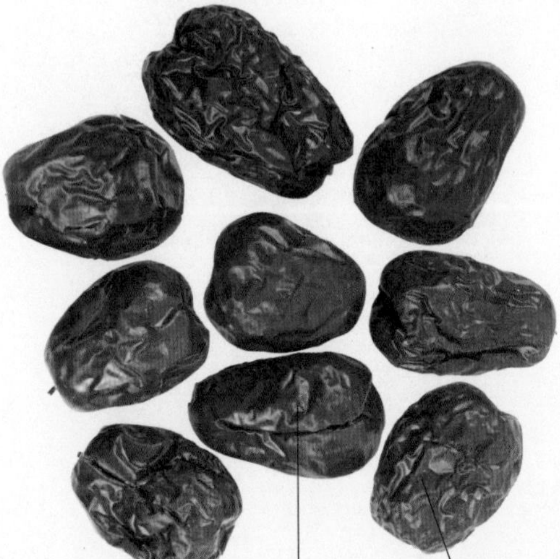

每100g大枣含有：

| | |
|---|---|
| 热量 | 122kcal |
| 蛋白质 | 1.1g |
| 碳水化合物 | 30.5g |
| 脂肪 | 0.3g |
| 膳食纤维 | 1.9g |

枣中所含的达玛烷型皂苷，有抗疲劳、增加人的耐力及减轻毒性物质对肝脏损害的功能。所含的黄酮类化合物有镇静、降血压作用。

大枣中富含钙和铁，它们对防治中老年人骨质疏松以及青少年和女性贫血都有很好的作用，其效果通常是药物所不能比的。大枣不但能补血，而且与蜂蜜搭配泡红茶又是很好的养胃饮品。

**选购指南** 好的红枣皮色紫红而有光泽，颗粒大而均匀，果实短壮圆整，皱纹少，痕迹浅。如果红枣蒂端有穿孔或粘有咖啡色或深褐色粉末，说明已被虫蛀。

### ▶ 切糕

北京著名小吃。刀切零售，故名。制作时，江米面加水，和均匀后上笼蒸熟，然后将蒸熟的江米面沾水揉匀，用手按成厚薄相当的层片，抹上枣泥馅，层次分明，面馅分开，食用时用刀顺边切下，放在盘内，撒上白糖即可食用。

### ▶ 阿胶枣

阿胶枣是以上好红枣为原料，添加桂花、陈皮、阿胶制作而成，口感细腻、甜而不腻、补血养颜，为女性养颜美容之首选。

**饮食搭配**

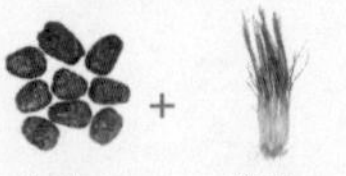

大枣 适量 + 葱头 适量

▶ 将二者加水两碗煎汤，连渣食用，可治失眠症

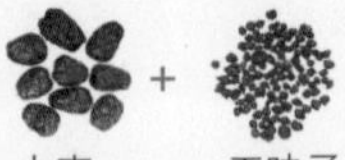

大枣 10颗 + 五味子 9g

▶ 加适量冰糖同炖，去渣饮汁，可治肝肾亏损型肝炎

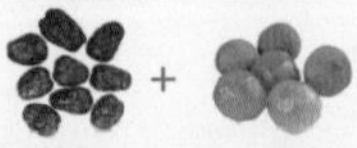

大枣 20g + 桂圆肉 10g

▶ 加适量水和红糖煎服，可治贫血

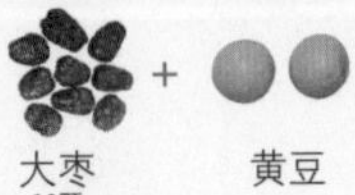

大枣 10颗 + 黄豆

▶ 富含B族维生素与铁元素，可预防贫血

# 冬枣

zizyphus jujube

可口、皮脆、肉质细嫩

冬枣是枣类的晚熟鲜食优良品种，是我国独有的珍稀果品，以其丰富的营养、极佳的品质和美丽的外观而驰名中外，享有『南荔枝，北冬枣』的盛名。冬枣不仅鲜食可口、皮脆、肉质细嫩、汁多无渣、甘甜清香，而且营养极丰富，含有十九种氨基酸，维生素的含量更是其他水果无法比拟的，被推崇为『百果之冠』。

每100g冬枣含有：

- 蛋白质……1.65g
- 膳食纤维……2.3g
- 胡萝卜素……11mg
- 维生素B2……22mg

冬枣中含量丰富的微量元素，能防止动脉粥样硬化；还可降血压。

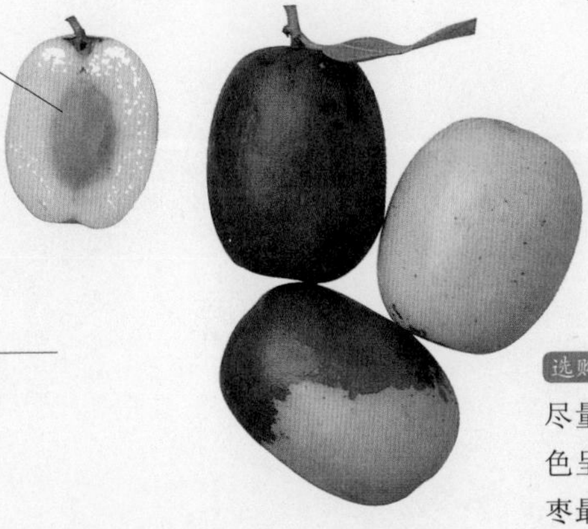

主产区：河北、山东省
成熟期：9～10月
性味：味甘，性平
功效：解毒保肝

品种群

**沾化冬枣**

沾化冬枣成熟期较晚，状如苹果。平均单果重20g左右，色泽光亮赭红，甘甜清香。

**黄骅冬枣**

黄骅冬枣皮薄肉厚、个大核小，果皮大部呈赭红色，被誉为“全国260余个鲜食枣品之冠”。

选购指南 购买冬枣时，要尽量选那些发红的或枣体底色呈白色的。通体发青的冬枣最好不要购买。

# 青枣

ziziphus mauritiana

脆甜可口，果实营养丰富

青枣果大皮薄，颜色青翠可爱，营养丰富，具有净化血液，帮助消化，养颜美容等保健作用。鲜食肉质脆嫩多汁，甜度高，口感佳，风味独特，单果重一百克至四百克，维生素含量较高，因而有『热带小苹果』『维生素丸』的美称。

每100g青枣含有：

- 碳水化合物……18～23g
- 粗蛋白……0.86g
- 维生素C……50～85mg
- 葡萄糖……16g

性味：味甘，性平
功效：净化血液，帮助消化
主产区：台湾、海南省
成熟期：10月～次年3月

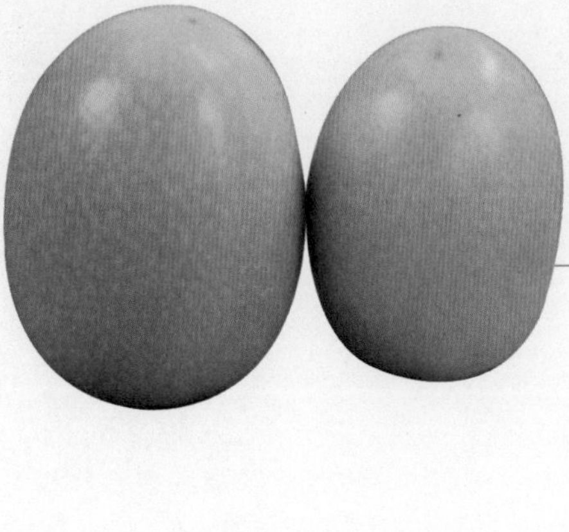

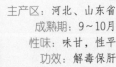

保鲜小窍门

日常保存放冰箱时应该放在冰箱的冷冻层，枣不会被冻坏，短时间保存效果良好，取出后口感不变。

品种群

**海南青枣**

果实较大，单果重可达半斤，皮薄肉厚，核小多汁，味道也与其他枣类有所不同，除了大枣的味道之外，还兼有梨子和苹果的味道，可以说是“一枣三味”。

**义乌南枣**

枣肉肥厚，乌黑发亮，花纹细密，大小匀称，营养丰富。清乾隆年间被列为贡品，也有“江南枣中佳品”之称。

# 杏

apricot

## 酸甜适口，携带方便的旅游佳品

杏在我国春夏之交的果品市场上占有重要位置，以其果实早熟、色泽鲜艳、果肉多汁、风味甜美、酸甜适口等特点，深得人们的喜爱。杏含有多种有机成分和人体必需的多种维生素及无机盐类，营养价值较高。杏还有很好的医疗保健作用，有生津止渴、润肺化痰、清热解毒的功效。

每100g杏含有：

| | |
|---|---|
| 热量 | 36kcal |
| 蛋白质 | 0.9g |
| 脂肪 | 0.1g |
| 碳水化合物 | 7.8g |
| 膳食纤维 | 1.3g |
| 钙 | 14mg |
| 镁 | 11mg |

性味：味甘酸，性微温

功效：止渴生津，清热去毒

主产区：东北南部、华北、西北

成熟期：5~6月

每日最佳食用量：6~8枚

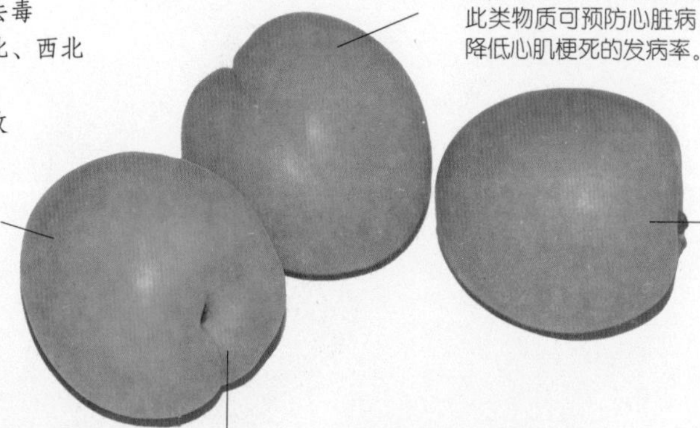

未熟的杏中含有很多类黄酮，此类物质可预防心脏病，并能降低心肌梗死的发病率。

含有多种有机成分和人体所必需的维生素及无机盐类，其含有丰富的蛋白质、粗脂肪、糖类、多种维生素以及磷、铁、钾等多种微量元素，是一种滋补佳品。

杏还含有丰富的维生素$B_{17}$，而维生素$B_{17}$是极有效的抗癌物质，可以有效地杀灭癌细胞。

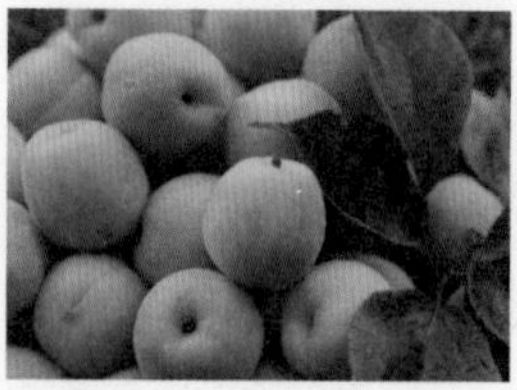

杏仁具有止咳平喘、润肠通便的功效，其所含的苦杏仁苷，在体内慢慢分解，逐渐产生氢氰酸，对呼吸中枢起作用，使呼吸活动趋于安静而达到平喘、镇咳的功能。

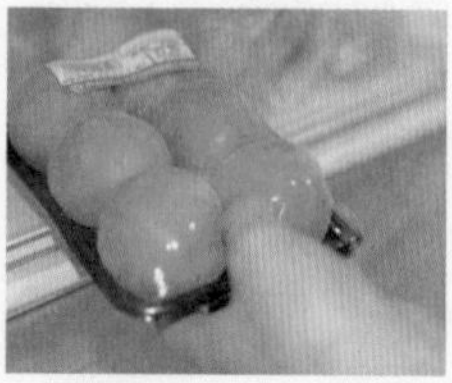

### 保鲜小窍门

存放时将其装在塑料袋里，放进冰箱冷冻即可。但是一定要在三到七天内吃完。

### 品种群

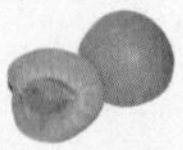

**金玉杏**

果实圆形，平均果重60g，果顶平，微凹，缝合线明显且深，两侧片肉对称。

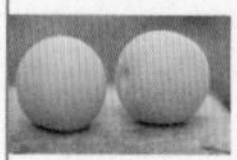

**香白杏**

果实近圆形，正中微凹，果面底色黄白，阳面有鲜红霞；果肉黄白色，肉质细，味甜；离核或半离核，苦仁。

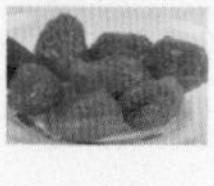

**甘草杏**

是西北特产。润肠通便，用甘草配置的甘草液喷制在腌制好的杏脯上，集药用和美味为一体，酸甜爽口，清香悠长。

### ▶茯苓杏片松糕

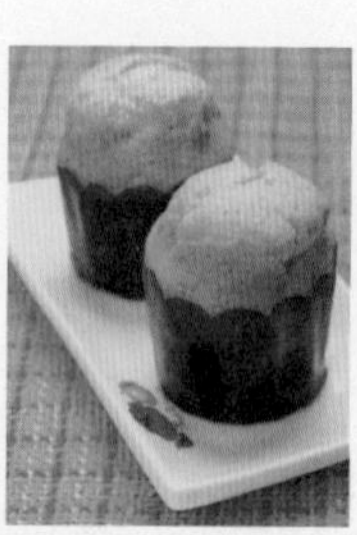

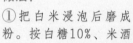

**材料：**

红枣8颗，茯苓5g，杏仁10g，白米5杯，米酒、白糖、热水各适量。

**做法：**

①把白米浸泡后磨成粉。按白糖10%、米酒15%、水量45%的比例混合，在30℃下发酵8小时；

②将红枣去核切成丝、茯苓用水煮熟、杏仁切成碎粒，撒在面团上；

③把和好的面团放在松糕框或蒸锅里，加盖蒸20分钟以上。

### 选购指南

选购杏时，要观察其成熟度，过于生的果实酸而不甜，过熟的果实肉质酥软而缺乏水分。一般果皮颜色为黄中泛红的口感较好。

# 李子

plum

## 生津润喉，悦面美容之功奇特

李子饱满圆润，玲珑剔透，形态美艳，口味甘甜，是夏季的主要水果之一，也是一种人们喜食的传统果品。李子中含有蛋白质、维生素、矿物质等多种人体所需的营养成分，还有较高的药用价值，孙思邈认为，有肝病者宜食李子。李子还有独特的美容功效，经常食用鲜李子，能使皮肤光洁如玉。

每100g李子含有：

| | |
|---|---|
| 热量 | 36kcal |
| 蛋白质 | 0.7g |
| 脂肪 | 0.2g |
| 碳水化合物 | 7.8g |
| 膳食纤维 | 0.9g |
| 钙 | 8mg |

性味：味苦、酸，性微温

功效：清热解毒，利湿，止痛

主产区：我国大部分地区都有种植

成熟期：7～8月

李子能促进胃酸和胃消化酶的分泌，可以促进肠胃的蠕动，对胃酸缺乏的人适用。

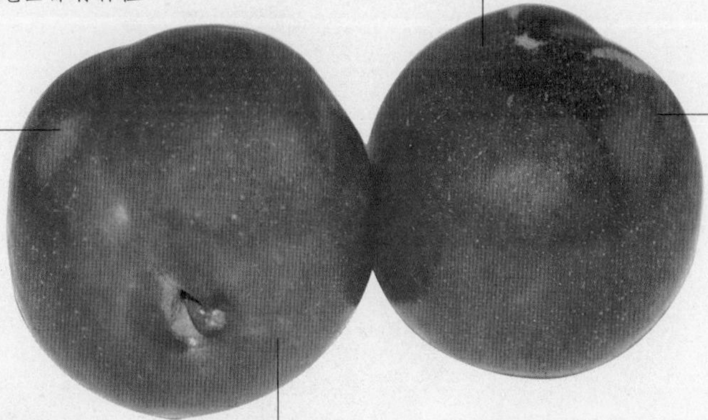

鲜李子中含有多种氨基酸，生食可以起到辅助治疗肝硬化腹水的作用，是适合消化不良、肝腹水、虚烦内热、小便不畅者食用的水果。

李子营养丰富，有很好的食疗作用，它含有苦杏仁甙和大量的脂肪油，有利水降压的功效，同时李子仁还具有止咳祛痰的作用。

根据《本草纲目》记载，李花和于面脂中，有很好的美容作用，可以『去粉滓黑黯』，『令人面泽』，对汗斑、黑斑等有很好的疗效。

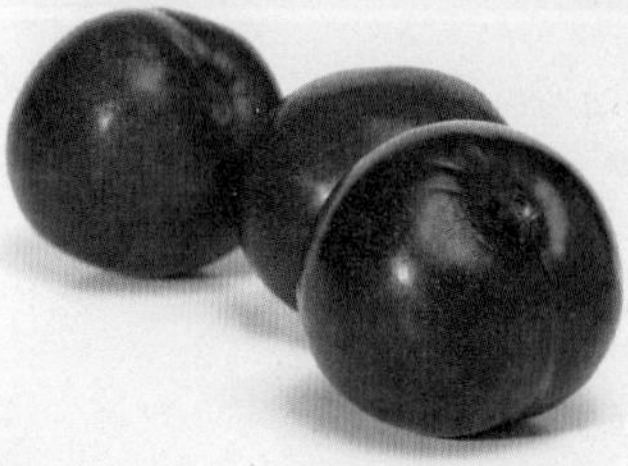

**选购指南** 选购李子时，用手捏一下，如果感觉很硬，并且味道生涩，表示太生；若感觉略有弹性，味道脆甜，则成熟度刚好；如果感觉柔软，味道太甜，则过于成熟，不利于久放。

### 品种群

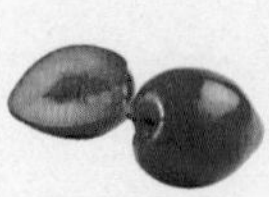

**油李**

原产福建古田县。中熟品种。果形呈歪心脏形。果皮黄绿色，有较大的果点。果肉淡黄至橙黄。单果重90g。肉质细，味甘甜。成熟期7月下旬。

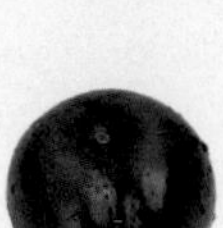

**黑宝石**

原产美国。晚熟品种。果形扁圆。单果重70g。果皮紫黑色，果肉黄色，质硬脆，汁多味甜，核极小。成熟期9月上旬。

### 李子蛋蜜奶

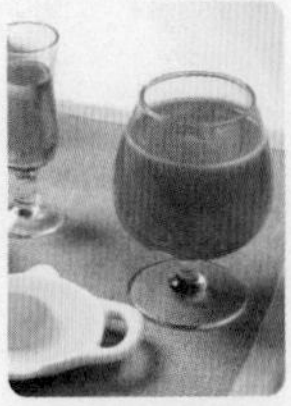

材料：李子五十克，蛋黄十五克，鲜奶二百四十毫升，冰糖十克。

做法：李子洗净，去核，切丁，将全部材料放入果汁机内，搅拌两分钟即可。

### 李子果香鸡汤

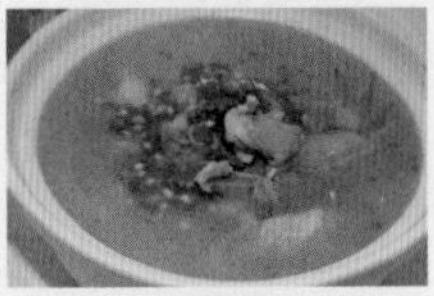

特点：玲珑剔透，可生津止渴、清肝除热。

做法：整鸡氽烫去血水，捞出，汤锅中加入洋葱、李子、姜片、整鸡，加水适量，文火煲六十分钟后加盐调味。

# 草莓 strawberry

产地分布

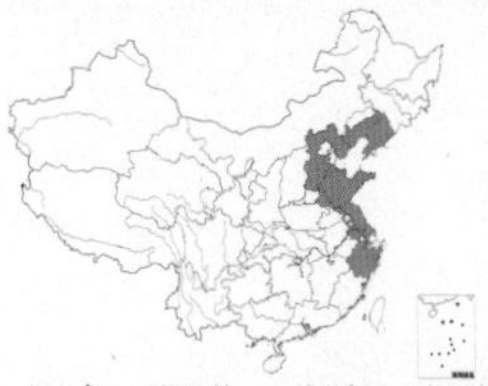

成熟周期

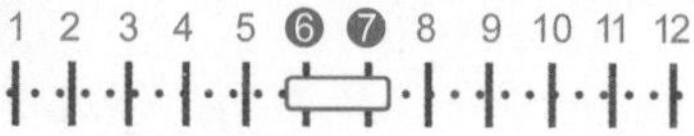


主产地：辽宁、河北、山东、江苏、上海、浙江　　成熟期：6~7月

性味：味甘、酸，性凉

功效：润肺生津，健脾，消暑，解热，利尿

每100g草莓含有：

| | |
|---|---|
| 热量 | 30kcal |
| 蛋白质 | 1.0g |
| 碳水化合物 | 7.1g |
| 脂肪 | 0.2g |
| 膳食纤维 | 1.1g |
| 维生素B1 | 0.02mg |

功效

## 随时随地补充维生素C

草莓的体型虽小，却蕴含了丰富的营养物质。每天坚持吃上七粒草莓的话，不仅可以补充身体内流失的维生素C，还可以有效地预防感冒，增加胃动力，帮助肠道消化。对于爱美的女孩来说，草莓可以有效抑制黑色素形成。

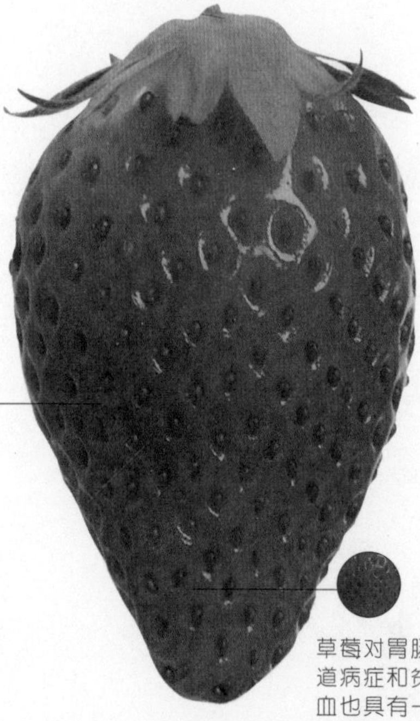

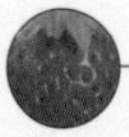

草莓富含丰富的维生素C，不仅可以产生组成皮肤或肌腱组织的骨胶原，而且可以帮助铁质的吸收，抑制致癌物质的产生。

草莓对胃肠道病症和贫血也具有一定的滋补调理作用。

### 保鲜小窍门

如果想要每隔几天都能吃上一次新鲜草莓的话，就要事先除去它的蒂部，用水清洗后，“裹”上一层白砂糖，再放到冷冻室里。

选购指南→选购草莓应以色泽鲜亮、颗粒大、香味浓郁、蒂头带有鲜绿叶片、没损伤的为佳。

## ▶草莓橘子蔬果汁

美容养颜，防治青春痘，预防过敏

**材料：**

草莓5个，芒果1个，橘子1个，冰块少许，蒲公英少许。

**做法：**

①将草莓洗净，去蒂；橘子连皮切成块；芒果去核，用汤匙挖取果肉；蒲公英洗净备用；

②将草莓、橘子、芒果及蒲公英放入榨汁机，压榨成汁；

③加入少许冰块即可。

### 饮食搭配

**食用宜忌**

一般人群均可食用；声音嘶哑、风热咳嗽者适用；烦热口干、咽喉肿痛者适合食用；癌症患者适用。痰湿内盛者不宜多食；肠滑便泻者不宜多食；尿路结石者不宜多食。

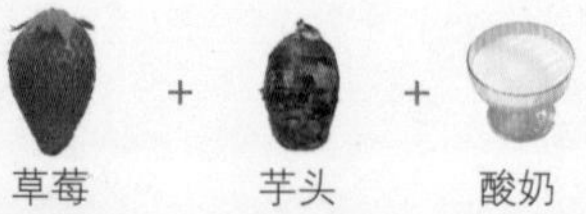


草莓＋芋头＋酸奶 ▶ 增强胃动力，抗衰老，预防癌症

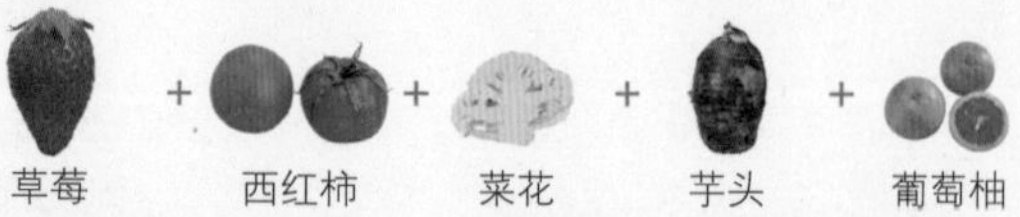


草莓＋西红柿＋菜花＋芋头＋葡萄柚 ▶ 缓解身体疲劳，预防癌症，健脑养颜

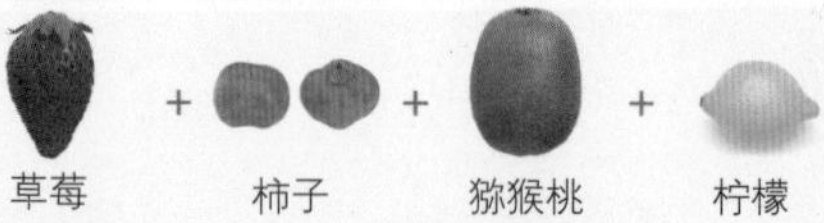


草莓＋柿子＋猕猴桃＋柠檬 ▶ 美肌，缓解身体疲劳

# 樱桃 cherry

性味：味甘、微酸，性温
功效：解表透疹，补中益气
每日最佳食用量：150g

产地分布

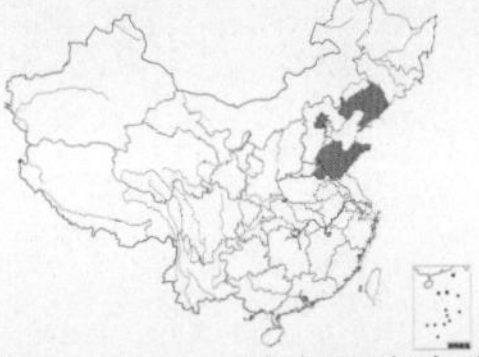

主产地：辽南、胶东和秦皇岛

成熟周期

1 2 3 4 5 6 7 8 9 10 11 12

成熟期：5~7月

**补益大脑**

樱桃含有丰富的铁元素，因此常食樱桃可补充铁元素，防治缺铁性贫血，并且还能增强体质，补益大脑。

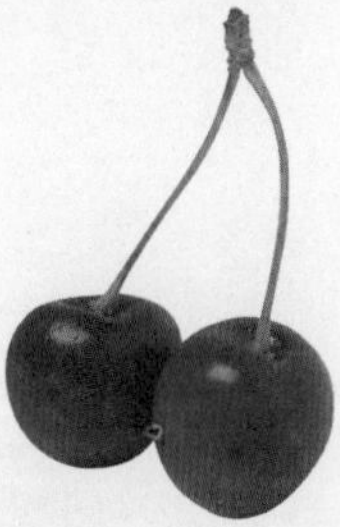

**祛湿止痛**

樱桃具有补中益气、健脾和胃、祛风湿的功效，因此食用樱桃可适当抑制痛风引起的疼痛及关节炎，并使炎症消退。

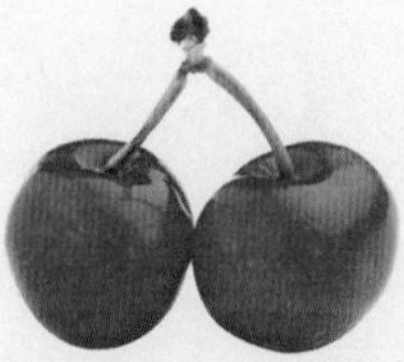

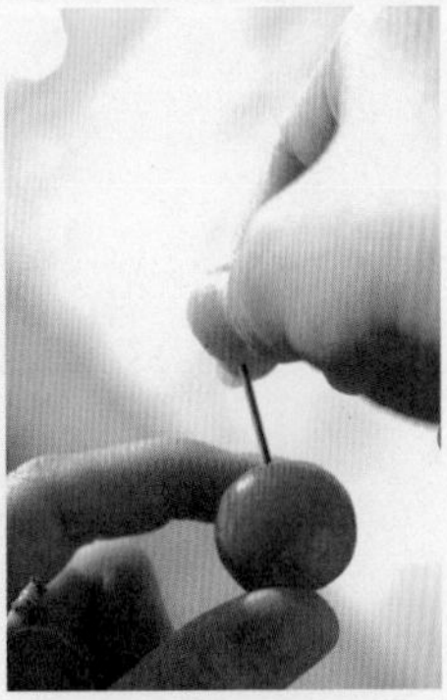

**选购指南**

粒大饱满，色泽鲜红，表皮光滑、剔透饱满，富有弹性，无破皮、无渗水现象，肉质厚而软的樱桃为上好佳品。

**美容养颜**

樱桃含有多种营养元素，尤其是富含铁质，有促进血红蛋白再生、润肤、美容防皱等作用，经常食用樱桃可美容养颜，使皮肤变得红润、光滑、嫩白。

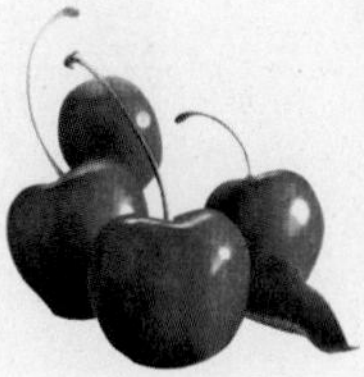

**预防贫血**

樱桃不仅营养丰富，还具有很高的药用价值。每天吃二十粒带有酸味的樱桃果实，可防治贫血。

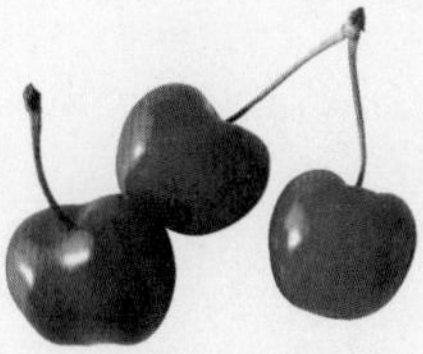

## 含铁量位于各种水果之首

樱桃是上市较早的一种水果，号称“百果第一枝”。樱桃果实娇小可爱，色泽红润光洁，玲珑如玛瑙宝石，味道甘甜而微酸，营养丰富，具有很高的医疗保健价值。

## 食疗心经

▶**冬菇樱桃** 补中益气+降压降脂+防癌抗癌

材料：冬菇八十克，樱桃五十颗，豌豆苗五十克，白糖、姜、酱油、淀粉适量。

做法：①冬菇、鲜樱桃洗净；豌豆苗洗净切段；②油锅烧热，放入冬菇炒熟，加入姜汁、料酒拌匀，再加酱油、白糖、精盐、鲜汤烧沸后，改为小火煨烧片刻；③把豌豆苗、味精加入锅中，入味后用湿淀粉勾芡，然后装盘放上樱桃，淋上淀粉即可。

## 食用宜忌

樱桃尤其适合消化不良者，瘫痪、风湿腰腿痛者，体质虚弱、面色无华者食用；有溃疡症状者、上火者慎食；糖尿病者忌食；樱桃性温热，热性病及虚热咳嗽者忌食；樱桃核仁含氰甙，水解后产生氢氰酸，药用时应小心中毒。

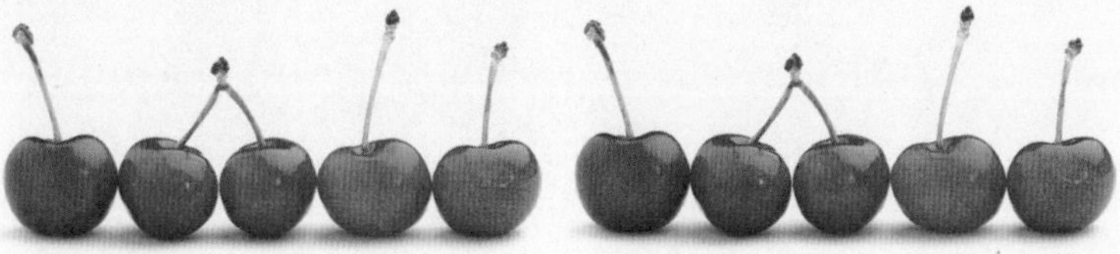

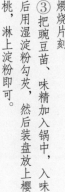

# 木瓜

papaya

## 丰胸抗癌的『百益果王』

木瓜是岭南四大名果之一。它果皮光滑，外形美观，果肉厚实细致、香气浓郁、汁水丰多、甜美可口，富含十七种以上的营养元素，还含有木瓜蛋白酶、番木瓜碱等，有『百益之果』、『万寿瓜』的雅称。半个中等大小的木瓜足以提供人体一天所需的维生素C。

每100g木瓜含有：

| | |
|---|---|
| 热量 | 27kcal |
| 蛋白质 | 0.4g |
| 脂肪 | 0.1g |
| 碳水化合物 | 6.2g |
| 膳食纤维 | 0.8g |
| 钙 | 17mg |
| 磷 | 12mg |

性味：性温，无毒，味酸

功效：消食驱虫，清热祛风

主产区：广东、海南、福建、台湾省

成熟期：9～10月

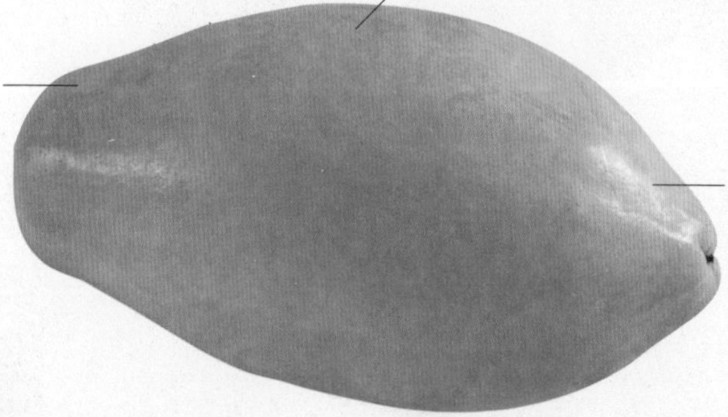

木瓜所特有的木瓜酵素，能够帮助消化蛋白质，促进人体对食物的消化和吸收，从而起到健脾消食、清心润肺的功效。

木瓜中所蕴含的木瓜碱和木瓜蛋白酶具有抗结核杆菌及寄生虫的作用，除此之外木瓜碱还具有抗淋巴性白血病和缓解痉挛疼痛的功用。

木瓜中含有大量的水分、碳水化合物、蛋白质、脂肪、维生素以及多种人体所必需的氨基酸，能够充分补充人体的养分，增强身体抵抗疾病的能力。

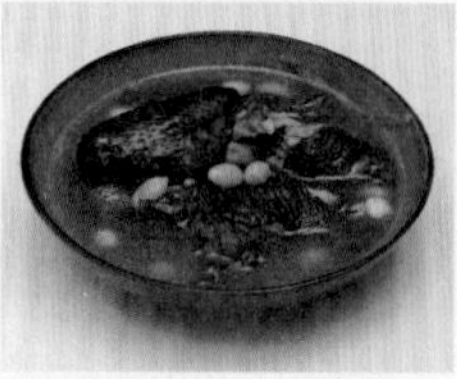

木瓜中还含有凝乳酶，具有通乳的作用。番木瓜碱对中枢神经有麻痹作用，对淋巴性白血病具有抗癌活性的作用，同时还有抗氧化的功能。

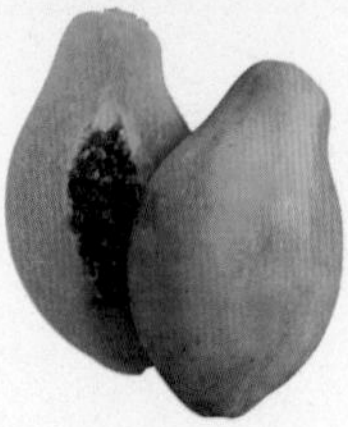

### 烹饪指导

木瓜催熟法

▼可将木瓜放置通风阴凉处，待果蒂处渐软即可食用。若想让木瓜加速熟黄，也可将其埋在米中。

### 品种群

**宣木瓜**

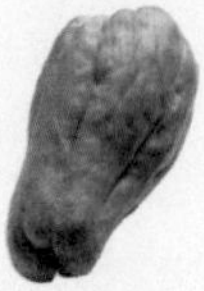

宣木瓜又叫皱皮木瓜，果实可做蜜饯、果酱和果汁等多种食品。干燥的果实入药，能疏通经络，祛风活血，主治中暑、霍乱转筋、脚气水肿、湿痹等症；浸酒服，治风湿性关节痛。

**青木瓜**

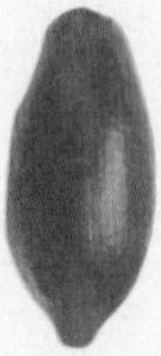

青木瓜，即未成熟的木瓜，自古就是第一丰胸佳果，其中丰富的木瓜酶对乳腺发育很有助益，能刺激女性荷尔蒙分泌，并能刺激卵巢分泌雌激素，使乳腺畅通，从而达到丰胸的目的。

### 饮食搭配

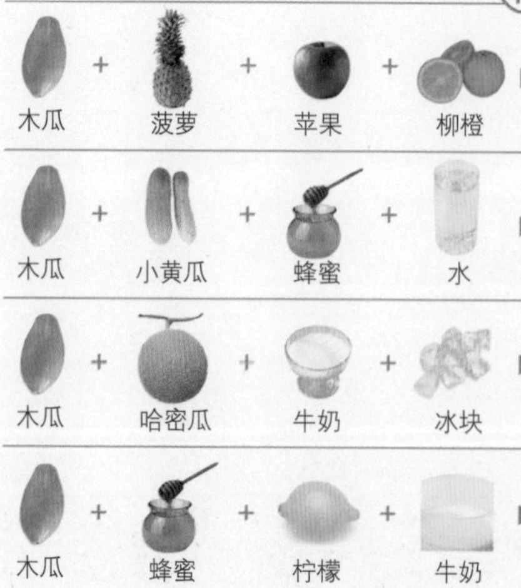

| | | | | |
|---|---|---|---|---|
| 木瓜 + | 菠萝 + | 苹果 + | 柳橙 | ▶ 清心润肺，帮助消化，治胃病 |
| 木瓜 + | 小黄瓜 + | 蜂蜜 + | 水 | ▶ 使皮肤保持红润、白嫩，减少皱纹 |
| 木瓜 + | 哈密瓜 + | 牛奶 + | 冰块 | ▶ 消水肿，促进造血功能 |
| 木瓜 + | 蜂蜜 + | 柠檬 + | 牛奶 | ▶ 消肿散结，去除皱纹 |

# 柠檬

lemon

## 神秘的药果，新鲜而强劲

性味：味酸甘，性平

功效：化痰止咳，生津，健脾

主产区：浙江、广西

每100g柠檬含有：

| | |
|---|---|
| 热量 | 35kcal |
| 蛋白质 | 1.1g |
| 脂肪 | 1.2g |
| 碳水化合物 | 4.9g |
| 膳食纤维 | 1.3g |
| 钙 | 101mg |

柠檬芳香浓郁，果汁较酸，一般不鲜食，多配制饮料，柠檬汁制作方便，鲜美爽口，是广受欢迎的一种饮品。柠檬还可提炼成香料，有时也用作烹饪调料。柠檬有『神秘的药果』之称，是世界上最有药用价值的水果之一。它富含维生素C、柠檬酸、苹果酸、高量钠元素和低量钾元素等，经常食用可防治坏血病。

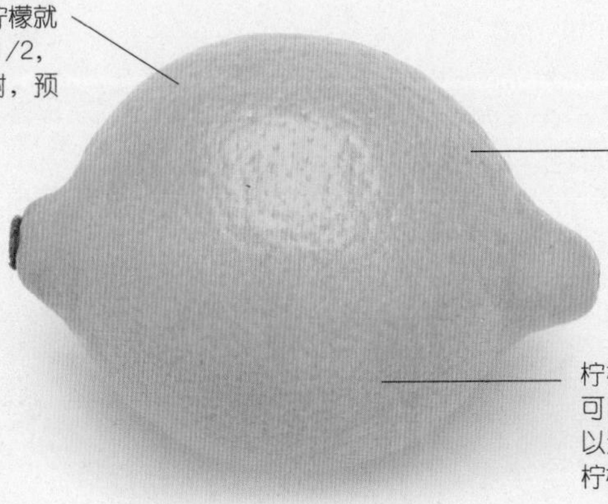

柠檬的强烈酸味源自于其所含的维生素C与柠檬酸，它们都具有美白肌肤的功效。食用1个柠檬就可摄取一天所需维生素C的1/2，能有效促进肤的新陈代谢，预防黑斑或雀斑的生成。

柠檬酸味的另一个来源就是柠檬酸，它不仅可以止血，还具有缓解肌肤疲劳的作用。生食还有安胎止呕的作用。

柠檬汁中含有大量的柠檬酸盐，可以防止肾结石的形成，甚至可以溶解已形成的结石，所以常食柠檬能防治肾结石。

### 保鲜小窍门

柠檬在常温下可以保存一个月左右。也可将柠檬切片后放入密封容器，加入蜂蜜浸渍入冰箱即可。

### 品种群

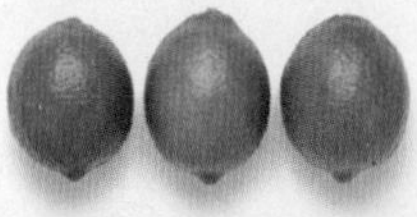

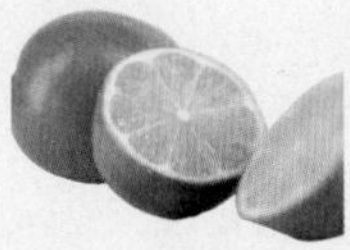

**青柠檬与黄柠檬是同族姐妹，而不是未成熟的黄柠檬。青柠檬碧绿通透如玉色，表皮光滑似橘，饱满圆润，层次分明，酸味尖锐浓烈，香味较浅淡。**

### 选购指南

挑选柠檬应以果形正常，果蒂新鲜完整，无褐色斑块及其他疤痕，果皮较薄，捏起来比较厚实，有浓郁的柠檬香味的为佳。

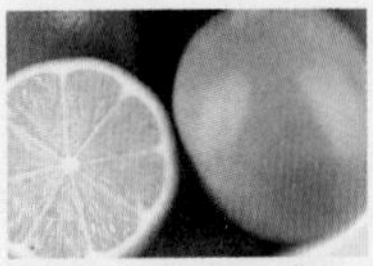

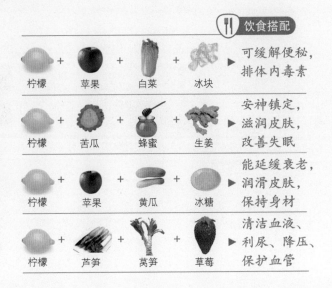

### 烹饪指导

1. 卷心菜提色：烹调红色卷心菜时，加一匙柠檬汁，可使菜色红艳。
2. 除鱼虾、肉类腥味：柠檬汁可除鱼虾和肉类的腥味，且能使鱼虾的鲜味更佳，肉质更松软细嫩。
3. 除食物中异味：烹饪洋葱等强烈气味的蔬菜时，可加入少许柠檬汁，减少异味。

### 饮食搭配

| | | | | |
|---|---|---|---|---|
| 柠檬 | + 苹果 | + 白菜 | + 冰块 | ▶ 可缓解便秘，排体内毒素 |
| 柠檬 | + 苦瓜 | + 蜂蜜 | + 生姜 | ▶ 安神镇定，滋润皮肤，改善失眠 |
| 柠檬 | + 苹果 | + 黄瓜 | + 冰糖 | ▶ 能延缓衰老，润滑皮肤，保持身材 |
| 柠檬 | + 芦笋 | + 莴笋 | + 草莓 | ▶ 清洁血液、利尿、降压、保护血管 |

# 芒果

mangoes

## 果肉细腻，被誉为『热带果王』

芒果可以说是款百搭的水果，不仅单独食用很美味，而且变身为酸奶、布丁等食品也毫不逊色。芒果还有解晕船症的作用，在古代人们在漂洋过海时就随身带着它。现在人们发现晕车的时候它也能派上用场，而且还能缓解孕妇的呕吐。芒果果肉中丰富的维生素A对视力和皮肤都大有好处；还可降低血脂、防治心血管疾病。

每100g芒果含有：

| | |
|---|---|
| 热量 | 35kcal |
| 蛋白质 | 0.6g |
| 碳水化合物 | 8.3g |
| 脂肪 | 0.2g |
| 膳食纤维 | 1.3g |
| 维生素B1 | 0.01mg |

性味：性温、味甘酸
功效：生津止渴，消暑舒神
主产区：台湾、广东、广西、海南
成熟期：5~8月
每日最佳食用量：200g

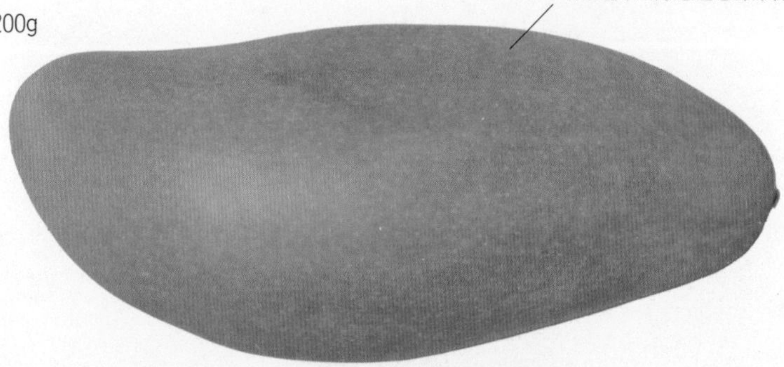

芒果叶的提取物有抑制化脓球菌、大肠杆菌的作用，可治疗人体皮肤、消化道感染疾病。

防癌抗癌

芒果肉含芒果酮酸、异芒果醇酸等化合物，具有抗癌的药理作用；经常饮用芒果汁还能预防结肠癌。

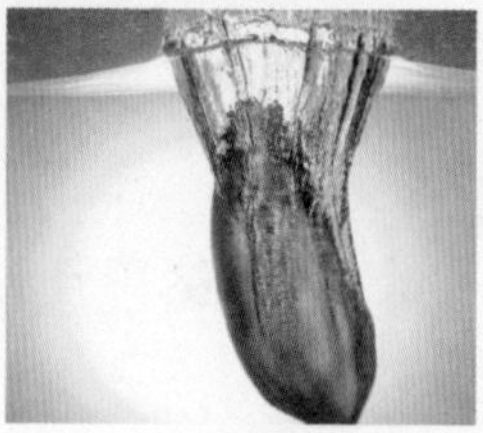

### 保鲜小窍门

由于芒果是热带水果，不适于低温存放，放在常温通风处保存即可，存放时要记得从塑料袋中拿出来，否则很容易烂掉。

### 品种群

**青皮芒**

又称泰国芒，果实6月上中旬成熟，果形肾形，成熟果皮暗绿色至黄绿色，果肉淡黄色至奶黄色，肉质细腻，皮薄多汁，有蜜味清香，纤维少。

## ▼芒果牛奶布丁

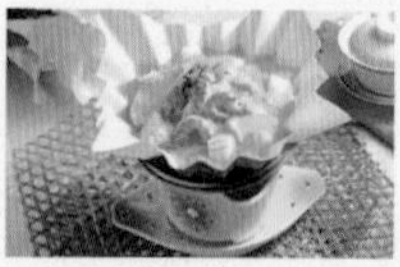

做法：

芒果去皮切粒搅拌成蓉，冰糖混合牛奶煮溶化后加入米粉，混合搅拌均匀；倒入芒果蓉搅拌均匀，大火隔水蒸一个小时左右；放凉后放入冰箱冷藏六小时以上；取出切块食用。

## ▼芒果密瓜烩蟹

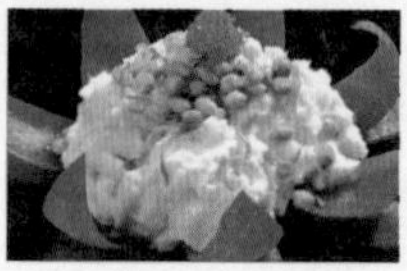

做法：

①将姜、香菜切末；芒果肉切丝；哈密瓜肉切成丝，用淡盐水焯过；

②把蟹洗净，上笼蒸熟，取肉和黄；

③炒锅上火，加上汤调味，放入蟹肉、蟹黄和芒果、哈密瓜丝烧开，用水淀粉勾芡，撒入白胡椒粉、香菜末、姜末，淋花椒油，放入汤盘中即成。

# 杨桃 starfruit

## 滋养保健，茶余饭后最适宜

杨桃是久负盛名的岭南佳果之一，横切面如五角星。杨桃的果皮呈蜡质，光滑鲜艳，果肉黄亮，细致脆嫩，爽甜多汁。杨桃含有多种营养素以及大量的挥发性成分，带有一股清香。在茶余酒后吃几片杨桃，会感到口爽神怡，别有一番风味。值得一提的是，杨桃不仅营养丰富，还具有利尿止痛、祛热解毒、消食解酒、降压舒心等疗效。

每100g杨桃含有：

| | |
|---|---|
| 热量 | 30kcal |
| 蛋白质 | 0.7g |
| 脂肪 | 0.1g |
| 碳水化合物 | 7.5g |
| 膳食纤维 | 1.8g |
| 钙 | 5mg |

性味：味甘酸、性寒
功效：促进食欲，帮助消化
主产区：广东、台湾、广西、福建、海南
成熟期：9~10月
每日最佳食用量：1~2个

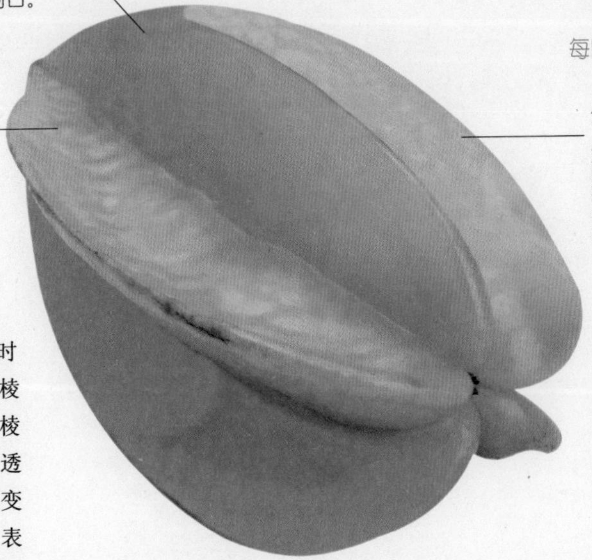
杨桃外形美观、独特，颜色呈翠绿鹅黄色，皮薄，果肉脆滑、鲜嫩且酸甜可口。
杨桃中的营养成分能减少机体对脂肪的吸收，对高血压、动脉硬化等心血管疾病有预防作用。
生津止渴，防治心血管疾病
杨桃中含有的有机酸，能使体内的热或酒毒随小便排出体外，消除疲劳感。

**选购指南** 选购杨桃时应挑选外观清洁，果棱肥厚，果色较金黄，棱边青绿，且富光泽有透明感的。如果棱边变黑，皮色接近橙黄，表明已熟透多时；皮色太青的则可能过酸。

### 保鲜小窍门

杨桃买回来后，装在塑料袋里，放在阴凉通风处即可，不要放进冰箱，否则会比较容易产生褐变。

### 食用宜忌

杨桃适合一般人食用，尤其适合患有心血管疾病或肥胖的人食用。

杨桃每次不宜多吃，一到两个为宜。

杨桃性寒，凡脾胃虚寒者或有腹泻的人应少食。

### 食疗心经

#### ▶蛋奶炖杨桃

做法：

①先把杨桃去硬边去核切小块；

②将杨桃块、牛奶、糖用小火煮至糖溶，熄火，摊凉；

③滤出奶液，将其加入打散的鸡蛋里拌匀，过筛滤去泡沫；

④往蛋奶中加入杨桃块，盖碟，大火蒸至凝固即可。

#### ▼杨桃牛奶香蕉蜜

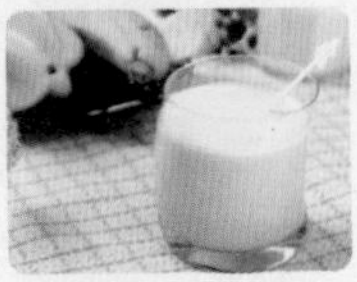

做法：

①将杨桃洗净，切块；香蕉去皮；柠檬切片；

②将杨桃、香蕉、柠檬、牛奶放入果汁机中，搅打均匀；

③最后在果汁中加入少许冰糖调味即可。

功效：美白肌肤，消除皱纹，改善干性或油性肌肤。

# 梨 pear

## 全方位的健康水果，芳香优美

梨有『百果之宗』的称号。因其鲜嫩多汁，又被称为『天然矿泉水』。梨肉脆而多汁，酸甜可口，风味芳香，富含糖、蛋白质、脂肪、碳水化合物及多种维生素，对人体健康有重要作用。梨还有很高的药用价值，可助消化，润肺清心，消痰止咳、退热、解毒疮，还有利尿、润肠的作用。秋季每天吃一两个梨可有效缓解秋燥。

梨含有能促进蛋白质消化的酶，因此可以帮助消化肉类，饭后吃梨可促进胃酸分泌，助消化，增进食欲。

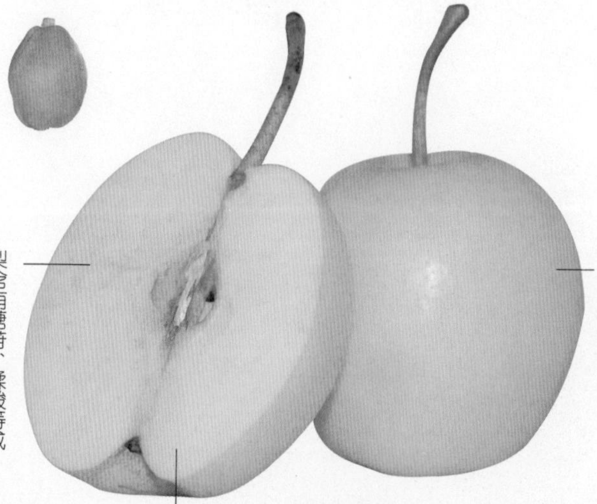

梨含有糖苷、鞣酸等成分，很适合肺结核者食用。肺热久咳者可用生梨加蜂蜜熬制成梨膏糖服用。

梨是一种可以生津止渴、解热的水果，特别适宜因患感冒或扁桃体炎而喉咙疼痛的人食用。

梨可以有效缓解中毒和宿醉，常食可降低血压，改善头晕目眩的症状。

每100g梨含有：

| | |
|---|---|
| 热量 | 44kcal |
| 蛋白质 | 0.4g |
| 碳水化合物 | 13.3g |
| 脂肪 | 0.2g |
| 膳食纤维 | 3.1g |
| 钙 | 3mg |

性味：味甘、微酸，性寒
主产区：河北、山东、辽宁等地
成熟期：8～9月
功效：润肺清心，消痰止咳，解毒疮

### 食用宜忌

梨尤其适合咳嗽痰稠或无痰、咽喉发痒干疼者，慢性支气管炎、肺结核患者，高血压、心脏病、肝炎、肝硬化患者，饮酒后或宿醉未醒者食用。慢性肠炎、胃寒病、糖尿病患者忌食生梨。

**选购指南** 选购梨时，首先要看皮色，皮细薄，没有虫蛀、破皮、疤痕和变色的，质量比较好；其次，应选择形状饱满，大小适中，没有畸形和损伤的梨；第三，看肉质，肉质细嫩、脆，果核较小，口感比较好。

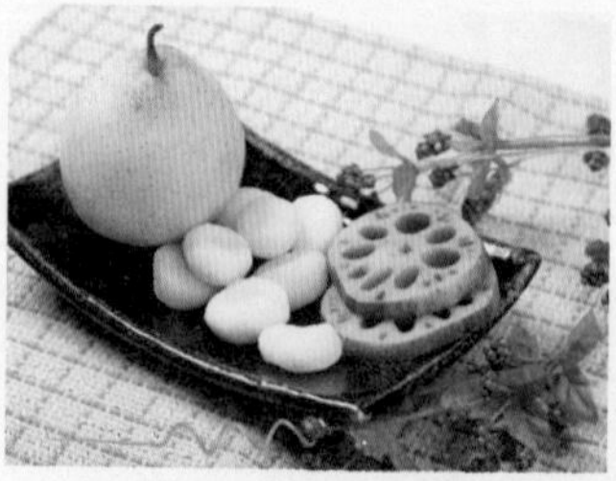

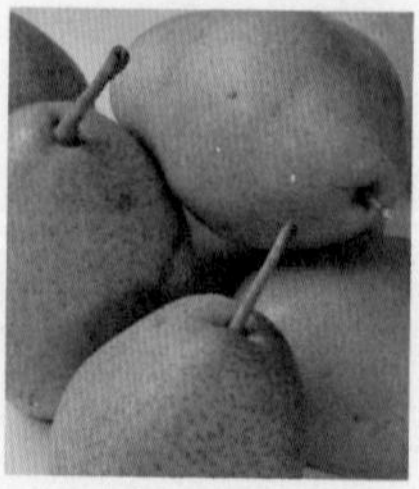

### 食疗心经

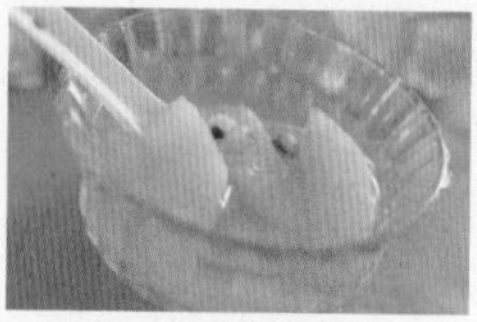

#### ▲冰糖蒸梨

柔软，香甜，可口，止咳化痰

材料：梨一千二百克，枣五百克，冰糖二百五十克，白砂糖一百一十五克。

做法：①梨洗净，去皮，切去顶部当做盖子，再挖除中间的核；

②把冰糖放入中间，盖上盖子，把处理好的雪梨放入深盘或深碗，最后放入蒸锅隔水蒸一个小时即成。

## 秋季养肺佳品
## 秋梨膏

梨膏也叫雪梨膏，是以精选之雪花梨为主料，配以其他止咳、祛痰、生津、润肺药物，如生地、麦冬、贝母、蜂蜜等药材精心熬制而成，润肺止咳，生津利咽，专解秋燥。据说，唐武宗李炎患病，终日口干，试药无数，终不奏效，而一名道士用梨、蜂蜜及各种中药配伍熬制的妙方却治好了皇帝的病。这个妙方正是秋梨膏，清朝流入民间。因后来一直用北京郊区的秋梨，所以成为了北京传统小吃，流传至今。

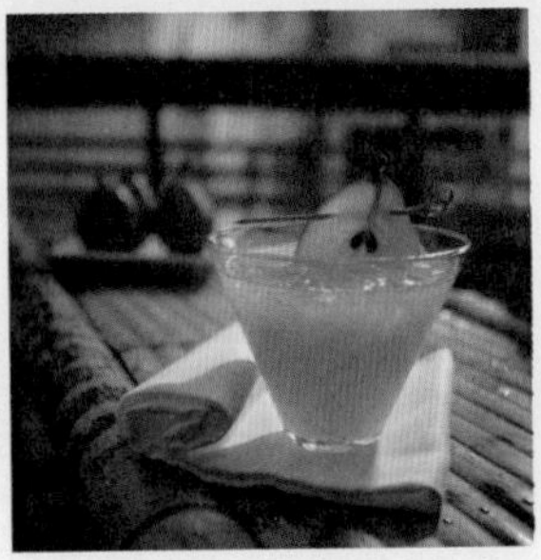

### 品种群

#### 雪花梨

果肉洁白如玉，因梨花酷似雪花，故称其为雪花梨。果肉细脆而嫩，汁多味甜，含有大量的蛋白质，脂肪，果酸，矿物质及多种维生素等营养成分，具有清心润肺，利便，止咳，润燥清风，醒酒解毒等功效。

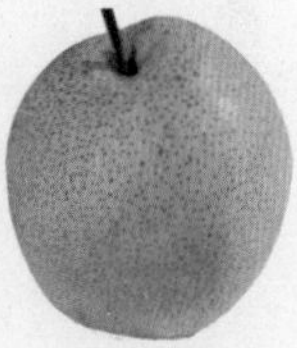

#### 青梨

肉质酥脆细腻，汁液丰富，酸甜浓郁，有显著的润肺止咳、软化血管、养颜排毒、延缓衰老、健脑益智等保健功效。

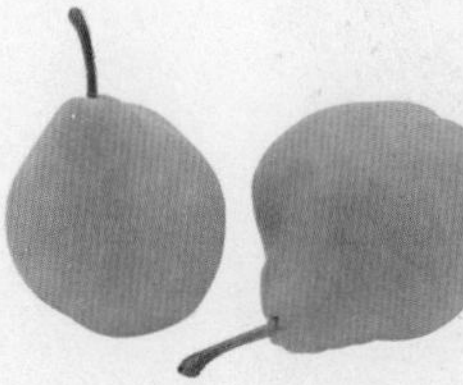

#### 水晶梨

果实为圆球形或扁圆形，果皮近成熟时乳黄色，表面晶莹光亮，有透明感，外观诱人。果肉白色，肉质细腻，质密嫩脆，汁液多，在我国中西部地区、江淮流域及云贵高原都有种植。

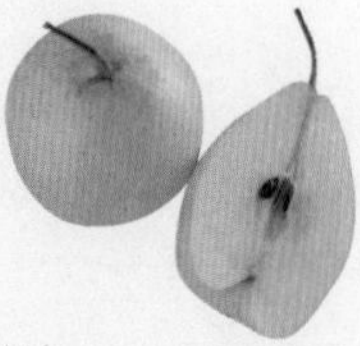

#### 皇冠梨

果实椭圆形，果皮黄色，果面光洁，果点小，无锈斑；果心小，果肉洁白，质细腻，石细胞及残渣少，松脆多汁，风味酸甜适口。

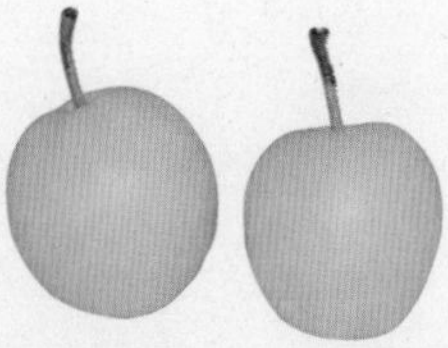

#### 库尔勒香梨

库尔勒香梨原产于新疆南疆地区，是一个古老的地方品种，据史料载，已有一千三百多年的历史。因其浓郁而独特的香味而得名，每到成熟采收季节，满园飘香，香气四溢，引得蜂飞蝶舞，游人忘归。

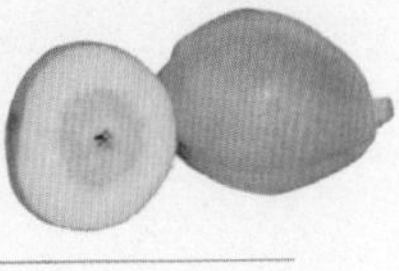

#### 茄梨

果实中等大小，呈葫芦形或短瓢形。果皮绿黄色，阳面有红晕，果面平滑，有蜡质光泽，果点小，周围有淡绿色晕圈。外观漂亮。肉质柔软易溶于口，汁液多，味酸甜。

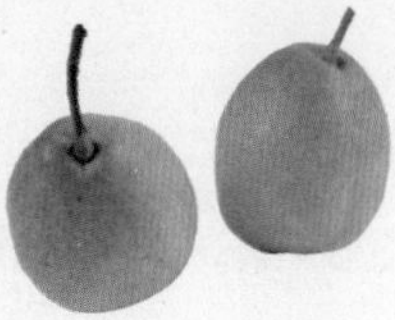

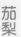

# 菠萝

ananas

产地分布

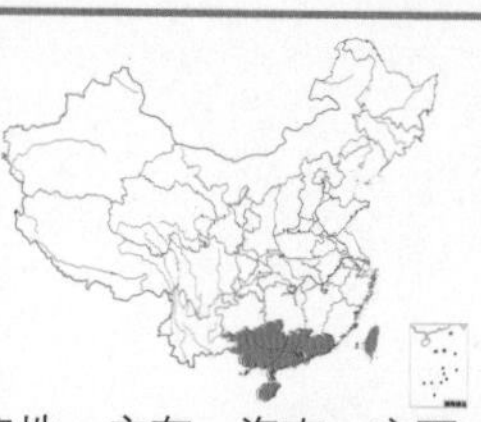

主产地：广东、海南、广西、台湾

成熟周期

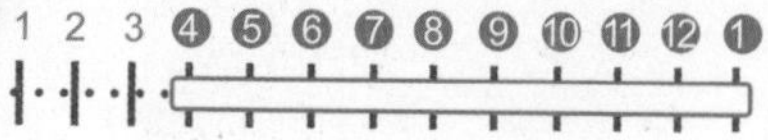


成熟期：4月～次年1月

功效

## 医食兼优的时令佳果

菠萝果形美观，汁多味甜，营养极为丰富。果肉中含有还原糖、蔗糖、蛋白质、粗纤维和有机酸、维生素C、胡萝卜素、硫胺素、烟酸等。菠萝果汁、果皮及茎所含有的蛋白酶，能帮助蛋白质的消化，增进食欲；医疗上有治疗多种炎症、利尿、通经、驱寄生虫等效果。

性味：味甘、微酸，性平

功效：健脾解渴，消肿祛湿，醒酒益气

每日最佳食用量：100g

选购指南 ➜ 挑选时，应选外观具重量感，而且能散发出浓醇的香味的菠萝。如果用手指压果实会稍微下陷，则表示已经成熟。

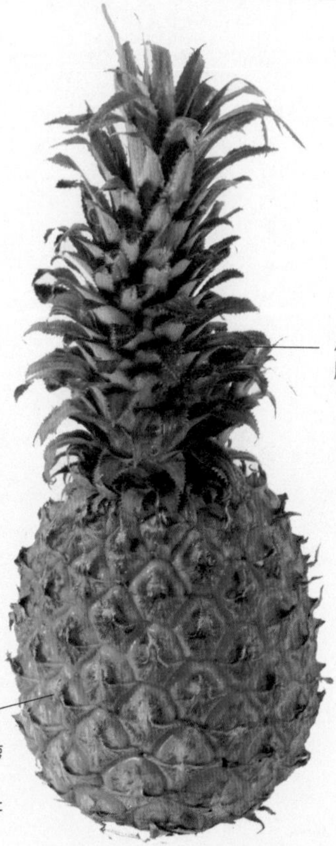

促进消化

菠萝中所含的菠萝蛋白酶能软化肉类，帮助消化，并促进营养吸收。

菠萝蛋白酶能帮助蛋白质消化，具有消炎、消肿和分解肠内腐败物质的作用，因此对止泻、利尿、局部抗炎、消水肿、下痢或癌症等有一定的作用。

每100g菠萝含有：

| | |
|---|---|
| 热量 | 42kcal |
| 蛋白质 | 0.4g |
| 脂肪 | 0.3g |
| 碳水化合物 | 9g |
| 膳食纤维 | 0.4g |
| 钙 | 18mg |

### 保鲜小窍门

未削皮的菠萝可在常温下保存，已削皮的可以用保鲜膜包好放在冰箱里，但不要超过两天，吃时用盐水浸泡。

### 烹饪指导

▼菠萝去皮后，切片或块状，放置淡盐水中浸泡半小时，然后用凉开水冲洗去咸味，可抑制菠萝蛋白酶的活性，以免其对口腔刺激。

### 食用宜忌

尤其适宜消化不良、身热烦躁者；肾炎、高血压、支气管炎患者适宜食用。患有溃疡病、肾脏病、凝血功能障碍的人忌食；发烧及患有湿疹疥疮的人也不宜多吃；不宜与萝卜、牛奶、鸡蛋同时食用。

### 饮食搭配

菠萝 + 紫苏 + 梅子 + 蜂蜜 ▶ 美容滋补，消除疲劳，润畅肠道

菠萝 + 柠檬 + 西芹 + 茭白 ▶ 消除疲劳，改善便秘症状

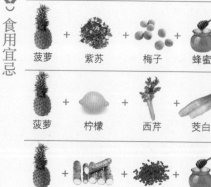

菠萝 + 山药 + 枸杞 + 蜂蜜 ▶ 强身降脂，改善更年期综合征

# 柿子

persimmon

## 健脾涩肠，润肺生津解宿醉

每100g柿子含有：

| | |
|---|---|
| 热量 | 71kcal |
| 蛋白质 | 0.4g |
| 脂肪 | 0.1g |
| 碳水化合物 | 17.1g |
| 膳食纤维 | 1.4g |

柿子是人们比较喜爱的果品，甜腻可口，营养丰富，在预防心脏血管硬化方面，效果极佳，堪称有益心脏健康的水果王。另外，柿子的含碘量较高，所以因缺碘引起的地方性甲状腺肿大患者，食用柿子很有帮助。中医认为，柿子有养肺胃、清燥火的功效。柿子还可以酿成柿酒、柿醋，加工成柿脯等等。柿蒂、柿霜、柿叶均可入药。

性味：味甘、涩，性寒，无毒

功效：清热润肺，生津止渴

主产地：河北、山东、陕西、浙江

成熟期：9～10月

甜柿所带有的苦涩味来源于矢布脑和醇脱氢酶酵素，这两种物质具有分解酒精的功效，可预防宿醉。

新鲜柿子含碘量高，甲状腺患者常吃有益。柿叶所含的黄酮苷还可降低血黏度。

柿子的主要成分是糖类，富含葡萄糖、果糖、蔗糖，它们都可立即转化为身体所需要的能量。此外，柿子还含有丰富的维生素C及多种矿物质。

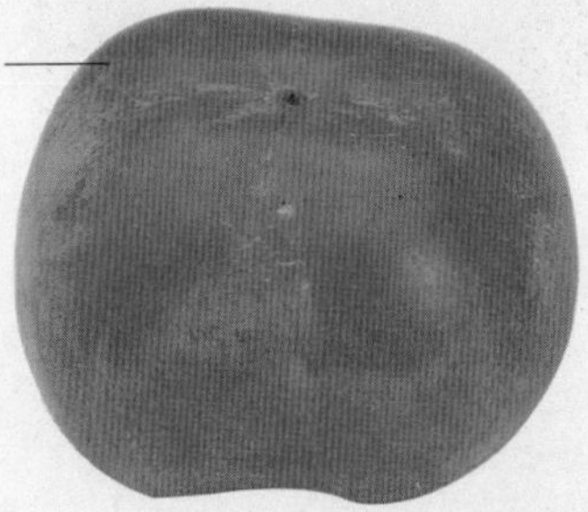

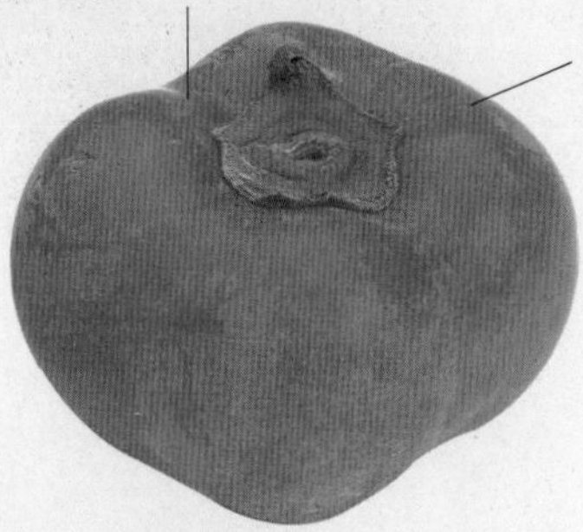

### 食用宜忌

一般人群均可食用；适宜大便干燥、高血压、甲状腺疾病患者；长期饮酒者宜多食。外感风寒、糖尿病、便溏患者忌食；脾胃泄泻、体弱多病者、产后妇女应忌食；胃动力功能低下者、贫血患者忌食；忌空腹吃生柿子；吃柿子后不可饮用白酒、热汤，以防引起胃柿石症；吃柿子前后的一小时内最好不要喝牛奶或食醋；不宜与酸菜、黑枣、鹅肉、螃蟹、甘薯、鸡蛋同食。

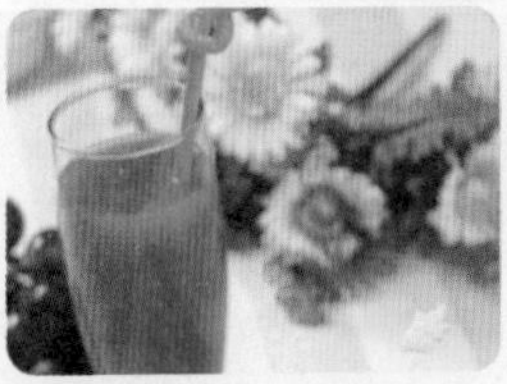

在我国东北地区，冬天一般用极低的温度将柿子冻硬，食用时放入水中通过热交换使其软化，别有一番风味。

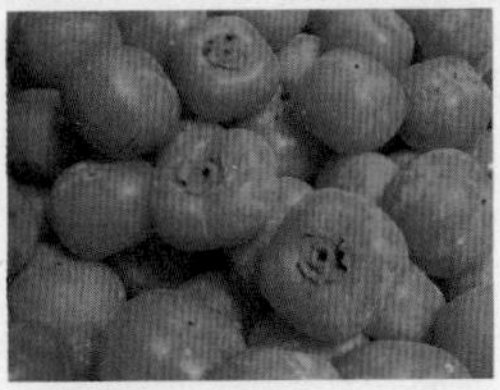

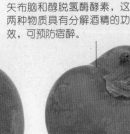

### 烹饪指导

#### 涩柿子变甜法

▶把柿子装在容器中，用酒或酒精喷于果面，密封3～5日；

▶把柿子放入35℃温水中，两天即可脱涩；

▶把柿子跟梨或山楂放在一起，密封3～5日即可；

▶把柿子装在塑料薄膜袋中，密封2天。

### ▲柿子胡萝卜汁

材料：

甜柿一个，胡萝卜六十克，柠檬一个，果糖适量。

做法：

① 将甜柿、胡萝卜洗净，去皮，切成小块；柠檬洗净，切片；

② 将甜柿、胡萝卜、柠檬放入榨汁机中榨汁，再将果糖加入果菜汁中，搅匀即可。

功效：

缓解宿醉，增强体力。

# 山竹

mangosteen

凤果 莽吉柿

产地分布

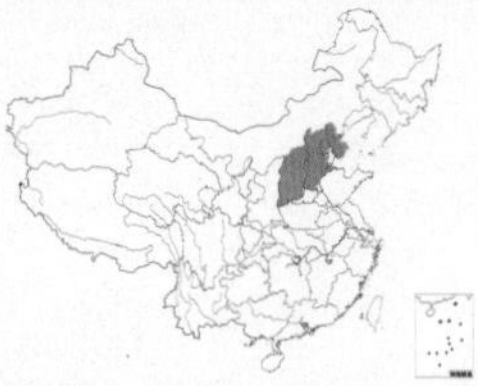

主产地：北京、河北、山西等地

成熟周期

1 2 3 4 5 6 7 8 9 10 11 12

成熟期：5～9月

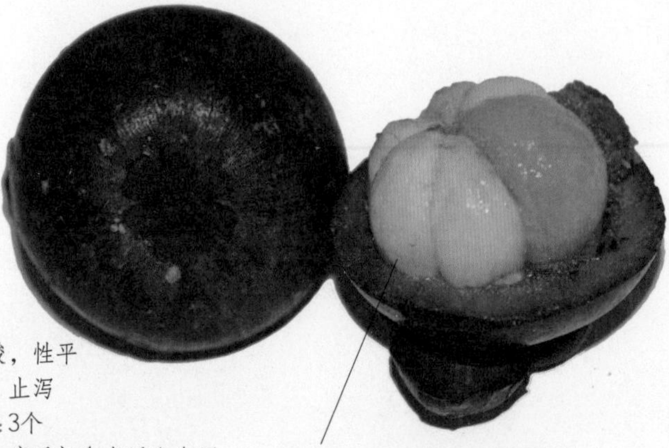

山竹果肉雪白嫩软，润滑可口。另外，山竹壳有清热解毒，利湿止泻的作用。

每100g山竹含有：

| | |
|---|---|
| 热量 | 67kcal |
| 蛋白质 | 0.6g |
| 脂肪 | 0.2g |
| 碳水化合物 | 17.5g |
| 膳食纤维 | 1.4g |
| 钙 | 6mg |

性味：味甘、微酸，性平

功效：健脾生津，止泻

每日最佳食用量：3个

适宜人群：体弱、病后初愈者适宜食用

## 保鲜小窍门

把山竹用保鲜袋装好，放冰箱冷藏。冷藏时间过久会影响山竹味道，通常存放五日后风味越来越差，最多只能贮藏十天。

## 降燥、清凉解热，调养身体

山竹含有一种特殊物质，具有降燥、清凉解热的作用。它所含有的丰富的蛋白质和脂类，对机体有很好的补养作用，可作为体弱、营养不良、病后者的调养果品。

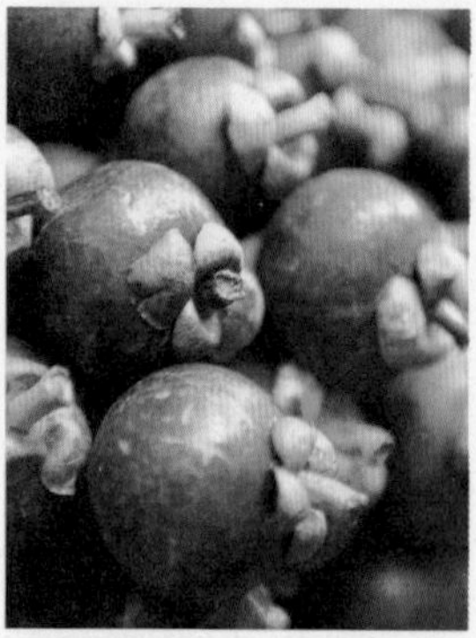

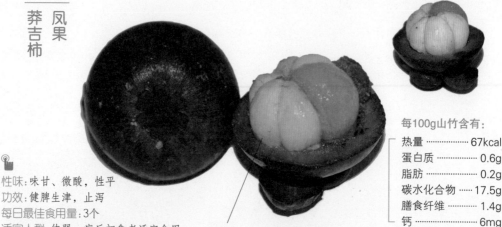

## 雪白嫩软、清甜甘香的『果中皇后』

山竹是名副其实的绿色水果，与榴莲齐名，号称『果中皇后』。山竹扁圆形，壳厚硬呈深紫色，由四片果蒂盖顶，酷似柿样。果皮又硬又实，剥开其壳，可见七八瓣洁白晶莹的果肉，味道清甜甘香，微酸性凉，幽香气爽，润滑可口而不腻滞。

## 食用宜忌

山竹一般人都可食用。体弱、病后的人更适合，但要适量，每天食用三个为宜。山竹含糖分较高，肥胖者宜少吃，糖尿病患者更应忌食；钾元素含量也较高，所以肾病及心脏病人应少吃。

选购指南 购买山竹时一定要选蒂绿、果软的新鲜果，否则会买到“死竹”。可用手指轻压表壳，如果表皮很硬，手指用力仍无法使表皮凹陷，则表明此山竹太老；表壳软则表示尚新鲜，可食。另外，如果山竹的蒂瓣有六瓣，表示果实甘甜不酸，核非常小。

# 柚子

pomelo

## 清香耐储，有天然水果罐头之美誉

柚子是漳州六大名果之一。柚子果实大，球形或近于梨形，呈柠檬黄色；果肉白或红色，隔分成瓣，瓣间易分离，味酸可口。柚子皮厚耐藏，一般可存放三个月而不失香味，所以有『天然水果罐头』之称。柚子清香、酸甜、凉润，营养丰富，药用价值很高，是人们喜食的名贵水果之一。

每100g柚子含有：

| | |
|---|---|
| 热量 | 41kcal |
| 蛋白质 | 0.8g |
| 脂肪 | 0.2g |
| 碳水化合物 | 9.1g |
| 膳食纤维 | 0.4g |
| 钙 | 12mg |
| 镁 | 4mg |
| 钠 | 3mg |

性味：味甘酸，性寒

功效：健脾，止咳，解酒

主产区：广东、广西、福建、江西、湖南、浙江、四川

成熟期：9～11月

柚子的果肉中含有非常丰富的维生素C以及类胰岛素等成分，具有降低血液中胆固醇，降血糖、降血脂、减肥、养颜等功效。

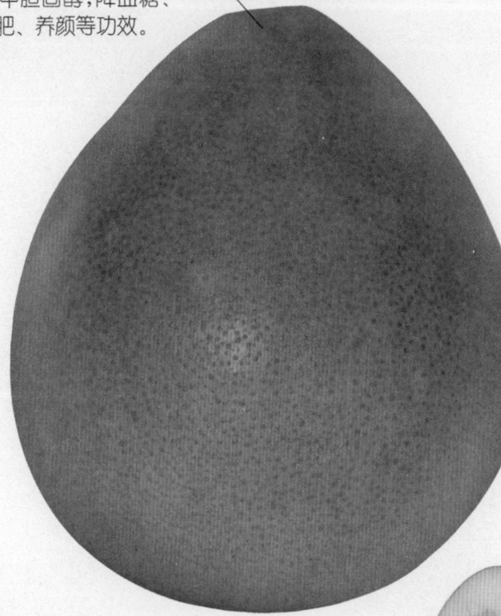

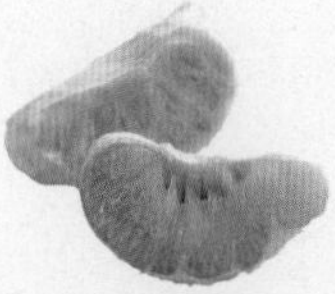

刚采下来的柚子，最好在室内放几天，一般是两周以后，待水分逐渐蒸发，此时甜度提高，吃起来味更美。

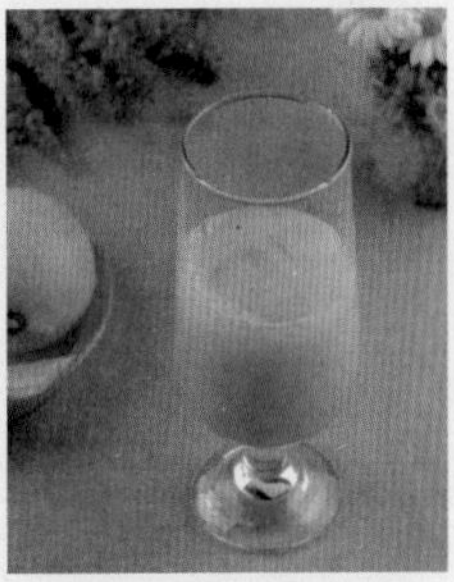

以柚子制成茶剂，在我国古代就有此习惯。将柚子配以蜂蜜，制成蜂蜜柚子茶，其营养丰富、风味独特且具有良好的保健功效，具有清凉祛火、镇咳化痰、养颜益寿等效果。

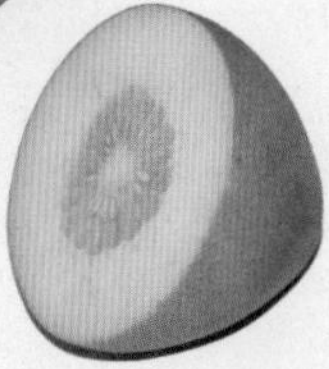

### 品种群

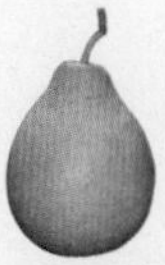

**沙田柚**

原产广西容县沙田。果实梨形或葫芦形，果肉脆嫩爽口，白色或虾肉色，风味浓甜。

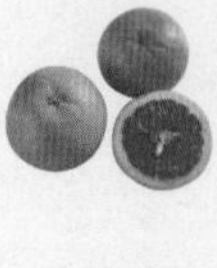

**葡萄柚**

葡萄柚，又称西柚。果肉柔嫩，多汁爽口，略有香气，味偏酸、带苦味及麻舌味。

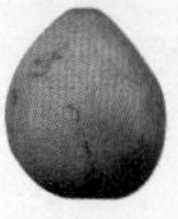

**文旦柚**

原产浙江省玉环县。果大，扁圆锥形或高圆锥形，肉质脆嫩，有香气，无核或少核。

### 食用宜忌

在服药期间，需忌食柚子；服用抗过敏药时吃柚子，轻则会出现头昏、心悸、心律失常等症状，严重的会导致猝死。

### 选购指南

选购柚子，首先可以闻一下，熟透了的柚子，味道芳香；第二，按压果实外皮，若果皮下陷，没有弹性，则质量较差。最好选择上尖下宽的标准型，表皮须薄而光润，并且色泽呈淡绿或淡黄色。

# 橘子 orange

## 秋冬常见的美味佳果

橘子色彩鲜艳、酸甜可口，是秋冬季常见的美味佳果。橘子营养丰富，一个橘子几乎可以满足人体一天所需的维生素C。橘子中还含有一百七十余种植物化合物和六十余种黄酮类化合物，其中的大多数物质均是天然抗氧化剂，对于预防心血管疾病的发生大有益处。橘子全身都是宝，其果肉、皮、核、络均可入药。橘子可加工成各类食品。

每100g橘子含有：

| | |
|---|---|
| 热量 | 42kcal |
| 蛋白质 | 0.8g |
| 脂肪 | 0.4g |
| 碳水化合物 | 8.9g |
| 膳食纤维 | 1.4g |
| 钙 | 35mg |

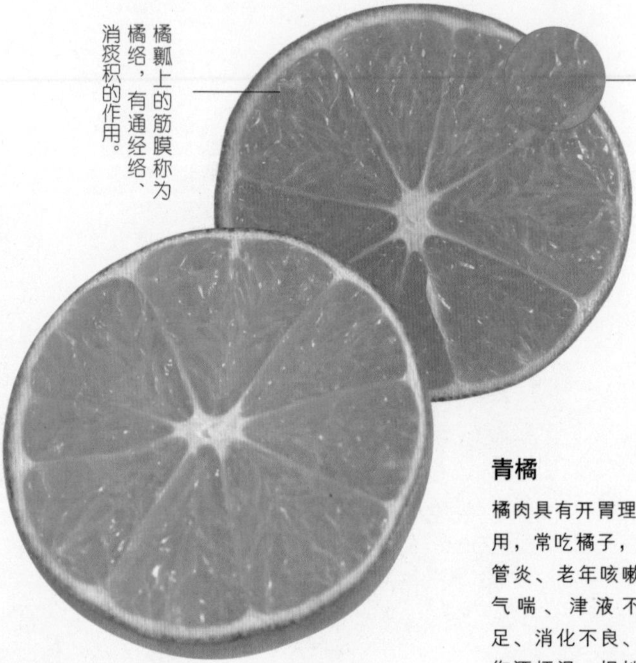
橘瓤上的筋膜称为橘络，有通经络、消痰积的作用。
橘皮又称陈皮，是一味重要的中药。


### 陈皮 药用

外表面橙红色或红棕色，内表面浅黄白色，粗糙，附黄白色或黄棕色筋络状维管束。质较柔软，有理气降逆、调中开胃、燥湿化痰之功。

**青橘**

橘肉具有开胃理气、止咳润肺的作用，常吃橘子，对治疗急慢性支气管炎、老年咳嗽气喘、津液不足、消化不良、伤酒烦渴、慢性胃病等有一定的效果。

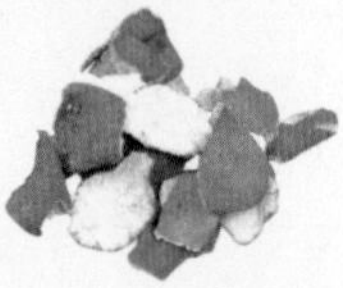

性味：甘酸、性凉
功效：开胃理气，止咳润肺
主产地：浙江、福建、湖南、四川、广西等地
成熟期：11月

**金橘**，又名金柑，属芸香科，是著名的观果植物，金橘的果肉虽少但可带皮吃。金橘果皮的营养价值极高，含丰富的维生素C，不仅对肝脏有解毒作用，还能养护眼睛、保护免疫系统等，营养价值位居柑橘类水果的前列。金橘果皮肉质厚、光滑，有许多油胞点，按压会产生有芳香性的气体。除了带皮鲜吃之外，它还常被用来制作蜜饯、饮料、果酒等休闲食品。中医认为，金橘有理气、补中、解郁、消食、散寒、化痰、醒酒等作用，能增强机体抗寒能力，对防治老年性疾病、防治感冒有益。

### 橘汁可防止胃癌

橘子可加工成果汁，橘汁中含有一种名为『诺米林』的物质，具有抑制和杀死癌细胞的能力，对胃癌有防治作用。橘子与其他水果蔬菜相搭配制成的蔬果汁，风味独特，有良好的养生保健作用。

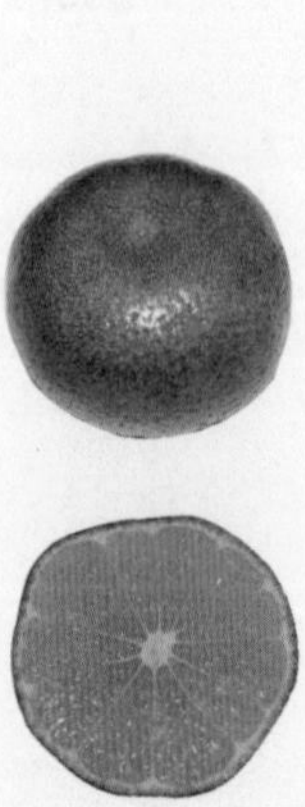

## 橘皮、橘核、橘络、橘叶都是『地道药材』

### 饮食搭配

| | | | | |
|---|---|---|---|---|
| 橘子 | 胡萝卜 | 鲜奶 | 柠檬 | 营养丰富，安神镇静 |
| 橘子 | 草莓 | 紫苏叶 | 柠檬 | 淡化雀斑、黄褐斑，缓解糖尿病 |
| 橘子 | 绿花椰菜 | 苹果 | 芹菜 | 保护眼睛，改善视力，降压安神 |
| 橘子 | 草莓 | 芒果 | 蒲公英 | 治青春痘，预防过敏 |

### 食用宜忌

风寒咳嗽、痰饮咳嗽者不宜食用橘子；肠胃功能欠佳者，不宜吃太多橘子；一次吃太多橘子容易『上火』，促发口腔炎、牙周炎等症；橘子不宜与螃蟹、獭肉、槟榔同食。

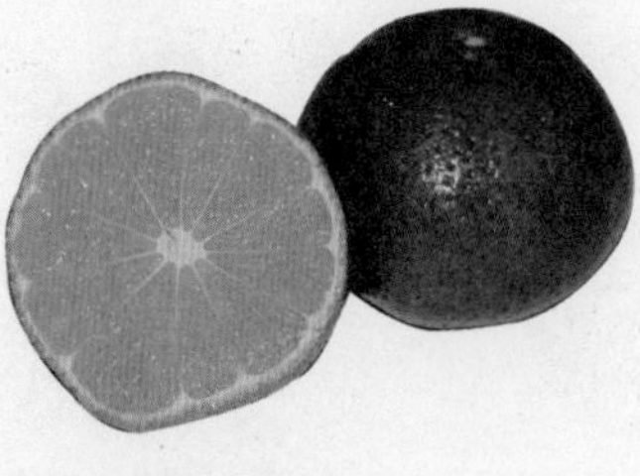

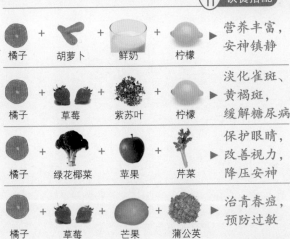

### 银耳橘子汤

滋阴润肺、理气通络，可改善阴虚咳嗽、脾胃虚弱

材料：银耳五十克，红枣五颗，橘子半个，冰糖两大匙。

做法：①将银耳泡软后，洗净去硬蒂，切小片备用；红枣洗净；橘子剥开取瓣状；②往锅内倒三杯水，再放入银耳及红枣煮开后，改小火再煮三十分钟；③待红枣煮开入味后，加入冰糖拌匀，最后放入橘子略煮，即成。

### 酸橘子变甜的小窍门

冬天是橘子的盛产季节。遇到酸的橘子，有一种方法可以让酸橘子变甜。将橘子放在自行车的车筐里，在附近转一圈。回来后，再尝尝橘子，橘子的甜度就会提升。在运动的过程中，橘子糖分不变，但橘子中的酸在冲击的过程中浓度会减少。这样，橘子就会变得很甜。

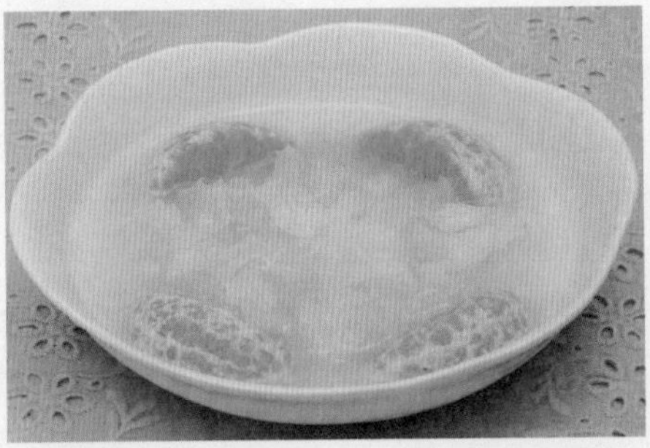

### 橘皮妙用

橘皮又名陈皮，可理气、健胃、化痰，用橘皮泡水代茶饮，可止咳、化痰，饮用前，将其洗净晒干后冲饮，可提神、通气，但不宜用鲜橘皮泡水代茶饮；将其洗净晒干后，浸于白酒中，两到三周后饮用，能清肺化痰；熬粥时，放入几片橘子皮，熬出来的粥芳香爽口，还可开胃；烧肉时，加入几片橘皮，可去腻提鲜；将橘皮放进冰箱，可排除异味；将橘皮泡进热水里洗头发，可使头发光滑柔软；新鲜的橘子皮，向内折成双层，将皮中喷射出的橘香油雾吸入鼻孔可防止晕车。

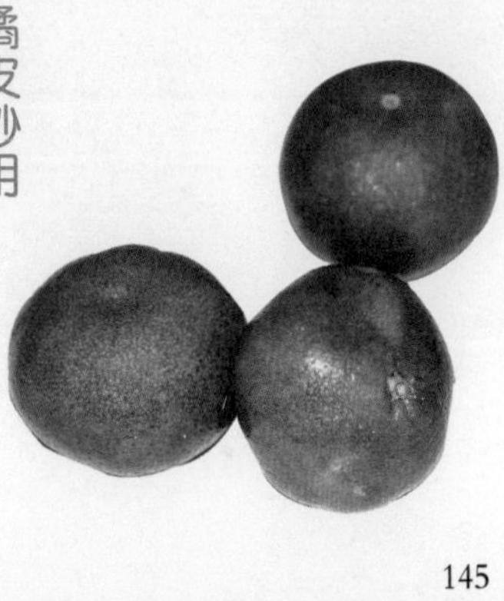

# 荔枝

Lichee

荔枝，又名大荔、丹荔等，是我国岭南的佳果，因其风味绝佳，深受人们的喜爱，唐代或更早就已列为贡品。荔枝的果实呈圆形，果皮有多数鳞斑状突起，鲜红或紫红色。荔枝清甜多汁，营养丰富，还有药效，据《本草纲目》载：荔枝可『止渴、益人颜色，通神、益智、健气』。中医认为，荔枝具有补益肝肾、理气补血、温中止痛、养心安神的功效。

## 美容祛斑补肝肾，有效促进血液循环

每100g荔枝含有：

| | |
|---|---|
| 热量 | 61kcal |
| 蛋白质 | 0.7g |
| 脂肪 | 0.6g |
| 碳水化合物 | 13.3g |
| 膳食纤维 | 0.5g |
| 钙 | 6mg |
| 钠 | 1.7mg |
| 铁 | 0.5mg |
| 锌 | 0.17mg |
| 硒 | 0.14mg |

**补心安神**

荔枝所含的丰富糖分具有补充能量、增加营养的作用。研究证明，荔枝对大脑有补养的作用，能够改善失眠、健忘、疲劳等症状。

**理气补血**

荔枝对B型肝炎病毒表面抗原有抑制作用。对身体虚弱，病后津液不足者，可作为补品食用。

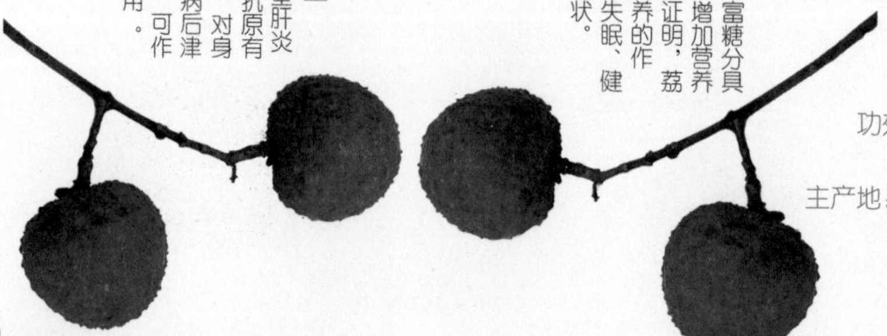

性味：味甘，性平

功效：补脾益肝，理气补血

成熟期：5~8月

主产地：广东、广西、福建等地

### 品种群

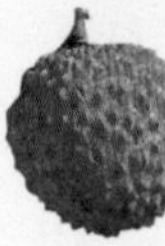

**桂味荔枝**

果实为球形，中等大小，浅红色，壳薄脆，表皮的龟裂片峰尖锐刺手，有桂花香。

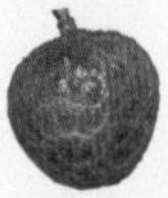

**白腊荔枝**

果实为心形，中等大小，果皮淡红带黄腊色，厚且脆，龟裂片平滑，果肉质软滑，味甜，多汁。

**选购指南**

质量好的荔枝轻捏时手感发紧且有弹性。如果荔枝外壳的龟裂片平坦、缝合线明显，表示味道一定会很甜。

### 一骑红尘妃子笑，无人知是荔枝来

此句出自唐朝诗人杜牧的《过华清宫绝句》，乃有感于唐玄宗、杨贵妃荒淫误国而作。据《新唐书·杨贵妃传》记载：『妃嗜荔枝，必欲生致之，乃置骑传送，走数千里，味未变，已至京师』。

### 保鲜小窍门

将鲜荔枝果实放在密封的容器内，由于荔枝本身的呼吸作用，会自发形成一个氧气含量低、二氧化碳含量高的贮藏环境。在一至九摄氏度的低温下，能保存三十天；常温下能保存六天。

### 食用宜忌

产妇、老人及病后调养者尤其适宜食用；贫血、胃寒、身体虚弱者宜食；咽喉干疼、牙龈肿痛者忌食；糖尿病患者忌食。

## ▶荔枝醋饮

材料及做法：

①将干荔枝洗净，去壳，去核，放入瓶中，倒入醋，密封；

②发酵2个月后可饮用，3~4个月以后饮用，风味更佳。

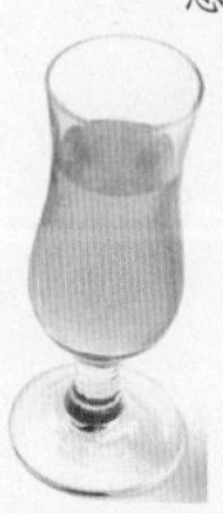

# 橄榄

olive

## 富含钙质的骨骼发育专家

橄榄，又名青果，因果实尚呈青绿色时即可供鲜食而得名。富含钙质和维生素C，初食味涩，久嚼后，余味无穷。我国的橄榄主要产自福州一带，海外华侨又称橄榄为福果，以寄托其赤子之情。橄榄除鲜食外，有『蜜渍』、『盐藏』等多种加工办法。

每100g橄榄含有：

| | |
|---|---|
| 热量 | 49kcal |
| 蛋白质 | 0.8g |
| 碳水化合物 | 11.1g |
| 胡萝卜素 | 0.13mg |
| 矿物质钙 | 49mg |

性味：味酸、甘，性温，无毒

功效：清热，利咽喉，解酒毒

主产区：福建、广东省

成熟期：6～7月

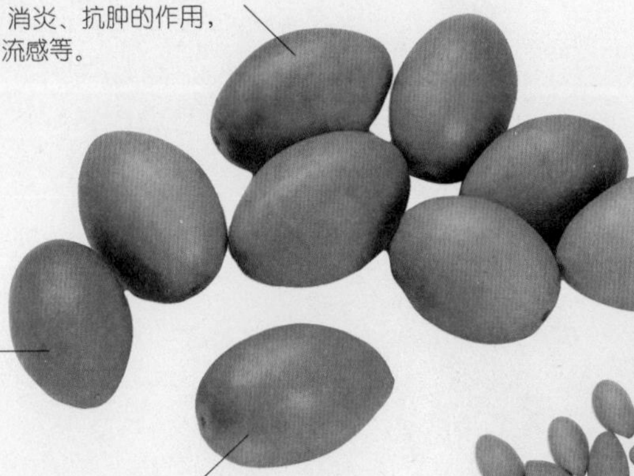

橄榄中含有大量鞣酸、挥发油、香树脂醇等，具有润喉、消炎、抗肿的作用，并且能预防白喉、流感等。

橄榄富含钙、磷、铁及维生素C等成分，能开胃，生津润喉，除烦热，很适于儿童、孕妇、体弱多病的中老年人。

橄榄含有的大量碳水化合物、维生素、鞣酸、挥发油及微量元素等，能帮助解除酒毒，并安神定志。

**选购指南** 不同品种中，檀香，以果实圆形，果皮光滑、绿色或深绿色，香味浓郁为佳；惠圆，以果实椭圆，果皮平滑、绿色，果肉厚、粗硬者为佳；汕头白榄，以果皮光滑，绿中带黄，肉质细，味甜而凉爽者为佳。

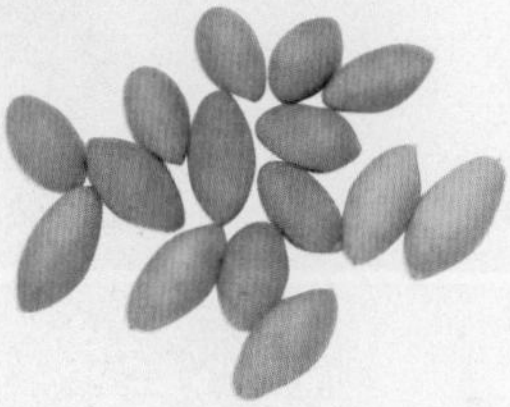

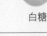

### 橄榄油

橄榄油是用初熟或成熟的油橄榄鲜果通过物理冷压榨工艺提取而成的。橄榄油颜色黄中透绿，清香诱人，既不会破坏蔬菜的颜色，食用时也没有任何油腻感。

### 品种群

**青橄榄**

主产福建，果较小，果皮深绿色，肉带黄色，质脆，清香可口，回味甘甜。

**茶橄榄**

主产广州，果实狭长，果皮深绿色，间有灰斑点，肉质细致，脆甜，无涩味。成熟期较晚。

**油橄榄**

主产广东增城，果基尖，果顶平圆。核小肉厚，味甘香，含油量多，是提取橄榄油的良种。一般寒露前后成熟。

**三方橄榄**

果较大，果实横切面呈三角形，果肉较厚，品质一般。处暑前后开始成熟。

### 饮食搭配

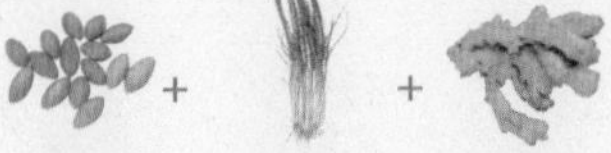

橄榄 + 葱白 + 生姜 ▶ 解表散寒、理气和胃

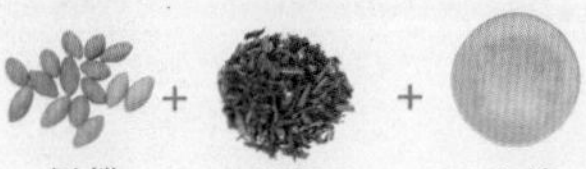

橄榄 + 薄荷 + 白糖 ▶ 生津利咽、润肺祛痰，可防治感冒

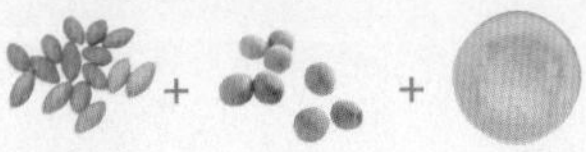

橄榄 + 乌梅 + 白糖 ▶ 润肺利咽，适用于肺热型慢性咽炎

# 火龙果

pitaya

## 营养丰富，飘香四溢

火龙果因其外表肉质鳞片似蛟龙外鳞而得名。在高血脂、高血糖患者日益增多的今天，有美容保健双重功效的火龙果，可以说是人们的最佳选择。火龙果除生食外，其花和果均可加工成各种营养保健食品，火龙果的花和茎提取其中的有效成分可入药。

每100g火龙果含有：

| | |
|---|---|
| 热量 | 50kcal |
| 蛋白质 | 1.4g |
| 脂肪 | 0.3g |
| 碳水化合物 | 11.8g |
| 膳食纤维 | 1.9g |
| 钙 | 6mg |
| 硒 | 3.36mg |

性味：味甘，性平

功效：解毒保胃

主产区：我国台湾省

成熟期：6～11月

**选购指南** 购买火龙果时，要选择那些外观光滑亮丽，果身饱满，颜色深紫红，大小均匀，略发软的，可以用手掂掂每个火龙果的重量，一般认为越重的越好，代表汁多、果肉丰满。

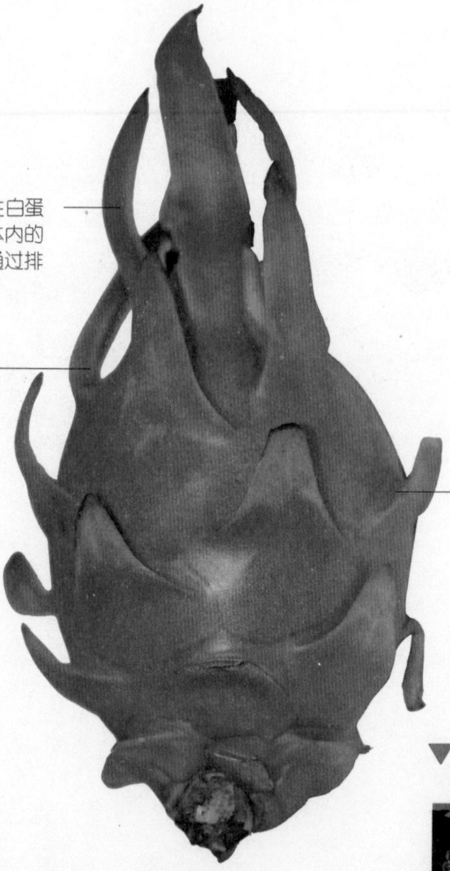

火龙果中富含植物性白蛋白，它会自动与人体内的重金属离子结合，通过排泄系统排出体外。

火龙果富含维生素C及大量的水溶性膳食纤维，因此具有减肥、降低胆固醇、润肠、预防大肠癌等功效。

火龙果中花青素含量较高。花青素是一种效用明显的抗氧化剂，它有抗氧化、抗自由基、抗衰老的作用，还具有抑制脑细胞变性，预防痴呆症的作用。

**保鲜小窍门** 火龙果是热带水果，最好现买现吃。可放入冰箱冷藏室中，新鲜摘下的火龙果不经挤压碰撞，保存期可超过一个月。

## ▶火龙果降压果汁

▶ 降低血压，通便利尿，预防动脉硬化

材料：火龙果二百克，柠檬三十克，酸奶二百毫升。

做法：

①火龙果去皮，切成小块备用；

②柠檬洗净，连皮切成小块；

③将所有材料倒入果汁机内打成果汁即可。

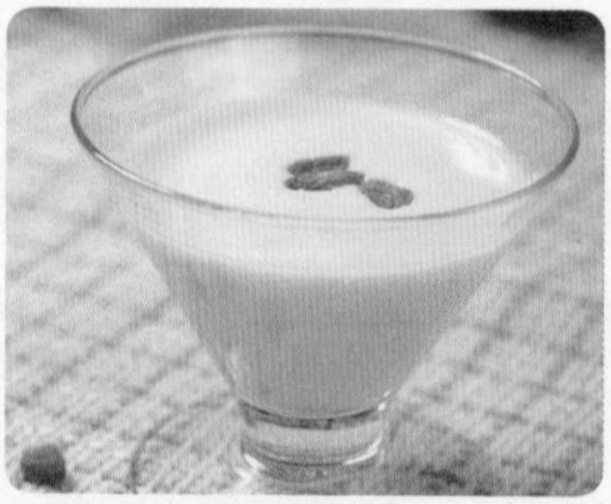

## ▼火龙果炒虾仁

沪菜

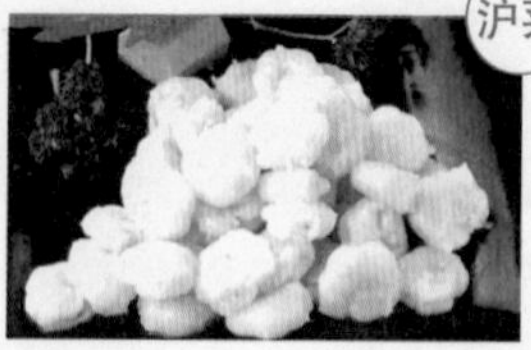

做法：

①鲜虾去皮洗净后腌制，沥干水分后把虾放在鸡蛋清中加入干淀粉蘸糊；

②把虾放进油锅中略微翻炒，加入火龙果，葱花，略微翻炒，出锅即成。

# 杨梅

red bayberry

## 天然绿色保健食品

杨梅是一种亚热带水果，原产于我国。《本草纲目》中称其『形如水杨子而味似梅，故名』。据新石器时代河姆渡遗址出土的文物考证，野生杨梅的生长史可追溯到七千年前。杨梅不但味道鲜美，还有生津止渴、健脾开胃的功效。多食杨梅不仅无伤脾胃，还可解毒祛寒。《本草纲目》记载，『杨梅可止渴，和五脏，能涤肠胃，除烦愦恶气。』

性味：味甘酸、性温
功效：生津和胃，止血生肌
主产区：云南、浙江、江苏
成熟期：6～7月

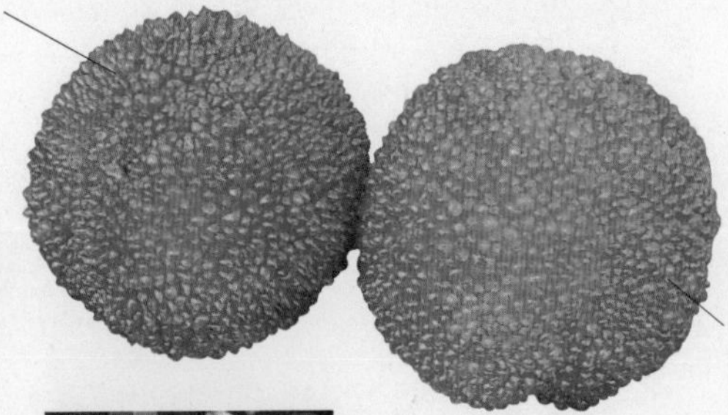

杨梅中含多种有益成分，有养胃健脾、排毒养颜的功效，并能理气活血，抗衰老，提高机体免疫力。

杨梅还具有良好的药理作用，它能帮助消化，利尿益肾，去暑解闷。

### 保鲜小窍门

杨梅极易腐烂，一般把杨梅放在零到五摄氏度之间的冰箱冷藏室中，在相对湿度为百分之八十五到百分之九十的环境下保存。但是切记：杨梅千万不能清洗之后再贮藏。

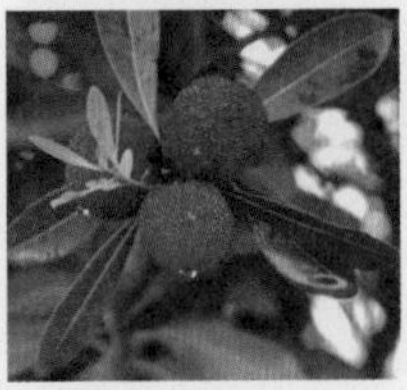

每100g杨梅含有：

| | |
|---|---|
| 热量 | 28kcal |
| 蛋白质 | 0.8g |
| 碳水化合物 | 5.7g |
| 钙 | 14mg |

# 桑葚

mulberry

## 二十一世纪最佳保健果品

桑葚含有丰富的活性蛋白、维生素、氨基酸、胡萝卜素、矿物质等成分，具有多种功效，早在两千多年前，桑葚就已是中国皇帝的御用补品。中医认为桑葚味酸，性微寒，具有补血滋阴、生津止渴、润肠道等功效，众多医学典籍中均有关于桑葚防病保健功能的记载。常吃桑葚能显著提高人体免疫力，延缓衰老，美容养颜。

性味：味甘，性寒
功效：补血滋阴，生津润燥
成熟期：4～7月
主产区：全国各地均有栽种

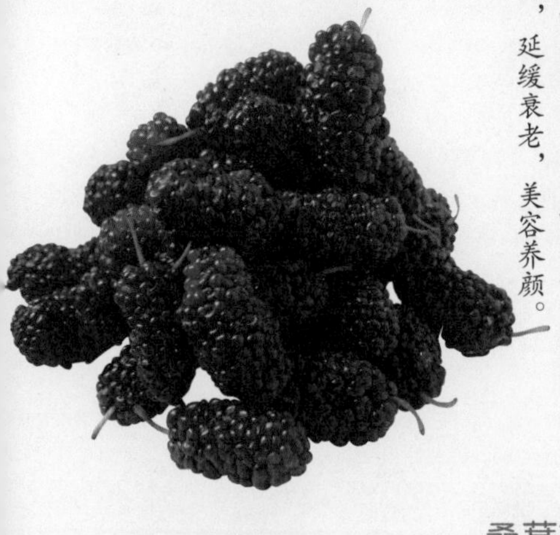

选购指南 选购桑葚，应挑选果实较大、色泽呈深紫红色的，而不要选择紫中带红的，一般这种桑葚味道较酸。

### 桑葚茶 生津止渴助消化

桑葚具有生津止渴、促进消化、帮助排便等作用，可与其他中药材搭配成茶饮，既方便快捷，又有去病强身的作用。

每100g桑葚含有：

| | |
|---|---|
| 热量 | 41kcal |
| 蛋白质 | 1.6g |
| 脂肪 | 0.4g |
| 碳水化合物 | 9.6g |
| 膳食纤维 | 3.3g |
| 钙 | 30mg |

# 猕猴桃 kiwi

性味：味酸、甘，性寒
功效：清热生津，健脾止泻
主产区：陕西、贵州、湖南、河南
成熟期：8～10月

## 『维C之王』，令皮肤光滑透白

猕猴桃被誉为『维C之王』，它质地柔软，因为果皮覆毛，貌似猕猴而得名。猕猴桃营养丰富，美味可口，鲜果酸甜适度，清香爽口，其中含有的维生素C和维生素E共同协作，能够有效提升人体内抗氧化的能力，使女孩子的肌肤持久保持水润，远离皱纹和黑色素的袭击。

每100g猕猴桃含有：

| | |
|---|---|
| 热量 | 53kcal |
| 蛋白质 | 1g |
| 脂肪 | 0.1g |
| 碳水化合物 | 13.5g |
| 膳食纤维 | 2.5g |

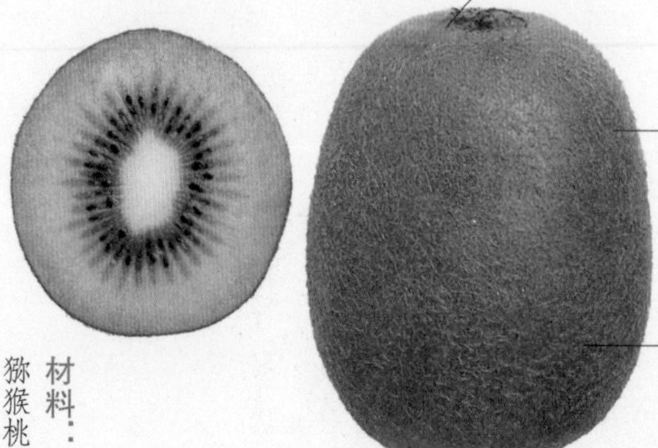

猕猴桃中的维生素C，可以抗菌、抗压力。
猕猴桃中蕴含抗突变成分谷胱甘肽，这种成分可抑制癌症基因突变。
猕猴桃中含有的血清促进素，对稳定情绪、镇静心情有着特殊的作用。


### ▶猕猴桃柳橙汁

调理肠胃疾病

材料：猕猴桃两个，柳橙半个，糖水三十毫升，蜂蜜五克，碎冰一百克。

做法：
①将猕猴桃洗净，对切，挖出果肉；
②柳橙洗净，切开榨汁；
③将碎冰除外的其他材料加入果汁机内，以高速搅打三十秒，加入碎冰即可。

### 品种群

**黄金猕猴桃**

果肉的颜色偏黄且甜味重，顶部有个突出的“尖儿”。

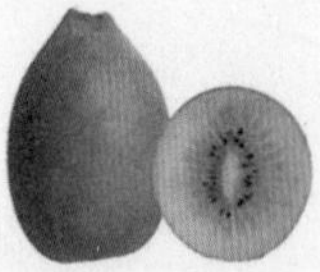

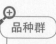

**小猕猴桃**

成熟的果实大约为3厘米左右，主要产于美国，果皮很薄却没有茶色的绒毛类物质。

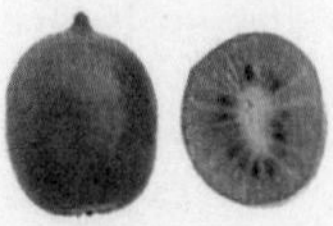

**香绿**

果实呈“圆柱形”，且个大。表皮上的茶色绒毛过多，酸味很淡。

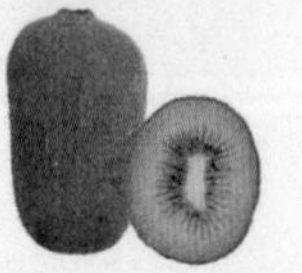

### 饮食搭配

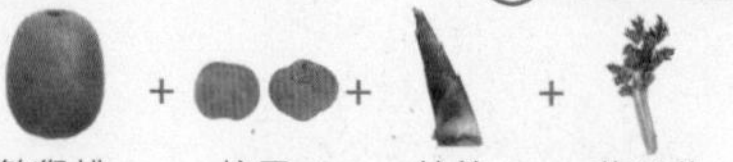

猕猴桃 + 柿子 + 竹笋 + 荷兰芹

▶利尿，美肤，缓解疲劳

猕猴桃 + 西红柿 + 韭菜 + 木耳

▶预防感冒、癌症，消脂减肥

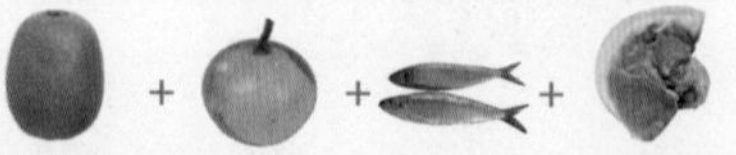

猕猴桃 + 洋葱 + 沙丁鱼 + 猪肉

▶防止肌肤老化，抵御生活常见病

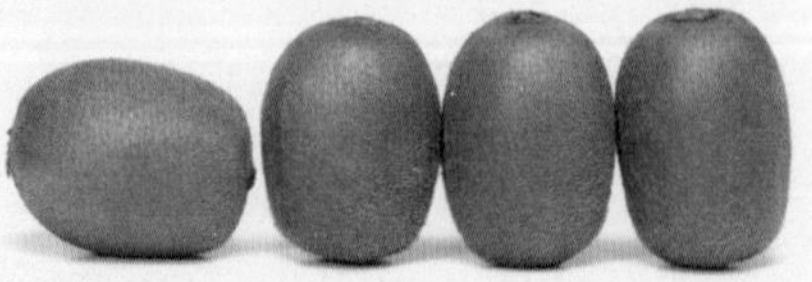

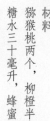

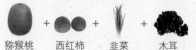

# 西瓜 water melon

## 甘甜多汁，清肺润肺，祛暑热解烦渴

西瓜为葫芦科植物西瓜的果实，又称西瓜、寒瓜等，是我国消费量最大的瓜类水果之一。四五世纪时，由西域传入我国，因为是从西方进入，所以命名为『西瓜』。『白虎汤』是中药里著名的方剂，专解暑热，西瓜味道甘甜多汁，清爽解渴，是盛夏的佳果，又有很好的利尿作用，因此有『天然的白虎汤』之称。

每100g西瓜含有：

| | |
|---|---|
| 热量 | 29kcal |
| 蛋白质 | 0.6g |
| 碳水化合物 | 5.8g |
| 脂肪 | 0.1g |
| 膳食纤维 | 0.3g |

性味：味甘、淡，性寒

功效：清热除烦，解暑生津，利尿

主产区：甘肃省

成熟期：7～8月

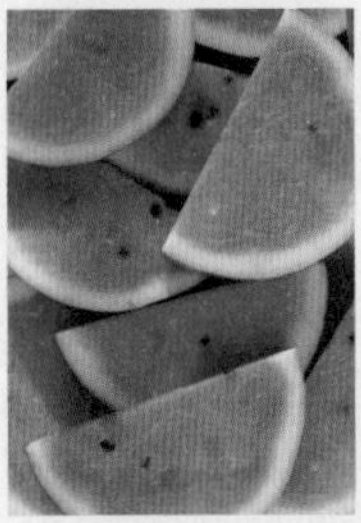

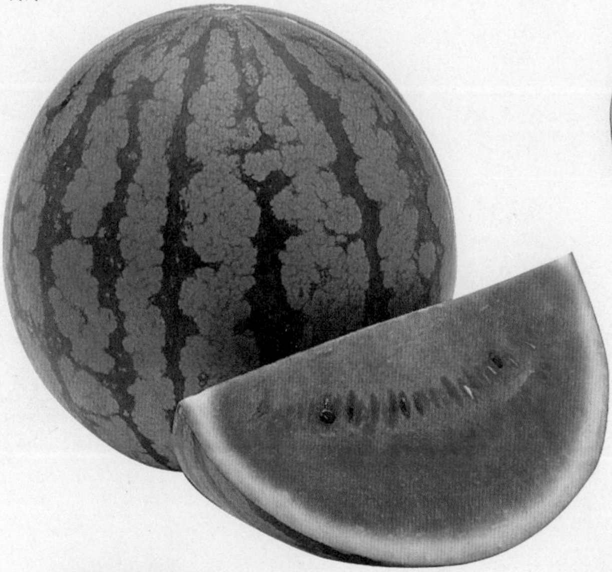

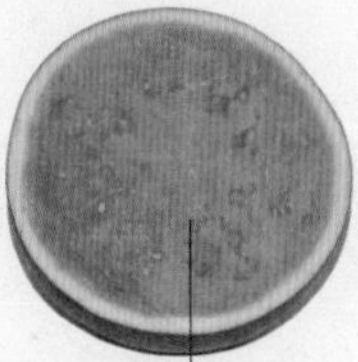

西瓜汁内含有利尿作用的钾与瓜氨酸，因此被用于治疗多种疾病。它对高血压、动脉硬化、膀胱炎、肾炎有良好的治疗效果。

**选购指南** 瓜皮光滑、花纹清晰明显、底面发黄的西瓜已成熟；瓜皮有茸毛、暗淡无光、花斑和纹路不清楚的不熟。用手指弹瓜，发出『嘭嘭』声的则为熟瓜。

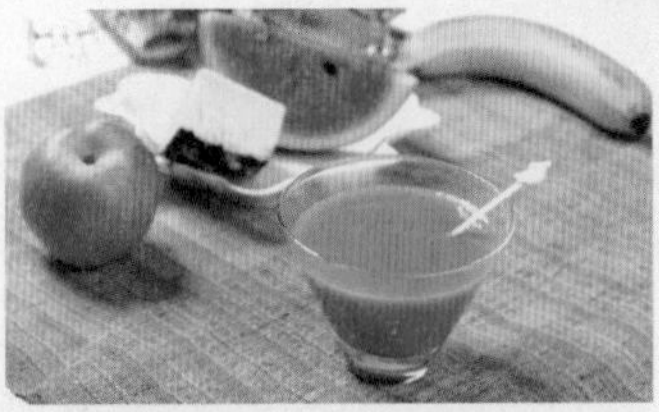

### ▲西瓜香蕉蜜汁

利尿+纤体+适合肥胖人士

材料：红西瓜七十克，香蕉一根，菠萝七十克，苹果半个，蜂蜜三十克，碎冰六十克。

做法：①菠萝去皮，切块；苹果洗净，去皮，去籽，切成小块备用；香蕉去皮后切成小块；西瓜去皮后切成小块；②将碎冰、西瓜块及其他材料放入果汁机，以高速搅打三十秒即可。

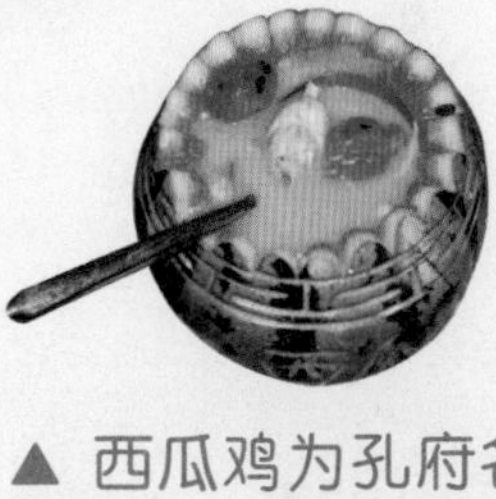

### ▲西瓜鸡为孔府名厨首创，口味清鲜

在鲁菜中，鸡肉占有相当重要的地位。制作西瓜鸡时，瓜瓤挖尽，在西瓜表皮上刻花，愈显古色古香。将清蒸好的童子鸡装入西瓜皮囊中，盖上瓜盖即成。西瓜之清香融入雏鸡鲜嫩中，香而不腻，乃鲁菜中历传不衰之佳肴。

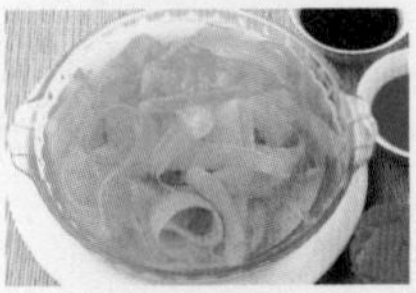

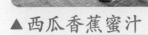

### 食用宜忌

西瓜含糖量高，糖尿病患者应少食；脾胃虚寒、湿盛便溏的人也不宜食用；西瓜不能与羊肉同食。

# 山楂

hawthorn

## 健脾开胃、活血化瘀的良药

山楂，又名『山里红』『胭脂果』，属蔷薇科落叶小乔木。果实酸甜可口，能生津止渴。除鲜食外，还可制成山楂片、果丹皮、山楂糕、红果酱、果脯、山楂酒等。也可入药，有消食化积、活血散淤的功效，自古以来就被视为养生食疗佳品。

每100g山楂含有：

| | |
|---|---|
| 热量 | 98kcal |
| 脂肪 | 1.5g |
| 碳水化合物 | 20.7g |
| 膳食纤维 | 2.9g |
| 钙 | 162mg |

性味：味酸，性冷
功效：消食健胃，活血化淤
主产区：河北省
成熟期：9～12月

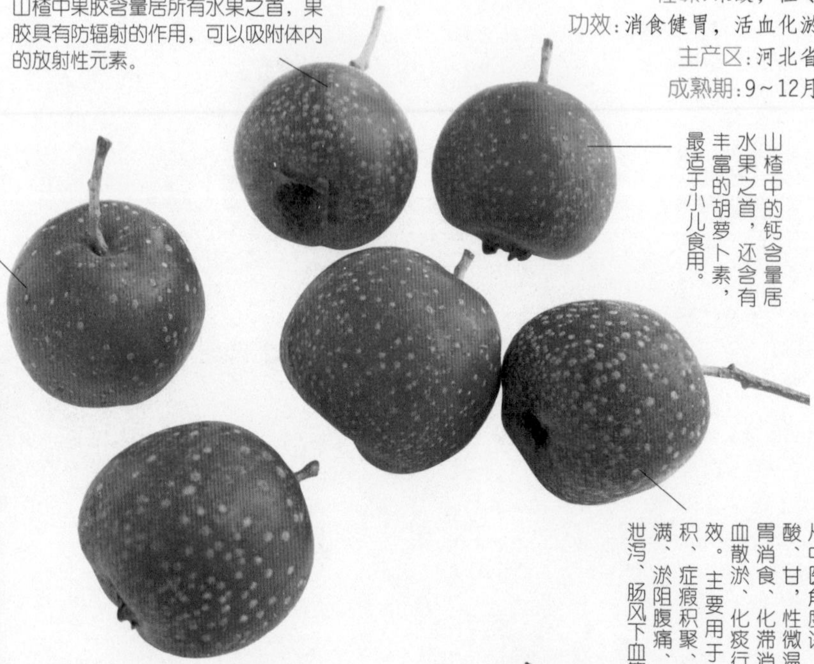

山楂中果胶含量居所有水果之首，果胶具有防辐射的作用，可以吸附体内的放射性元素。

山楂中的钙含量居水果之首，还含有丰富的胡萝卜素，最适于小儿食用。

山楂含山楂酸等多种有机酸，并含解脂酶，食用后，可以促进肉食消化，且有助于胆固醇转化。

从中医角度讲，山楂味酸、甘，性微温，有开胃消食、化滞消积、活血散淤、化痰行气之功效。主要用于肉食滞积、症瘕积聚、腹胀痞满、淤阻腹痛、痰饮、泄泻、肠风下血等症。

**选购指南** 挑选山楂时，不同品种的山楂以肉厚籽少，酸甜适度为好；同一品种的以果个大均匀，色泽深红鲜艳，无虫蛀，无伤疤，无僵果者为佳。

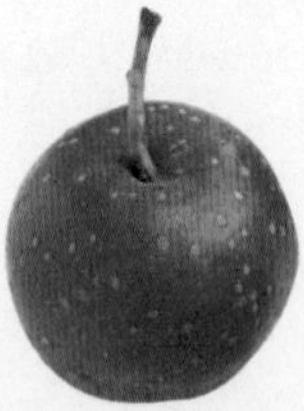

### 食用宜忌

山楂有破血散淤的作用，能刺激子宫收缩，可能诱发流产，所以孕妇不宜食用山楂。产后食用可促进子宫复原。

山楂中含有大量的有机酸、果酸、山楂酸、枸橼酸等，空腹食用，会使胃酸猛增，对胃黏膜造成不良刺激，使胃胀满、泛酸，还会增强饥饿感，加重原有的胃痛。

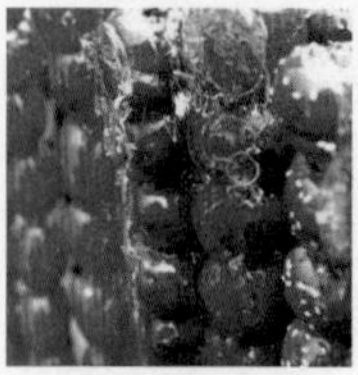

### 中华小食屉

冰糖葫芦是我国传统美食，嘎嘣脆，酸中带甜，会使很多人不自觉地回忆起自己的童年。

### 饮食搭配

| | | |
|---|---|---|
| 山楂 | 荷叶 | 捣碎饮汁，可治过敏性皮肤病 |
| 山楂 | 白糖 | 共炒，可治肾虚遗精，腰膝酸软 |
| 山楂 | 草莓 | 共炒，可润肤明目 |

# 香蕉 banana

产地分布

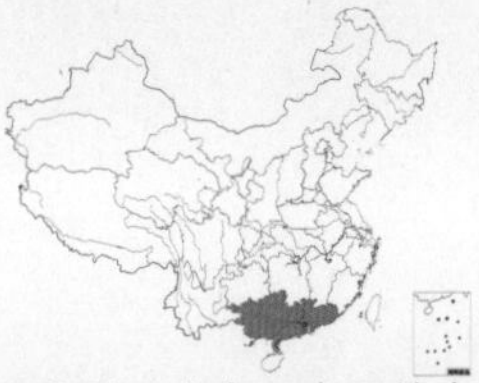

主产地：广东、广西等省

成熟周期

1 2 3 4 5 6 7 8 9 10 11 12 1 2

成熟期：12月～次年2月

每100g香蕉含有：

| | |
|---|---|
| 热量 | 89kcal |
| 蛋白质 | 1.5g |
| 脂肪 | 0.2g |
| 碳水化合物 | 20.3g |
| 钾 | 472mg |
| 钙 | 32mg |

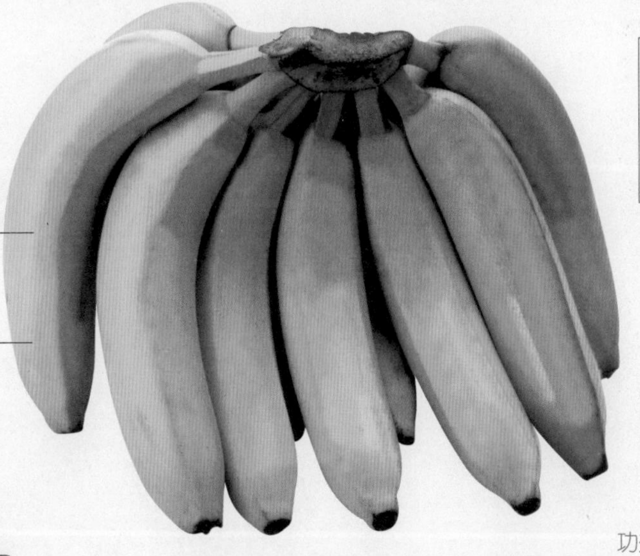

香蕉中所含的维生素$B_2$与柠檬酸具有互补的效果，它们能形成分解疲劳因子的乳酸和丙酮酸，从而防止或消除身体疲劳。

香蕉所含的水溶性食物纤维，可促使肠胃蠕动，可有效改善便秘的症状。

性味：味甘，性寒

功效：清热解毒，润肠通便

每日最佳食用量：每日1根

## 中华小食屉

**香蕉奶昔**

传统京味小吃

特点：口感香浓爽滑、营养丰富

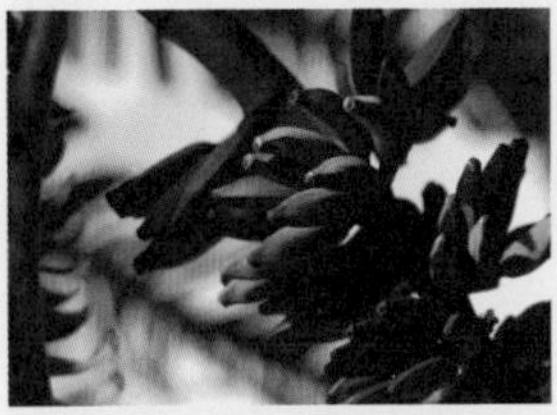

### 没熟透的香蕉会加重便秘

并非所有的香蕉都可润肠，生香蕉含较多鞣酸，对消化道有收敛作用，会抑制胃肠液分泌并抑制胃肠蠕动。

**选购指南** 熟透了的香蕉果皮上有芝麻般的黑点，也就是人们常说的“芝麻香蕉”。购买时，应该挑选果皮黄黑泛红、稍带黑斑且表皮有皱纹的香蕉为佳。

### 守护健康的『能量』勇士

香蕉原产于东南亚热带地区，是一种营养丰富的热带水果。香蕉含有助消化的糖类、柠檬酸、蛋白质、维生素$B_2$、钾以及丰富的食物纤维。它能够迅速补充身体因长时间运动而流失的矿物质。

### 保鲜小窍门

香蕉在冰箱中存放易变黑，应该把香蕉放进塑料袋里，再放一个苹果，然后尽量排出袋子里的空气，扎紧袋口，置于阴凉干燥处。

### 食用宜忌

适合高血压、冠心病、动脉硬化患者；适合口干烦躁、咽干喉痛、痔疮患者；适合大便干燥、上消化道溃疡患者；适合醉酒者食用。糖尿病患者，脾胃虚寒者不宜多食；急慢性肾炎及肾功能不全者需忌食；不可空腹吃香蕉。

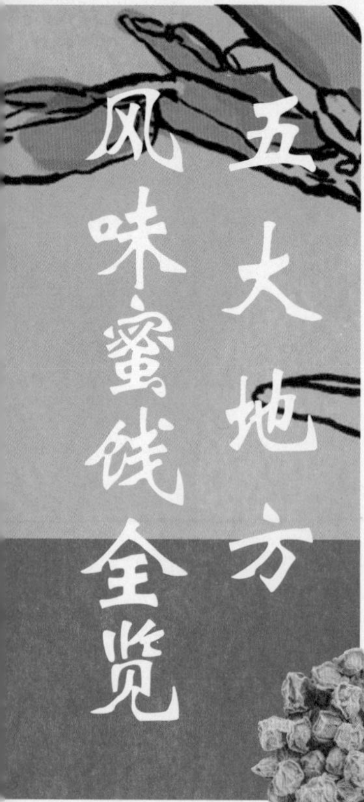

# 五大地方风味蜜饯全览

## ▼金糕条（京式）

金糕条是山楂果肉，配以白糖、琼脂加工而成，具有消积、化滞、行淤的食疗价值。

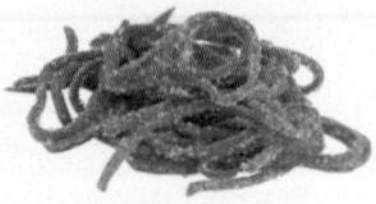

## ▼金丝蜜枣（京式）

金丝蜜枣与徽式蜜枣和桂式蜜枣共称为我国三大蜜枣；呈琥珀色，素有『金丝琥珀』之称，驰名中外。

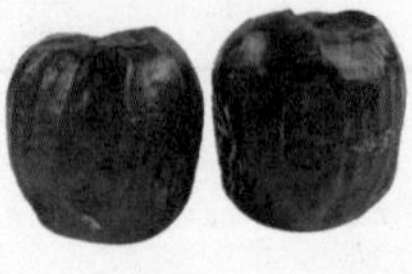

## ▼苹果脯（京式）

苹果经糖渍后干燥而成，表面有透明感。

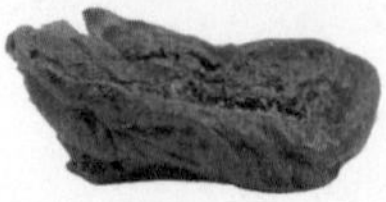

色泽鲜亮，果香浓郁，块形端正，绵甜爽口，营养丰富。含有大量的葡萄糖、果糖，极易被人体吸收利用。

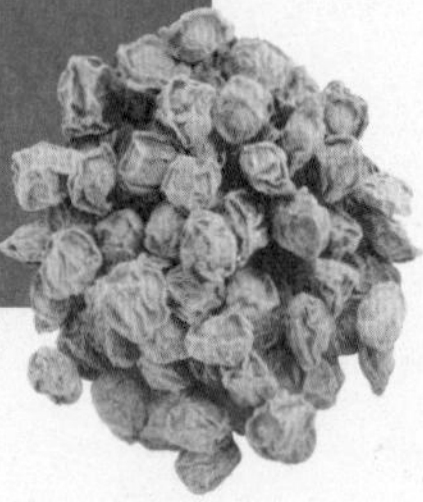

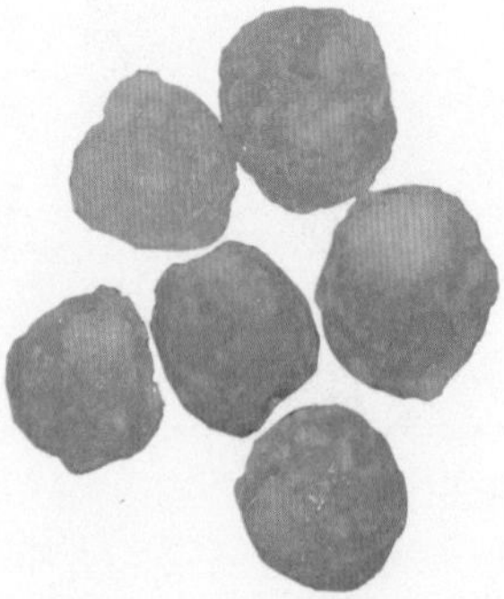

## ▲糖心莲（广式）

糖心莲是莲子糖渍加工而成，入口即化，味甘，具有补脾止泻、益肾固精，养心安神等功效，是老年人和脑力劳动者的理想食品。

## ▼杏脯（杭式）

杏脯，色泽美观，色、香、味俱全，不但保持了鲜杏的天然色泽和营养成分，还具有生津止渴，清热降火之功效。

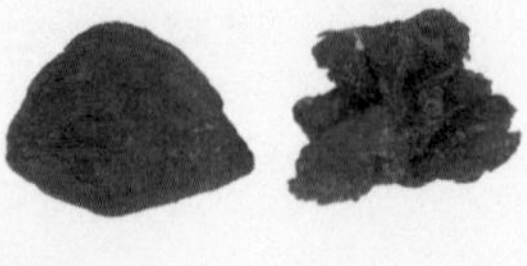

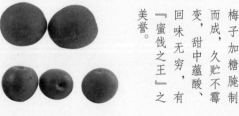

## ▲话梅（杭式）

『十蒸九晒，数月一梅』，话梅肉厚干脆、甜酸适度、清香四溢。李时珍在《本草纲目》中就这样写道：『梅，血分之果，健胃、敛肺、温脾、止血涌痰、消肿解毒、生津止渴、治久嗽泻痢』……

## ▼糖水青梅（杭式）

糖水青梅是以梅子加糖腌制而成，久贮不霉变，甜中蕴酸、回味无穷，有『蜜饯之王』之美誉。

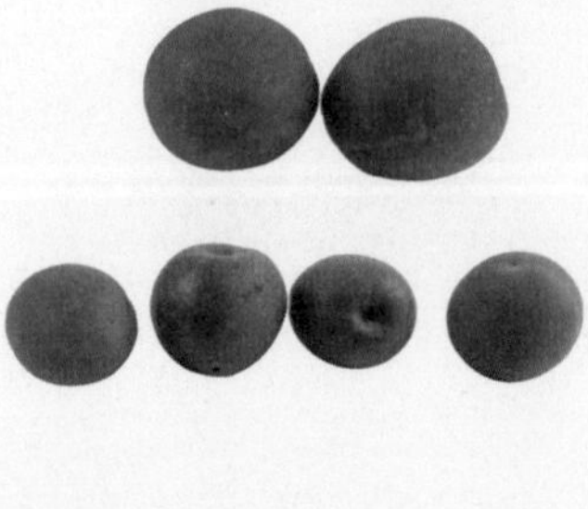

## ▼无花果（苏式）

含有较高的果糖、果酸、蛋白质、维生素等成分，有滋补、润肠、开胃、催乳等功效。

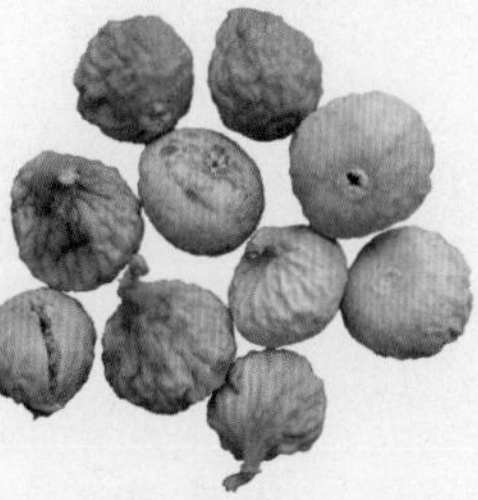

## ▼奶油话梅（广式）

甜中带酸，富奶油芳香，果肉食尽后，尚可从果核中吮吸甜香之味。含食一枚，生津止渴，回味无穷，有助茶兴。

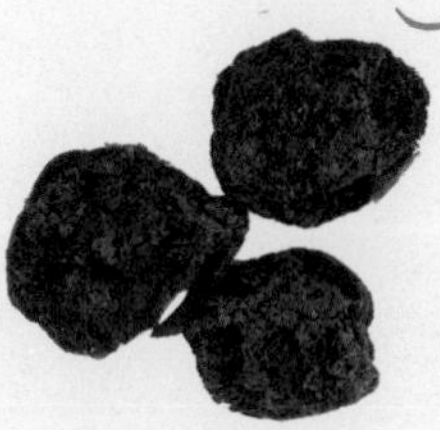

## ▼糖橘饼（广式）

糖橘饼表面干燥，有糖霜，入口甜糯，风味较浓。入口酸甜，回味无穷，是归国探亲华侨必带土特产之一。

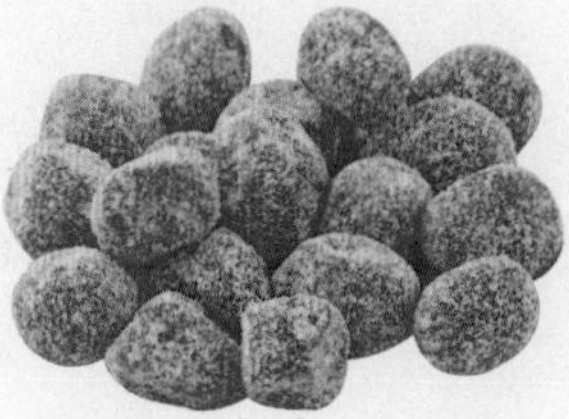

## ▼十香果（闽式）

选用新鲜橄榄与白糖腌制而成，色泽光亮、形状整齐，味甜多香，风味别致。

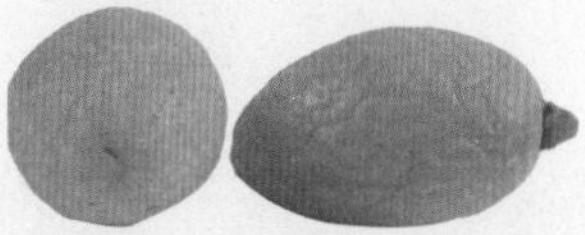

## ▼嘉应子（闽式）

嘉应子，由特级或一级李胚去核而成。个体较大且肉质较厚，食用方便，营养丰富。

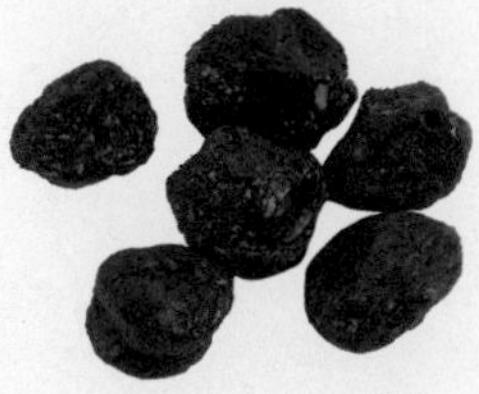

## ▼大福果（闽式）

大福果又名拷扁橄榄，制品果形硕大，棕褐发亮，果肉甜脆而带异香，甜味渗达果核，富有回味，久储不坏。

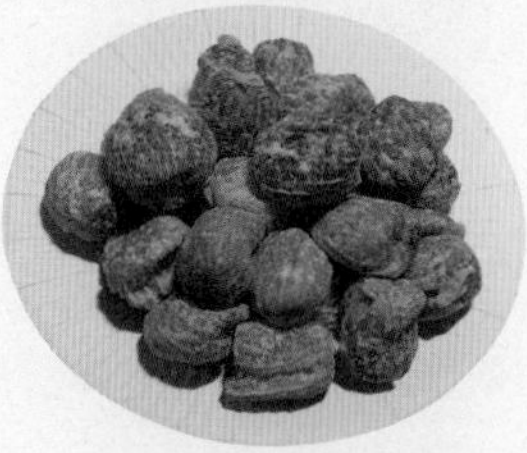

## ▼海棠脯（京式）

秋海棠经糖水熬制后风干而成，色泽有棕色、金黄色或琥珀色，鲜亮透明，表面干燥，稍有黏性。

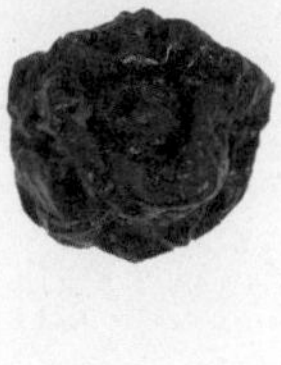

## ▼梨脯（京式）

选用鲜梨和白糖共同腌制而成，酸甜适中，甜而不腻，爽口滑润，果味浓郁。

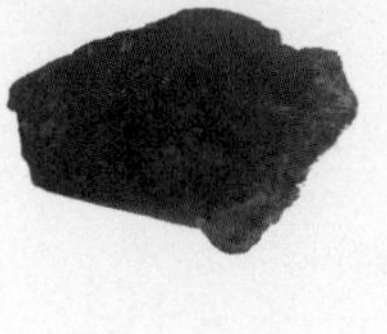

## ▼圣女果脯（京式）

由圣女果风干而成，色泽艳丽、形态优美，而且味道适口、营养丰富。

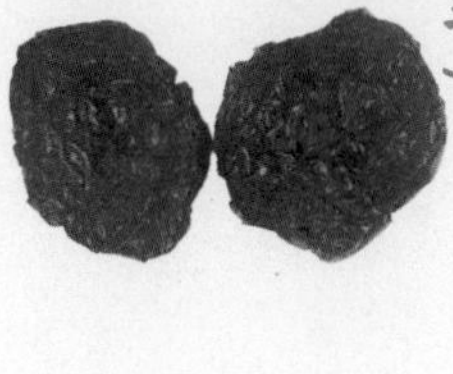

# 第五章 · 坚果

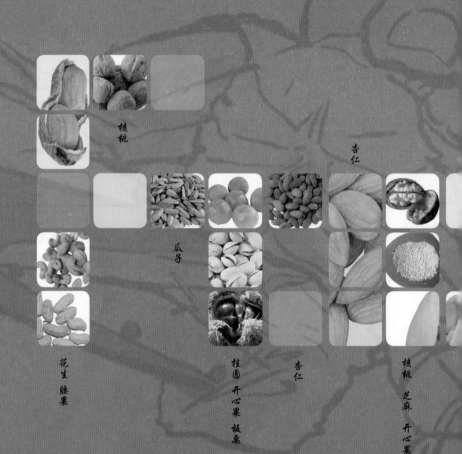

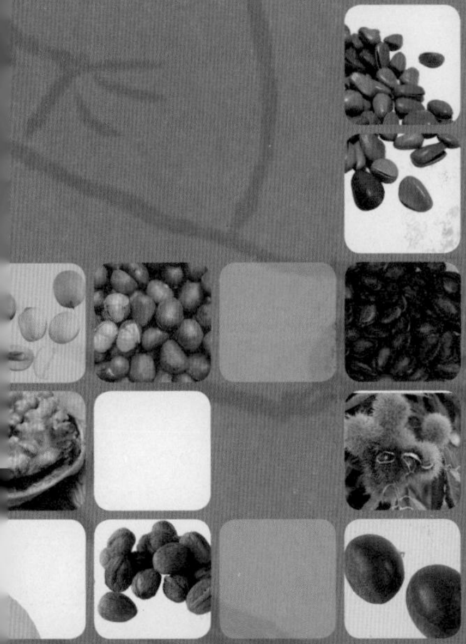

松子　西瓜子　板栗

板栗　核桃

莲子　核桃　开心果

坚果又称壳果，多为植物种子的子叶或胚乳，营养价值很高。坚果一般分两类：一是树坚果，例如杏仁、腰果、核桃、榛子、板栗、松子、银杏、开心果等；二是种子，例如花生、葵花子、南瓜子、西瓜子等。坚果营养丰富，除富含蛋白质和脂肪外，还含大量的维生素、微量元素、膳食纤维等。每周食用少量的坚果有助于心脏健康。坚果虽为营养佳品，但因其所含能量较高，不可过量食用。

# 核桃

walnut

## 应用广泛，脑力劳动者的健脑佳品

核桃不仅味美，而且营养价值很高，享有『益智果』『万岁子』『长寿果』的美称。现代医学研究证明，核桃中的磷脂，对脑神经有极好的保健作用。核桃既可以生食、炒食，也可以榨油、配制糕点、糖果等。核桃还有较高的药用价值，中医认为核桃性温、味甘、无毒，有健胃润肺、补血养神等功效。《神农本草经》中将核桃列为久服轻身益气、延年益寿的上品。

别名：胡桃、羌桃
性味：味甘，气温
原产地：地中海东部沿岸地区
科属：胡桃科胡桃属
成熟期：8～9月

核桃仁有十分明显的镇咳平喘作用。冬季，对慢性气管炎和哮喘病患者疗效极佳。

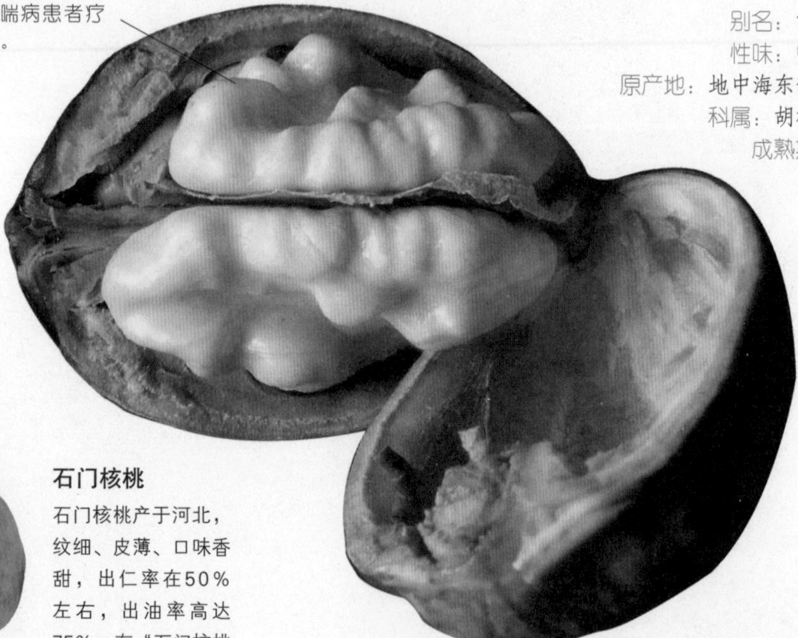

### 品种群

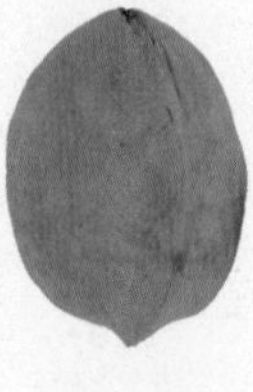

**石门核桃**

石门核桃产于河北，纹细、皮薄、口味香甜，出仁率在50%左右，出油率高达75%，有“石门核桃举世珍”之誉。

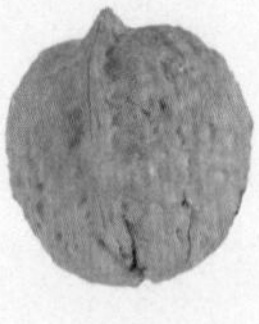

**纸皮核桃**

纸皮核桃产于新疆库车一带，维吾尔族人称其为“克克依”，意思就是壳薄。纸皮核桃结果较快，含油量达75%。

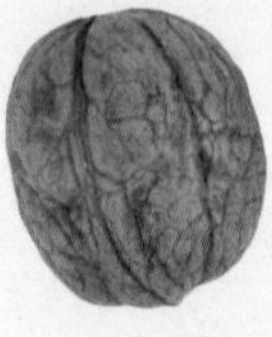

**绵核桃**

绵核桃被认为是最好的核桃品种，皮薄肉厚。将两个核桃握在手里，稍用劲一捏，核桃皮就碎了。

核桃含有的蛋白质及不饱和脂肪酸，是大脑组织细胞代谢的重要物质，能滋养脑细胞，增强脑功能。

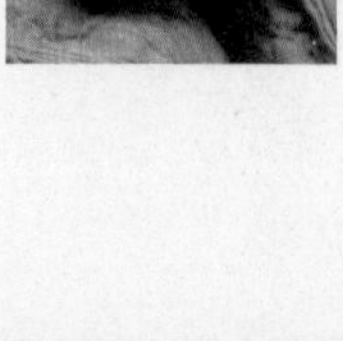

每100g核桃含有：

| | |
|---|---|
| 热量 | 654kcal |
| 蛋白质 | 15.2g |
| 脂肪 | 65.6g |
| 碳水化合物 | 0.8g |
| 膳食纤维 | 11.6g |

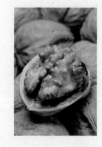

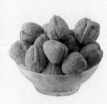

### 保鲜小窍门

核桃是干果，保存时要以保持干燥为主。夏天可放入冰箱中冷藏，秋冬在室温状态下存放即可。

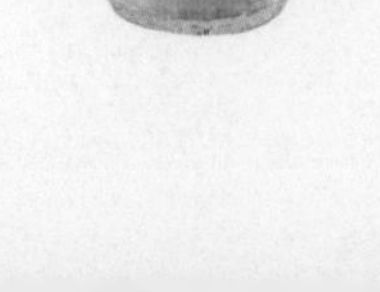

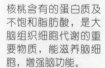

## 巧剥核桃分步详解

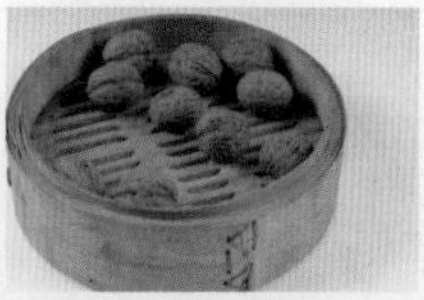

把核桃放在蒸屉上蒸3~5分钟。

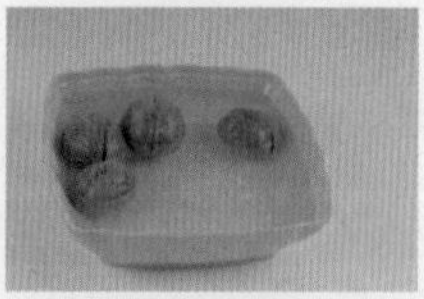

取出后马上放入冷水中浸泡3分钟。

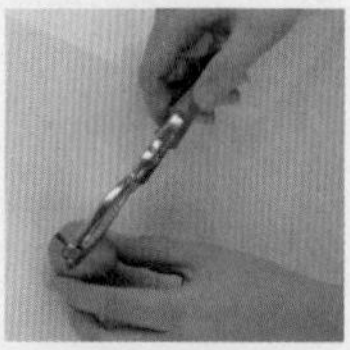

捞出来用锤子在核桃四周轻轻敲击。

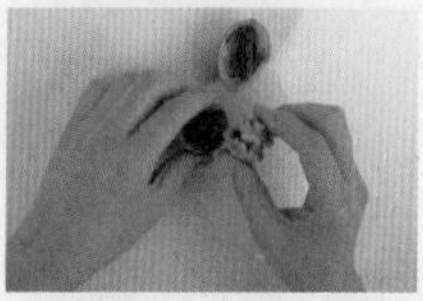

破壳后即能取出完整核桃仁。

补气养血、
促进血液循环，
产后的补益佳品

## ▼当归苁蓉炖羊肉

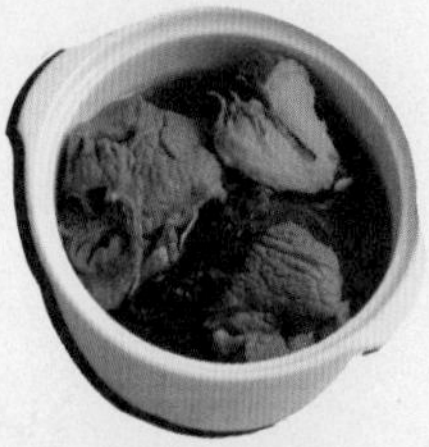

材料：

当归十克，肉苁蓉十五克，淮山二十五克，桂枝五克，黑枣六颗，核桃十五克，羊肉二百五十克，姜三片，米酒少许。

做法：

①先将羊肉洗净，在沸水中汆烫一下，去除血水和羊骚味；

②将所有药材放入锅中，羊肉置于药材上方，再加入少量米酒及适量水（水量盖过材料即可）；

③用大火煮滚后，再转小火炖约四十分钟即可。

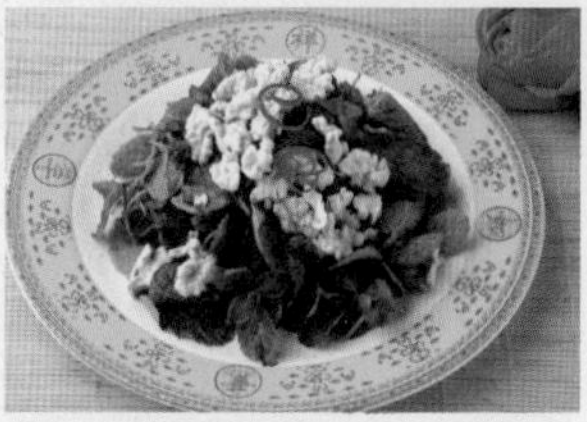

### 食疗心经

## ▲核桃祛病方两例

1.嚼食核桃生姜方：核桃仁15g，生姜3g。一同细嚼慢咽，早、晚各服1次。用于虚寒喘咳、短气乏力等。

2.核桃补肾汤：核桃仁15g，杜仲12g，补骨脂10g。加水煎服。用于肝肾虚弱，腰膝酸痛，头晕耳鸣。

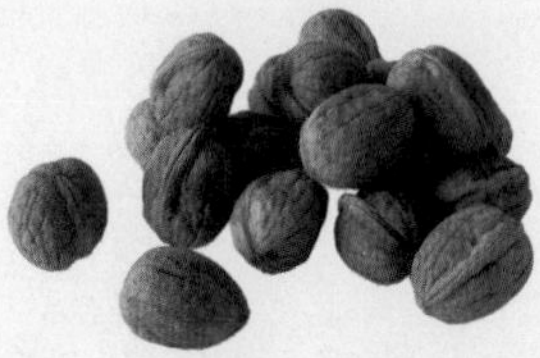

### 吃核桃仁时应少饮浓茶

核桃仁表面的褐色薄皮含有特殊的营养成分，所以吃核桃时最好不要把它剥掉。

**选购指南** 挑选时，要选择不易接触到空气的带壳核桃，食用时再去壳，而且最好选择没有虫子蛀过的且具重量感的核桃。

### 食用宜忌

中医认为，核桃火气大，含油脂多，吃多了会令人上火、恶心，所以正在上火、腹泻的人不宜吃；核桃仁中含有鞣酸，与铁剂及钙剂结合会降低药效；吃核桃仁时应少饮浓茶；核桃仁表面的褐色薄皮含有一部分营养成分，食用核桃时最好不要把它剥掉。

### 中华小食屉

『核桃酪』是老北京一款历史悠久的著名小吃，据说，慈禧太后常吃这种食物，慈禧太后到了晚年，头发仍然黑亮，得益于经常食用这种食物。

做法：

①先将糯米淘净，放在温水中浸一小时。核桃肉用沸水浸泡后，剔去外衣，红枣洗净，用沸水泡三十分钟，剥去外皮，挖去核；

②糯米、核桃肉、红枣加清水一百克，用石磨磨成浆待用；

③锅里放清水三百五十克，加白糖烧沸后，将糯米浆倒入，边倒边用勺子慢慢推动，不使米浆粘住锅底。待浆烧沸起糊即可装碗。

# 杏仁

apricot

## 产地分布

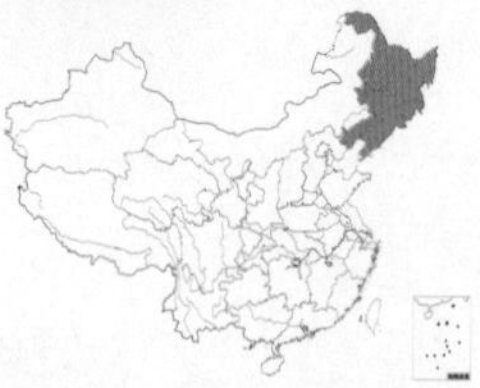

主产地：东北、华北地区

别名：杏核仁、木落子、甜梅
成熟期：6~7月
主产区：东北、华北地区
性味：味苦；性温

每100g杏仁含有：

| | |
|---|---|
| 热量 | 514kcal |
| 蛋白质 | 24.7g |
| 脂肪 | 44.8g |
| 碳水化合物 | 2.9g |
| 膳食纤维 | 19.2g |

## 宣肺止咳抗肿瘤

杏仁中富含蛋白质、胡萝卜素、维生素以及钙、磷、铁等营养成分。其中胡萝卜素的含量在果品中仅次于芒果，所以人们将杏仁称为抗癌之果。杏仁还含有丰富的脂肪油，可降低胆固醇，对心血管疾病的防治有良好的作用。中医理论认为，杏仁有生津止渴、润肺定喘的功效。

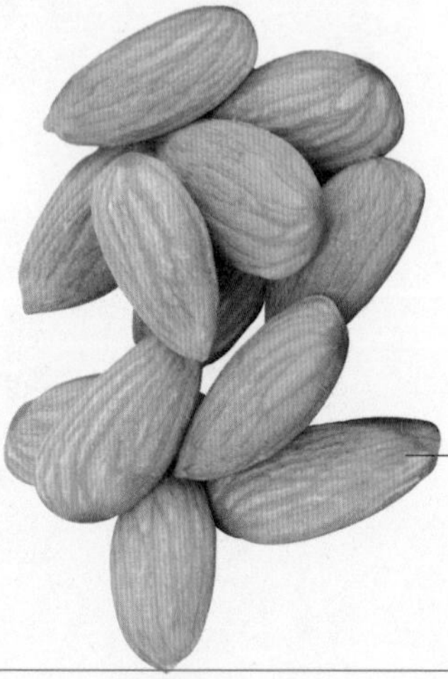

杏仁中含有丰富的黄酮类和多酚类成分，能够降低人体内胆固醇的含量，显著降低心脏病和很多慢性病的发病危险。

**选购指南**

杏仁应选颗粒大、均匀、饱满、有光泽的。最好是仁衣呈浅黄略带红色，色泽清新鲜艳，皮纹清楚不深，仁肉白净的。同时，要选择干燥的杏仁，成把捏紧时，仁尖有扎手感，用牙咬松脆有声音。

## 中华小食屉

### ▶杏仁茶

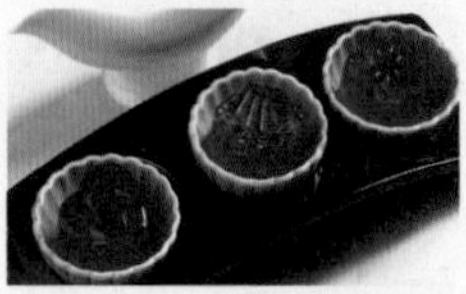

据古书记载，早在春秋时代，郑穆公的女儿夏姬就喜食杏仁，据说活了一百多岁，寿终正寝时，色颜不衰；杨贵妃喜欢用杏仁加上轻粉、滑石粉擦在脸上，一段时间后，就会面色润泽而颜如玉。

杏仁茶又称杏仁酪或杏酪，是由宫廷传入民间的一种风味小吃。色泽艳丽，香味纯正，滋补益寿。

## 食疗心经

### 玫瑰枸杞养颜羹

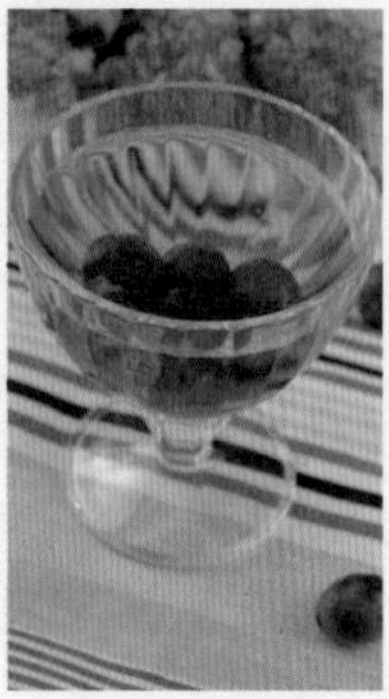

**材料**：枸杞、杏仁、葡萄干各十克，玫瑰花瓣二十克，酒酿一瓶，玫瑰露酒五十克，白糖十克，醋少许，淀粉二十克。

**做法**：

①将新鲜的玫瑰花瓣洗净、切丝，备用；

②锅中加水烧开，放入白糖、醋、酒酿、枸杞、杏仁、葡萄干，再倒入玫瑰露酒，待煮开后，转入小火；

③用少许淀粉勾芡，搅拌均匀后，撒上玫瑰花丝即成。

**功效**：养颜祛斑，保肝明目。

## 食用宜忌

杏仁不可与小米同食。

杏仁不可与黄芪、黄芩、葛根等药同用。

杏仁与栗子同食会胃痛。

杏仁、菱与猪肺同食不利于蛋白质的吸收。

# 板栗

chinese chestnut

## 可做粮食的『长寿干果』

板栗与枣、桃、杏、李同为我国古代五大名果之一。板栗甘甜芳香，含有丰富的营养成分，有『干果之王』的美称。板栗生食、炒食皆宜，最流行的糖炒板栗始于宋代，余香满口，回味无穷。板栗还可以制成栗干、栗粉、栗酱、栗浆、糕点、罐头等食品。板栗可入药，能健脾益气、消除湿热，属于健胃补肾、延年益寿的上等果品。

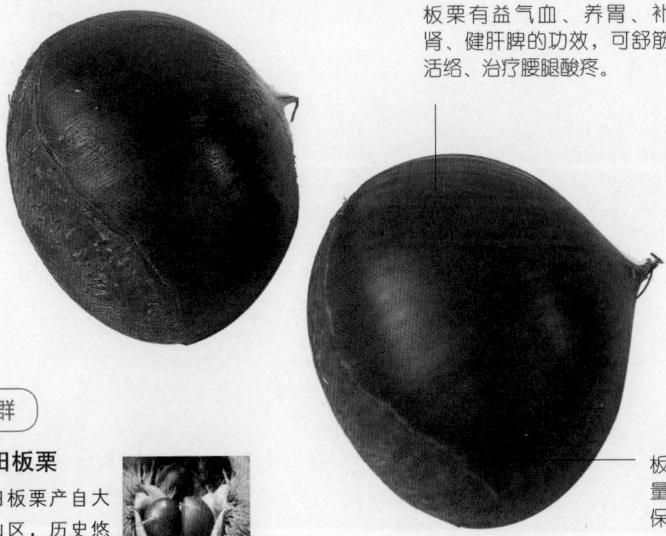

板栗有益气血、养胃、补肾、健肝脾的功效，可舒筋活络、治疗腰腿酸疼。

板栗中含有的高淀粉质可提供高热量，丰富的纤维素则能强化肠道，保持排泄系统的正常功能。

别名：栗子、毛栗

性味：性温，味甘

主产区：河南省

每100g栗子含有：

| | |
|---|---|
| 热量 | 191kcal |
| 蛋白质 | 4.1g |
| 脂肪 | 1.2g |
| 碳水化合物 | 40.9g |
| 膳食纤维 | 2.1g |

### 品种群

**罗田板栗**

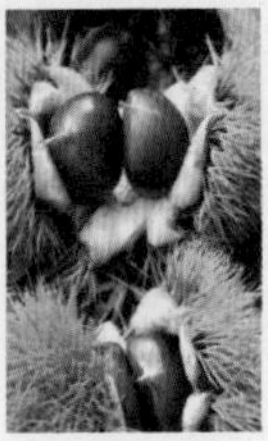

罗田板栗产自大别山区，历史悠久，品种多样，风味独特，品质优良，深受国内外专家的赞誉。

**迁西板栗**

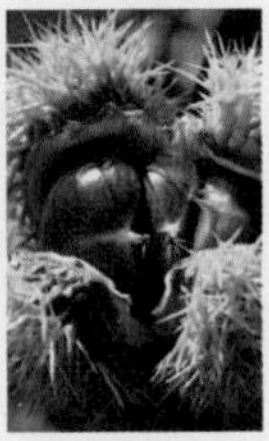

迁西板栗外形玲珑，色泽鲜艳，不粘内皮；果仁呈米黄色，糯性强，甘甜芳香，口感极佳，久负盛名。

**信阳板栗**

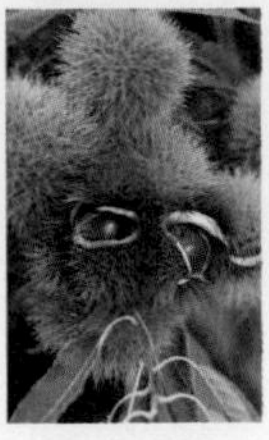

信阳板栗具有个大皮薄、肉嫩味甜、香味独特等特点，且不易生虫，易储运，颇受消费者的青睐。

### 板栗去皮小窍门

方法一，暴晒法：

将生板栗放在阳光下晒一天，板栗壳会开裂，这时无论生吃还是煮熟吃，都很容易剥去外壳和里面的薄皮。

方法二，浸泡法：

用刀将每个板栗切一个小口，然后加入沸水浸泡，约一分钟后即可从板栗切口处很快地剥出果肉。

## ▶板栗香菇焖鸡翅

▶补肾益气，可有效治疗腹泻

**材料：** 板栗三百克，香菇六朵，鸡翅五十克，姜四片，香菜适量，料酒、淀粉各两小匙，蚝油一大匙，盐一小匙。

**做法：** ①板栗用水烫过冲凉，剥壳备用；香菇去蒂后，泡水；将鸡翅洗净切块，然后加入淀粉、蚝油、盐腌渍二十五分钟左右；②锅中加油，烧热后，加入备好的板栗肉翻炒，然后加入香菇、鸡翅一起炒熟透。加适量水、蚝油、盐，焖十分钟。

# 开心果

pistachio

## 保护视力，为心脏撑起保护伞

产地分布

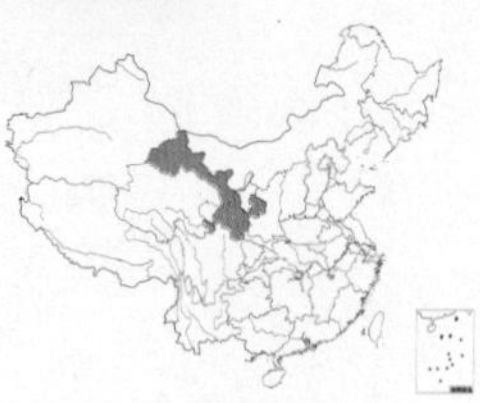

主产地：甘肃省

别名：必思答、绿仁果、阿月浑子
成熟期：8~9月
主产区：甘肃省

开心果果仁味道鲜美，具有特殊香味，是高营养的食品，其中含有丰富的油脂，因此有润肠通便的作用，有助于机体排毒。开心果中还富含精氨酸，它有助于降低血脂和胆固醇，不仅可以缓解动脉硬化的发生，还能降低心脏病的发病率。开心果除可以鲜食、炒食外，还广泛应用于制作糖果、糕点、巧克力、面包、冰淇淋、蜜饯、干果罐头等。

每100g开心果含有：

| | |
|---|---|
| 热量 | 653kcal |
| 蛋白质 | 21g |
| 脂肪 | 55g |
| 碳水化合物 | 19g |
| 膳食纤维 | 7g |

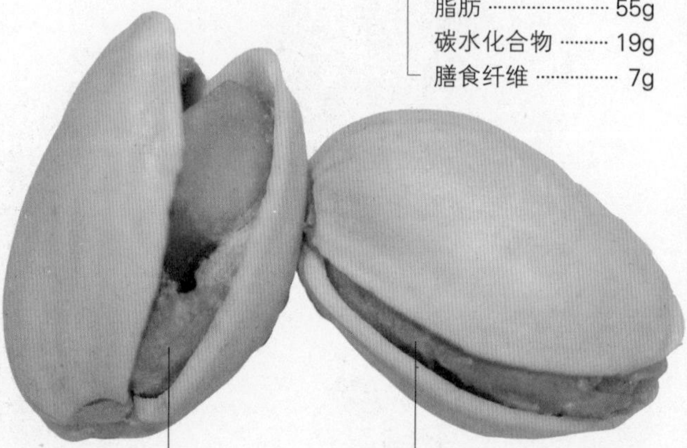

开心果果仁可药用，对心脏病、肝炎及胃炎和高血压等疾病均有疗效。

开心果的果衣，含有花青素，这是一种天然抗氧化物质，而翠绿色的果仁中则含有丰富的叶黄素，它不仅可以抗氧化，而且对保护视网膜也很有好处。

品种群

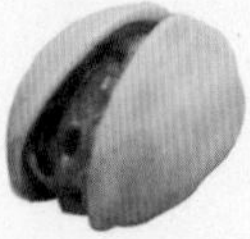

**早熟开心果**

主产于新疆疏附县，果实近椭圆形，顶端和阳面红色，坚果小，8月中下旬成熟。

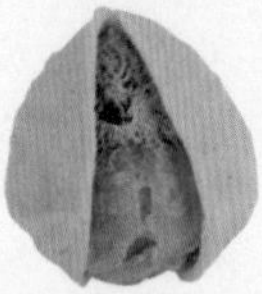

**短果开心果**

主产于新疆疏附、疏勒两县，果实中大，卵形，黄白色，果尖而细，8月中下旬成熟。

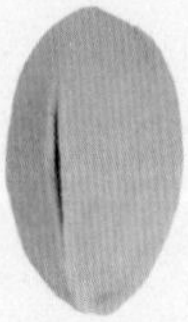

**长果开心果**

主产于新疆喀什和甘肃甘谷，果长卵圆形，果面有红晕，果大，9月上旬成熟。

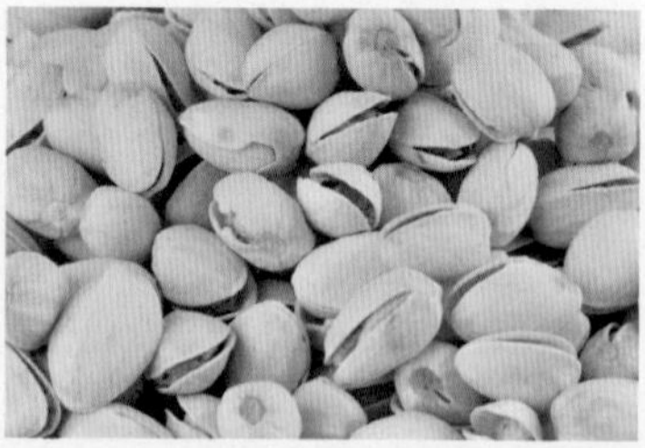

选购指南

选购开心果时，应挑选颗粒大，果实饱满，果壳呈奶白色，果衣呈深紫色，果仁为翠绿色，开口率高的。若果壳呈现不自然的白色或果衣变成黄褐色，则可能是经过漂白处理的，有害身体健康，不宜购买。

# 龙眼

longan

## 益气补血，增强记忆力

龙眼，亚热带珍果之一。因其种子圆黑光泽，种脐突起呈白色，像传说中龙的眼睛，故得名。新鲜龙眼质嫩汁多，甜蜜可口，是一种重要的滋补果品。龙眼除鲜食外，还可加工制干、制罐、煎膏等。此外，龙眼的叶、花、核均可入药。龙眼树木质坚硬，纹理细致优美，可用于制作家具、雕刻工艺品等。龙眼花是一种重要的蜜源植物，龙眼蜜是蜂蜜中的上等蜜。

每100g龙眼含有：

| | |
|---|---|
| 热量 | 70kcal |
| 蛋白质 | 1.2g |
| 碳水化合物 | 16.2g |
| 膳食纤维 | 0.4g |
| 维生素$B_1$ | 0.01mg |
| 维生素$B_2$ | 0.14mg |
| 维生素$B_6$ | 0.2mg |
| 维生素C | 43mg |

别名：桂圆、益智、羊眼

性味：味甘淡，性平

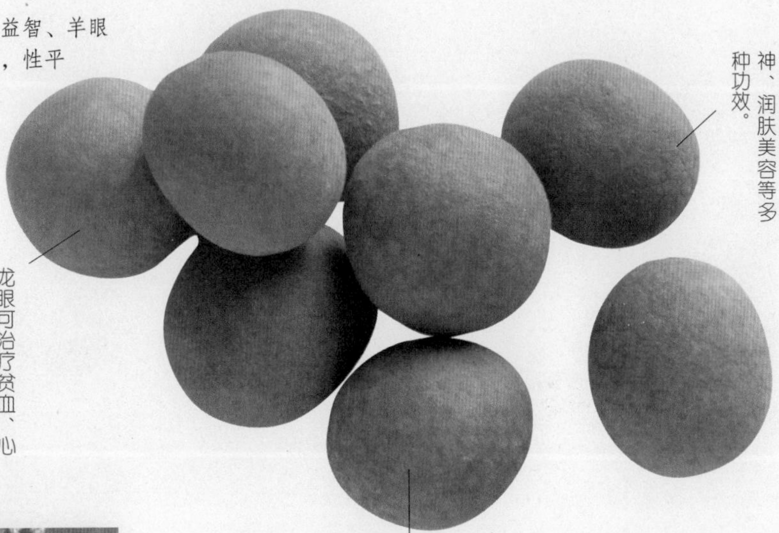

龙眼有壮阳益气、补益心脾、养血安神、润肤美容等多种功效。

龙眼可治疗贫血、心悸、失眠、健忘、神经衰弱及病后、产后身体虚弱等症。

滋补气血的龙眼茶

龙眼茶补气养血、安定神智，适合作为产后、病后的滋补饮品。另外，还有中医学者认为，龙眼茶治疗近视的效果极其显著。

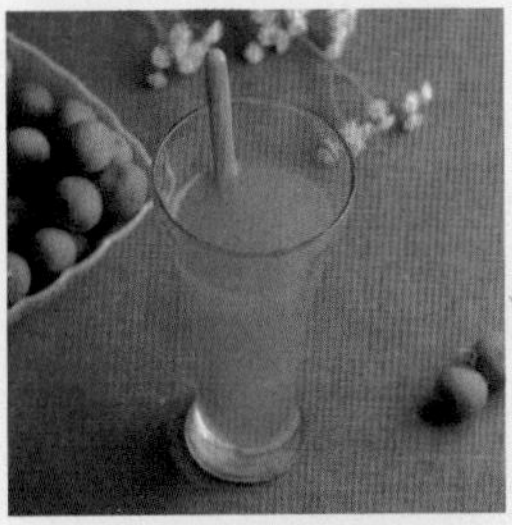

### ▲党参桂圆膏

▶补肾益气，可有效治疗腹泻

**材料：** 党参二百五十克，沙参一百二十五克，桂圆肉一百二十克，蜂蜜适量。

**做法：** 党参、沙参、桂圆肉加水煮熟二十分钟取煎液一次，加水再煮，煎熬至黏稠如膏时，加蜂蜜，煮沸。冷却装瓶。

### 保鲜小窍门

鲜龙眼可以放在冰箱里冷藏。冷藏的好处是减少龙眼的热性，避免食用后上火。冷藏后的龙眼味道更鲜美，肉感更滑腻，水分更充实。

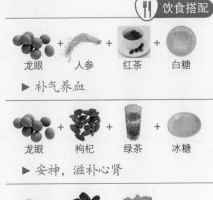

### 饮食搭配

龙眼 + 人参 + 红茶 + 白糖

▶补气养血

龙眼 + 枸杞 + 绿茶 + 冰糖

▶安神，滋补心肾

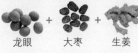

龙眼 + 大枣 + 生姜

▶补气血，养心安神

# 莲子

lotus seed

产地分布

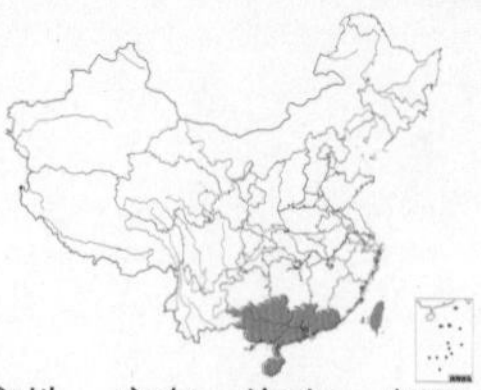

主产地：广东、海南、广西、台湾

成熟周期

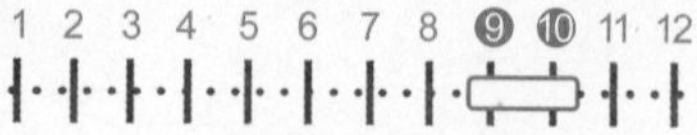


成熟期：9月～10月

别名：莲宝、莲米、水笠子
性味：性甘、味平
功效：清心醒脾，补脾止泻
每日最佳食用量：20颗

每100g莲子含有：

| | |
|---|---|
| 蛋白质 | 1.2g |
| 碳水化合物 | 16.2g |
| 膳食纤维 | 0.4g |
| 钙 | 97mg |
| 锌 | 0.4mg |
| 铁 | 0.2mg |

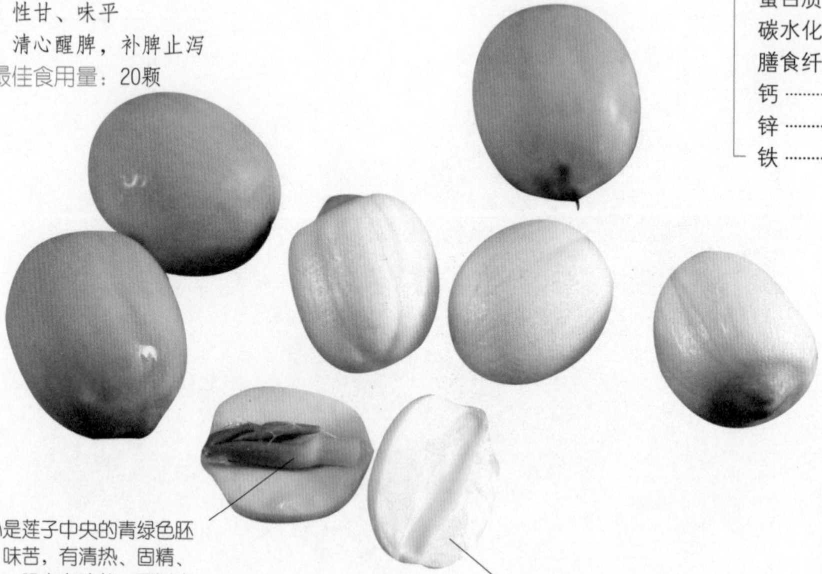

莲心是莲子中央的青绿色胚芽，味苦，有清热、固精、安神、强心之功效，可以治疗心火亢盛所致的失眠烦躁、吐血遗精等症。

剥去外皮和青色胚芽的，称为莲肉，是老少皆宜的滋补品，对于久病、产后或老年体虚者，更是适合常用的营养佳品。

**巧剥莲衣详解**

锅中烧开热水后，从火上取下，放入莲子，盖好锅盖，焖三至五分钟。用刷子反复搅动锅中的莲子，莲子皮可自动脱落。

## 微量元素宝库，安神养心防秋燥

莲子是一种常见的滋补佳品，古人认为经常服食，可祛百病，因此历来为宫中御膳房必备食疗之品。莲子，是水生植物莲的种子。秋、冬季果实成熟时，割取莲房（莲蓬），取出果实，除去果壳，鲜用或晒干用，或剥去莲子的外皮和青色的胚芽使用，称为莲肉。中医认为，莲子有清心醒脾，养心安神，益肾补胃，止泻固精，滋补元气，明目的功效。莲子中所含的棉子糖，是老少皆宜的滋补品，适合久病、产后或年老体弱者食用。

**功效**

莲子适宜体质虚弱、脾气虚、心慌、失眠多梦、慢性腹泻、遗精、患癌症者食用；脾肾亏虚的妇女也适宜食用。

**选购指南**→选购时，应先观察莲子表皮的颜色，若呈淡嫩绿黄色，表明莲子较嫩；若呈深绿色，则表明莲子已开始变老。吃时应去除莲心，否则会有苦味。

## 益肾涩精，养心防癌

莲子中含有一种生物碱，即莲子碱结晶，有短暂降血压的作用，若转化为季铵盐则有持久的降血压作用。莲心所含的生物碱具有显著的强心作用，可以辅助治疗心律不齐、心肾不交所引起的心悸等。莲心中还含有莲子碱，可抗癌、抗心律不齐。据现代医学研究，莲子含有氧化黄心树宁碱，其对鼻咽癌有很好的抑制作用。

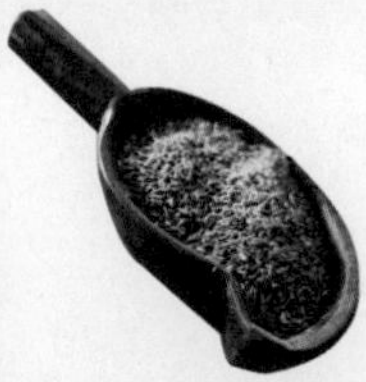

莲子自古以来是公认的老少皆宜的鲜美滋补佳品。其吃法很多，可用来配菜、做羹、炖汤、制饯、做糕点等，还可以与其他药食搭配成茶饮，方便快捷，强身健体。

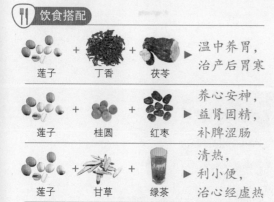

### 饮食搭配

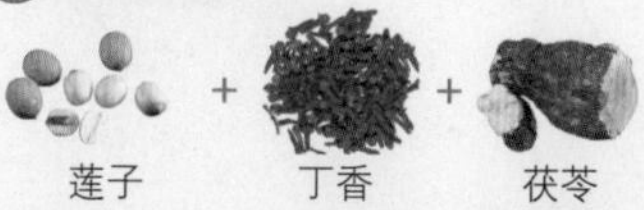

莲子 + 丁香 + 茯苓 ▶ 温中养胃，治产后胃寒

莲子 + 桂圆 + 红枣 ▶ 养心安神，益肾固精，补脾涩肠

莲子 + 甘草 + 绿茶 ▶ 清热，利小便，治心经虚热

## ▼冰糖银耳莲子羹

过去，老北京有一道夏季的补品，叫做“冰糖银耳莲子羹”。据史料记载，自明清以前，北京人夏季就开始食用这种补品了。

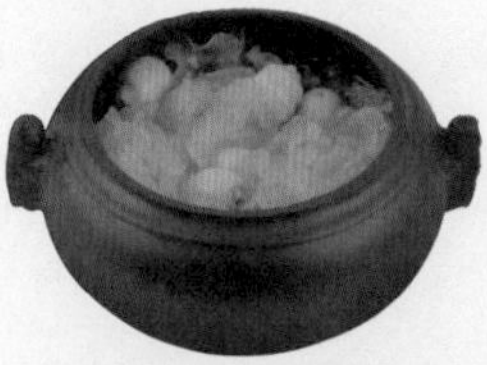

**材料：**

银耳15g，干莲子30g，冰糖150g，清水适量。

**做法：**

银耳和莲子洗净后分别浸泡8~10小时；锅中注入清水，放入银耳，投入冰糖，用大火烧开，再改文火慢炖两小时即成。

## ▼清炒红椒莲子

镇静平喘，益肾固精

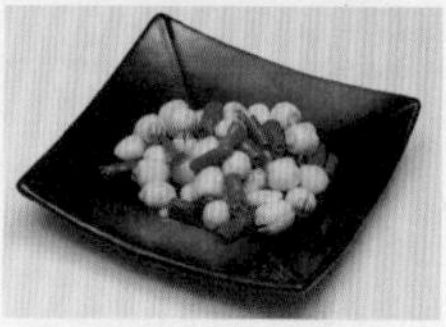

**做法：**

①莲子400g去心，洗净后氽烫备用；姜切片；红椒切段；

②锅中加油烧热，放入姜片、红椒段爆香，再投入莲子、盐、味精，炒熟后淋上。

## ▶莲子糯米粥

**材料：**

莲子25g，红枣5颗，糯米100g，桂圆40g，白糖适量。

**做法：**

①莲子洗净、去心；糯米洗净后以热水泡1小时。红枣洗净，泡发，待用；

②砂锅洗净，倒入泡发的糯米，加约4碗水，用中火煮滚后转小火。

## ▼清心莲子田鸡汤

增进食欲，消除痞积

**材料：**

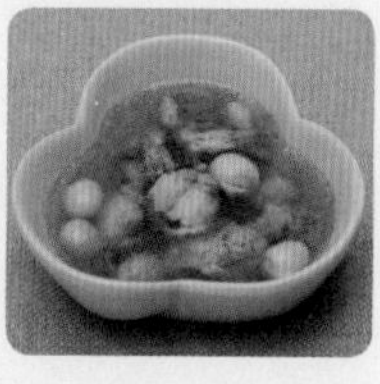

人参、黄芪、茯苓、柴胡各10g，生姜、地骨皮、麦门冬、车前子、甘草各5g，田鸡3只，鲜莲子150g，棉布袋1个。

**做法：**

①将莲子淘洗干净，所有药材放入棉布包中扎紧；两者都放入锅中，加6碗水以大火煮开，再转小火熬煮约30 分钟；

②将田鸡用清水冲洗干净，剁成块，放入汤中一起煮沸；

③捞出装材料的包，加盐调味即可。

# 松子

pine nut

## 强健筋骨，滋补健身

松子被称为『坚果中的鲜品』，对老年人的身体健康极为有益。松子中含有大量的不饱和脂肪酸，常食松子，可以延年美容，强身健体，特别对老年体弱、腰痛、便秘、眩晕、小儿生长发育迟缓均有较好的作用。松子除食用外，可做糖果、糕点辅料，还可作为植物油的替代品。松子油，除可食用外，还是干漆、皮革工业的重要原料。

每100g松子含有：

| | |
|---|---|
| 蛋白质 | 13.4g |
| 脂肪 | 70.6g |
| 碳水化合物 | 2.2g |
| 膳食纤维 | 10g |
| 钙 | 78mg |

性味：性平，味甘
功效：补肾益气、养血润肠
适宜人群：一般人群皆可食用
每日最佳食用量：10g
主产区：东北三省和云南
成熟期：9～11月

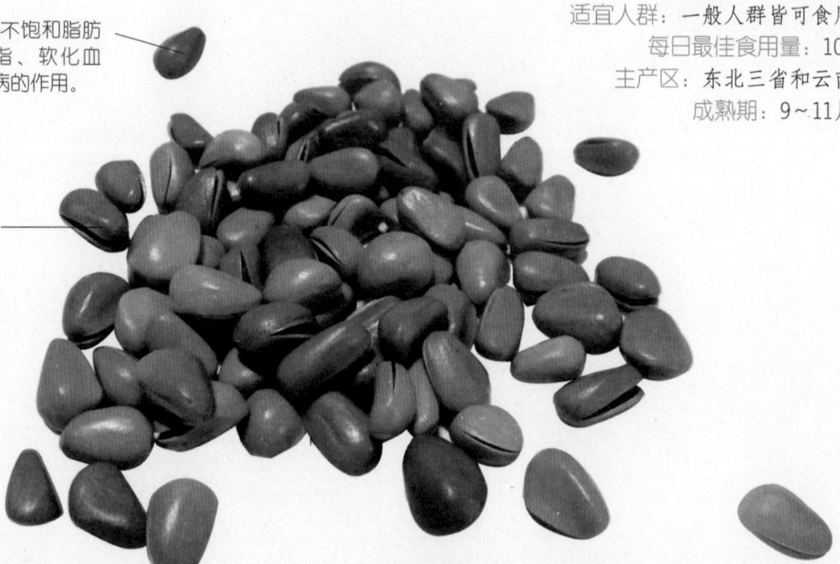

松子中含有丰富的不饱和脂肪酸，具有降低血脂、软化血管、预防心血管疾病的作用。

松子富含维生素E，可以有效地软化血管、延缓衰老，是女士美容养颜的理想食物。

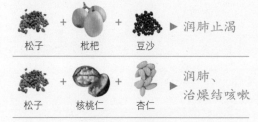

## 食疗心经

松子不仅可以作为菜肴的原料，还可以与其他材料配合制成茶饮，香气浓郁，口感较好，营养丰富。

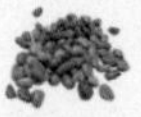 松子 + 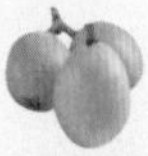 枇杷 +  豆沙 ▶ 润肺止渴

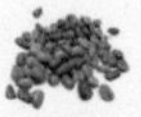 松子 + 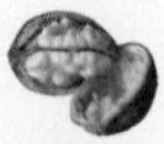 核桃仁 + 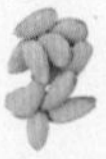 杏仁 ▶ 润肺、治燥结咳嗽

典故

松仁鳜鱼　相传乾隆南下到了松鹤楼，见神台上有条活蹦乱跳的鲤鱼，便下令要厨师烹调给他食用。厨师得知皇上驾到，不敢怠慢，不但在口味上下足功夫，而且将鱼做成了昂首翘尾的松鼠的形状。此鱼色泽酱红，外脆里嫩，酸甜可口。乾隆食后，龙颜大悦，从此，松仁鳜鱼扬名大江南北。

选购指南 ➡ 选购松子时应选色泽光亮，壳色浅褐，壳硬且脆，内仁易脱出，粒大均匀，壳形饱满的为好。壳色发暗，形状不饱满，有霉变或干瘪现象的不宜选购。

制品

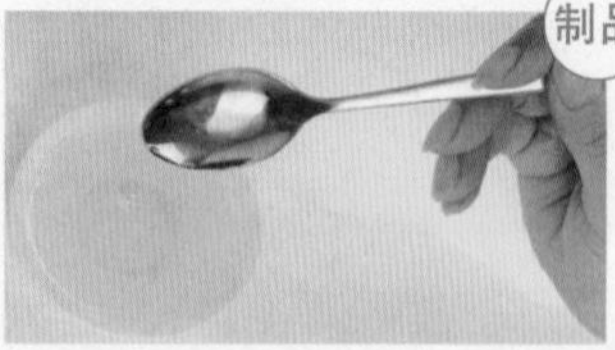

松子油

▶ 红松子油是用松子仁制取的油脂，其制取方法可以用物理压榨法，也可以用溶剂浸出法，以物理压榨法制出的产品品质最好。可榨油的松子有很多种，以红松子的品质为最好。

### 保鲜小窍门

松子存放时间过长会产生『油哈喇』味，不宜食用。散装的松子最好放在密封的容器里，以防油脂氧化变质。

# 花生
earthnut

## 滋养补益 延年益寿

花生可滋养补益，有助于延年益寿，所以民间称之为『长生果』。花生和黄豆一同被誉为『植物肉』『素中之荤』。花生的营养价值很高，可以与鸡蛋、牛奶、肉类等一些动物性食物媲美。花生的含油量高达百分之五十，品质优良，气味清香。除供食用外，还用于印染、造纸工业。花生也是一味中药，中医认为，花生具有悦脾和胃、润肺化痰、益气补虚的作用，适于产后体虚、乳汁不足者食用。

性味：味甘，性平
功效：健脾和胃、利肾去水
主产区：辽宁、河北、山东等地
适宜人群：一般人均可食用
每日最佳食用量：25g
成熟时期：9～10月

每100g花生含有：

| | |
|---|---|
| 蛋白质 | 12.1g |
| 脂肪 | 25.4g |
| 碳水化合物 | 5.2g |
| 膳食纤维 | 7.7g |
| 钙 | 8mg |

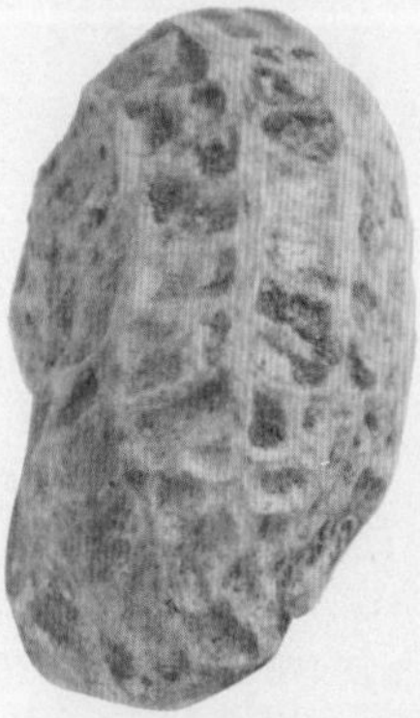

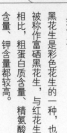

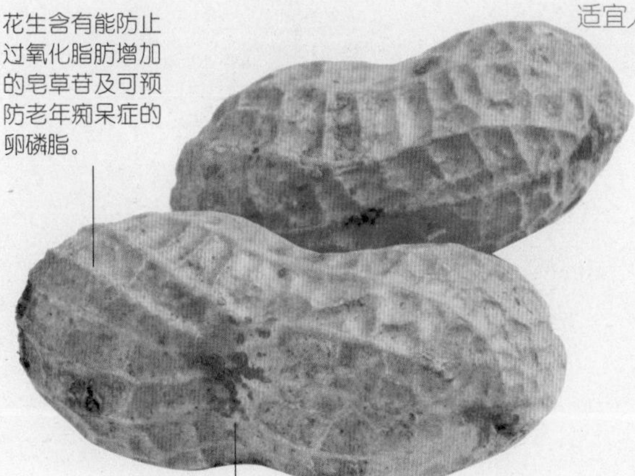

花生含有能防止过氧化脂肪增加的皂草苷及可预防老年痴呆症的卵磷脂。

花生中含有丰富的维生素E，可延缓衰老，同时，还能平衡荷尔蒙的分泌情况。花生的果壳，味淡、涩，性平。可人药，有敛肺止咳的功效。用于久咳气喘，咳痰带血。

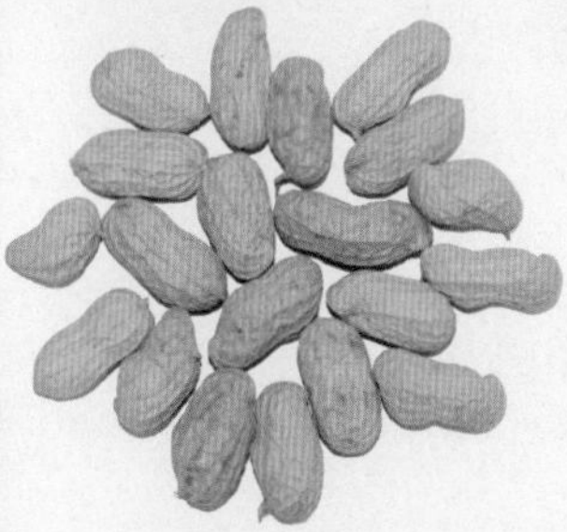

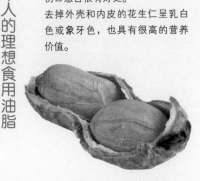

### 食用宜忌

花生不适合油炸和生食，最好煮食，营养素的损失最小，且易于消化。但血液黏稠度高的人不宜食用，会增加患心脑血管疾病的风险。另外，糖尿病患者要控制花生的食用量。

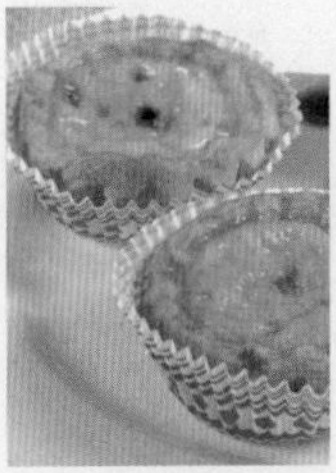

### 中老年人的理想食用油脂

花生油是花生的提取物，研究证实，花生油含锌量是色拉油、豆油的许多倍。虽然补锌的途径很多，但是食用花生油特别适宜于大众补锌；花生油还可延缓大脑衰老。

**红衣**

红衣即花生的内皮，有补血、促进凝血的作用，对于贫血的人和伤口愈合很有好处。

去掉外壳和内皮的花生仁呈乳白色或象牙色，也具有很高的营养价值。

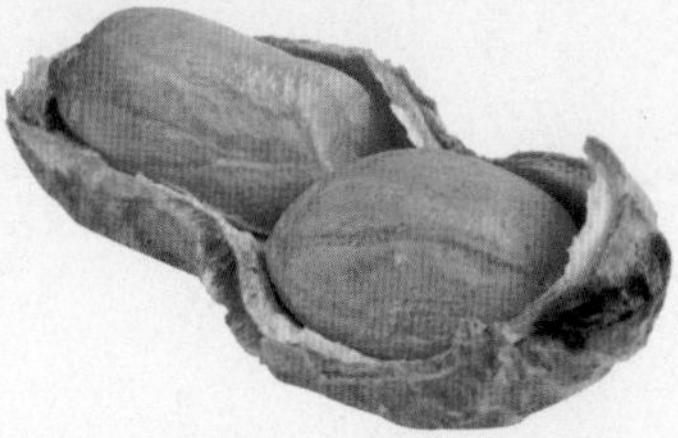

### 品种群

**黑花生**

黑花生是彩色花生的一种，也被称作富硒黑花生，与红花生相比，粗蛋白质含量、精氨酸含量、钾含量都较高。

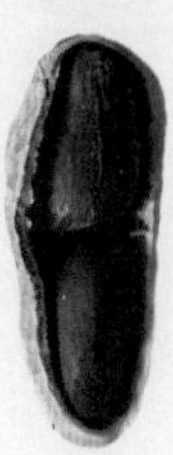

# 榛子

hazelnut

产地分布

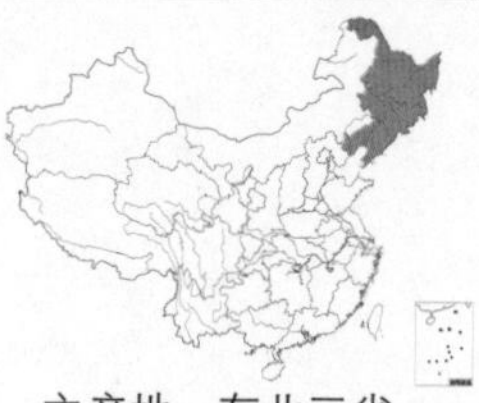

主产地：东北三省

成熟周期

1 2 3 4 5 6 7 8 9 10 11 12

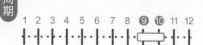

成熟期：9～10月

性味：味甘性平

功效：软化血管，强健体魄

每日最佳食用量：20粒

适宜人群：癌症、糖尿病人患者

榛子含有不饱和脂肪酸，可促进胆固醇代谢、软化血管，进而预防和治疗高血压。

每100g榛子含有：

| | |
|---|---|
| 蛋白质 | 20g |
| 脂肪 | 44.8g |
| 碳水化合物 | 14.7g |
| 膳食纤维 | 9.6g |
| 钙 | 104mg |
| 铁 | 6.4mg |

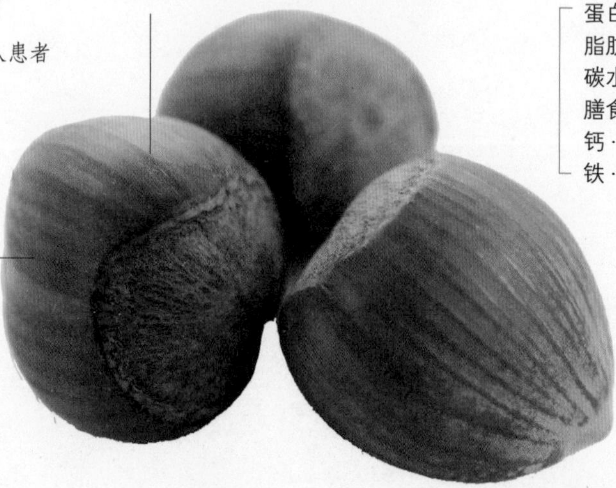

榛子中含有丰富的维生素A、维生素$B_1$、维生素$B_2$及烟酸，有利于维持正常视力和神经系统的健康，可促进消化系统功能，增进食欲，提高记忆力。

## 品种群

### 平榛

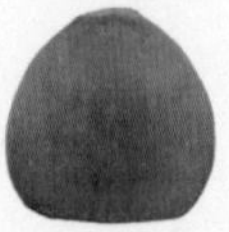

平榛是我国东北地区野生的榛子品种，呈黄色、褐色或红褐色，圆球形，果仁无空心，味道香脆、营养丰富。

### 欧洲榛

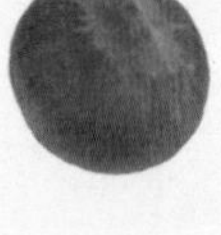

欧洲榛原产于地中海沿岸，形状多样，果型较大，果皮薄，果仁味香，营养丰富。

选购指南 选购榛子时应注意：质量好的榛子，皮薄、个大，用手一拍即开，或有裂缝，用手沿裂缝掰一下即开；榛子仁大而饱满、光滑，无木质毛绒，仁香酥脆。

## 食疗心经 ▶榛子枸杞粥

▶养肝益肾，明目丰肌

**材料：**

榛子仁30g，枸杞子15g，粳米50g。

**做法：**

①将榛子仁捣碎，然后与枸杞子一同加水煎汁；

②去渣，与粳米同放入锅，加水，文火熬成粥即成。

## 养肝益肾，明目丰肌，有『坚果之王』之美誉

榛子，是榛树的果实，外形似栗而比栗小，所以又叫『山板栗』。榛子外壳坚硬，果仁肥白而圆，有香气，油脂含量很大，吃起来特别香美，余味绵绵，因此成为最受人们欢迎的坚果类食品之一，有『坚果之王』的美称，与杏仁、核桃、腰果并称为『四大坚果』。榛子可鲜食、炒食、制果酱、烘焙甜点等。榛子中富含的磷、钾、镁等矿物质，对促进骨骼发育、增智健脑及保护视力都有很好的作用。榛树是十分珍贵的木材，木质坚硬，纹理细腻，色泽美观。

# 腰果 cashew

## 提高机体抗病力，增进食欲

腰果因其果实呈肾形而得名，是世界著名的四大干果之一。它富含丰富的油脂，可以润肠通便、润肤美容，延缓衰老，经常食用，可增强人体的抗病能力。它含有丰富的蛋白质、脂肪和碳水化合物，味道香甜可口，营养价值高，食用方法多样，油炸、盐渍、糖饯均可。中医认为，腰果味甘性平，可治咳逆、润肺、去烦、除痰。

性味：性甘，味平
功效：补脑养气，补肾益脾
每日最佳食用量：3～5粒
主产区：海南省和云南省
成熟时期：1～5月

每100g腰果含有：

| | |
|---|---|
| 热量 | 576kcal |
| 蛋白质 | 21g |
| 脂肪 | 47.6g |
| 碳水化合物 | 26.7g |
| 膳食纤维 | 6.7g |
| 钙 | 38mg |

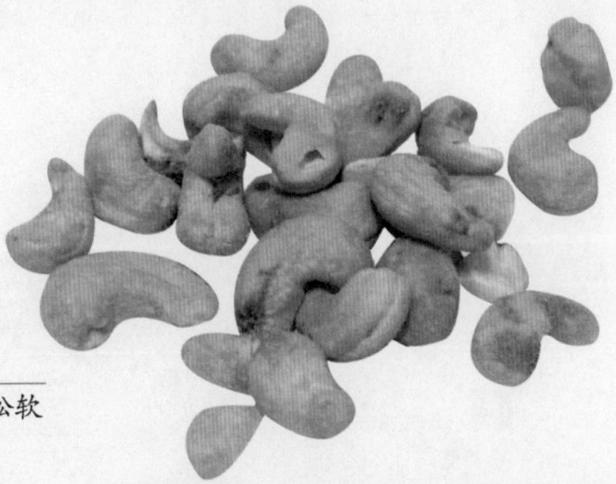

**食用宜忌**

一般对其他食物或物品过敏的人，也容易对腰果过敏，最好不要食用。

### ▶腰果虾仁

特点：营养丰富 肉质松软

### ▶莲子腰果羹

特点：补润五脏、安神，适用于神经衰弱者

选购指南→购买腰果时要挑选外观呈完整月牙形，色泽白，颗粒饱满，气味香的腰果；有粘手或受潮现象的，不宜购买。

# 葵花子 sunflower seeds

## 健康小零食，高档健康的油脂来源

葵花子，是向日葵的果实，富含不饱和脂肪酸、多种维生素和微量元素，味道可口，是一种深受人们喜爱的悠闲零食。葵花子含有大量的油脂，是一种重要的榨油原料。葵花子油是近几年来深受营养学界推崇的高档健康油脂。葵花子还可以用来制作糕点。

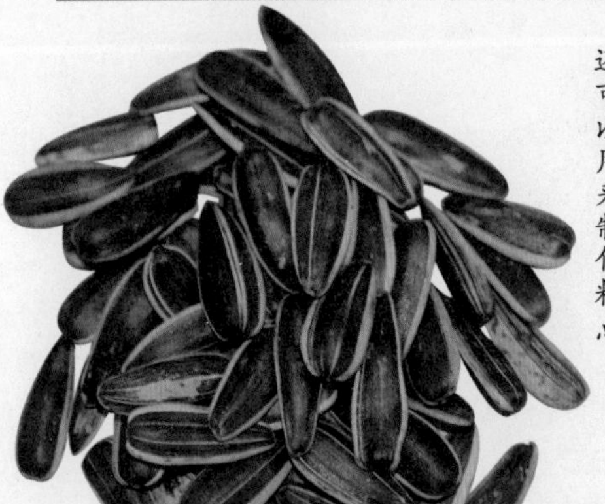

性味：味甘，性平
功效：安定情绪、防止细胞衰老
每日最佳食用量：80g
主产区：全国各地均有栽种
成熟期：9～11月

每100g葵花子含有：

| | |
|---|---|
| 热量 | 597kcal |
| 蛋白质 | 23.9g |
| 脂肪 | 49.9g |
| 碳水化合物 | 13g |
| 膳食纤维 | 6.1g |
| 钙 | 72mg |

**食用宜忌**

葵花子不宜多吃，食用时最好用手剥皮。如果用牙嗑，很容易使舌头、口角糜烂，还会在吐壳时将大量津液吐掉，造成味觉迟钝、食欲减少，甚至引起胃痉挛。

**食疗心经**

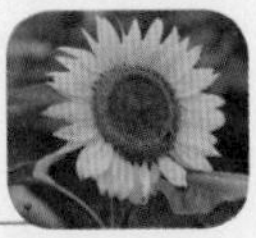

### ▶葵花子粥

▶瓜子+糯米 降血压降血脂

**做法：**

糯米洗净，用冷水浸泡半小时后，捞出沥干水分；锅中加冷水，加入葵花子仁、糯米，先用旺火煮沸，再改用文火煮15分钟，加入盐调味，即可。

# 南瓜子 cushaw seed

## 茶余饭后休闲小食，防病健身

南瓜子是南瓜的种子，一般在夏、秋南瓜成熟时采收，自瓤内取子，晒干。可生吃或熟食，也可研粉入药用。性平，味甘，有驱虫、消肿之功，且甘平不伤正气，主要用于治绦虫、蛔虫、产后手足水肿、百日咳、痔疮等。用治绦虫病时，若与槟榔同用，可增强疗效。

每100g南瓜子含有：

| | |
|---|---|
| 热量 | 520kcal |
| 蛋白质 | 35.1g |
| 脂肪 | 31.8g |
| 碳水化合物 | 8g |
| 膳食纤维 | 4.9g |
| 维生素B1 | 0.15mg |
| 钙 | 235mg |

性味：味甘，性温
功效：补脾益气，驱虫
主产区：浙江、江苏、河北等地
每日最佳食用量：100～200g

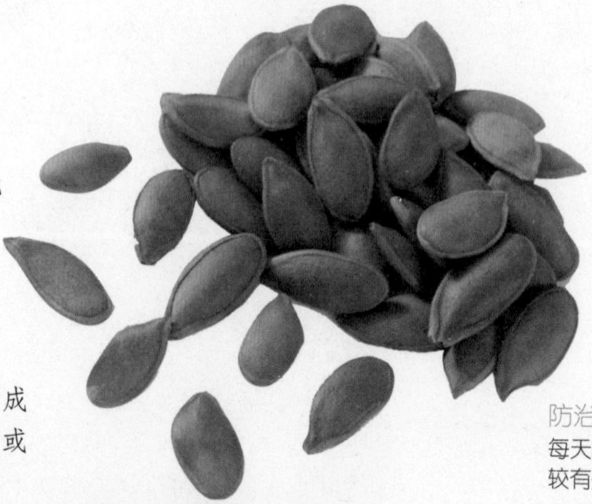

选购指南 选购南瓜子时，如果买散装的，个大、表面无斑纹、色泽洁白、颗粒均匀、籽粒饱满、无霉烂变质、虫蛀的品质较好。

### 食疗心经

**做法：**
新鲜南瓜子仁50～100g，研成粉，加水制成乳剂，加冰糖或蜂蜜空腹顿服，可驱除绦虫。

防治前列腺疾病
每天吃50g左右的南瓜子，可较有效防治前列腺疾病。

# 西瓜子 water melon seed

性味：味甘，性寒
功效：清肺润肠，和中止渴
主产区：山东省
成熟期：5～8月
每日最佳食用量：15～25g

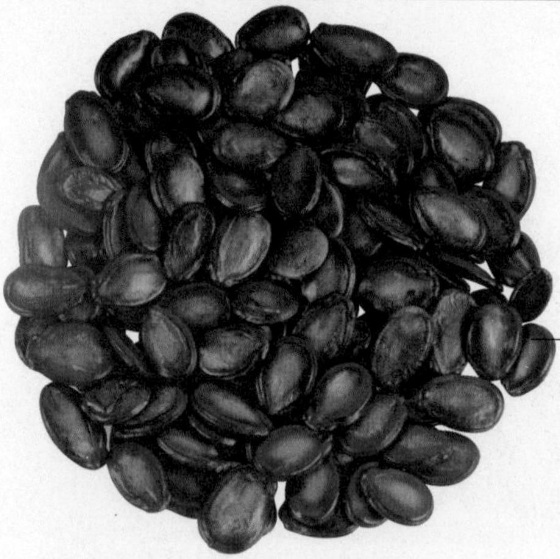

西瓜子可辅助治疗咳嗽痰多和咯血等症；西瓜子含有不饱和脂肪酸，有助于预防动脉硬化、缓解急性膀胱炎，适合高血压病人食用。

每100g西瓜子含有：

| | |
|---|---|
| 热量 | 555kcal |
| 蛋白质 | 32.4g |
| 脂肪 | 45.9g |
| 碳水化合物 | 3.2g |
| 膳食纤维 | 5.4g |
| 磷 | 760mg |
| 钾 | 186mg |
| 钙 | 170mg |
| 硒 | 11mg |
| 钠 | 9.4mg |
| 铁 | 4.7mg |

## 营养丰富，功用广泛

西瓜子是深受人们欢迎的休闲食品之一，也是日常零食的代表。西瓜子经过加工可制成五香瓜子、奶油瓜子、多味瓜子等，味道十分鲜美，又有利肺、润肠、止血、健胃、降压等医疗功效，深受人们的喜爱。不宜给婴幼儿喂吃西瓜子，以免掉进气管发生危险。

功效
清肺化痰，健胃通便，降低血压，止血。

选购指南 上等的西瓜子要求片大均匀，仁肉饱满，壳面平整，壳色中心白，边缘黑色明显，富有光泽，咬磕出肉容易。

# 芝麻

sesame seeds

## 滋养肝肾、养血润燥，护肤养肤，永葆青春

芝麻属脂麻科，是胡麻的种子，相传是西汉时期张骞出使西域时引进中国。芝麻是我国四大油料作物之一，它的种子含油量高达百分之六十一。芝麻产品具较高的食用价值，我国自古就有许多用芝麻和芝麻油制作的名特食品和美味佳肴，一直著称于世。芝麻花中有蜜腺，它与油菜、荞麦并称为我国三大蜜源作物。古代养生学家陶弘景曾这样形容：八谷之中，惟此为良，仙家作饭饵之，断谷长生。

每100g芝麻含有：

| | |
|---|---|
| 水分 | 5.7g |
| 能量 | 531kcal |
| 能量 | 2222kj |
| 蛋白质 | 19.1g |
| 脂肪 | 46.1g |
| 碳水化合物 | 24g |
| 膳食纤维 | 14g |

性味：味苦，性温
功效：消炎解毒
主产区：广西西部和云南南部
每日最佳食用量：15～30g
成熟期：11～12月

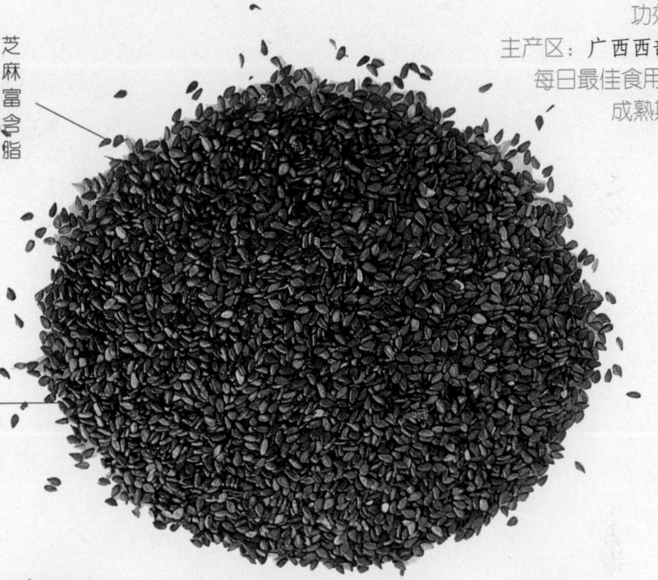

芝麻富含脂肪、蛋白质、膳食纤维等营养成分，它所含的亚油酸有调节胆固醇的作用。

芝麻中含有丰富的维生素E，能防止空气污染物对皮肤的危害，防止各种皮肤炎症。

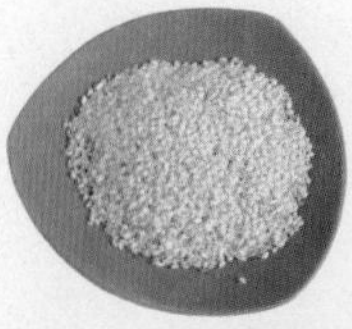

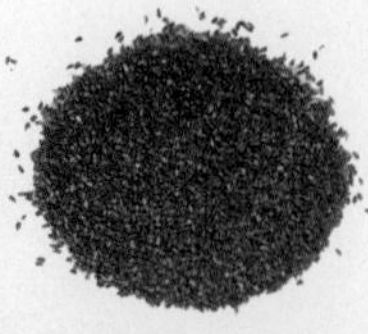

### 色泽洁白、籽粒饱满

白芝麻含油量高、色泽洁白、籽粒饱满、后味浓醇香郁。和黑芝麻一样，白芝麻一样具有丰富的营养性和抗衰老性。

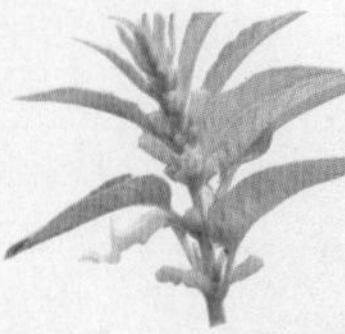

芝麻成熟期内，每开花一次就拔高一节，『芝麻开花节节高』寓意好上加好。

## 制品

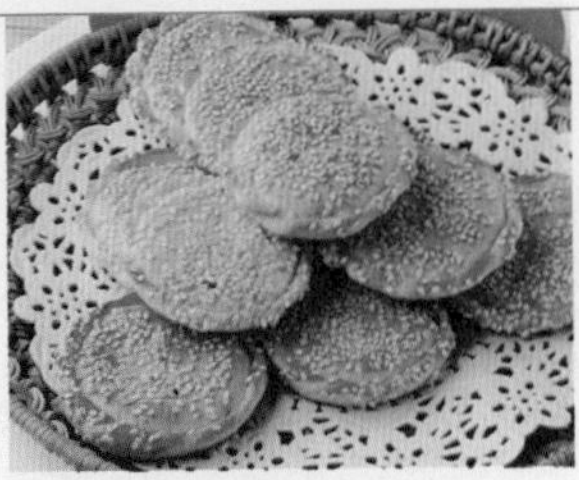

**芝麻烧饼**

芝麻烧饼是陕西民间家常食品，古称“胡麻饼”。外脆内软，香鲜可口，既可单食，又可佐食。

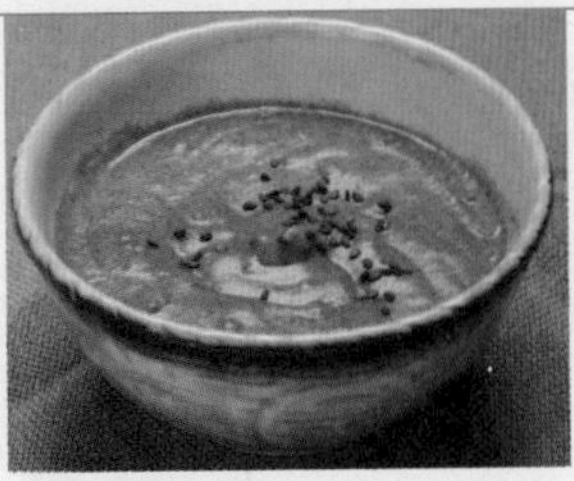

**黑芝麻糊**

黑芝麻糊味道佳，有很好的医疗作用，效果胜似鲜奶。

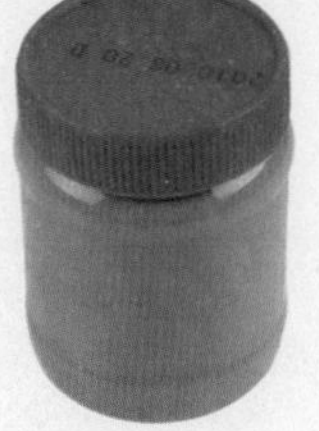

**芝麻酱**

做工精细、营养丰富、色泽金黄、口感细滑、口味醇香。

# 坚果选购有窍门

坚果，植物的精华部分，营养丰富，富含蛋白质、油脂、矿物质、维生素等多种物质，对人体增强体质、预防疾病有极大的功效：坚果可清除人体内有损害作用的自由基；坚果可调节血脂；多咀嚼坚果可提高视力；另外，坚果对人体脑部发育有极强的补益作用。因此，只有掌握更多的坚果挑选技巧，才可保证它的功效的发挥。

## ▶ 栗糕

材料：

栗子200g，糯米粉500g，白糖50g，瓜子仁、松仁各10g。

做法：

将栗子去壳，煮烂后，加糯米粉和白糖，揉匀，旺火蒸熟，出锅时撒上瓜子仁、松仁。

特点：

香甜糯软，可健脾益气养胃，强筋健骨补虚。

## ▼ 板栗

栗子好吃却不易挑选，这里介绍几个窍门，可以轻松选到好栗子。

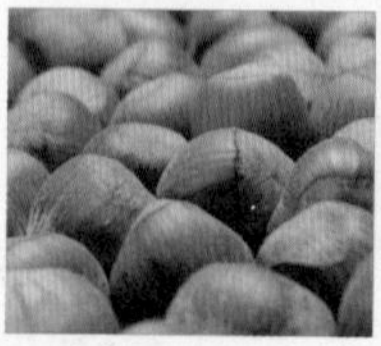

质量好的板栗，果实饱满，颗粒均匀，用手捏果实感到坚实沉甸。

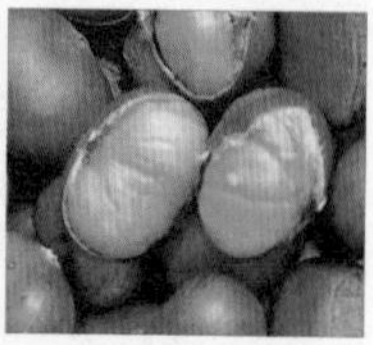

咬开肉质嫩黄，外表颜色有赭色、紫色或褐色等，但都应颜色鲜明，带有光泽。

## ▶ 桂圆枸杞粥

材料：

桂圆肉15g，枸杞子10g，大枣5颗，粳米100g。

做法：

先将粳米洗净放入砂锅加水，文火煮沸15分钟，再将桂圆肉、枸杞子、大枣（去核）加入，煮成稀粥，晨起空腹及临睡前各食一次。

## ▼ 龙眼

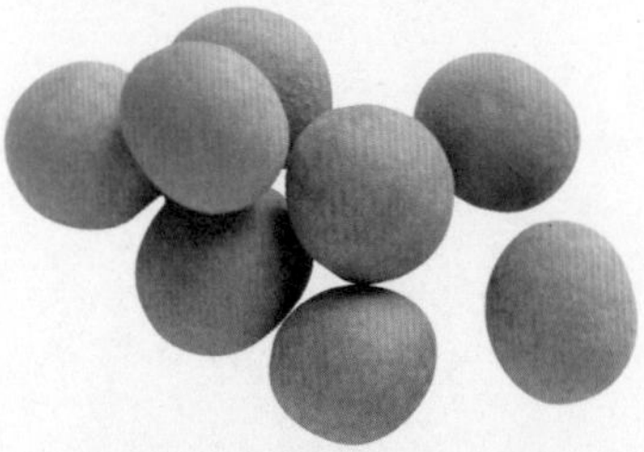

一看，外壳粗糙、颜色黯淡为新鲜，外壳发亮、发黄的为不新鲜；剥开外壳看壳内的颜色，颜色洁白光亮的为新鲜果实，壳内出现红褐色血丝纹的为不新鲜果实。

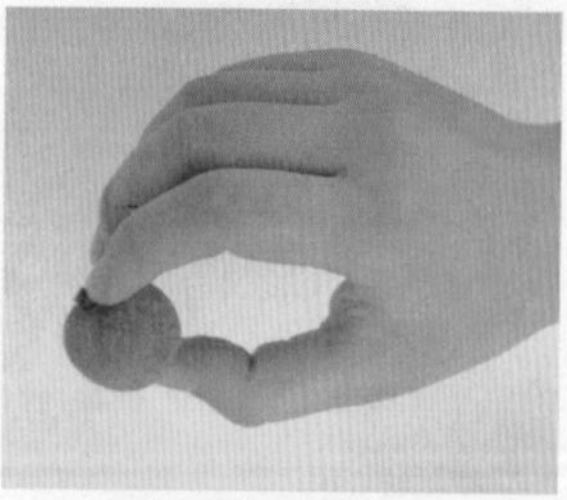

二捏，用手指轻捏果壳，新鲜果实的果壳较硬，外壳绵软如纸的为不新鲜。

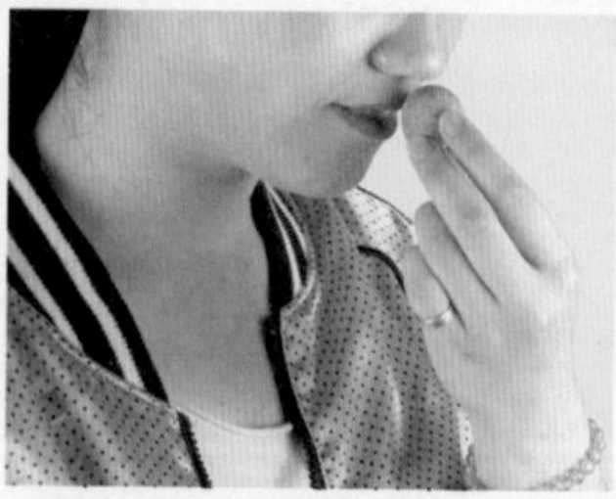

三闻，味道清新的为新鲜，有臭鸡蛋味道的为不新鲜。

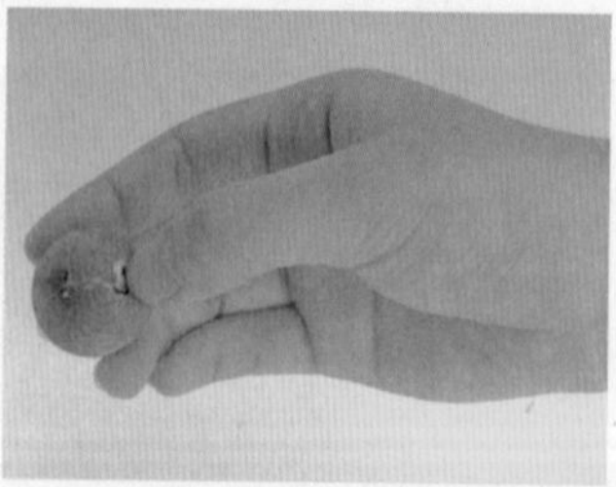

四刮，用指甲轻刮去开果壳或枝干外皮，露出淡绿色内皮的为新鲜果实。

## ▼核桃

### 触觉

好的核桃，体积要大，质量要重，若拿在手中感觉很轻，则表明核桃没有成熟。

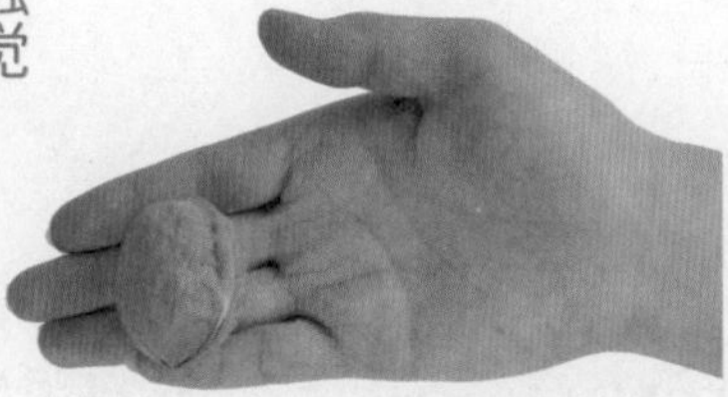

### 嗅觉

没有经过化学加工的核桃，气味清香自然，经过加工过的核桃，气味刺鼻。

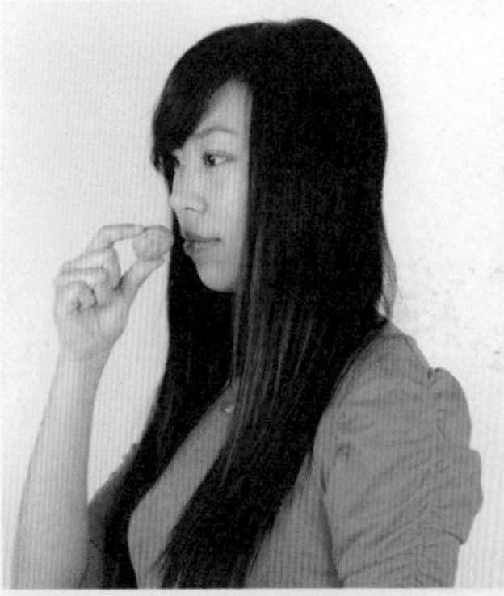

### 听觉

拿起核桃在耳边晃动，若感到耳边声音沉闷，则质量较好；若声音虚无，而质量较差。

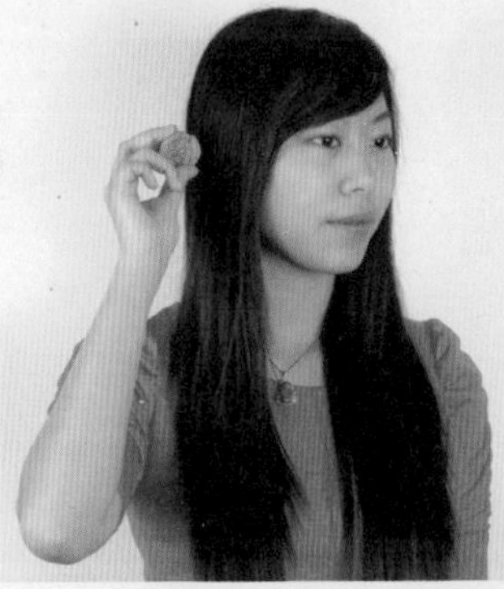

### 视觉

质量好的核桃壳体浅黄褐色，有光泽，核桃仁整齐、核桃仁较肥大。

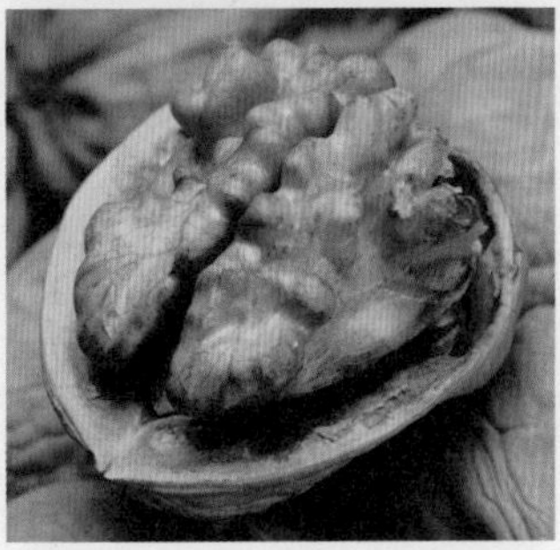

## ▼花生

花生种类很多，形状各异，但无论何种花生，应选粒大饱满，有光泽，均匀，花生衣呈深桃红色者为上品。花生仁干瘪不匀，表面起皱纹，湿润无光者属次之。若花生仁黄而带褐色，闻之有异味，说明该花生仁霉变，发霉变质的花生含黄曲霉素，其致癌性极强，不可食用。

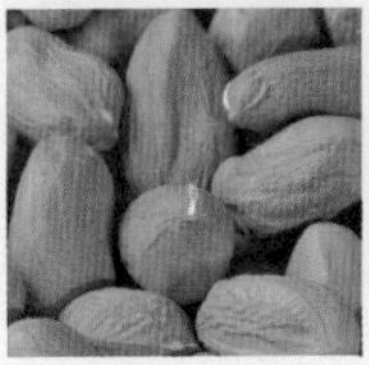

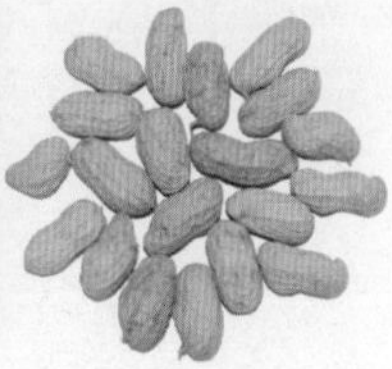

## ▼葵花子

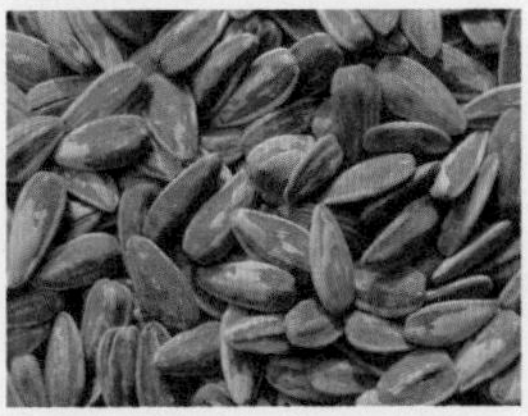

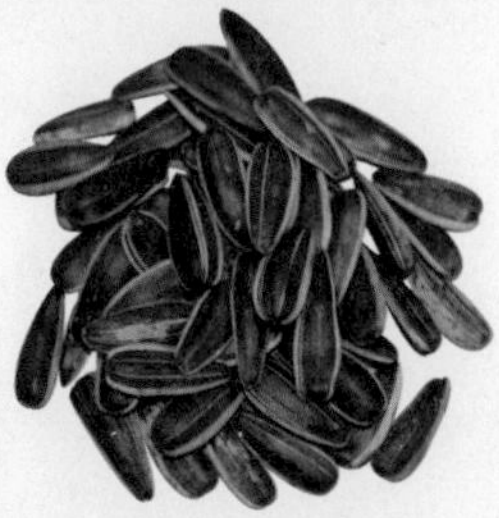

葵花子以子仁丰满，个大均匀为最佳；颗粒干瘪，大小不匀者不宜购买。优质葵花子色泽光亮，触手干燥，用手轻捏可感觉到饱满、硬实；若色泽暗淡、发黑、轻捏感到疲软，说明质量较差，不宜购买。

## ▼白果

挑选白果应该以外壳光滑、洁白、新鲜，大小均匀，果仁饱满、坚实、无霉斑为好。
白果粒大、光亮、壳色白净者，品质新鲜。

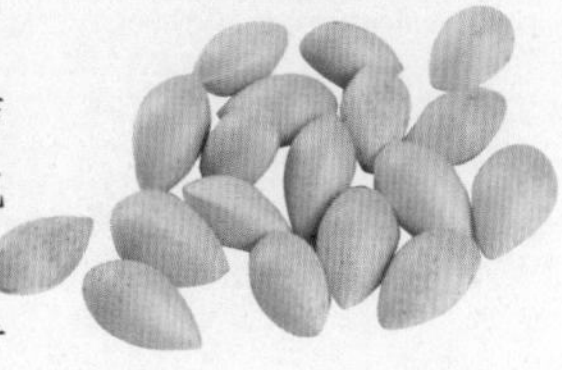

# 第六章·肉

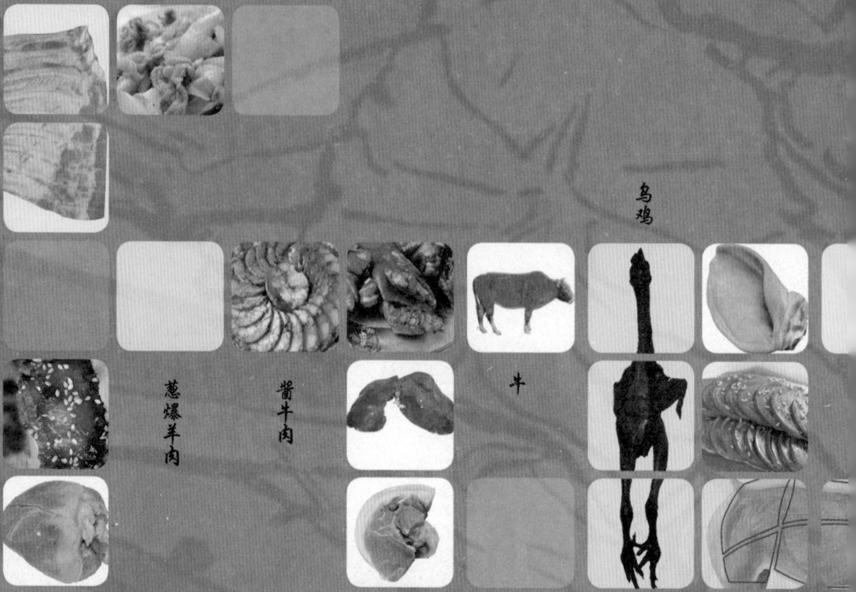

猪肉 排骨 猪心

葱爆羊肉

酱牛肉

酱猪蹄 猪肝 猪肉

牛

乌鸡

猪耳朵 驴板肠 猪

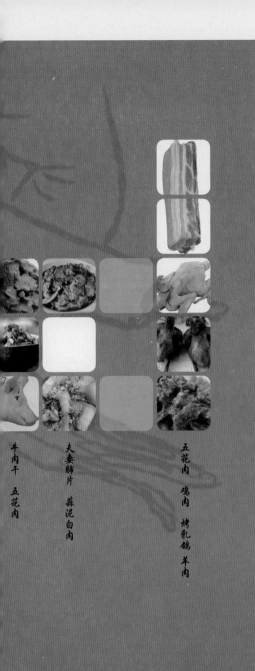

五花肉　鸡肉　烤乳鸽　羊肉

夫妻肺片　蒜泥白肉

牛肉干　五花肉

人们经常食用的肉类食物包括畜肉和禽肉两种。一般来说，人们食用畜肉的量相对较多。动物不同部位的可食用部分营养成分含量也会有一定的差异。肉类营养丰富，滋味鲜美，长期食用，有助于机体的强壮。此外，经常食用肉类，可以刺激消化液分泌，助于消化。肉类的蛋白质一般在百分之十至百分之二十之间，而肉类食物的蛋白质是完全蛋白质，可以提供人体所需的全部种类的氨基酸。

肉类蛋白质与植物性蛋白质混合食用，便可以互相补充，更具营养。

# 猪肉

pork

## 滋阴润燥，丰泽肌肤

猪肉是人们日常生活中最经常食用的肉类，是餐桌上重要的动物性食品。猪肉骨细筋少肉多，纤维细软，结缔组织少，肌肉组织中含有较多的肌间脂肪，因此，经过烹调加工后肉味特别鲜美。食用猪肉是人体获得脂肪和热量的重要途径之一。

## 选购猪肉❺观法

❶健康猪肉呈鲜红色或淡红色，切面有光泽而无血液，肉质嫩软，脂肪呈白色，肉皮平整光滑，呈白色或淡红色；❷死猪肉的切面有黑红色的血液渗出，脂肪呈红色，肉皮呈现青紫色或蓝紫色；❸老猪肉肌肉纤维粗，皮肤较厚，瘦肉多；❹变质肉肌肉暗红，刀切面湿润，弹性基本消失，气味异常；❺注水肉透过塑料薄膜，可以看到里面有灰白色半透明的冰和红色的血冰。

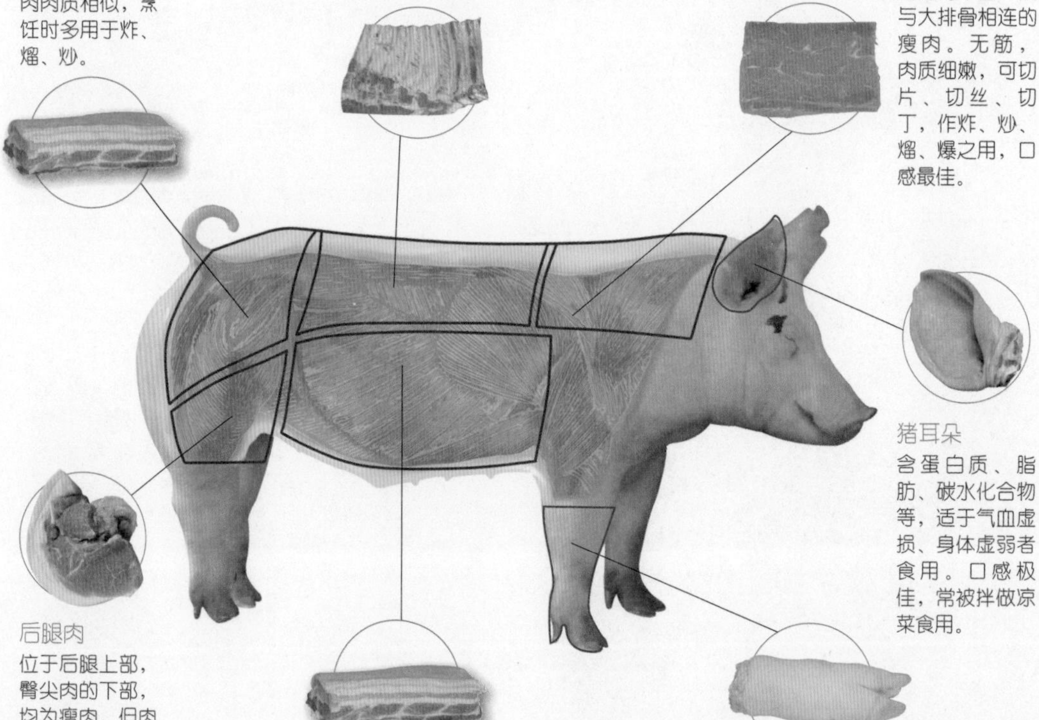
臀尖肉
位于臀部上部，均为瘦肉，肉质鲜嫩，与里脊肉肉质相似，烹饪时多用于炸、熘、炒。
猪排肉
猪剔肉剩下的肋骨和脊椎骨，上面还附有少量肉类，除含蛋白、脂肪、维生素外，还含有大量磷酸钙、骨粘蛋白等，可为青少年及老人提供钙质。
里脊肉
是脊骨下面一段与大排骨相连的瘦肉。无筋，肉质细嫩，可切片、切丝、切丁，作炸、炒、熘、爆之用，口感最佳。
猪耳朵
含蛋白质、脂肪、碳水化合物等，适于气血虚损、身体虚弱者食用。口感极佳，常被拌做凉菜食用。
后腿肉
位于后腿上部，臀尖肉的下部，均为瘦肉，但肉质稍老，纤维较多，烹饪时多作为白切肉或回锅肉用。
五花肉
肥瘦相间，肉嫩多汁，适于红烧、白炖和粉蒸肉等用。五花肉一直是一些代表性中菜的主料，如东坡肉、回锅肉、卤肉饭、粉蒸肉等等。
猪蹄
含有丰富的胶原蛋白，脂肪含量较低，有强腰补膝和通乳之功，多吃猪蹄对于女性具有丰胸作用。

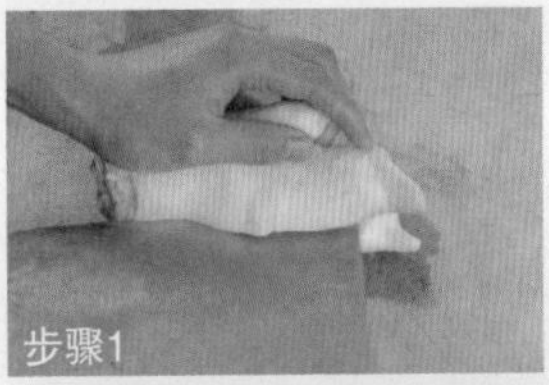


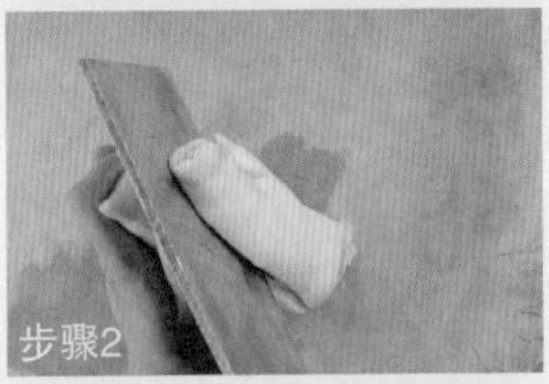


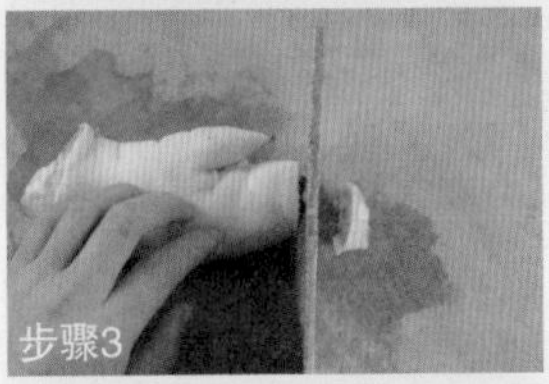


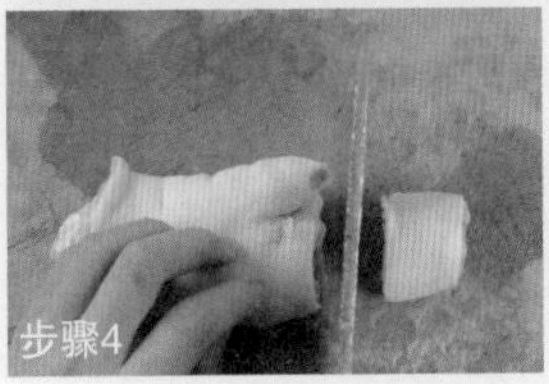


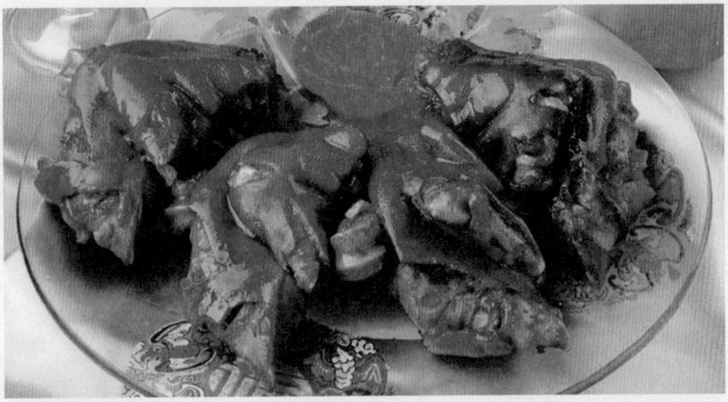

## ▲红烧猪蹄

**材料：**猪蹄七百五十克，盐、葱各十三克，姜八克，香油、料酒各二十五克，花椒五粒，冰糖五十克，高汤一千三百克。

**制作方法：**

①将猪蹄处理完毕，用水煮透后放入凉水中。姜、葱切段待用；

②锅中将少许香油烧热，放入冰糖炒至红色为度；

③加入猪蹄及配料，汤烧开后除去浮沫，用大火烧至猪蹄上色后，移至小火炖烂，收浓汁即可。

**操作步骤**

步骤1

在猪蹄的中间部位切一刀

步骤2

将猪蹄一分为二断开

步骤3

将猪蹄尖切去

步骤4

将猪蹄切成段

### 品种群

**大花白猪**

产于广东省珠江三角洲一带，以佛山地区为中心产区。其体型中等，毛色为黑白花，头部和臀部有大块黑斑，腹部、四肢为白色。

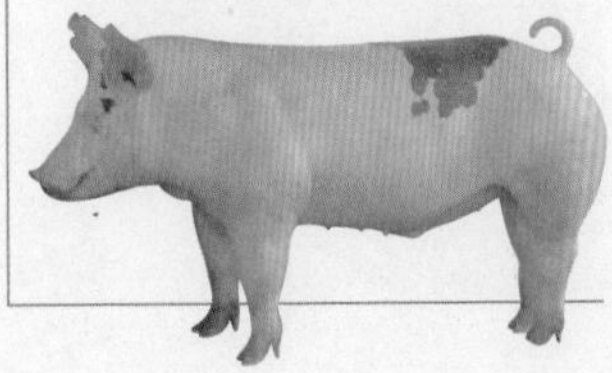

**杜洛克猪**

原产于美国。毛色棕红，大小适中、较清秀，嘴筒短直，结构匀称紧凑，背腰略呈拱形，腹线平直，四肢粗壮，肌肉发达，属瘦肉型肉用品种。

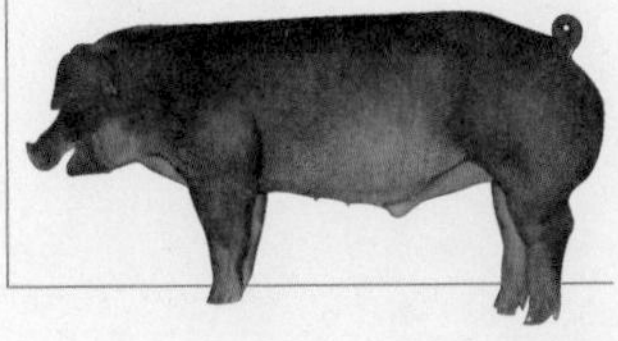

**兰德瑞斯猪**

腌肉型猪种。在中国通称长白猪。体躯特长，耳大前垂，腹线平直，后躯发达，被毛白色。皮薄，瘦肉多。每胎产仔平均十一头左右。

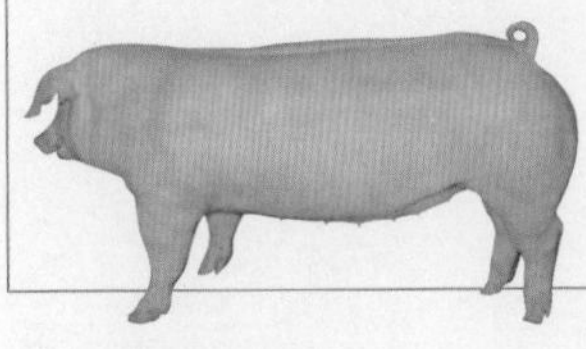

**小耳花猪**

广东茂名市电白县一个优良的地方品种，因耳朵比一般猪小，通体黑白相间而得名。头短、耳短、颈短、身短、脚短，奔跑速度快。

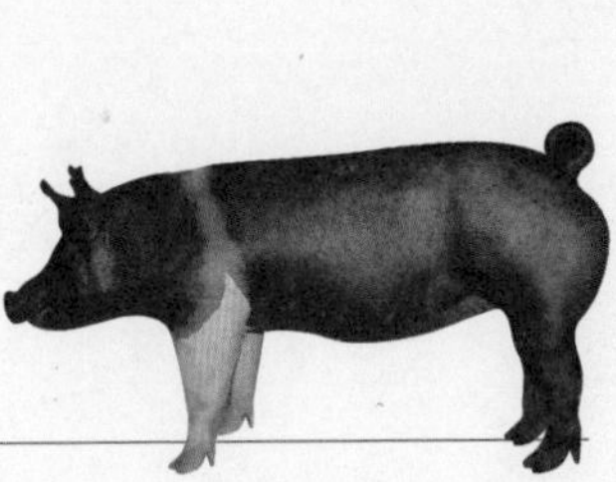

**汉普夏猪**

原产英国南部，背部长肌和后躯肌肉发达，瘦肉率高。颜面长而挺直，耳直立，后躯丰满，躯体长、背膘薄。被毛黑色，有一白色环带为特征。

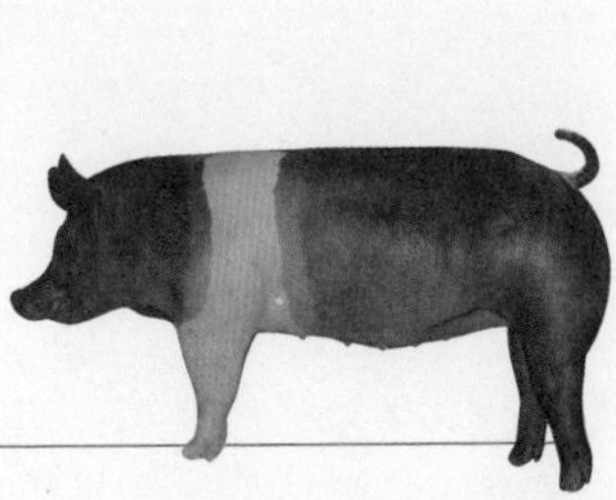

## ▶四喜丸子

苏菜

淮扬名菜，也是中国人逢年过节常吃的一道菜。色彩鲜艳，香味扑鼻。

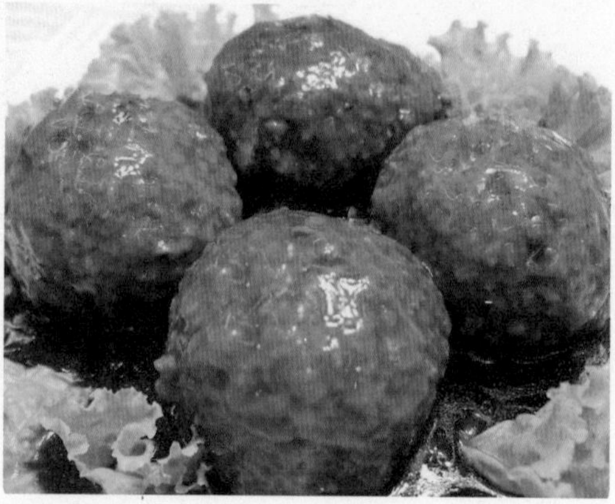

**材料：**

猪肉末250g
嫩藕1节
鸡蛋1个
老姜1块
葱3棵
酱油3大匙
干淀粉1汤匙
盐、味精适量

**制作方法：**

①藕、葱、姜洗净去皮切末；
②猪肉馅中打入蛋液，加藕、葱、姜末及盐和酱油，搅匀后捏成丸子。入锅炸至金黄色时捞出；
③锅中加入丸子、水、酱油、姜、葱，烧沸后改微火烧1小时；勾芡后撒上葱花，即成。

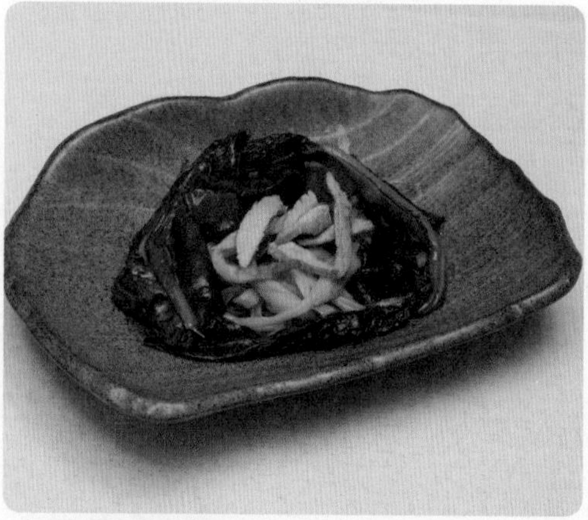

食疗心经

## ◀金针木耳肉片鸡

功效：滋阴定神、强心补脑

**材料：**

金针100g
黑木耳1朵
猪肉片200g
青江菜1根
盐2小匙

**制作方法：**

①金针去硬梗打结，以清水泡软，捞起，沥干；
②黑木耳洗净，泡发至软，切粗丝；青江菜洗净切段；
③锅中加1碗水煮沸后，放入金针、黑木耳、肉片，待肉片将熟，放入青江菜，再加盐调味，待水沸腾，即成。

每100g猪肉含有：

| | |
|---|---|
| 水分 | 8.8g |
| 蛋白质 | 2.4g |
| 脂肪 | 88.6g |
| 胆固醇 | 109g |
| 维生素A | 92mg |

### 猪内脏是治疗人体某些疾病的美味佳肴

从营养学的角度来看，猪内脏含有丰富的蛋白质、维生素等多种元素。猪的脏器与人体的脏器在形态、组织、功能上十分相似，所以所含的某些成分对人体大有益处。但是，现代医学研究表明，选择猪内脏作为食补的食材时，一定要考虑这些内脏对人体的不利影响，所以，一定要控制动物内脏的摄入量。

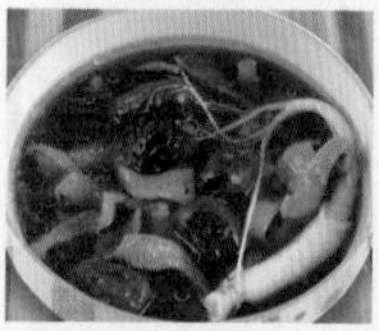

桂圆煲猪心

性味：甘、咸、微寒、无毒
归经：入脾、肾
功效：滋养脏腑，滑润肌肤
每日最佳食用量：75g

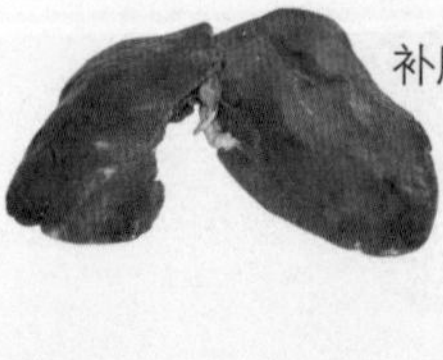

**猪肝**
补肝明目，养血

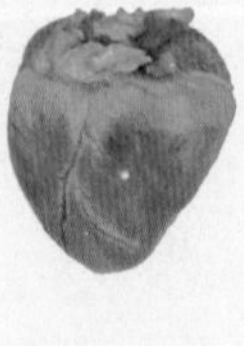

**猪心**
补虚，安神定惊

# 猪杂碎

pig offal

猪杂碎，即猪的内脏，含有丰富的铁、锌等微量元素和维生素，可有效补充人体对这些物质的需求。

## 猪肾：补肾气，利水

猪腰，即猪肾，含有蛋白质、脂肪、碳水化合物等，有和肾理气之功效。食用方法多样，炒、爆、炸、炝、拌均可。

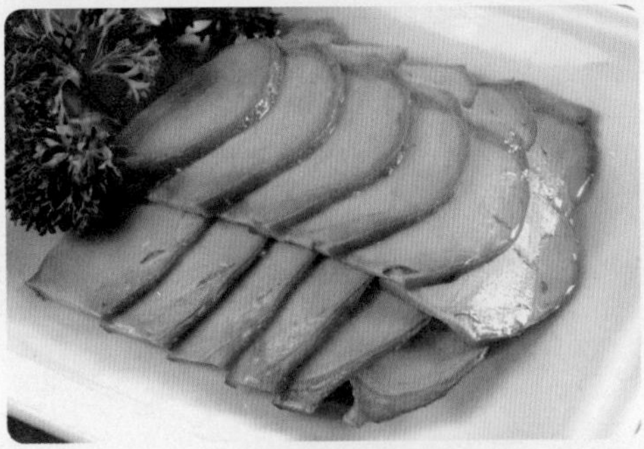

猪肺质地软嫩，口味浓香，软糯爽滑，脆筋柔糜。食用前需反复冲洗几次，然后将它倒入锅中烧开浸出肺管内的残物，另换水煮至酥烂即可。

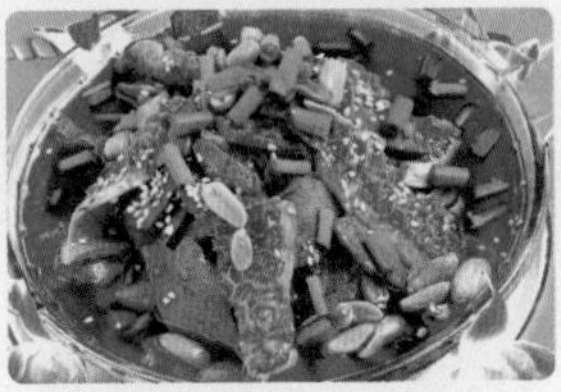

猪肺有补虚、镇咳之功效，适宜肺有疾者。

## 猪大肠：润燥，止血

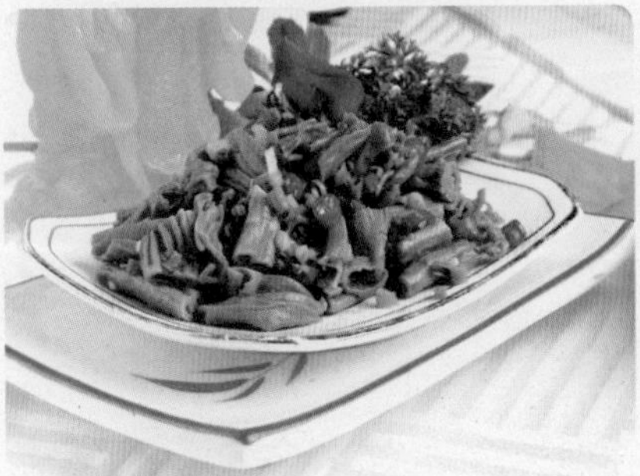

溜肥肠：『溜』是肥肠常见的烹饪方法之一，用此法烹制的菜肴菜品颜色金黄，外焦内嫩，咸甜味香。制作时，将油烧热，把肥肠、尖椒同时下锅稍炸，捞出；余油爆香蒜末，烹入料酒、酱油，把肥肠、尖椒、精盐、味精、胡椒粉和少许开水放入锅中，烧开，水淀粉勾芡即成。

## 猪肝，适宜于气血虚弱，面色萎黄，缺铁性贫血者

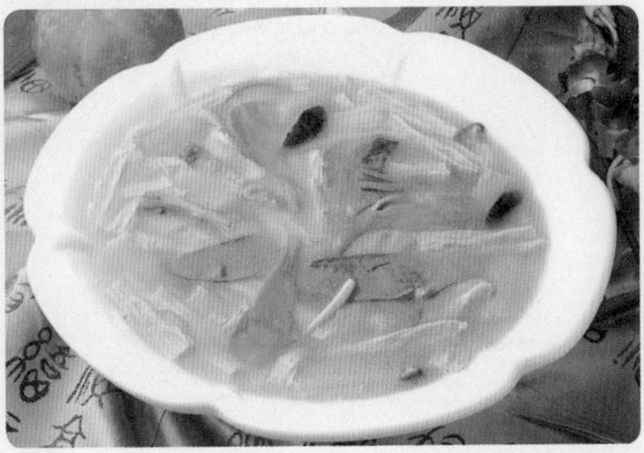

猪肝营养丰富，经常食用猪肝，可逐渐消除眼科病症，还可抗癌。由于猪肝是猪体内最大的毒物中转站解毒器官，食用前应注意，将猪肝冲洗干净，然后将猪肝完全置于盆内浸泡一至两小时以消除残血。另外，炒猪肝不要一味求嫩，否则，有毒物质不能完全去除。

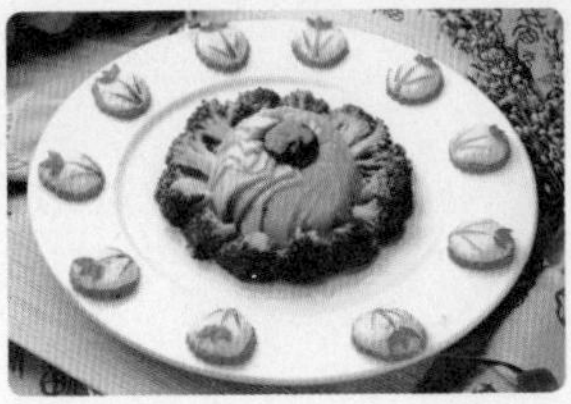

# 牛肉 beef

## 滋养脾胃，寒冬补益佳品

牛肉不仅是中国人经常食用的肉类食品之一，也是西方国家经常食用的肉类食物。牛肉蛋白质含量丰富，氨基酸组成更符合人体需要。经常食用牛肉，可增强机体抵抗力，尤适于术后、病后之人恢复体力。中医认为，牛肉有补中益气、滋养脾胃、强健筋骨、化痰息风、止渴止涎的功效。

## 选购牛肉3观法

❶闻：新鲜牛肉气味正常，不新鲜的肉则有酸味。

❷摸：新鲜肉具有弹性，按压后凹陷立即恢复，不新鲜的牛肉弹性差或者根本没有弹性；新鲜肉表面微干或微湿润，无粘手感，不新鲜的肉切面湿润粘手，而注水肉外表则呈水湿样；

❸看：肌肉皮无红点为新鲜肉；从肉色看，新鲜肉具有光泽；从脂肪看，新鲜肉的脂肪洁白或呈淡黄色，次品肉的脂肪则无光泽。

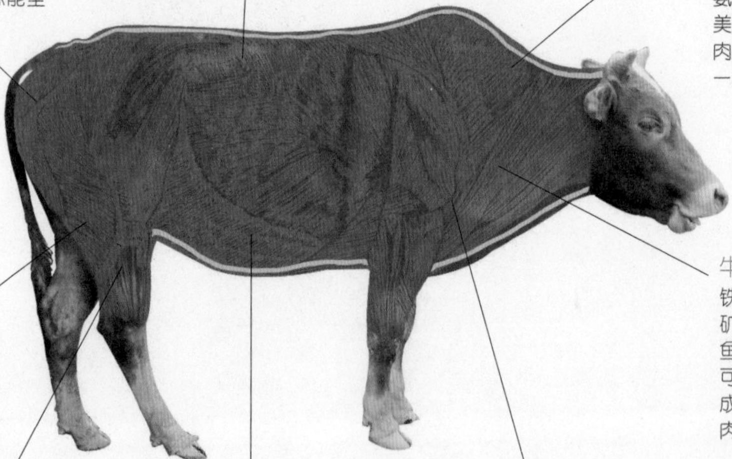

**牛肉富含肌氨酸**

牛肉中的肌氨酸含量比任何其他食品都高，这使它对增长肌肉、增强力量特别有效。在进行训练的头几秒钟里，肌氨酸是肌肉燃料之源，它可以有效补充三磷酸腺苷，从而使训练能坚持得更久。

**牛肉含维生素B6**

蛋白质需求量越大，饮食中所应该增加的维生素B6就越多。牛肉含有足够的维生素B6，可帮你增强免疫力，促进蛋白质的新陈代谢和合成，从而有助于紧张训练后身体的恢复。

**牛肉含肉毒碱**

鸡肉、鱼肉中肉毒碱和肌氨酸的含量很低，牛肉中却含量很高。肉毒碱主要用于支持脂肪的新陈代谢，产生支链氨基酸，是对健美运动员增长肌肉起重要作用的一种氨基酸。

**牛肉含丙氨酸**

丙氨酸的作用是从饮食的蛋白质中产生糖分。如果你对碳水化合物的摄取量不足，丙氨酸能够供给肌肉所需的能量。

**牛肉含铁**

铁是造血必需的矿物质。与鸡、鱼、火鸡中少得可怜的铁含量形成对比的是，牛肉中富含铁质。

**牛肉含钾和蛋白质**

钾是大多数运动员饮食中比较缺少的矿物质。牛肉中富含蛋白质：4盎司瘦里脊就可产生22g一流的蛋白质。从而影响肌肉的生长。

**牛肉是亚油酸的低脂肪来源**

牛肉中脂肪含量很低，但却富含结合亚油酸，这些潜在的抗氧化剂可以有效对抗举重等运动中造成的组织损伤。另外，亚油酸还可以作为抗氧化剂保持肌肉块。

**牛肉含锌、镁**

锌是另外一种有助于合成蛋白质、促进肌肉生长的抗氧化剂。锌与谷氨酸盐和维生素B6共同作用，能增强免疫力。镁则支持蛋白质的合成、增强肌肉力量，更重要的是可提高胰岛素合成代谢的效率。

## 酱牛肉

京菜

酱牛肉是老北京一道名菜，可补中益气、滋养脾胃、强健筋骨。

**材料：**

牛腱肉500g，干辣椒、八角、桂皮少许，姜、葱、老抽、料酒、白糖适量。

**制作方法：**

1.牛肉洗净过水沥干，将牛肉分割成大块；

2.洗净锅，加水、老抽、白糖、干辣椒、八角、桂皮、料酒、姜、葱段、牛肉，大火将肉和所有的作料烧开，开锅后转小火60分钟，用筷子能穿透牛肉，即可捞出。

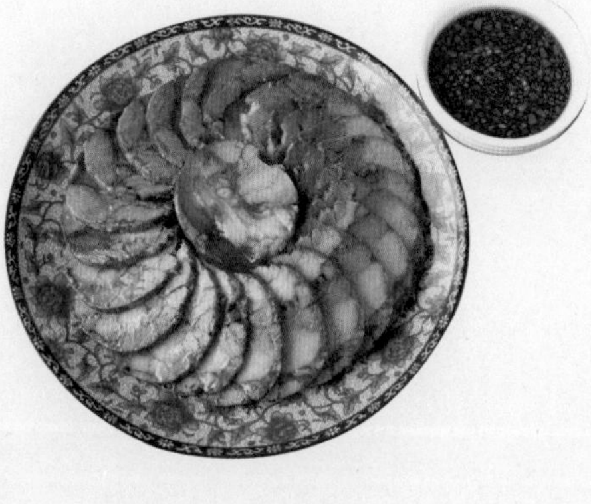

药膳

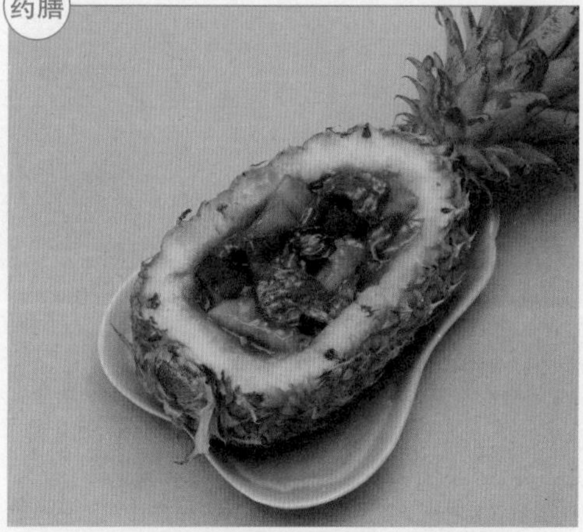

## 山楂牛肉菠萝盅

功效：强心开胃 活血化淤

**材料：**

山楂5g，甘草2g，菠萝1个，牛肉80g，竹笋10g，甜椒5g，洋菇5g，姜末3g，西红柿酱适量。

**制作方法：**

①菠萝洗净，切成两半，挖出果肉，做成容器备用；山楂、甘草熬煮后，滤取汤汁备用；

②菠萝果肉榨成汁，淋在炸熟的牛肉上；

③另起油锅，将备好的姜末、竹笋、甜椒等与牛肉拌炒，装入菠萝盅即可。

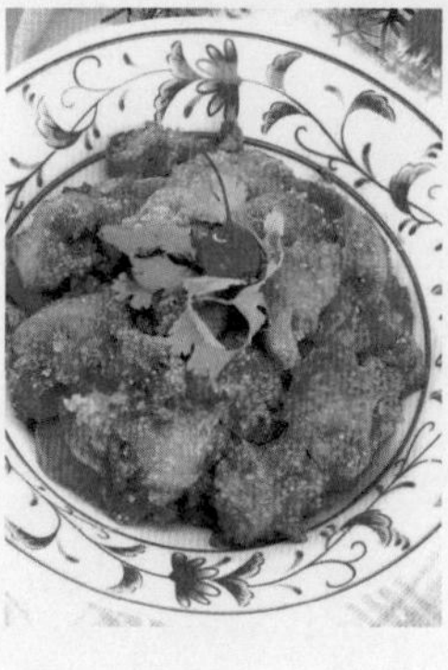

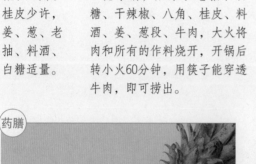

### 烹饪指导

炖牛肉时，先要将切好的牛肉用冷水浸泡一小时，使肉变松。浸泡后，将牛肉放入烧开的水中，热水可使牛肉表面蛋白质迅速凝固，防止肉中氨基酸外浸，保持肉味鲜美。

将少许茶叶用纱布包好，放入锅内与牛肉一起炖煮，这样牛肉易熟，味道清香。

炖牛肉必须等肉炖到九成熟时再放盐和酱油，盐会促进蛋白质凝固，盐放早了牛肉自然就不易烂。另外，盐放得早会使汤中蛋白质沉淀，影响汤汁的味道。

每100g牛肉含有：

| | |
|---|---|
| 水分 | 8.8g |
| 蛋白质 | 2.4g |
| 脂肪 | 88.6g |
| 胆固醇 | 109g |
| 维生素A | 92mg |

性味：味甘，性平

功效：补脾胃，益气血，强筋骨

每日最佳食用量：80g

# 鸡肉

chicken

## 温中益气，滋阴润肤

鸡肉既是营养的食品，又是治病的良药。鸡肉可炒、煮汤或凉拌。作为药物，它性味甘、温，入脾、胃经。可温中益气、补虚填精、健脾胃、活血脉，用途十分广泛。高蛋白、低脂肪的配比，符合现代人健康的需求。

鸡颈

肉质细嫩，滋味鲜美，各式各样的卤制鸡脖也深得人们的喜爱，但不宜多吃。

鸡翅膀

含有丰富的胶质，经加热后软嫩多汁。代表菜品：麻辣鸡翅、可乐鸡翅。

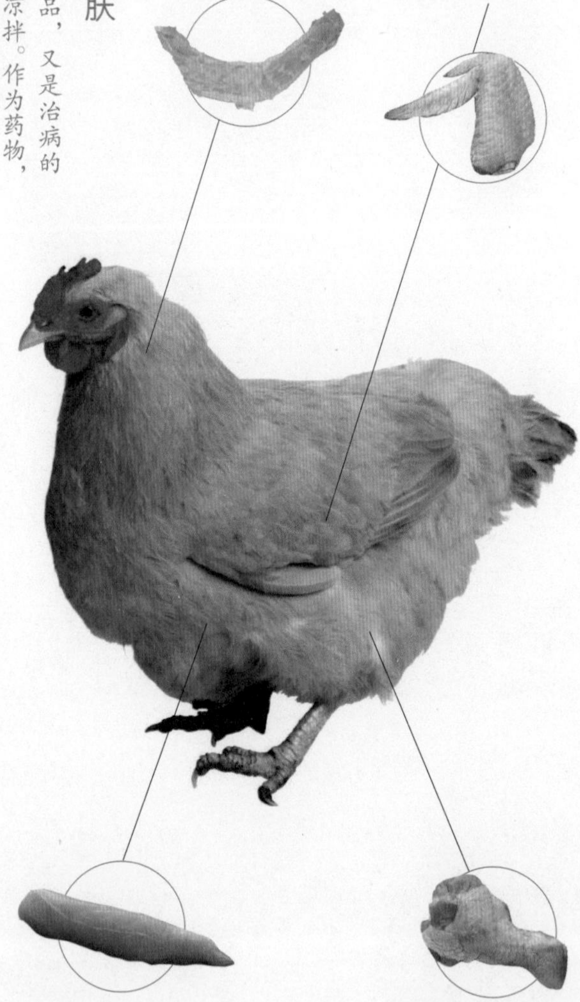

鸡胸肉

蛋白质含量高，易于被人体消化吸收，可增强体力，强壮身体。烹饪时应采用煮或蒸的方式，以保留较高的营养价值。

鸡腿肉

鸡腿肉蛋白质的含量高，种类多，易消化。紧实有嚼劲，富含丰富铁质。

品种群

### 三黄鸡

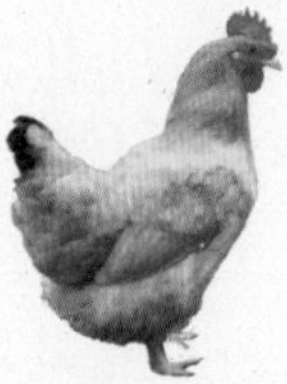

三黄鸡不同于家养鸡，为农户大自然放养。体型小，肉质细嫩，味道鲜美，营养丰富，产蛋量高，在国内外享有较高的声誉。因其羽毛、爪、喙均为黄色，故名“三黄鸡”。

### 乌鸡

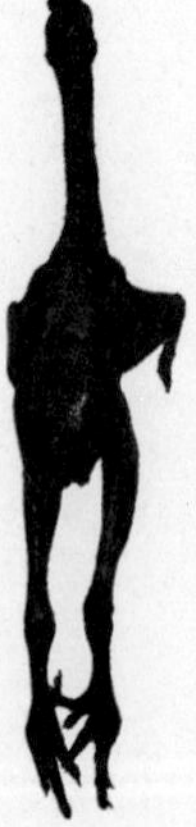

乌鸡源自于我国的江西省的泰和县武山。它的营养价值远胜于普通鸡，口感细嫩，有较明显的食疗作用，有“名贵食疗珍禽”之称。可补虚劳、养身体。

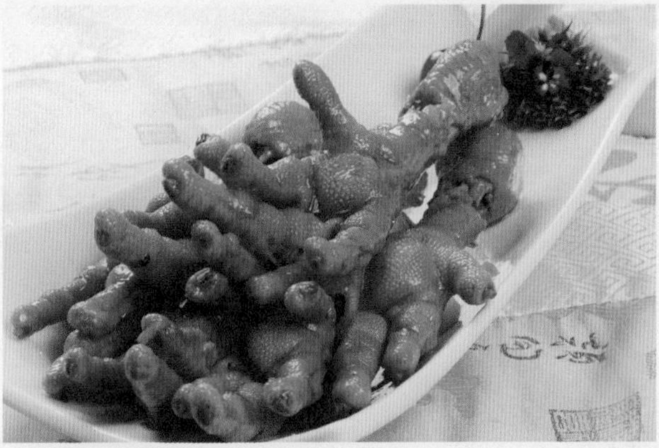

### 烹饪指导

将宰好的鸡放在盐、胡椒和啤酒的混合液中浸一小时会祛除鸡肉的腥味；炖鸡时，先用醋爆炒鸡块，然后再炖制，可使鸡块味道鲜美，色泽红润，而且还能快速软烂；炖鸡时不要放花椒、茴香等调料，否则会影响鸡肉本身的特有香味；炖鸡汤时，需在鸡汤炖好降温后，加适量盐调味即可，否则会影响鸡肉的口感。

## ▶温姜鸡汤

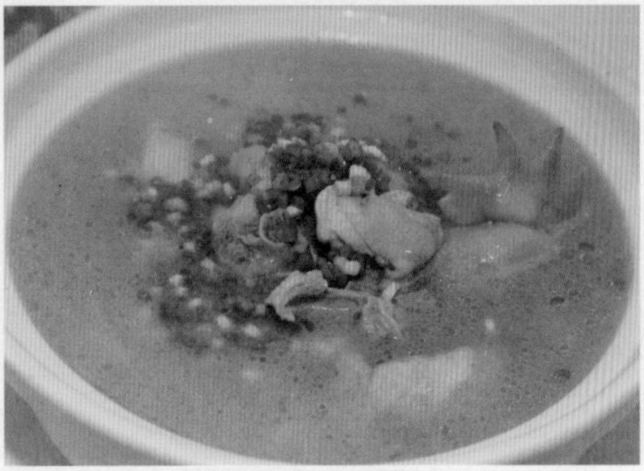

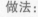

材料：
母鸡1只
姜6g
精盐3g
黄酒10g
葱10g

制作方法：
①鸡去毛后，从脊背处剖开，除去内脏，清洗后待用；
②砂锅加清水放入火上，将鸡在内脊骨处切几刀（保持骨断皮连），背面向上放入砂锅内，加入葱、姜、黄酒，烧开后撇去浮沫，盖好锅盖，改用小火焖炖一个半小时左右，将鸡翻个身，鸡腹向上，加入精盐，继续炖至鸡肉酥烂即成。

## ▶板栗香菇焖鸡翅

功效：补肾益气+治疗腹泻

材料：

| 食材 | 调料 |
| --- | --- |
| 板栗300g， | 姜4片，香菜适量， |
| 香菇6朵， | 料酒、淀粉各2小匙， |
| 鸡翅50g。 | 蚝油、盐各1小匙。 |

做法：
①板栗用水烫过冲凉，剥壳备用；香菇去蒂后，泡水；将鸡翅剔除骨头，冲洗掉血水，剁成块，然后加入淀粉、蚝油、盐腌渍25分钟左右；
②开火，加油至锅中烧热，加入备好的板栗肉翻炒，然后加入备好的香菇、鸡翅一起炒熟透；
③加入适量开水、蚝油、盐，焖10分钟起锅。

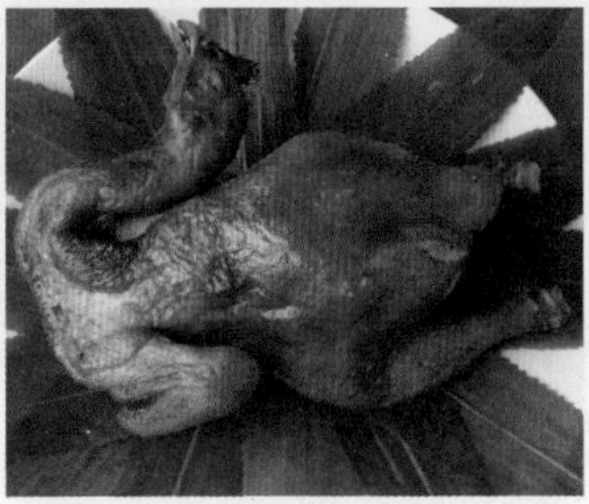

### 经常食用鸡肉可增强机体免疫力

中医理论认为，鸡肉可温中益气、补精填髓、益五脏、补虚损，可治疗由身体虚弱而引起的乏力、头晕等症状，用途十分广泛。鸡肉的营养价值要高于红肉，它含有大量的牛磺酸，而牛磺酸可以增强人的消化能力，有一定的抗氧化作用和解毒作用。可改善心脑功能、促进儿童智力发育。

每100g鸡肉含有：

| | |
| --- | --- |
| 水分 | 69g |
| 碳水化合物 | 1.3g |
| 蛋白质 | 19.3g |
| 脂肪 | 9.4g |
| 胆固醇 | 106mg |
| 维生素A | 48mg |

# 鸭肉

duck

鸭肉为餐桌上的上品，也是人们进补的良品。鸭肉的营养价值与鸡肉相当。在中医看来，鸭肉有滋补、养胃、补肾、止热痢、止咳化痰等作用。体质虚弱，食欲不振和水肿的人食用更为有益。鸭是肺结核病人的『良方』，一般认为，药用以老鸭为佳。老鸭与猪肉一起煮食，补气肥体；与鸡肉一起煮食，则治血虚头晕。虚性发热，肿瘤患者，也以吃鸭为宜。用鸭绒制成的『鸭绒服』『鸭绒被』更是人们喜爱的冬令用品。

主大补虚劳，消毒热，利小便

每100g鸭肉含有：

| | |
|---|---|
| 水分 | 63.9g |
| 碳水化合物 | 0.2g |
| 蛋白质 | 15.5g |
| 脂肪 | 19.7g |
| 胆固醇 | 94mg |
| 维生素A | 52mg |

性味：性凉，味甘、咸

功效：滋养肺胃，健脾利水

最佳食用节气：夏季

适宜人群：体内有热、上火者

鸭肉、鸭血、鸭头、鸭胆、鸭胶、鸭肪、鸭卵、鸭涎皆可入药，用以治疗许多疾病。

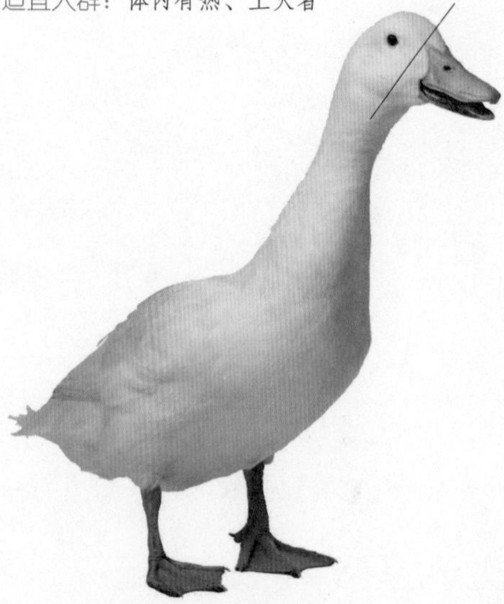

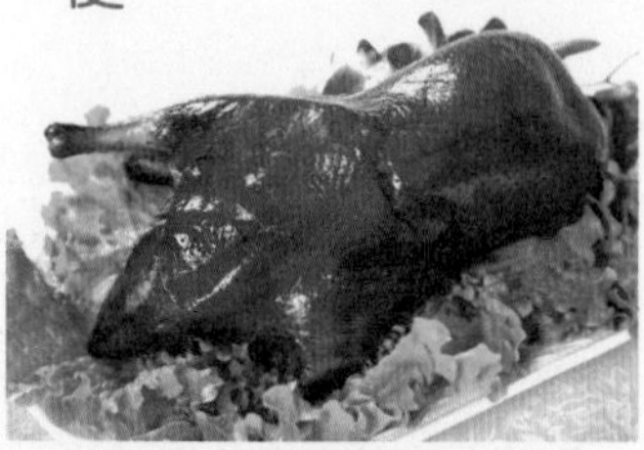

北京烤鸭是北京著名菜式，色泽红润，肉质细嫩，味道醇厚，肥而不腻，驰名中外。

吃法讲究

讲究季节

冬、春、秋三季的烤鸭肉质肥嫩，风味更佳。

讲究片法

片鸭讲究片片有皮带肉，薄而不碎。

讲究作料

吃烤鸭主要搭配两种作料：甜面酱、蒜泥加酱油。

讲究佐食

吃烤鸭常用佐食品有两种，一为荷叶饼；一为空心芝麻烧饼。

## ▶ 玉竹沙参焖老鸭

功效：滋阴润燥+清肺祛痰

**材料：**

玉竹50g，沙参50g，老鸭1只，葱、生姜各适量。

**做法：**

①将老鸭洗净，切块后放入锅中；生姜去皮，切片；

②再放入沙参、生姜，加水适量用大火煮沸；

③转用小火煨煮，1小时后加入调味料，撒上葱花即可。

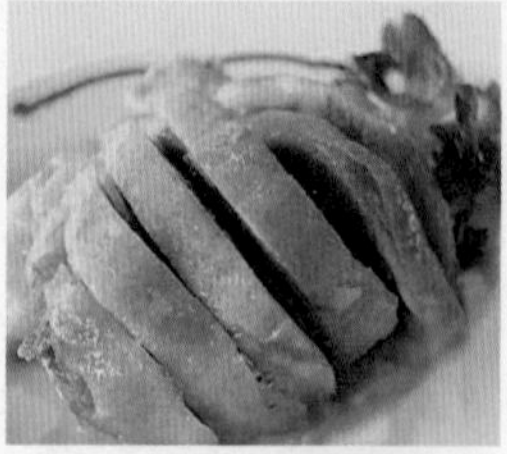

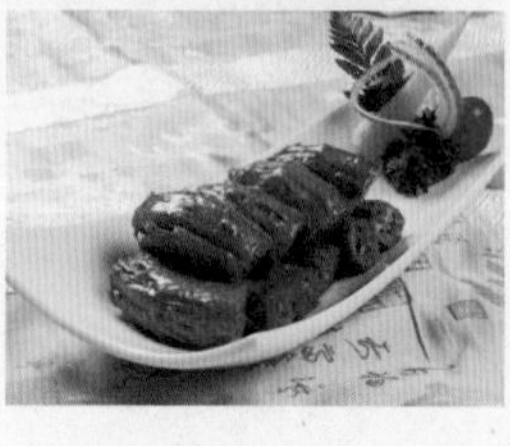

◀ 盐水鸭是南京著名的特产。此鸭皮白肉嫩、肥而不腻。逢年过节吃一碗盐水鸭，已成了南京世俗的礼节。

### 食疗特长

鸭肉与海带共炖食，可降低血压，软化血管；鸭肉与竹笋共炖食，可治痔疮下血。肥鸭还治老年性肺结核、糖尿病、慢性支气管炎、脾虚水肿、大便燥结、水肿等。

# 羊肉 mutton

## 补虚劳，祛寒冷，温补气血

羊肉鲜嫩，味美可口，是我国人民的传统食物。羊肉堪称补益身体之佳品。它既能御风寒，又可补身体，对风寒咳嗽、虚寒哮喘、小腹冷痛、肾亏、腰膝酸软、面黄肌瘦、病后体虚等一切虚状均有补益作用，尤适于冬季食用，有『冬令补品』之称，深受人们欢迎。羊肉的吃法更是多种多样，蒸、煮、烧、炒、烤、汤……都可以烹调出美味佳肴。

每100g羊肉含有：

- 脂肪 …… 4g
- 蛋白质 …… 18g
- 热量 …… 109kcal
- 碳水化合物 …… 2g
- 钾 …… 108mg
- 灰分 …… 0.7g
- 镁 …… 9mg
- 钠 …… 92mg

性味：味甘，性温

功效：补血益气，温中暖肾

每日最佳食用量：250g

适宜人群：体虚胃寒者

寒冬腊月是吃羊肉的最佳季节，既能抵御风寒，又可滋补身体，一举两得。

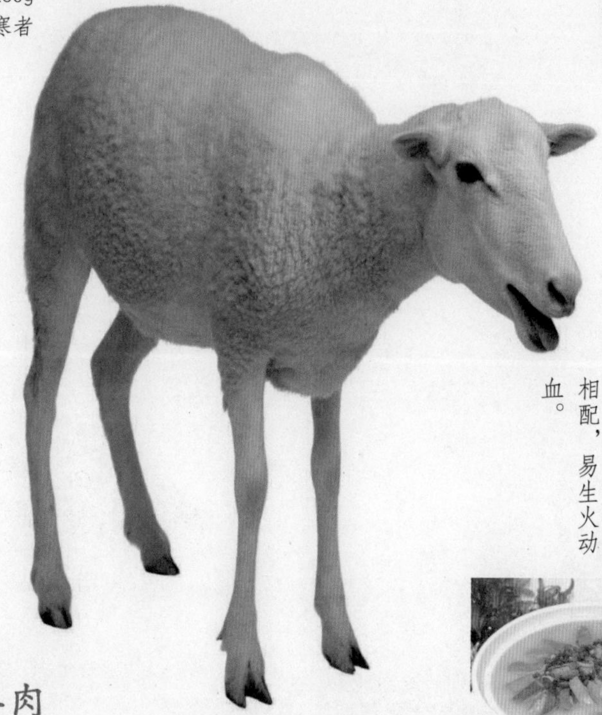

手抓羊肉 以白水煮肉，煮肉期间加入生姜、大料、花椒、葱段等调料。羊肉上盘后，以醋、蒜、炸的辣椒面混合为作料，蘸肉食用。

**特点：**色白肉嫩，味香不腻。

### 食用宜忌

食用羊肉时不宜蘸食醋。许多人吃羊肉时喜欢将食醋作为调味品，其实是不合理的。羊肉性热，而食醋性温，若两物相配，易生火动血。

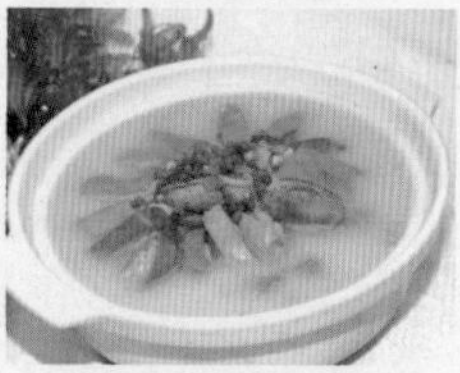

### 巧除羊肉膻味

烧羊肉时，可加入胡萝卜、姜、葱、醋、酒等，也可放上几粒绿豆，或与胡萝卜同煮，膻味即可减轻。

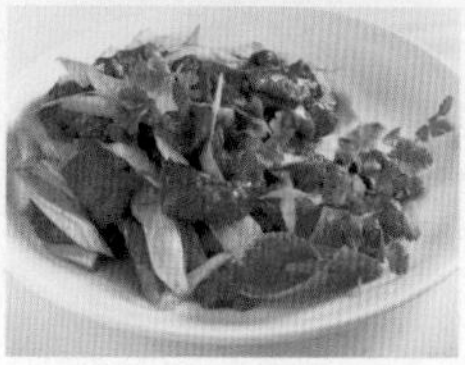

## ▶附子蒸羊肉

功效：温肾壮阳+驱寒除湿

**材料：**

附子30g，
鲜羊肉1000g，
葱、姜、
料酒、葱段、
肉清汤、食盐、
熟猪油、味精、
胡椒粉各适量。

**做法：**

①将羊肉洗净，放入锅中，加适量清水将其煮至七分熟，捞出；
②取一个大碗依次放入羊肉、附子、姜片、料酒、熟猪油、葱段、肉清汤、胡椒粉、食盐等调味料；
③转用小火煨煮，1小时后加入调味料，撒上葱花即可。

# 鹅肉

goose meat

理想的高蛋白、低脂肪的健康食品

每100g鹅肉含有：

| | |
|---|---|
| 水分 | 61.4g |
| 蛋白质 | 17.9g |
| 脂肪 | 19.9g |
| 胆固醇 | 74mg |
| 维生素A | 42mg |
| 维生素$B_1$ | 0.07mg |

鹅肉含有人体所必需的各种氨基酸，脂肪含量较低，含大量的不饱和脂肪酸，对人体健康极为有利。鹅肉脂肪的熔点亦很低，质地柔软，容易被人体消化吸收。鹅肉有益阴补气、暖胃生津之效，是食疗之上品。经常口渴、乏力、气短、食欲不振者，常食鹅肉，可补充营养，又可控制病情，尤适在冬季进补。鹅肉鲜嫩松香不腻，以煲汤居多，其中香卤鹅、腐乳炖鹅等，都是『秋冬养阴』的良菜佳肴。

性味：性平、味甘

功效：益气补虚、和胃止渴

适宜人群：身体虚弱、气血不足者

每日最佳食用量：100g

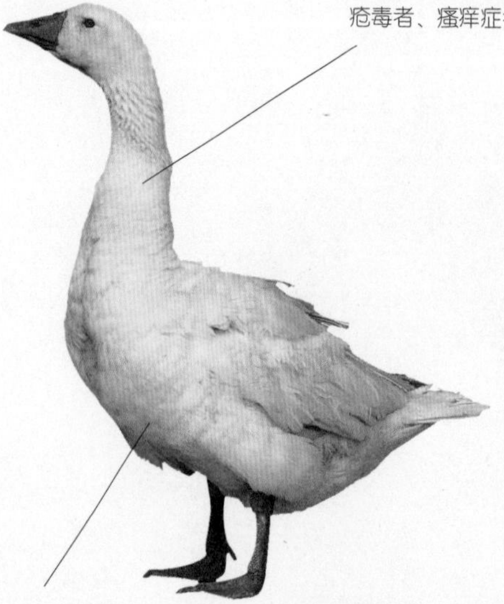

鹅肉为发物，温热内蕴者、皮肤疮毒者、瘙痒症者，应忌食。

鹅血中含有抗癌因子，能强化人体的免疫功能，进而达到防癌的目的。

## ◀深井烧鹅

广式传统肉食

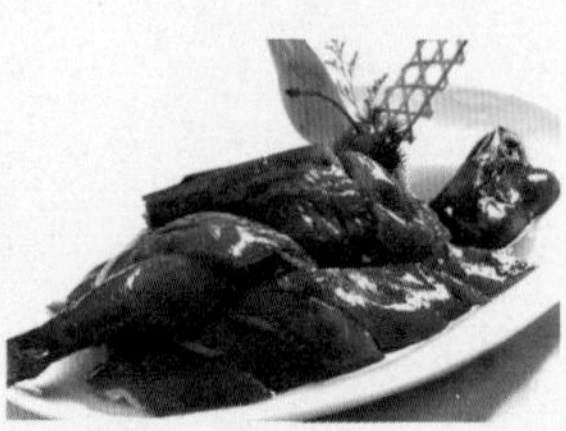

烧鹅是广州传统肉食，经腌制后烘烤即成。色泽金红，味美可口。

## 食用宜忌

鹅肉不可与柿子、鸭梨同食；与鸡蛋同食损伤脾胃。另外，经常食用鹅肉还可治疗和预防咳嗽病症，尤其对治疗感冒和急慢性气管炎、老年水肿等有一定疗效。

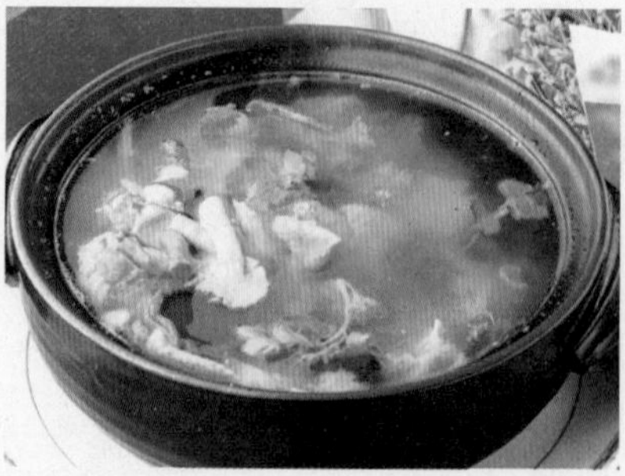

## ◀鹅肉补中汤

功效：温肾壮阳+驱寒除湿

**材料：**

鹅1只

黄芪30g

党参30g

山药30g

大枣30g

**功效：**

补益脾胃，补中益气。

**制作方法：**

将以上四味药材装入鹅腹，以线缝合，用小火煨炖，略加食盐调味。煮熟后，将鹅捞起，取出药物，饮汤吃肉。

# 兔肉 rabbit meat

## 保护皮肤细胞活性，维持皮肤弹性

每100g兔肉含有：

| | |
|---|---|
| 水分 | 76.2g |
| 碳水化合物 | 0.9g |
| 蛋白质 | 10.9g |
| 脂肪 | 2.2g |
| 胆固醇 | 59mg |
| 维生素A | 26mg |

兔肉含有丰富的蛋白质，脂肪和胆固醇含量较低，有『荤中之素』的说法。中医学认为，兔肉性凉，有滋阴凉血、益气润肤、解毒祛热的功效。经常食用兔肉，既能增强体质，使肌肉丰满健壮、抗松弛衰老，又不至于使身体发胖。它还富含大量有健脑益智功效的卵磷脂。高血压患者经常食用，可保护血管壁，防止血栓的形成。

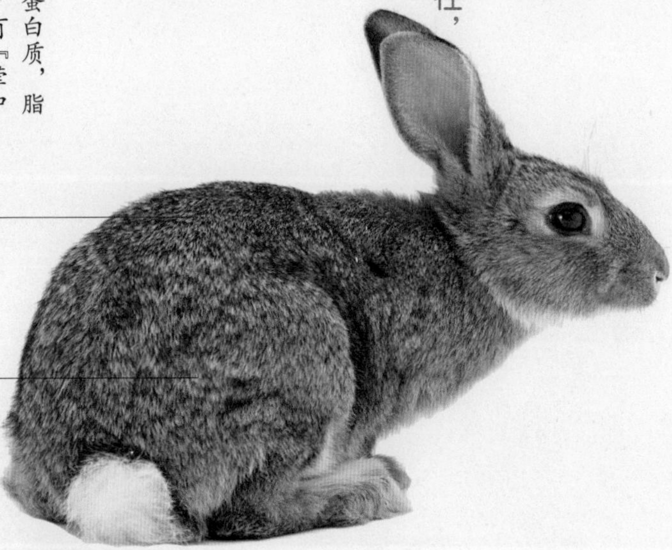

兔肉肉质细嫩，结缔组织和纤维少，容易消化吸收，特别适合老年人食用。

兔肉中含有多种维生素和人体所必需的多种氨基酸，经常食用兔肉可防止有害物质沉积。

性味：性凉味甘
功效：补中益气、凉血解毒
适宜人群：老人、妇女及肥胖者
每日最佳食用量：80g

### 花汇兔丁

川菜

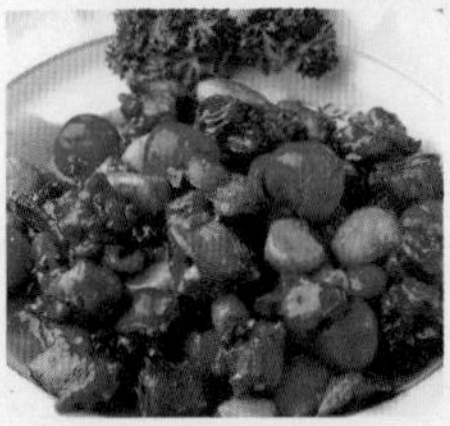

花汇兔丁是川味冷菜的传统菜品，以兔肉、花生仁为主料，用麻辣味调料调制而成。花生仁酥香，兔肉鲜嫩，细嫩酥脆，色泽红亮，麻辣鲜香，别具风味。

### 菊花荠菜兔肉汤

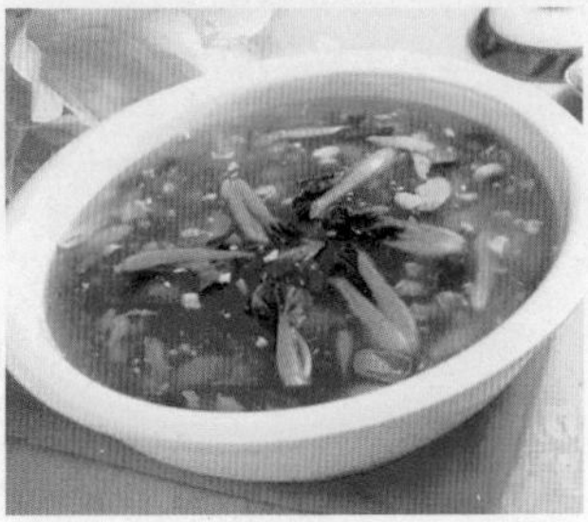

**材料：**
兔肉250g
菊花120g
生姜4片
荠菜200g

**功效：**
清肝凉血，平肝息风。

**做法：**
兔肉切块，与生姜一起放入锅内，加入清水适量，文火煮约一个半小时至兔肉熟烂；加入荠菜段、菊花，再煮约半小时，去菊花、荠菜渣，调味后即可饮汤食肉。

### 烹饪指导

兔肉适用于烤、炒、炖等烹调方法；可红烧、粉蒸、炖汤；另外，兔肉和其他食物一起烹调时也会吸取其他食物的滋味；兔肉肉质细嫩，肉中筋络少，切肉时需顺着纤维纹路切，若切法不当，兔肉经烹制后会变成粒屑状，且不易熟烂。

## 有一定的保健功效，防治多种疾病

《本草纲目》中记载：『鸽羽色众多，唯白色入药』。古语说『一鸽胜九鸡』，我国古代医学更是将鸽肉列为益气补血、补肝壮肾的上品。鸽子营养价值较高，对老年人、体虚病弱者、手术病人、孕妇等有极强的调补作用。鸽肝中含有的胆素，可防治动脉硬化。贫血的人食用后有助于恢复健康。

# 鸽肉

pigeon

性味：性平、味甘、咸
功效：滋肾益气、祛风解毒
适宜人群：术后体虚者
每日最佳食用量：100g

每100g鸽肉含有：

| | |
|---|---|
| 水分 | 66.6g |
| 蛋白质 | 16.5g |
| 脂肪 | 14.2g |
| 碳水化合物 | 1.7g |
| 胆固醇 | 99mg |
| 维生素A | 54mg |

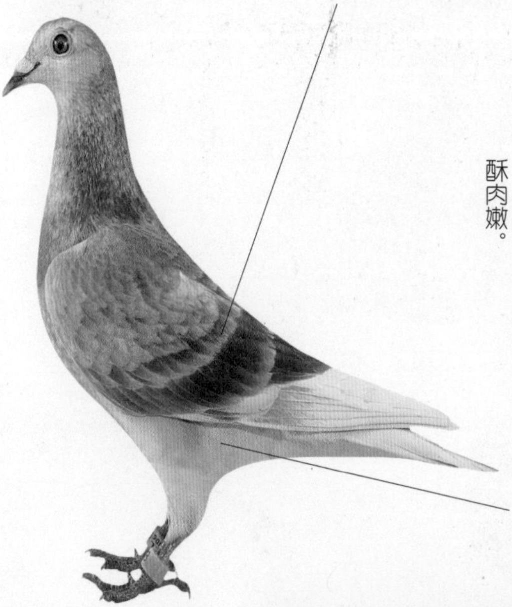

鸽肉含可延缓细胞代谢的特殊物质，对于防止细胞衰老有一定作用，对毛发早脱、少白头等有一定的疗效。

鸽肉可缓解神经衰弱、增强记忆力，对腰腿疼痛有一定的疗效。

### 脆皮乳鸽

粤菜

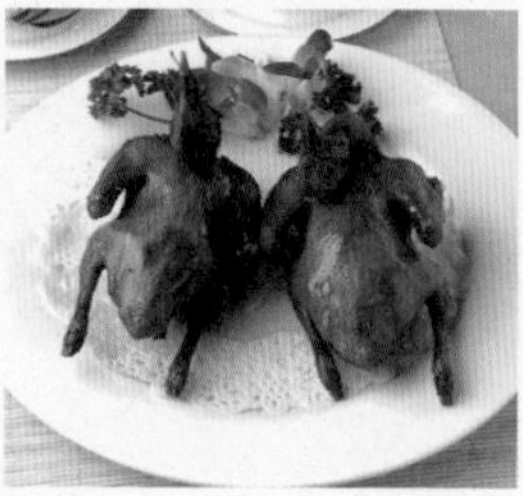

脆皮乳鸽是粤菜中的经典名菜。酥香味美、皮酥肉嫩。

### 栗子鸽肉煲

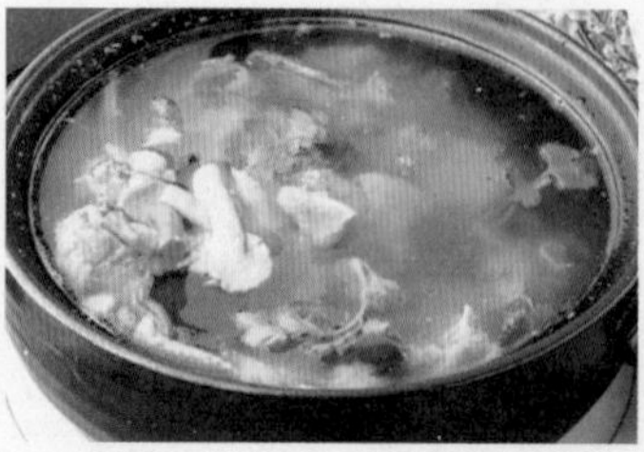

功效：气血双补，补虚养体

**材料：**
雏鸽300g
栗子100g

**功效：**
补益脾胃，补中益气。

**做法：**
①鸽子切块后，加面粉拌匀；
②将鸽肉入锅中煸炒，加入葱、姜末煸出香味，再加入料酒、酱油、白糖、精盐、水、栗子仁烧开。小火，焖至鸽肉熟烂即成。

### 食疗心经

妇人经闭，经血量少：白鸽一只，鳖甲、龟板各十八克，怀牛膝十二克，柏子仁十五克，大枣三十克，共煎，取汁食肉；老人肾亏体虚：白鸽一只，黄芪十五克，党参十五克，淮山药三十克，同煮汤食用。

# 驴肉 donkey meat

益肾壮阳、强筋壮骨、安神去烦

『天上龙肉，地上驴肉』，是人们对驴肉的最高褒扬。我国福建、山东、河北、陕西等地都有很多独具特色的驴肉小吃。如河间驴肉火烧、曹记驴肉等。从营养学的角度讲，驴肉营养丰富，富含人体必需氨基酸和十种非必需氨基酸。驴肉对动脉硬化、高血压、冠心病有辅助治疗作用。另外它所含的动物胶等成分，可为人体补充充足的营养。

每100g驴肉含有：

| | |
|---|---|
| 水分 | 73.8g |
| 碳水化合物 | 0.4g |
| 蛋白质 | 21.5g |
| 脂肪 | 3.2g |
| 胆固醇 | 74mg |
| 维生素A | 72 mg |

性味：味甘，性凉

功效：除心烦、止风狂

适宜人群：身体瘦弱者

每日最佳食用量：50g

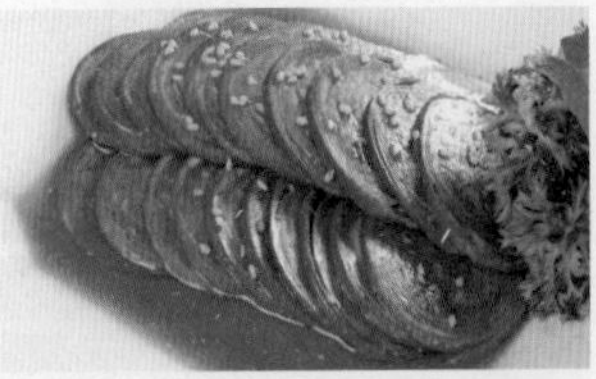

陕北有一种著名的风味食品“驴板肠”，肉质细腻香醇、麻辣爽口，还可滋阴补肾。

**做法：**

先将驴大肠洗净，入锅中加料酒，大火煮几十分钟，捞出晾干备用。将精盐、酱油、辣椒、草果、桂皮、丁香、小茴香、大蒜段放入锅中烧开，将驴肠放入，先用急火煮，再用慢火煮。熟后切成寸长的小块装盘即可食用。

**食用宜忌**

驴肉营养丰富，而金针菇含有多种生物活性酶，二者若同时食用，可引发心绞痛。

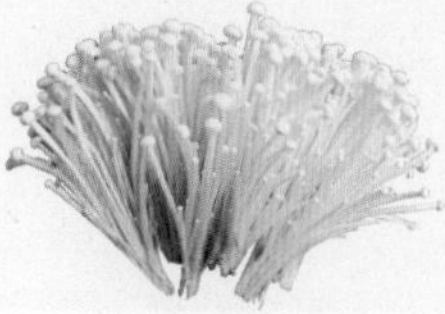

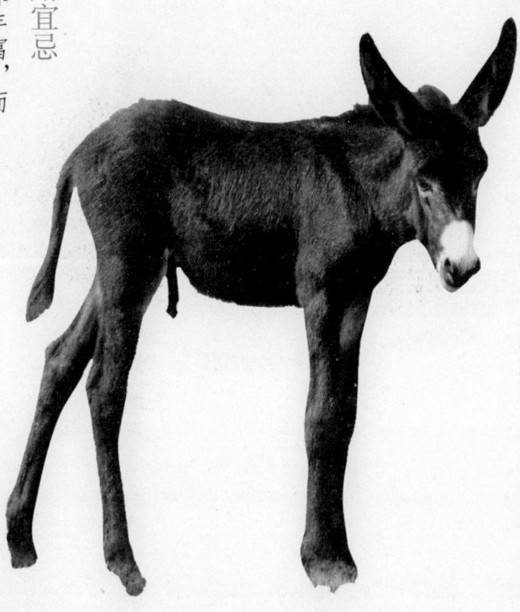

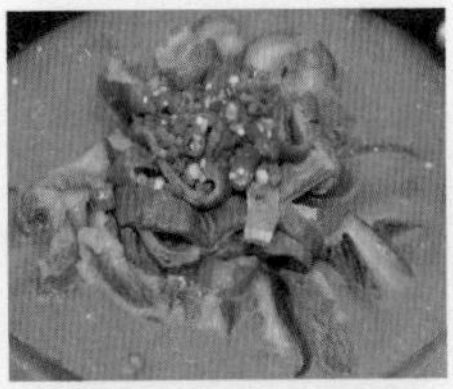

## ▲砂锅炖驴肉

功效：温肾壮阳+驱寒除湿

**材料：**

生驴脯肉1250g、鲜冬笋100g、葱10g、大茴香1g、花椒0.5g、白果100g、胡椒粉0.5g、精盐5g、白糖10g、绍酒25g、酱油50g、味精1g、鸡清汤1000g、芝麻油3g、花生油100g

**制作方法：**

①驴肉切块，下锅中煮透，捞出放凉水中泡1小时；

②砂锅上火，加入花生油烧热后入葱姜、驴肉块及各种配料调料、鸡清汤，大火烧开，移小火炖约2小时，待肉酥烂，撒胡椒粉即成。

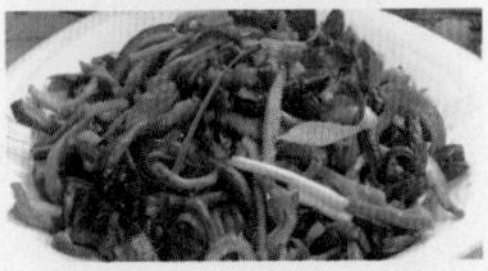

**烹饪指导**

烹制时，可加少量苏打水，可去除驴肉的腥味。制作驴肉时，可配些姜末、蒜汁，既杀菌，又除味。

# 狗肉

dogmeat

## 增强机体抗病能力，强健体魄

每100g狗肉含有：

|  |  |
|---|---|
| 碳水化合物 | 1.8g |
| 蛋白质 | 16.8g |
| 胆固醇 | 62mg |
| 维生素A | 12mg |
| 水分 | 76g |

狗肉在我国某些地区，有『香肉』或『地羊』的叫法。冬季是食用狗肉进补的最佳时节，我国各地均有用狗肉进补驱寒的习惯，因其味道醇厚，肉质细嫩香滑，被冠以『香肉』之名。中医认为，狗肉可补中益气，温肾助阳。可以治疗脾肾气虚，胸腹胀满，腰膝酸软等症。食用狗肉时，可采用炒、爆、烧、炖、卤等烹调方法。

性味：味甘、性温

功效：壮力气、补血脉

适宜人群：年老体弱者

**去除狗肉异味妙法**

制作时，先将狗肉切成方块，用凉水浸泡后，煮至半熟，然后将狗肉取出，切成薄片，另换新水浸泡一小时，可去除异味。

**食用宜忌**

凡发热以及热病后忌食狗肉；阴虚火旺之人忌食；狗肉性温，多食生热助火，多痰发渴，因此各种急性炎症、湿疹、痈疽、疮疡患者和妊娠妇女都应忌食。

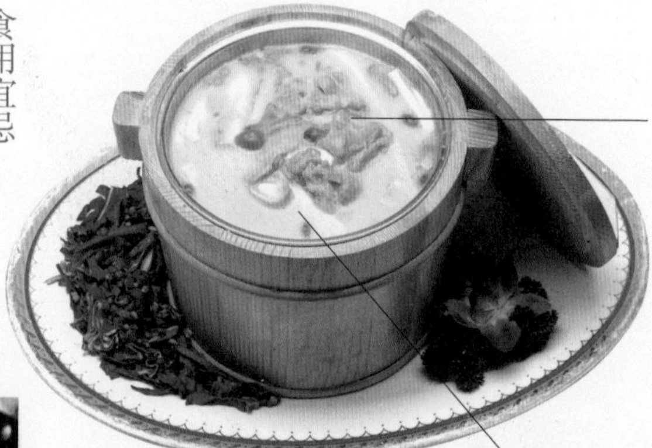

食用狗肉可促进血液循环，提高消化能力，还可用于老年人的虚弱症。

狗肉烹饪前须经浸泡或腌渍，完全煮熟后方可食用，烹饪方法多种多样。

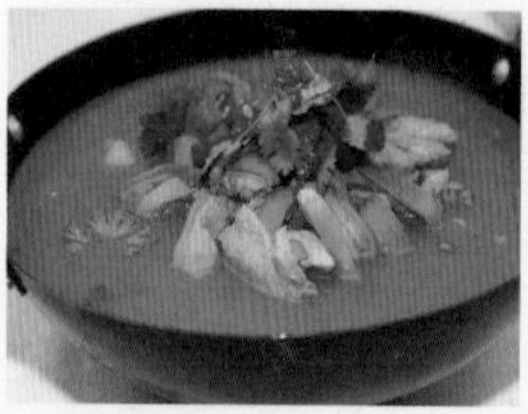

### ▲狗肉汤

原汤原肉，热辣香鲜。

此汤品尤为朝鲜族人民所喜爱。

**材料及做法：**

①将四百克狗肉下入冷水锅内煮过捞出，洗两遍，放入砂锅内，放入葱、姜、桂皮、干红椒和清水，煮至五成烂时，捞出切块。将泡菜、冬笋、小红辣椒切末，青蒜切花，香菜洗净；

②炒锅置旺火上，将狗肉炒出香味，加入酱油、精盐和原汤，烧开后倒入砂锅内，用小火煨至酥烂，收干汁，盛入盘内；

③锅中倒入狗肉原汤烧开，放入味精、青蒜，用湿淀粉调匀勾芡，淋入芝麻油和醋，浇盖在狗肉上，周边拼上香菜即成。

**饮食搭配**

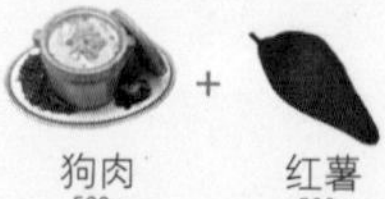

狗肉 500g + 红薯 500g ▶ 用于肾阳虚、夜多尿

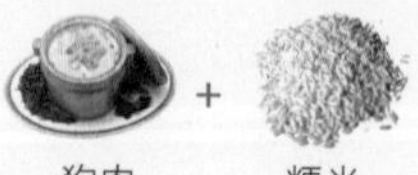

狗肉 250g + 粳米 适量 ▶ 用于年老体衰、阳气不足、小儿发育迟缓，畏寒肢冷等症

# 马肉 horseflesh

## 除热，下气，强筋骨，壮腰脊

马肉曾是游牧民族经常食用的肉食之一。我国已有五千多年的马肉食用史。马肉在煮制或煎炒时会产生泡沫，另外在烹饪的过程中会散发出恶臭味，因此很多人并不喜欢食用马肉。马肉相对鸡肉或牛肉而言，含有更丰富的蛋白质。由于马并不像猪、牛、羊等其他家畜得到大范围的饲养，因此还算不上普遍的肉类。

马肉营养丰富，可恢复肝脏机能并有防止贫血，促进血液循环，预防动脉硬化，增强人体免疫力的效果。

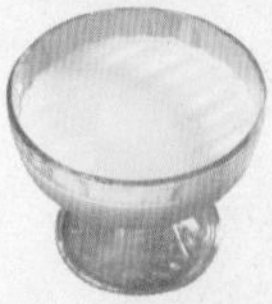

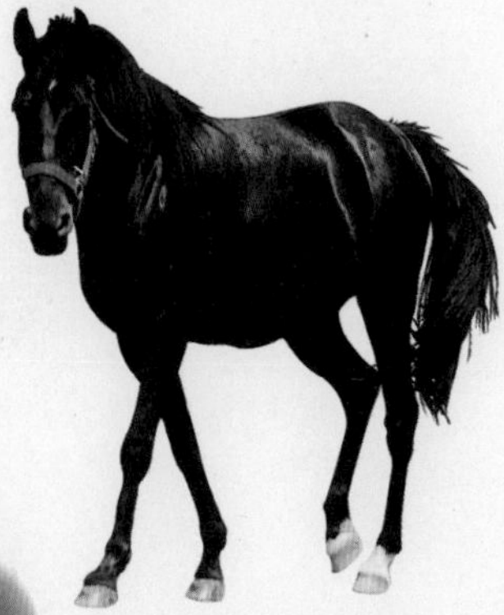

性味：味甘、酸，性寒

功效：补中益气，补血

适宜人群：肾虚者

每100g马肉含有：

| | |
|---|---|
| 水分 | 74.1g |
| 蛋白质 | 20.1g |
| 脂肪 | 4.6g |
| 碳水化合物 | 0.1g |
| 胆固醇 | 84mg |

### ▼马肉米粉

桂林吃食一绝，堪比奇山丽水

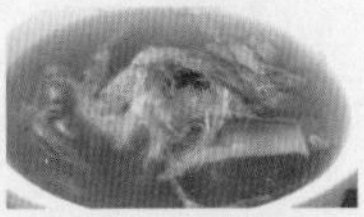

桂林的马肉米粉历史悠久，据说源自明代。制作时将绕成小团的米粉放在笊篱内，入滚沸的马骨汤内冒一冒，然后连汤一起盛在碗内，加入马肉，撒上葱花，淋上花生油，放少许辣椒酱和蒜末就可食用了。

# 田鸡肉 frog

## 大补元气，润泽肌肤

田鸡肉质细嫩，胜似鸡肉。含有丰富的蛋白质、糖类、水分和少量脂肪，肉味鲜美，有益于青少年的生长发育和缓解更年期骨质疏松，更能延缓衰老，盈润肌肤，抗癌防癌。田鸡肉还是大补元气、治脾虚的营养食品，可以治阴虚牙痛，腰痛及久痢，适宜于低蛋白血症，精力不足，少乳，肝硬化和神经衰弱者食用。

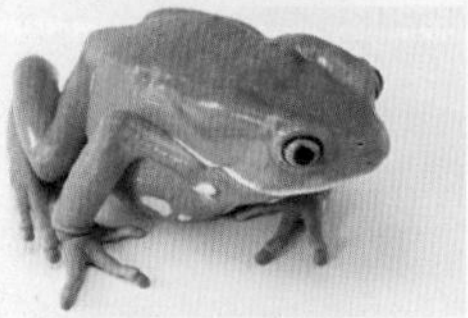

### 食用宜忌

田鸡肉体内易有寄生虫卵，加热至熟透方可食用。一旦食用田鸡肉有腹痛、呕吐、流泪等症状时，有可能是寄生虫已在体内存活，一定要及时检查身体，抓紧治疗。

性味：性凉味咸

功效：防癌抗癌 补充精力

适宜人群：一般人均宜食用

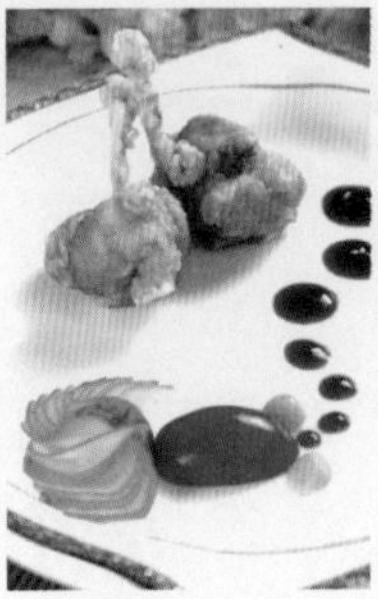

麻辣香酥，味鲜可口

**材料：**

田鸡腿500g
酱油25g
小红辣椒50g
醋10g
大蒜50g

**做法：**

田鸡腿用少许盐和酱油拌匀，再用湿淀粉浆好；将田鸡腿炸至焦酥呈金黄色捞出。锅内留底油，下入红椒后加盐炒一下，再放入花椒粉、大蒜、田鸡腿，倒入兑汁，装盘即成。

每100g田鸡肉含有：

| | |
|---|---|
| 碳水化合物 | 4.70g |
| 脂肪 | 1.40g |
| 蛋白质 | 11.80g |
| 维生素E | 0.58mg |
| 硫胺素 | 0.01mg |
| 核黄素 | 0.05mg |

# 花色肉食

## ——香肠、腊肠、熏肉及其他

日常生活中人们所消费的动物类食品中，有很大一部分都是加工好的熟制品，包括各种肉松、卤肉、香肠等，这些制品经过加工后，芳香浓郁，营养物质也更为丰富。

### ◀香肠

中国的香肠有着悠久的历史，主要分为川味儿香肠和广味儿香肠两种。在以前香肠是每年过年前制作的凉盘，过年吃香肠已经成为了南方很多地区的习俗。

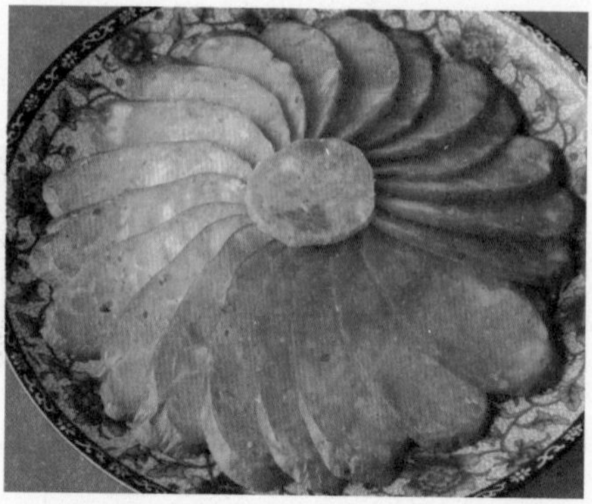

### ◀火腿

『火腿』是用猪腿腌制成，节庆喜日或家有贵客取之为宴。有健脾开胃之功效，历来被看做是席上佳品。

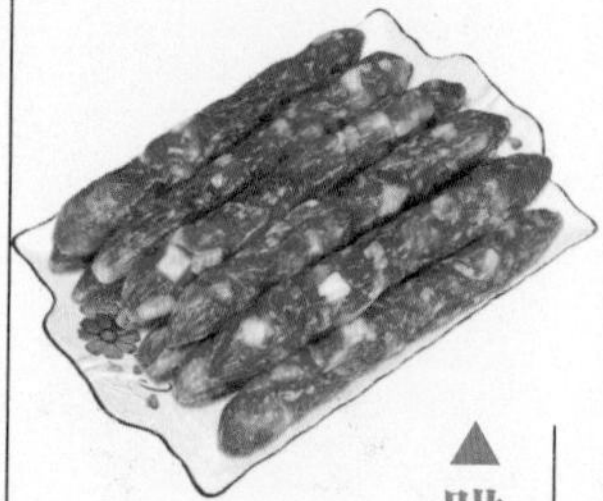

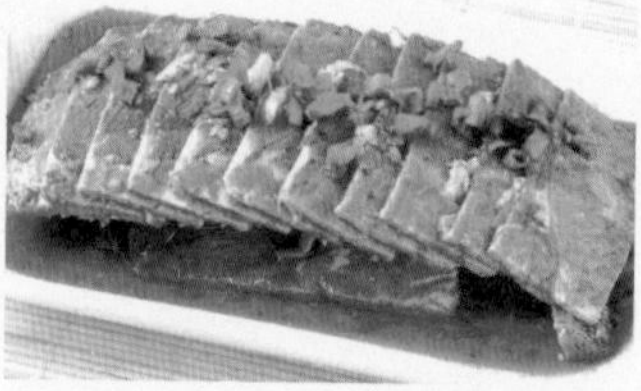

### ◀腊肠

腊肠是以肉类为主料，灌入动物肠衣经发酵、风干制成的肉制品。腊肠可分为三大类：生抽肠、老抽肠及润肠，以广式腊肠为代表。色泽光润、脂肪雪白、条纹均匀、手感干爽、腊衣紧贴、结构紧凑、弯曲有弹性；切面肉质光滑无空洞、无杂质、肥瘦分明、肉质感好，腊肠切面香气浓郁，香味突出。

### ◀腊肉

腊肉是湖北、四川、湖南、江西、贵州、陕西的特产，已有几千年的历史。腊肉之所以称为腊肉，与腊肉一般都在腊月里制作以待年夜饭之用有关。

### ▶火腿鱼头浓汤

腿香鱼鲜，汤浓如奶

**做法：**

鱼头略煎，加入料酒、葱丝、姜块后，注入沸水熬制后，将鱼头盛入汤盆，将火腿片、笋片相间展排在鱼上。将浓汤浇在鱼上，淋上熟油即成。

据记载，早在两千多年前，汉宁王张鲁，兵败南下，途经汉中红庙塘时，汉中人用上等腊肉招待过他；又传，清光绪二十六年，慈禧太后携光绪皇帝避难西安，陕南地方官吏曾进贡腊肉御用，慈禧食后，赞不绝口。

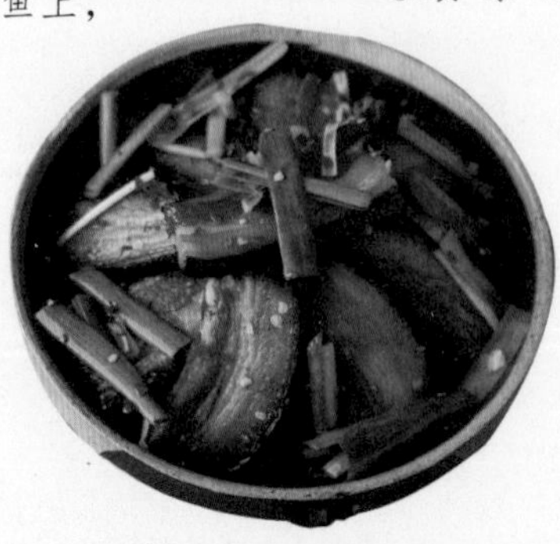

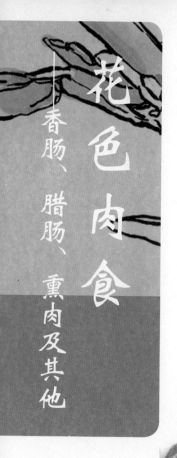

## 卤肉

『卤』是我国传统的烹制技法。制作时，先将糖炒好后，加入高汤和调配好的调味包，煮制后即成卤汁；将肉投入卤汁中卤制，所得的肉即成卤肉。卤肉质地适口，味感丰富。香气宜人，润而不腻，除了有醇厚的五香味感外，还有特别的香气。

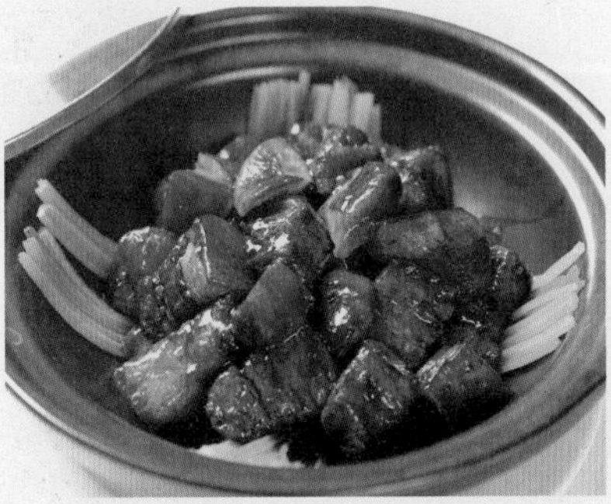

增加食欲，有益营养，开胃健脾，消食化滞

## 熏肉

熏肉是我国河北特产，制作时先将锅中入水，之后加入大料、花椒、茴香、桂皮、丁香，砂仁、酱油等调料，烧开后将切成大块的猪肉加入其中煮制，大约需煮二至四小时，成肉色、香、味俱佳，深得消费者喜爱。

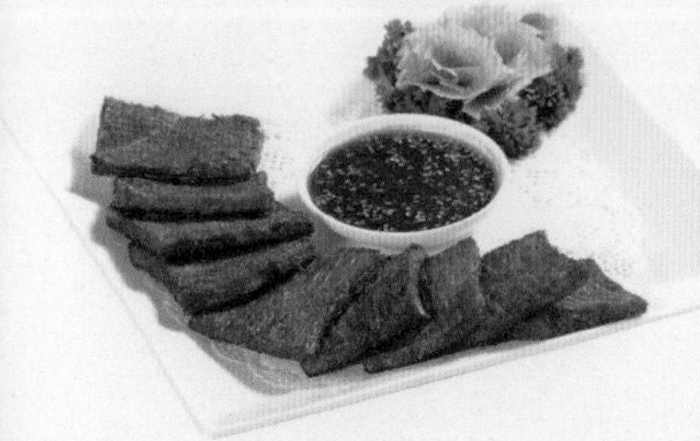

营养丰富，容易吸收，可补充皮肤养分，还可美容

## 牛肉干

牛肉是中国人的第二大肉类食品，享有『肉中骄子』之美誉。而牛肉干保持了牛肉耐咀嚼的风味，久存不变质。相传早在成吉思汗建立蒙古帝国时，蒙古骑兵只携带着只有十几斤的牛肉干出征，在作战中，蒙古骑兵就是依靠牛肉干和水来给养的。

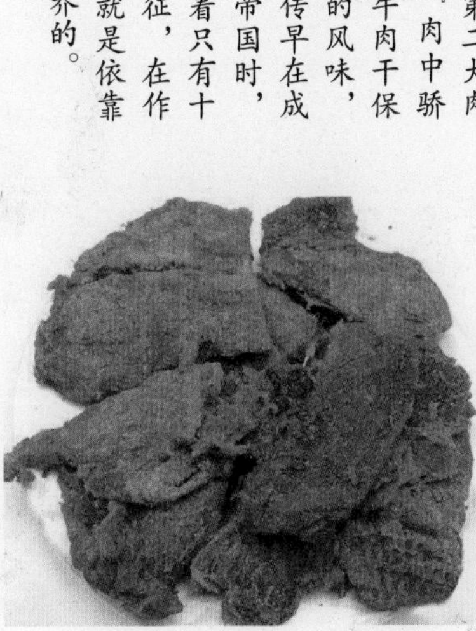

滋脾胃，补中益气，化痰息风，强健筋骨，止渴止涎

## 肉丸

肉丸，由六成肥肉和四成瘦肉加上葱、姜、鸡蛋等配料剁成肉泥后攥成丸子，可清蒸可红烧，肥而不腻。色泽雪白，清香味醇，肉质鲜嫩。肉丸是餐桌上的一道常菜，鱼丸、肉丸混合上席，更是成双、有余的吉兆。

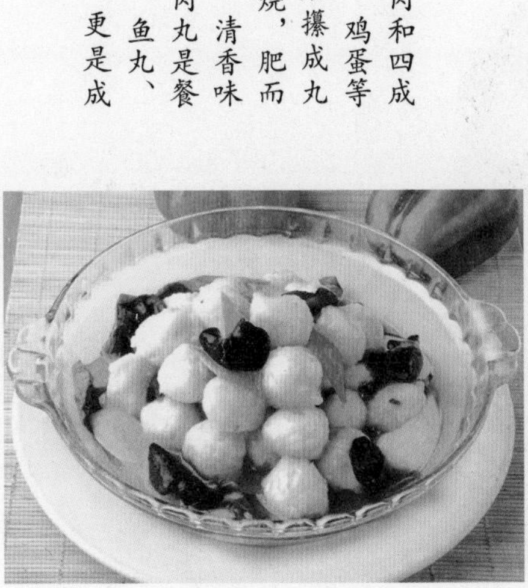

# 烹饪武艺十八般

中国的烹饪艺术是在烹饪历史发展过程中逐渐丰富起来的，实用目的与审美价值紧密相连。针对不同的食材采取不同的加工处理方式，可使食材色、香、味俱佳，不但让人在食用时感到满足，而且能让食物的营养更容易被人体吸收。

## ◀炒

炒是使用较为广泛的一种烹调方法，炒的过程中，食物总处于运动状态，这种烹调法可使肉汁多、味美，可使蔬菜嫩又脆。炒的方式多种多样，包括生炒、熟炒、软炒、煸炒、焦炒等。

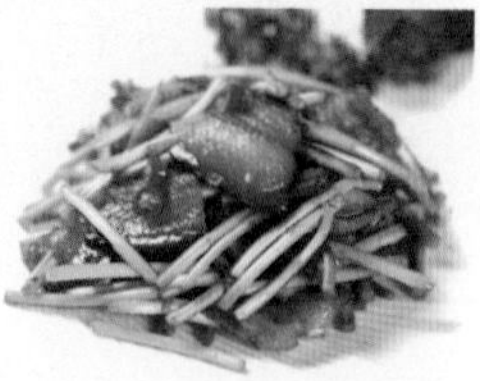

## ◀爆

爆讲究旺火热油，包括油爆、酱爆、水爆、盐爆、葱爆几种。原料下锅后只颠几下即出锅。采用此种方式烹制的原料，大多细小无骨，刀工处理厚薄一致。用此法烹调出的菜品，脆嫩爽口。

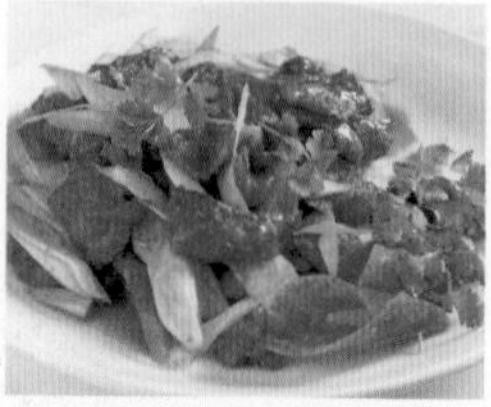

## ◀熘

熘初始于南北朝时期，制作时，将原料用调料腌制入味，经油或水汽加热成熟后，再将调制的卤汁倒入锅中，浇淋于烹饪原料上翻拌成菜的一种烹调方法。常见的操作方法有滑熘、焦熘、水熘等。

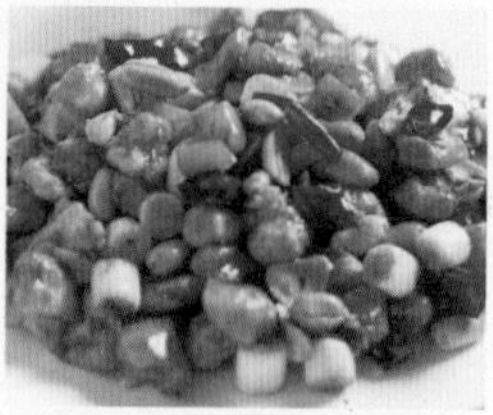

## ◀炸

炸是用旺火加热，以食油为传热介质的烹调方法，可分为清炸、干炸、软炸等。特点是旺火、用油量多，且要将炸制的食材间隔来炸。炸的食材在入锅前一般须用调味品浸渍，成菜香酥脆嫩。

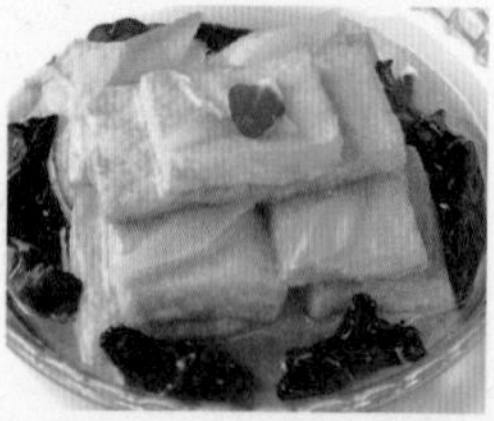

## ◀贴

贴是将原料挂糊后，下锅只贴一面，使其一面黄脆，而另一面鲜嫩的烹饪方法。贴通常要用两种以上原料，一种用作贴底，上面再叠合其他原料，所用油量较多。

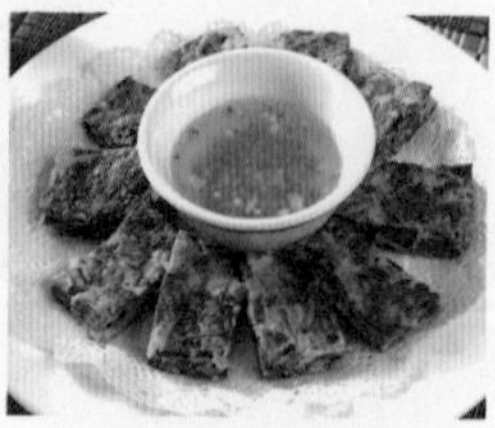

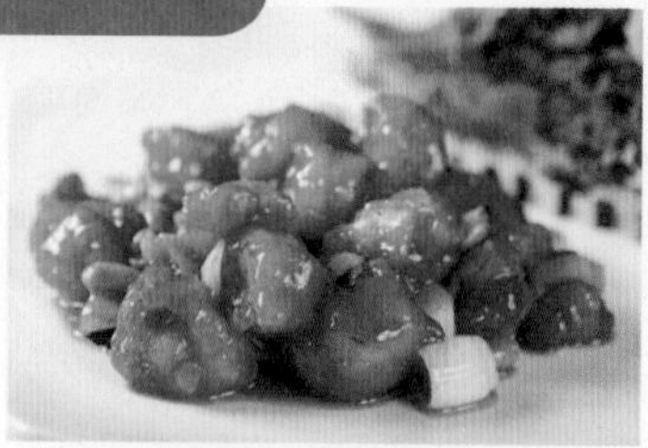

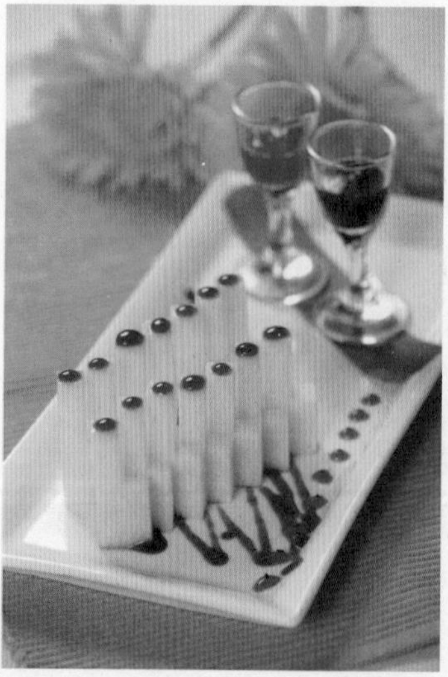

## 烧

烧是指将初加工的食材经炸煎或水煮后加入适量的汤汁和调料，先用大火烧开，调底色和基味儿，再改文火慢慢加热至将要成熟时着色，最后旺火收汁的烹调方法。成菜饱满光亮，入口软糯。

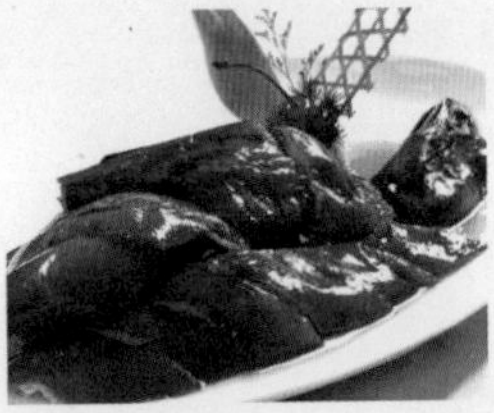

## 蒸

蒸，是指把经过调味后的食品原料放在器皿中，再置入蒸笼利用蒸气使其成熟的过程，分为猛火蒸，中火蒸和慢火蒸三种。经过蒸制的食物，营养元素不会流失，还能保持食品的原汁原味。

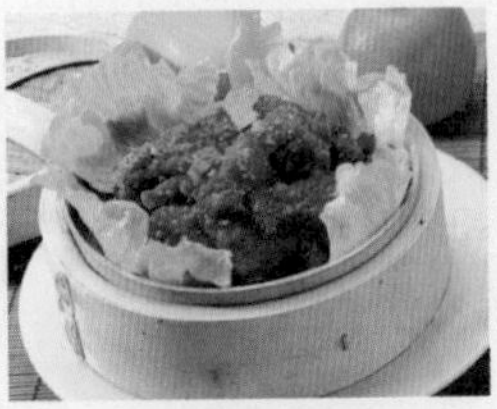

## 汆

汆，是指将要加工的食材放入沸水锅中进行短时间加热成汤菜的技法，成菜速度快，汤宽量多，滋味醇和清鲜，质地细嫩爽口。汆烫分清汆和浓汆两种，通常选用动物类细嫩瘦肉作为原料。

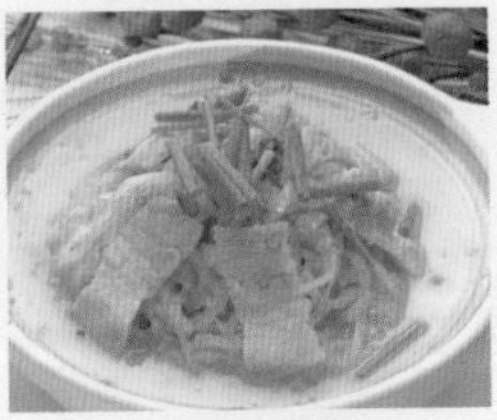

## 烩

烩，是指将原料放入锅中过油或在沸水中略烫之后，在锅内加水或浓肉汤，再加作料，用大火煮片刻，然后加入芡汁拌匀至熟。多用于烹制鱼虾和肉丝、肉片、鸡丝、虾仁之类，如烩鱼块、肉丝。

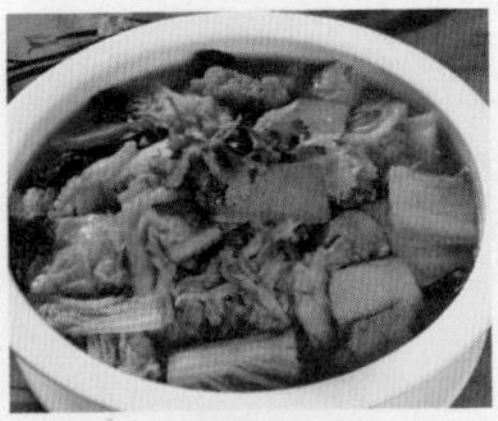

## 烤

烤，是指将食材放在烤炉中利用辐射加热使之成熟的一种烹饪方法。由于原料是在干燥的热空气烘烤下成熟的，食材表面水分蒸发后，凝成一层脆皮，原料内部水分不能继续蒸发，因此，经过烤制的菜肴，色泽光滑，外脆里嫩，色、香、味、俱全。

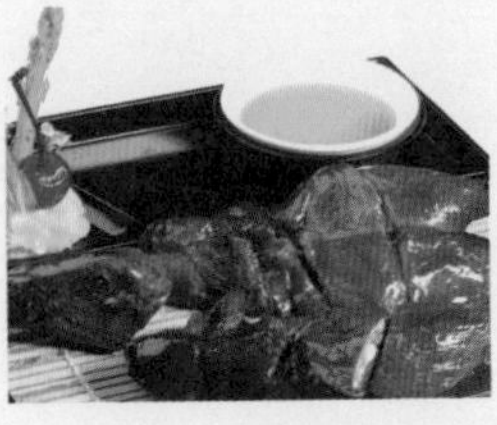

## 拌

炝拌的菜肴一般具有鲜嫩、凉爽、入味、清淡的特点。熟料多用烧鸡、烧鸭、肘花肉、五香肉等，炝拌菜常用的调味料有精盐、酱油、味精、白糖、芝麻酱、辣酱、芥末、醋、五香粉、葱、姜、蒜、香菜等。

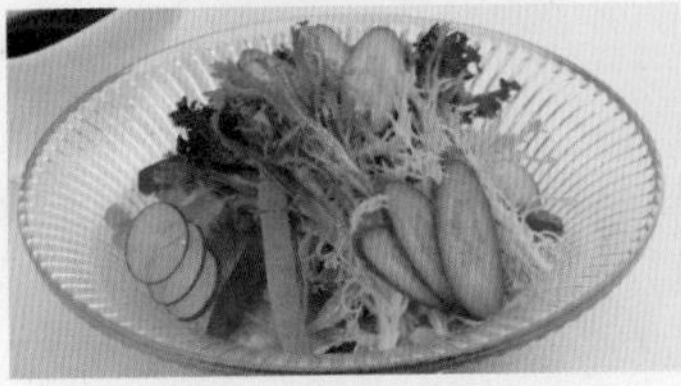

拔丝是指将过油预制的熟料放入熬好糖浆的锅内搅成浆，主要用于制作甜菜。成菜宛如金珠缠丝，诱人食欲。

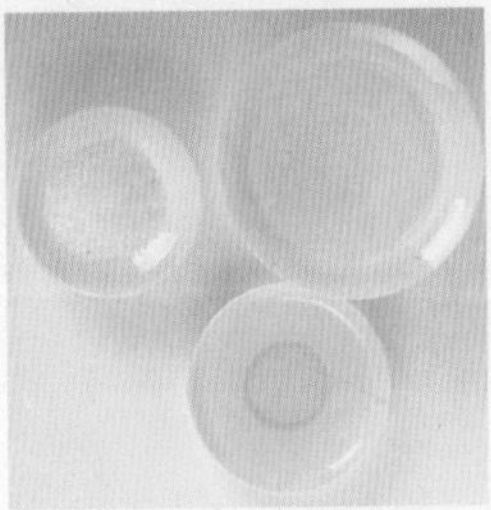

做拔丝菜所采用的原料是糖，水，油。

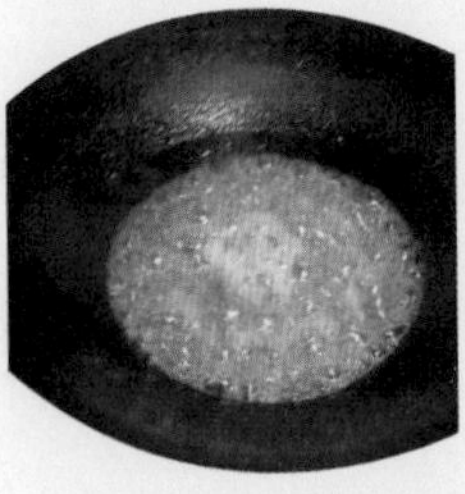

炒糖时，溶液由浅黄色冒小泡时，即达到出丝的标准。

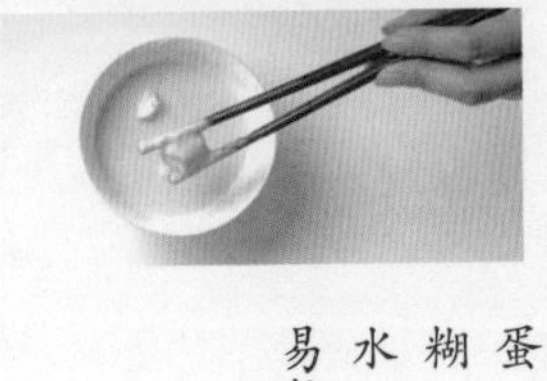

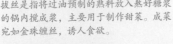

食材下锅炸制前，要先裹一层面粉后再裹一层蛋清挂糊，否则水分多容易粘连。

# 第七章·鱼虾蟹贝

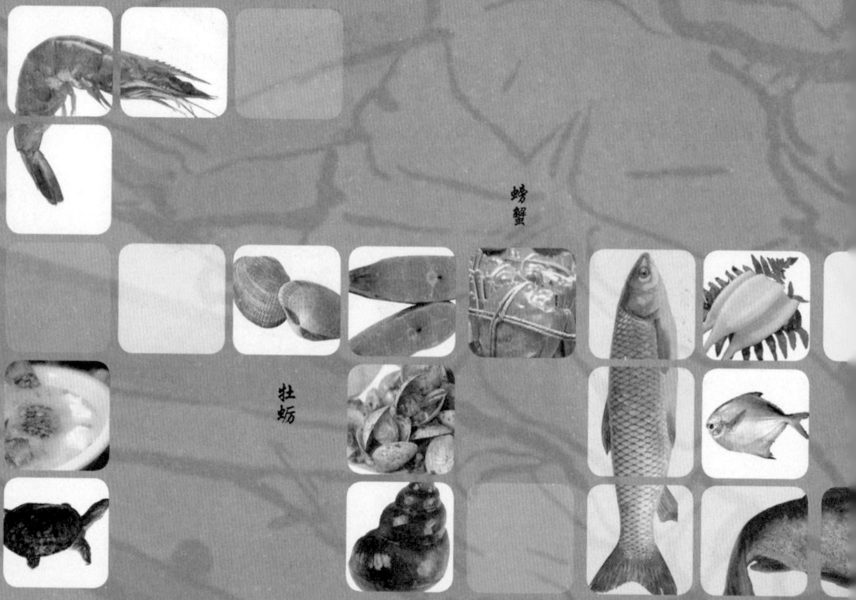

螃蟹

牡蛎

虾 鲫鱼豆腐汤 甲鱼

带鱼 蛤蜊 海螺

草鱼

鱿鱼 鲳鱼 鲭鱼

水产动物，包括鱼类、虾类、蟹类、贝类以及其他的如海蜇、海参、鱿鱼等水产动物。许多食材都含有丰富的蛋白质，但是和水产品一样拥有丰富优质蛋白质的食材却不多，它所含的蛋白质不仅能完全提供人体必需的氨基酸，而且在人体内的吸收利用率较高。人们日常生活中经常食用的鱼类，含丰富的EPA与DHA，不仅可以防止动脉硬化，降低血胆固醇，更有健脑益智的作用；经常食用海鲜还可预防骨质疏松；贝壳类海鲜也可强肝护肾。

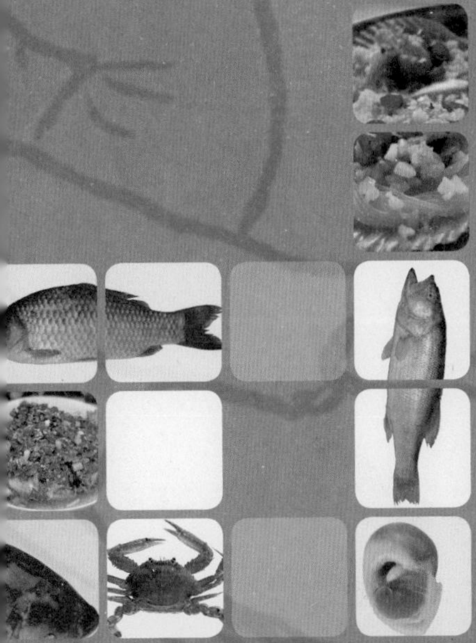

扇贝　黄鱼　螺

螃蟹

鲤鱼　鲭鱼

# 鲫鱼

crucian

鲫鱼又名鲫仔，生长于溪流、湖泊、沟渠中，盛产期多在秋、冬两季。鲫鱼肉质细嫩，肉味甜美，高蛋白而低脂肪的配比，具有很高的营养价值，用鲫鱼炖制的汤，更是滋补佳品，具有和中补虚、除湿利水、温胃进食、补中生气之功效，为我国重要食用鱼类。

产地分布

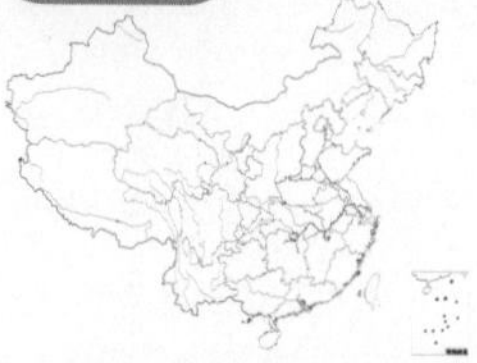

主产地：广泛分布全国各地

成熟周期

1 ❷ ❸ ❹ 5 6

7 ❽ ❾ ❿ ⓫ ⓬

成熟期：2～4月
8～12月

每100g鲫鱼含有：

| | |
|---|---|
| 碳水化合物 | 3.8g |
| 蛋白质 | 17.1g |
| 脂肪 | 2.7g |
| 胆固醇 | 130mg |
| 维生素A | 17mg |

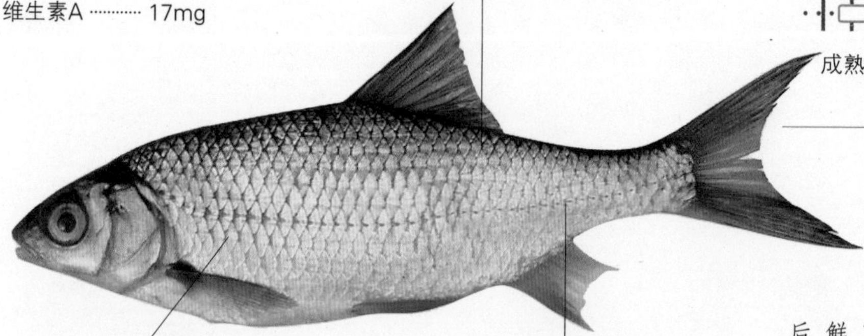

常食鲫鱼可增强抗病能力，高血压、心脏病患者可经常食用。

妇女产后炖食鲫鱼汤，可补虚通乳。

鱼子也富含丰富的营养，挑选鲫鱼时若发现其腹部的生殖孔发红，则鱼腹中有鱼子。

烹饪指导

巧去鱼腥味：将鱼去鳞剖腹洗净后，放入盆中倒一些黄酒，可除鱼腥味，还可使鱼滋味鲜美；也可在鱼剖开洗净之后，将其在牛奶中浸泡片刻。

## ▼清蒸鲫鱼

川菜

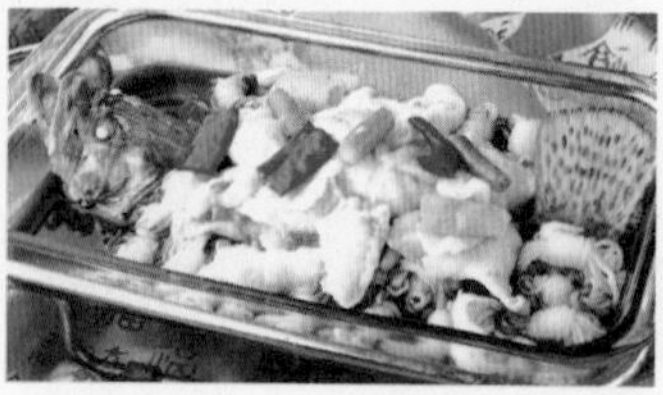

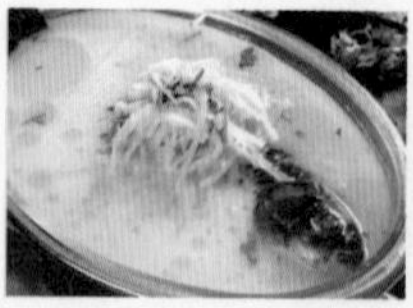

鲫鱼含有优质蛋白质，对早期皱纹有奇特的修复功效。

清蒸鲫鱼为川菜代表菜，鱼肉细嫩鲜美，口味咸鲜。制作时，将洗净的鲫鱼汆烫后用盐腌制待用；将用葱花爆香的油淋在鱼身上，然后将冬笋片、香菇、葱段、姜片摆在鱼上，加入盐、料酒、味精和汤，放入蒸锅中蒸15分钟取出即成。

品种群

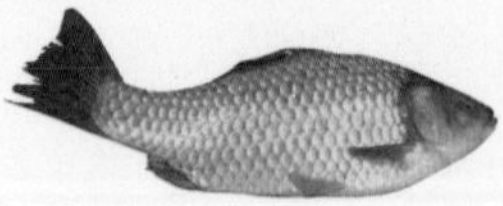

原产于黑龙江省方正县，背部为黑灰色，体侧和腹部深银白色，均重在500~1000g之间。

食用宜忌

适宜脾胃虚弱者食用；适宜痔疮出血，慢性久痢者食用；感冒发热期间不宜多吃；鲫鱼不宜和大蒜、砂糖、蜂蜜、猪肝、鸡肉、野鸡肉一同食用；吃鱼前后忌喝茶。

# 草鱼 grass carp

## 含丰富的不饱和脂肪酸，对血液循环有利

草鱼是中国淡水养殖的四大家鱼之一，有暖胃和中之功效，广东民间用草鱼与油条、蛋、胡椒粉同蒸以益眼明目。草鱼性味甘、温、无毒，中医理论认为它有温中健胃、补益气血的作用，而与药材同煮的草鱼汤，可以帮助治疗慢性胃炎。营养丰富，适合给老人、幼童与病后身体虚弱者调理体质。

产地分布

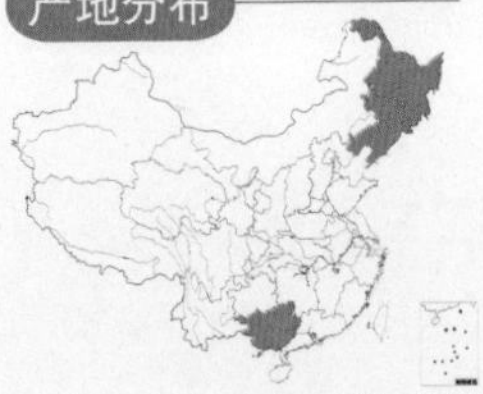

主产地：东北及广西等平原地区

每100g草鱼含有：

| | |
|---|---|
| 水分 | 77.3g |
| 蛋白质 | 16.6g |
| 脂肪 | 5.2g |
| 胆固醇 | 86mg |
| 维生素A | 11mg |

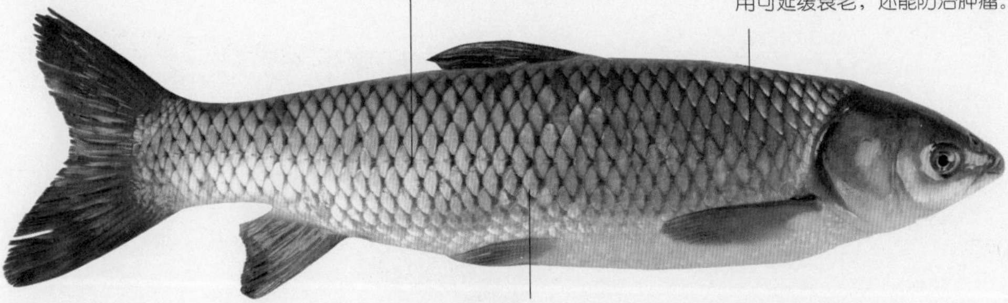

草鱼含有丰富的不饱和脂肪酸，可促进血液循环，适于心血管疾病患者食用。

草鱼含有丰富的硒元素，经常食用可延缓衰老，还能防治肿瘤。

草鱼肉嫩而不腻，可开胃、滋补，适于身体瘦弱、食欲不振者。

### 食用宜忌

凡体虚气弱，身体瘦弱、食欲减退的人，均可用草鱼食疗滋补；草鱼虽味道鲜美，但不可一次吃得过多，否则有可能诱发各种疮疗。

草鱼和豆腐搭配食用，不仅可起到营养互补的作用，还有一定的防病、治病功效。

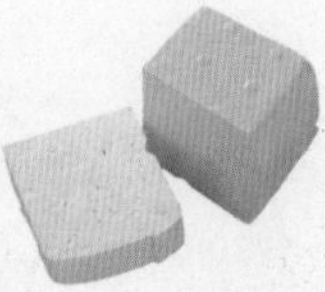

### ▼水煮鱼

川菜

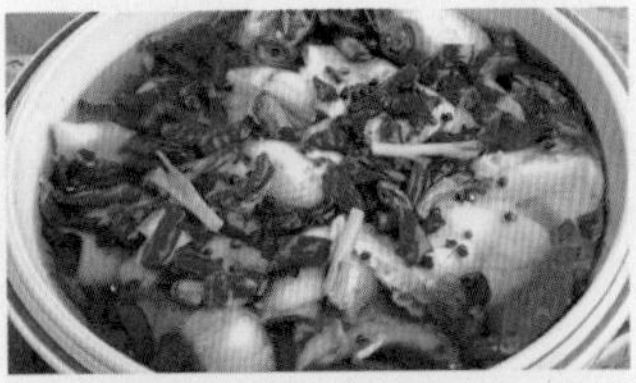

“水煮鱼”，又称“江水煮江鱼”，重庆渝北风味。主料为新鲜活草鱼，配以御寒、益气养血的辣椒，口感滑嫩，油而不腻。

### 烹饪指导

处理草鱼时，如不小心将鱼胆弄破，要立刻用清水冲洗，不要沾到鱼肉；若已经沾到了，可用米酒擦拭，能祛除苦味。另外将草鱼用米酒、食盐腌制，也能祛除腥味。

### 品种群

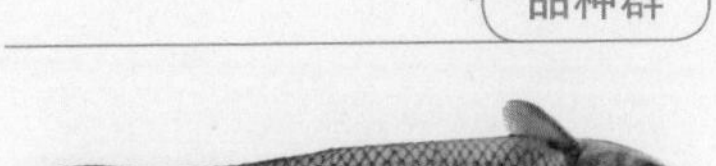

草鱼和青鱼的体形十分相似，可从以下两方面区别：草鱼腹部灰白，鳍为灰黄色；而青鱼腹部青灰色，鳍为灰黑色。

### 巧刮鱼鳞有妙招

将鱼放在一个塑料袋中，放到案板上，用刀背反复拍打鱼体，然后再用小勺刮，鱼鳞就可轻松去除。

# 带鱼

hairtail

## 养肝补血、泽肤养发

带鱼又名牙带鱼、刀鱼，侧扁如带，银灰色，含有优质蛋白质、丰富脂肪、多种不饱和脂肪酸，肉嫩体肥、味道鲜美，食用方便，是人们比较喜欢食用的一种海洋鱼类，具有很高的营养价值，对病后体虚、产后乳汁不足和外伤出血等症具有一定的补益作用，另外还具有降低血脂、预防动脉硬化、脑溢血的作用。

产地分布

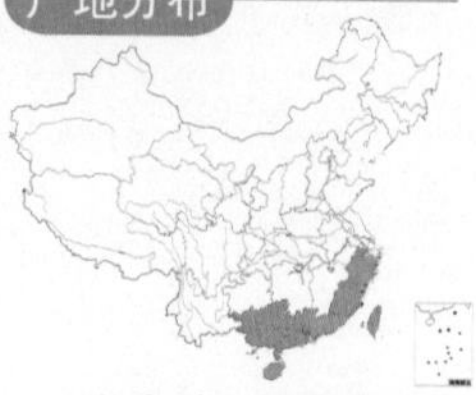

主产地：沿海各省

每100g带鱼含有：

| | |
|---|---|
| 水分 | 73.3g |
| 碳水化合物 | 3.1g |
| 蛋白质 | 17.7g |
| 脂肪 | 4.9g |
| 胆固醇 | 76mg |

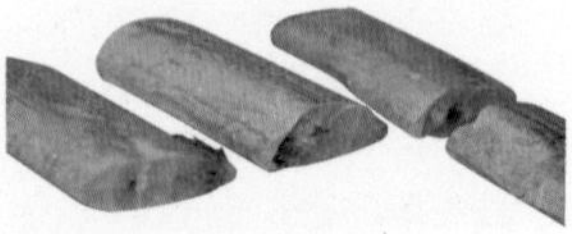

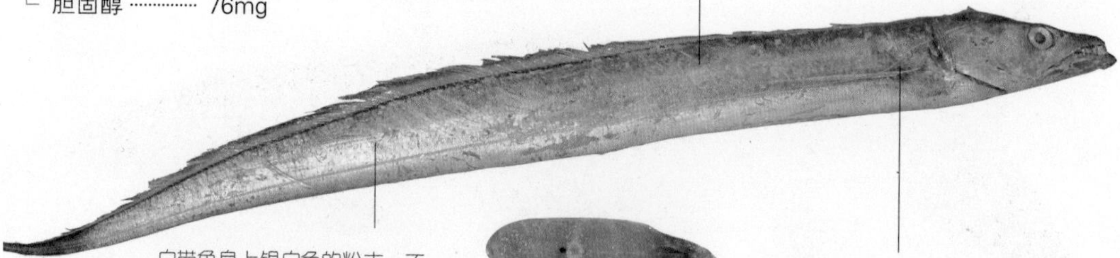

带鱼具有一定的药用价值，据古代药书记载，带鱼可养肝、祛风、止血，还可降低胆固醇。

白带鱼身上银白色的粉末，不仅使鱼体发亮，由于含一种嘌呤的有机盐基，对白血病和癌症有一定的疗效。

把带鱼放人热水中烫15秒钟后移人冷水，用刷子刷，鱼鳞很容易去除。

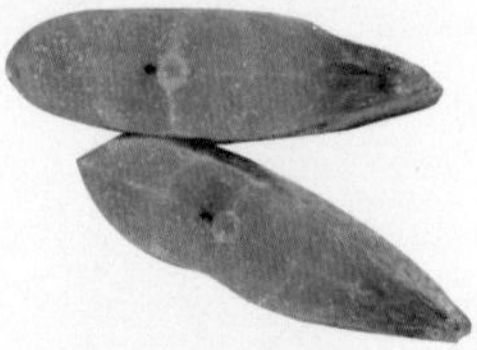

### 烹饪指导

①剖开鱼肚，将黑色内膜刮除；

②烧带鱼时加入葱姜，可有效去腥；

③适量地烹入醋，也可有效去腥。

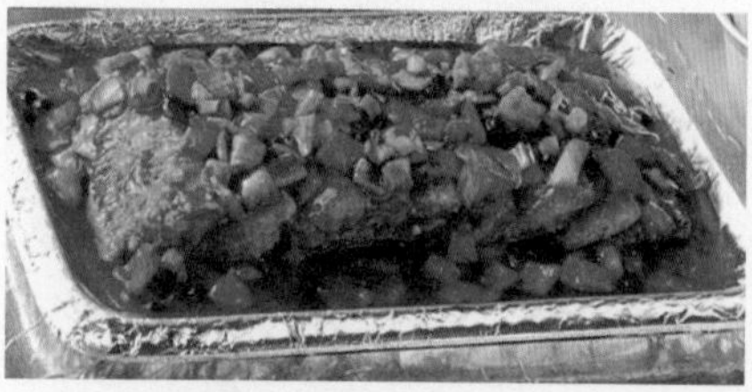

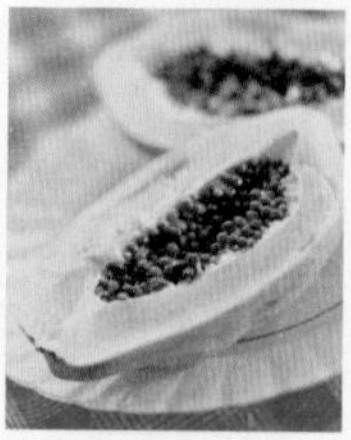

### 相宜食物

带鱼与木瓜一起同食，有补虚、通乳的绝妙功效。

## ▲红烧带鱼

川菜

►肉嫩体肥、味道鲜美

材料：带鱼一根，大葱半根，姜适量，蒜适量。

做法：

①带鱼洗净后切段，用盐腌制十五分钟；

②将葱，姜，蒜，少许盐，少许糖，料酒，水淀粉放入碗内，做汁；

③取另一个小碗，放入一个鸡蛋搅拌均匀；

④将腌好的带鱼裹上鸡蛋放入油锅煎至金黄。把材料好的碗里的汁倒鱼锅里，汤汁变黏稠即成。

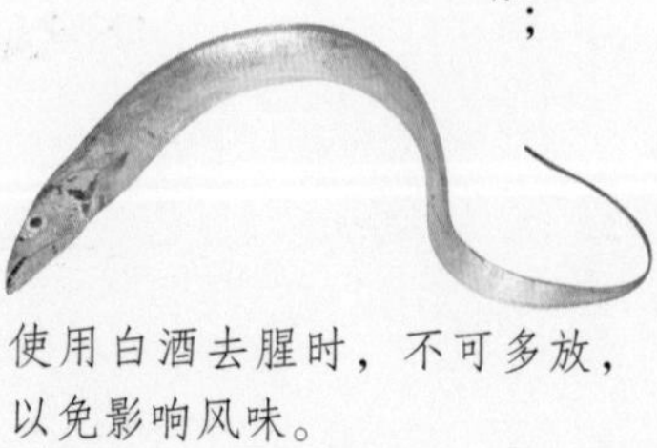

使用白酒去腥时，不可多放，以免影响风味。

# 黄鱼 yellow croaker

有止血之效，能防止出血性紫癜

黄鱼，有大小黄鱼之分，又名黄花鱼。属鱼纲、石首鱼科。鱼头中有两颗坚硬的石头，叫鱼脑石，故又名『石首鱼』。大黄鱼又称大鲜、大黄花、桂花黄鱼。小黄鱼又称小鲜、小黄花、小黄花鱼。大小黄鱼和带鱼一起被称为我国三大海产。身体肥美，鳞色金黄，具有较高的食用价值。

产地分布

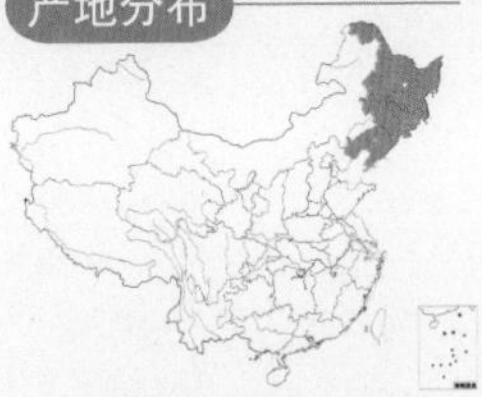

主产地：东北三省

每100g黄鱼含有：

| | |
|---|---|
| 蛋白质 | 17.6g |
| 脂肪 | 2.5g |
| 矿物质 | 1.3g |
| 碳水化合物 | 0.1g |

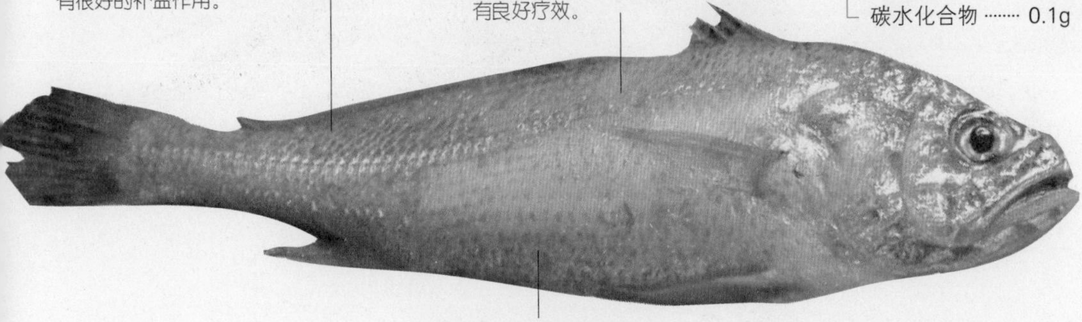

黄鱼含有丰富的蛋白质、微量元素和维生素，经常食用，对人体有很好的补益作用。

黄鱼有健脾升胃、安神止痢、益气填精之功效，对贫血、失眠、头晕、食欲不振及妇女产后体虚有良好疗效。

黄鱼含有丰富的微量元素硒，能清除人体代谢产生的自由基，能延缓衰老，并对各种癌症有防治功效。

## 食用宜忌

适合老人、儿童和久病体弱者食用。黄花鱼容易生痰助毒、发疮助热，所以易发溃疡的人不宜多食。

## 烹饪指导

黄鱼适合烧、煎、炸、糖醋等做法；黄鱼的肉质鲜嫩，适合清蒸，如果用油煎的话，油量需多一些，以免将黄鱼肉煎散，煎的时间也不宜过长；烧黄鱼时，除去鱼皮，就可除去异味。

## 品种群

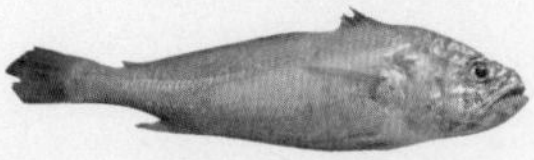

小黄鱼 体形似大黄鱼，但头较长，眼较小，鳞片较大，尾柄短而宽，肉嫩且多，肉呈蒜瓣状，刺少，味鲜美。

## ▼锅塌黄鱼

鲁菜

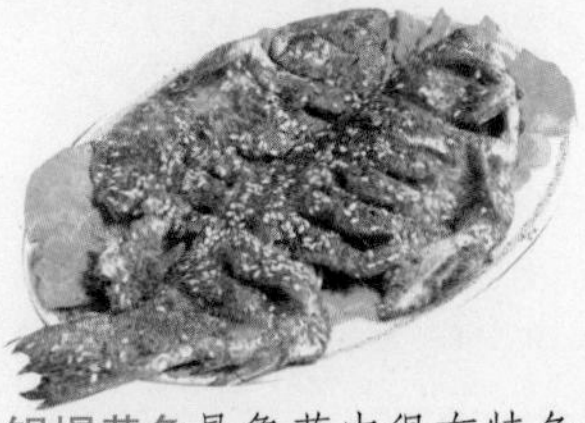

锅塌黄鱼是鲁菜中很有特色的菜式之一。所谓塌，就是将主料两面煎黄后，放入调料汁及清汤，盖上锅盖，旺火烧开小火塌，收尽汤汁，使汤汁完全吸收到主料内，成菜酥、软、嫩，鲜味悠长。

**选购指南** 新鲜的黄花鱼眼球饱满，角膜透明清亮，鳃盖紧密，鳃色鲜红，黏液透明无异味。肉质坚实有弹性，头尾不弯曲，手指压后凹陷能立即恢复。体表有透明黏液，鳞片完整有光泽，黏附鱼体紧密，不易脱落。

# 虾 shrimp

我国海域宽广，盛产海虾和淡水虾。其中，对虾分布于黄海、渤海及长江口以北各海域；龙虾，分布于浙江南部、福建和广东沿海。

## 含丰富钙质，对人体健康大有裨益

虾，是一种生活在水中的长身动物，属节肢动物甲壳类，种类繁多，具有较高的食疗价值，也可做药用。肉质肥嫩鲜美，含丰富的蛋白质和钙质，食用方便，老幼皆宜。另外，虾又是滋补壮阳之妙品。中医认为，虾味甘咸性温，具有补肾壮阳，通乳抗毒的功效。

每100g虾含有：

| | |
|---|---|
| 水分 | 77g |
| 碳水化合物 | 9.3g |
| 蛋白质 | 10.3g |
| 脂肪 | 0.8g |
| 胆固醇 | 116mg |
| 维生素A | 102mg |

品种简介

主要包括青虾、河虾、草虾、小龙虾、对虾、明虾、基围虾、琵琶虾、龙虾等。

性味：味甘、微温

功效：补肾壮阳，通乳抗毒

最佳食用量：每周500g

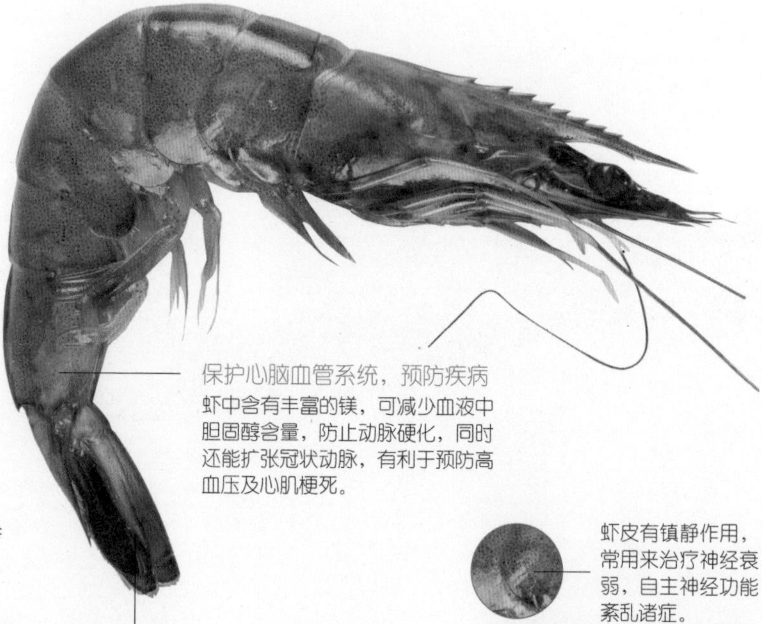

保护心脑血管系统，预防疾病

虾中含有丰富的镁，可减少血液中胆固醇含量，防止动脉硬化，同时还能扩张冠状动脉，有利于预防高血压及心肌梗死。

虾皮有镇静作用，常用来治疗神经衰弱，自主神经功能紊乱诸症。

虾被称为含钙之王，对小儿、妇女缺钙，老年骨质疏松症特别有益处。

### 烹饪指导

烹制虾仁菜肴，调味品投入宜少不宜多，调味品太多就突出了调味品的味道，从而削弱了虾仁的原汁鲜味。

虾的烹饪方法

从烹饪角度来说，煎、炒、焖、炸、灼、烤，几乎每一种烹饪手法都适合虾的制作。

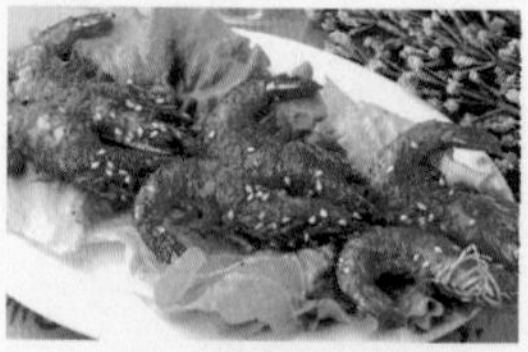

### 食用宜忌

食用虾类时，不宜搭配含有维生素C的生果，虾中含有五价砷化合物，若与水果同食，会令砷转化成三价砷，也就是剧毒的『砒霜』，长期食用，会导致人体中毒，免疫力下降。

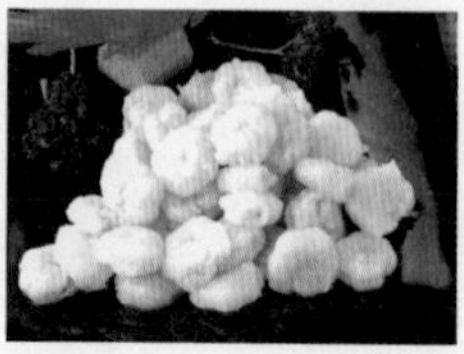

清淡爽口，易于消化，老幼皆宜。

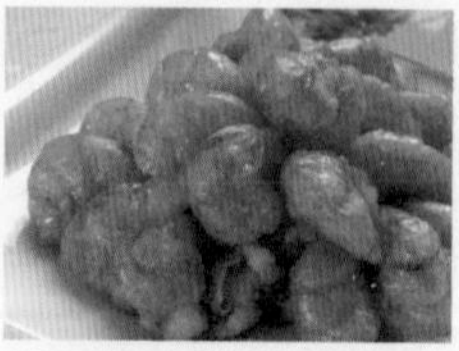

外壳焦红，肉质雪白。

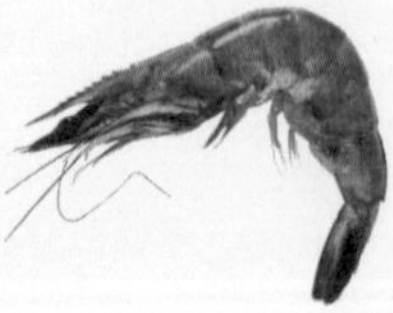

## 便捷优质——家中巧炸琵琶虾

**材料：**
琵琶虾10只
面粉20g
盐适量
油适量
鸡蛋 2个

一

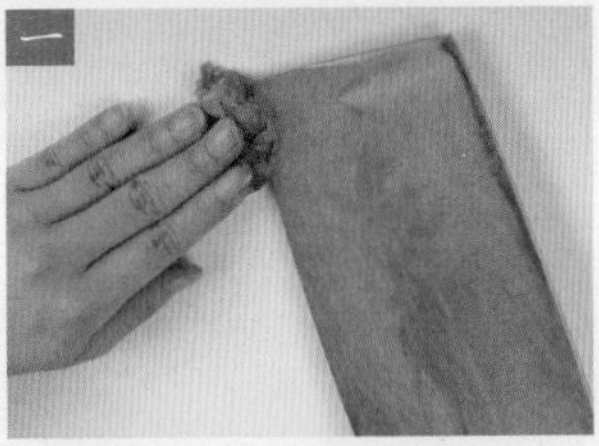

虾洗净去泥剥皮后，用刀在虾背中部切入3/4，不要完全切断。

二

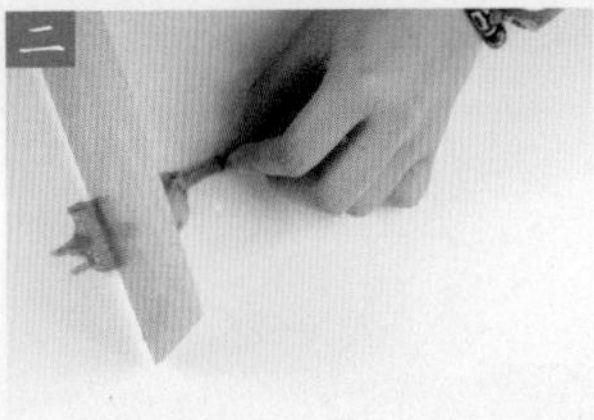

用手将虾背抚平。

三

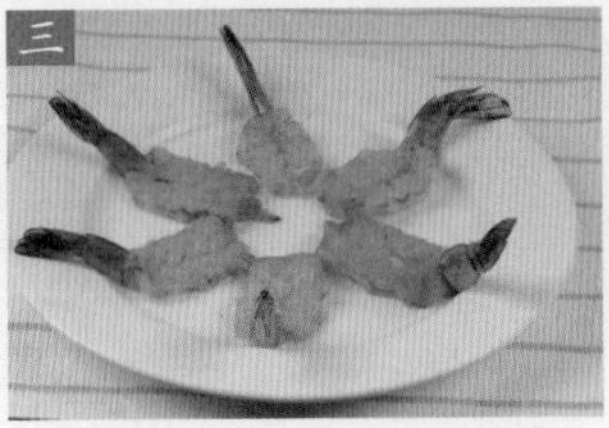

将虾用盐腌制10分钟。

四

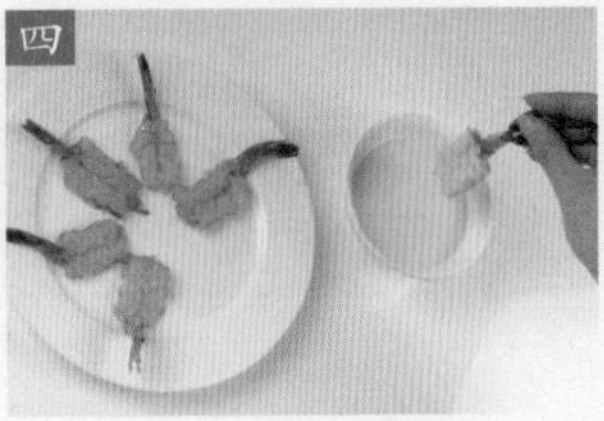

面粉与鸡蛋面糊，将虾肉裹满面糊。

五

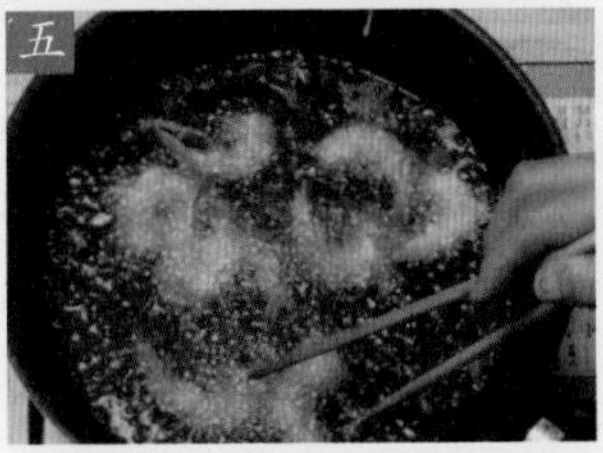

用手捏住虾尾，虾肉切口朝下放入锅炸制。

六

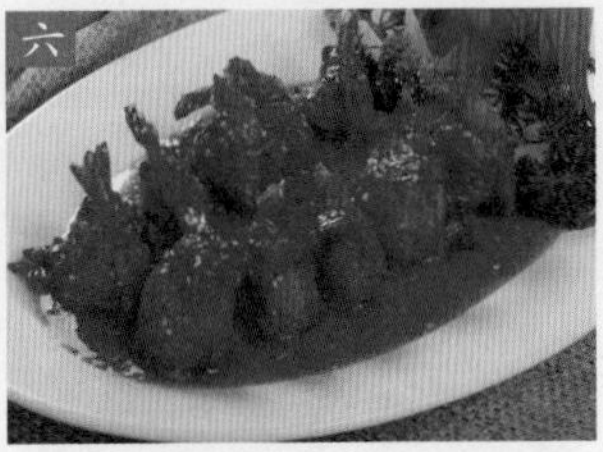

起锅勾芡即成。

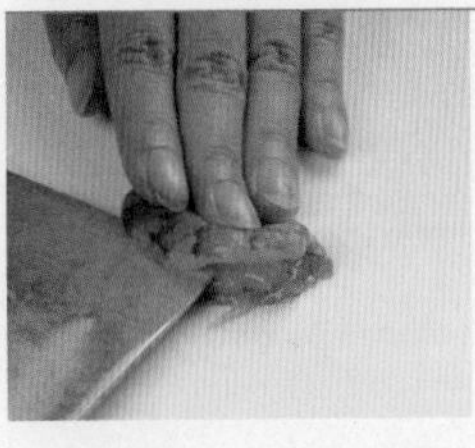

剪去虾枪、虾腿及虾尾，将虾的后背处用刀划开。

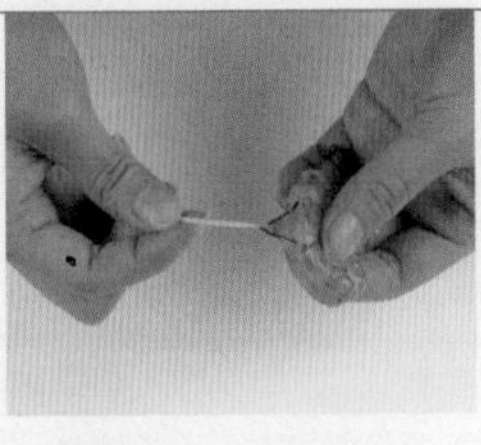

虾的后背处有一根黑色的线，用牙签挑除即可。

### 食用虾前应将虾线去除

虾线，即虾的消化道，在虾的背部，呈黑色，食用前应将其去除，否则会影响口感，有时还会掩盖鲜虾清甜的味道。

### 保鲜小窍门

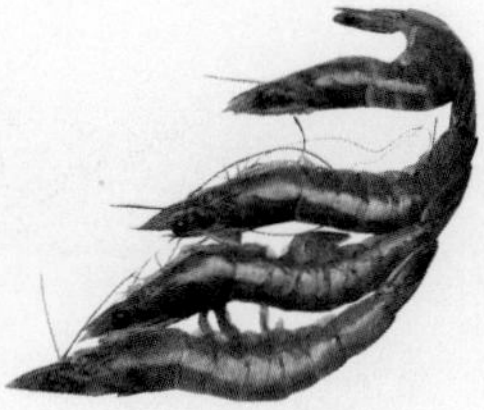

新虾买回来时，不需清洗，将不完整的和不新鲜的虾挑除。

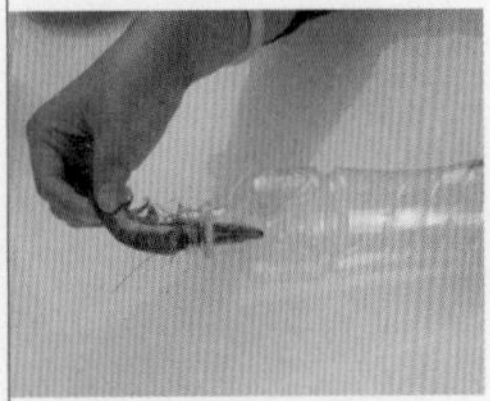

将矿泉水瓶洗净，将虾放入瓶内（虾头先放入瓶内），一直放满，向瓶内灌水，不要灌满。

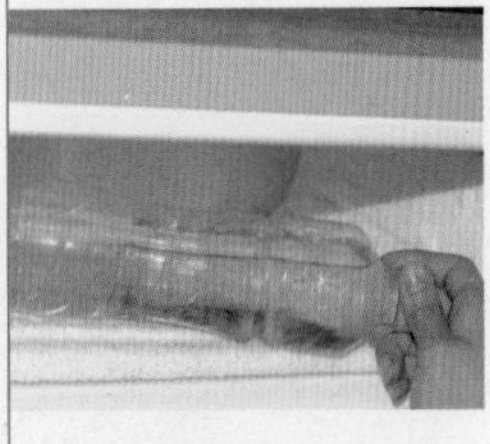

把瓶口向下放入冷冻室内，吃时自然化冻，剪开瓶子去除即可。

## 青虾 peneus setiferus

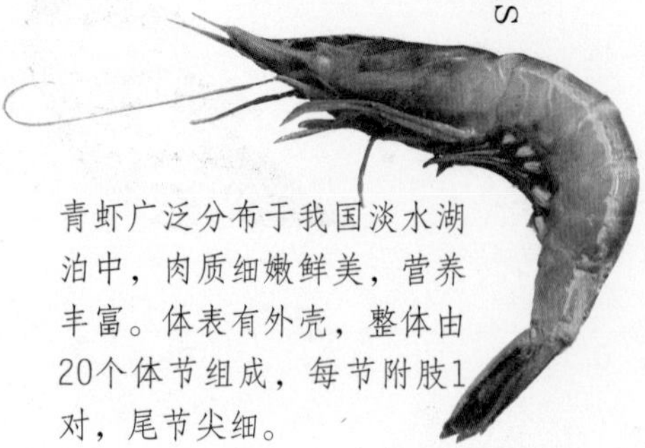

青虾广泛分布于我国淡水湖泊中，肉质细嫩鲜美，营养丰富。体表有外壳，整体由20个体节组成，每节附肢1对，尾节尖细。

## 草虾 amano shrimp

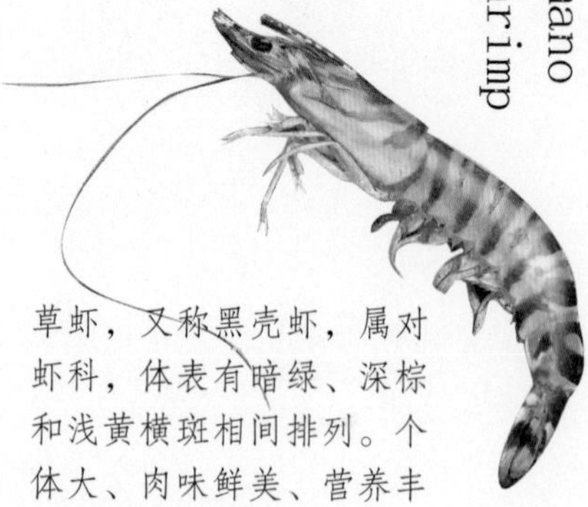

草虾，又称黑壳虾，属对虾科，体表有暗绿、深棕和浅黄横斑相间排列。个体大、肉味鲜美、营养丰富、成虾产量高。

## 对虾 penaeus

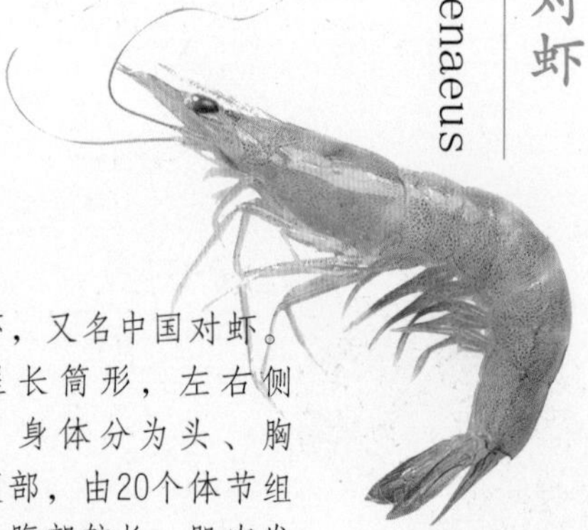

对虾，又名中国对虾。体呈长筒形，左右侧扁，身体分为头、胸和腹部，由20个体节组成。腹部较长，肌肉发达，分节明显。

## 基围虾 small-sized shrimp

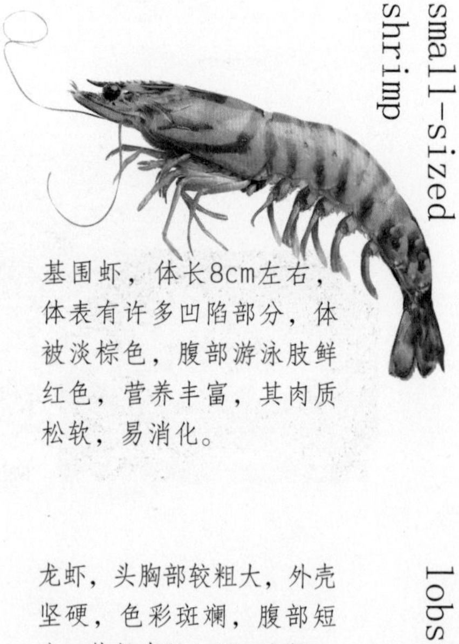

基围虾，体长8cm左右，体表有许多凹陷部分，体被淡棕色，腹部游泳肢鲜红色，营养丰富，其肉质松软，易消化。

## 琵琶虾 flat Lobster

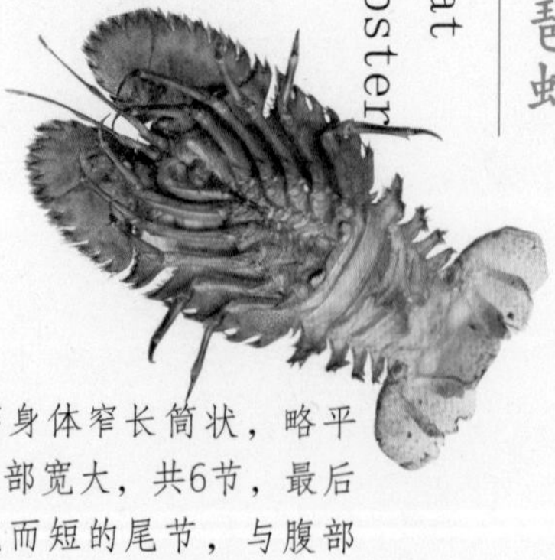

琵琶虾身体窄长筒状，略平扁，腹部宽大，共6节，最后另有宽而短的尾节，与腹部最后1对附肢构成尾扇。

## 龙虾 lobster

龙虾，头胸部较粗大，外壳坚硬，色彩斑斓，腹部短小，体长在20～40cm之间，重500g上下，是名贵海产品。我国龙虾产量较大。

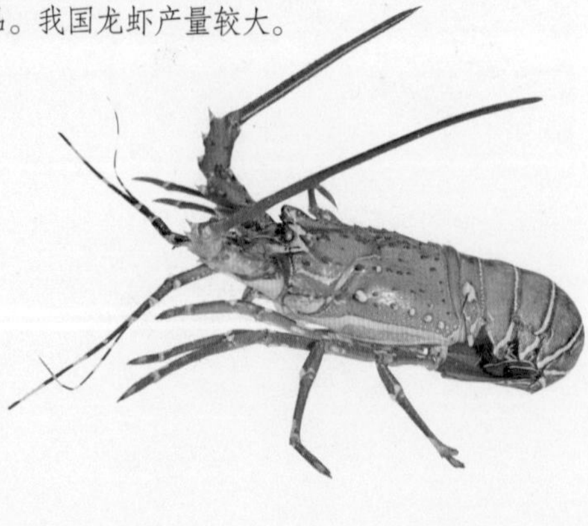

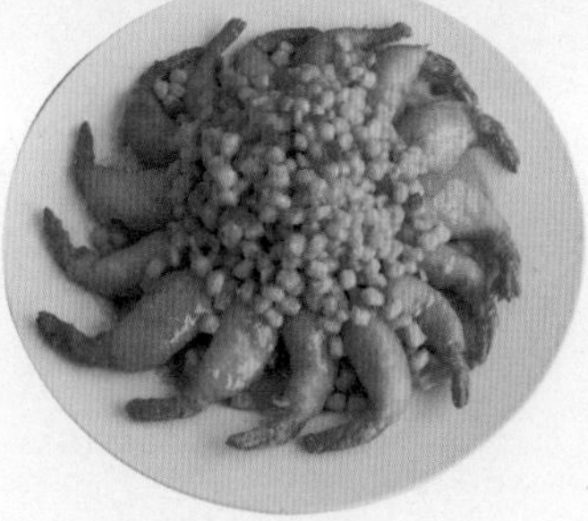

## ▲油焖大虾

鄂菜

材料：

对虾10个
料酒25g
精盐适量
白糖30g
味精5g
花生油100g
香油25g
大料2g
葱段75g
姜片50g
清汤适量

做法：

①将对虾冲洗，剪去虾须、虾腿，取出虾线；

②炒锅上火，放入花生油，烧热，投入大料、葱段、姜片煸炒，放入大虾煸炒出虾油，烹入料酒，加入精盐、白糖、清汤烧开，盖上盖，用微火焖烤透，转至大火，收汁微浓时放入味精，淋入香油即成。

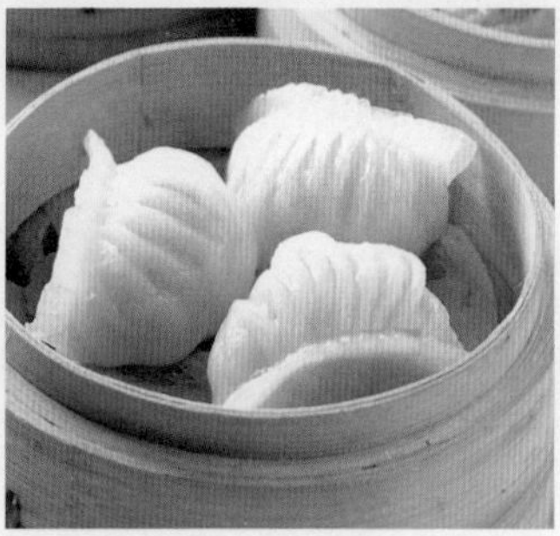

## ▲虾仁汤包

沪菜

材料：

面粉600g
虾仁300g
猪五花500g
肉皮400g
姜50g
盐6g
味精 4g
醋25g等

做法：

①将猪肉剁馅、虾仁剁馅、猪皮冻切成丁；

②将虾仁、猪肉、姜末、精盐、猪皮冻、酱油、糖、味精、胡椒粉、麻油，搅成馅料；

③面粉揉成面团，做成面剂，擀成圆皮，包入馅料，捏成十八个褶，即成包子生坯，用旺火沸水蒸熟即成。

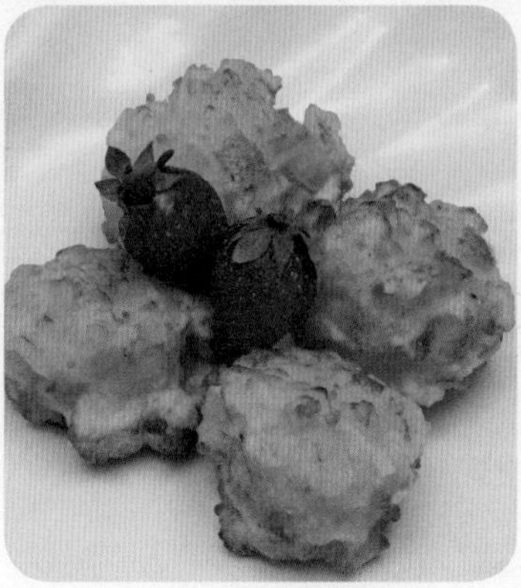

## ◀草莓小虾球

明目养肝+补血润肠

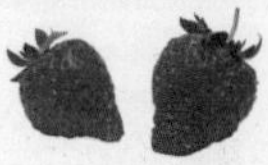

虾仁洗净和米酒同腌二十分钟，拭干，同山药一同剁碎，加调味料，拍打成泥。用虾泥、土司丁包裹草莓，炸至金黄色起锅备用，最后用材料好的浆汁勾芡即可。

### 烹饪指导

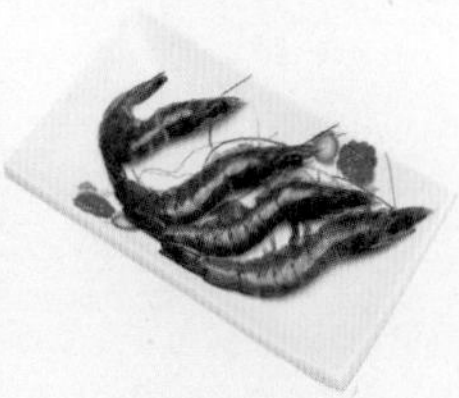

选购鲜虾有妙法

▶ 鲜虾体形完整，甲壳透明发亮，须足无损，体硬，表面清洁，肉质致密有韧性，内脏清楚完整，呈暗绿色。

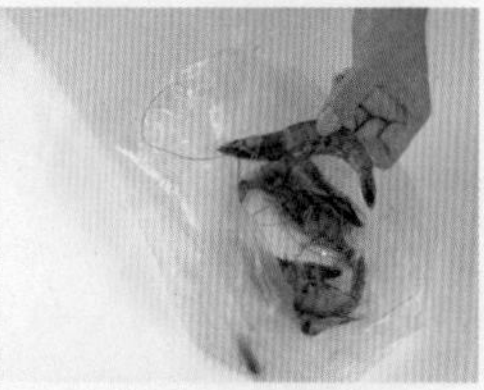

选购对虾有妙法

▶ 新鲜对虾头尾完整，有一定的弯曲度，虾皮壳发亮，肉青白色，肉质坚实，细嫩。

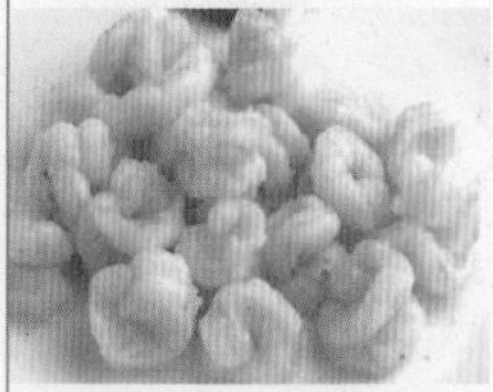

选购虾仁有妙法

▶ 新鲜和质量上乘的虾仁应是无色透青，手感饱满有弹性。看上去个大、色红的不一定为质量上乘的虾仁。

# 螃蟹

crab

## 抗结核，滋补作用明显

蟹乃食之珍品，自古以来就有『一盘蟹，顶桌菜』的民谚。营养丰富，味道鲜美，东汉郑玄注《周礼·天官·庖人》：『荐馐之物谓四时所膳食，若荆州之鱼，青州之蟹胥。』中医认为，蟹肉性味咸、寒，入肝、胃二经，可清热、散血。中国有中秋时节食用河蟹的传统，食用时应配以姜蓉、紫苏等甘温性调料。

每100g螃蟹含有：

| | |
|---|---|
| 水分 | 78.5g |
| 碳水化合物 | 2.3g |
| 蛋白质 | 17.5g |
| 脂肪 | 2.6g |
| 胆固醇 | 267mg |
| 维生素A | 389mg |

性味：味咸，性寒

分布区域：江苏 山东 河北

生产时期：8~9月

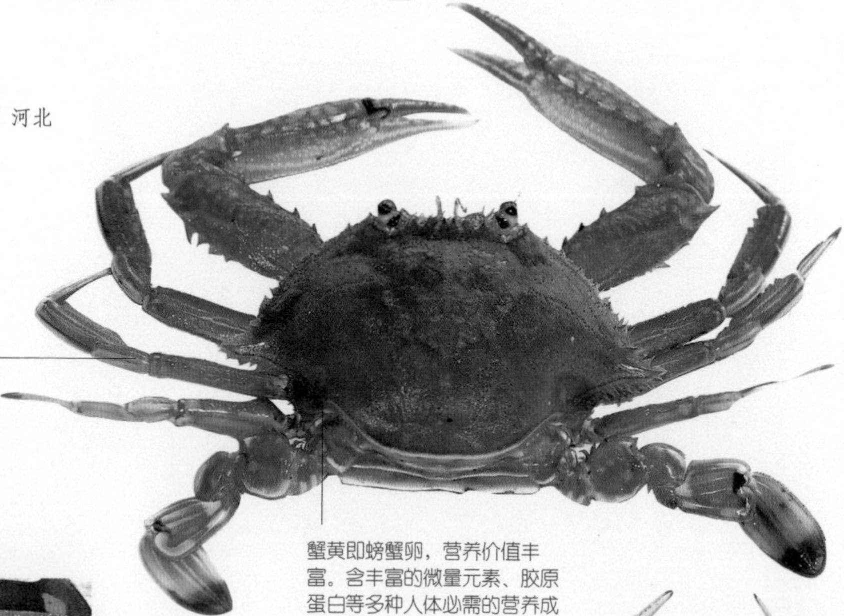

螃蟹富含蛋白质，有高胆固醇，痛风患者食用时控制食用量，感冒、肝炎、心血管疾病患者不宜食用。

蟹黄即螃蟹卵，营养价值丰富。含丰富的微量元素、胶原蛋白等多种人体必需的营养成分，有“海中黄金”之称。

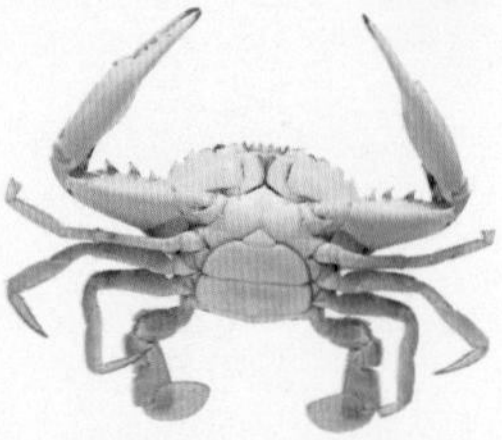

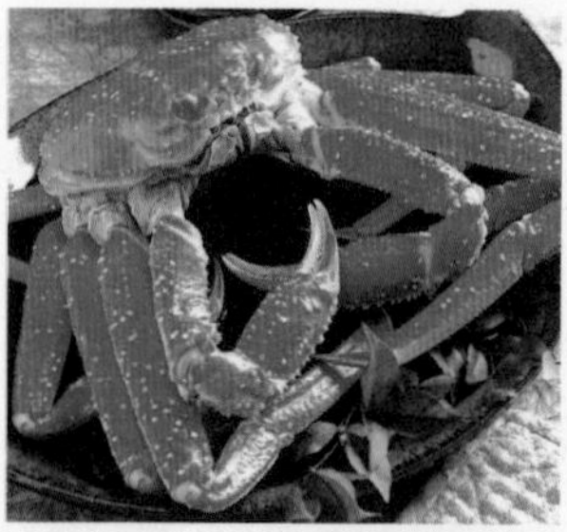

『九月圆脐十月尖』，只有农历九月的雌蟹黄满肉厚最肥美；农历十月的雄蟹膏足肉坚更鲜醇。最经典的大闸蟹的吃法，当然要属清蒸了。更能突出大闸蟹的色、香、味，膏黄脂肥肉甜，蘸些精心调制的姜汁醋，真可谓『蟹肉上席百味淡』！

### ▼蟹八件

食趣

国人食蟹的历史，可追溯到西周时代。据史书记载，早在明代，能工巧匠创制出一整套食蟹工具，包括锤、镦、钳、铲、匙、叉、刮、针8种，从此，吃蟹便成了一种饮食享受。

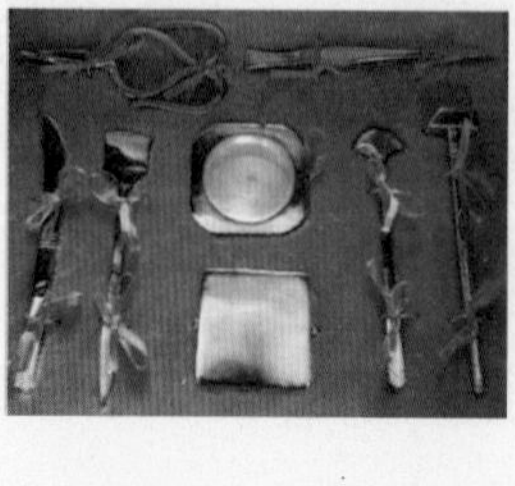

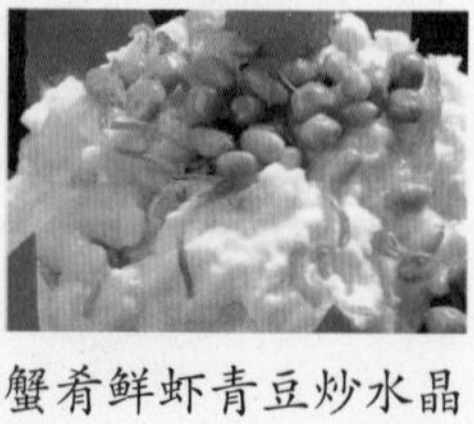

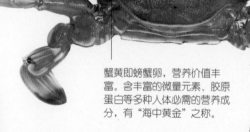

蟹肴鲜虾青豆炒水晶

## 螃蟹加工刀法实例

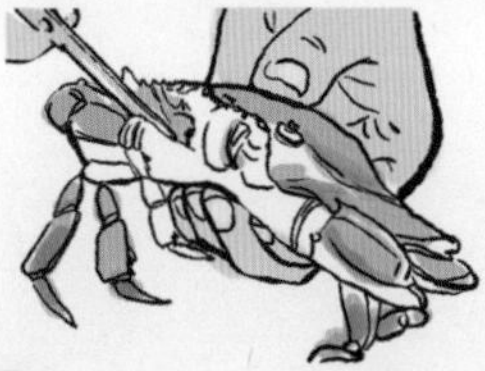

1 剪去固定螃蟹的皮筋

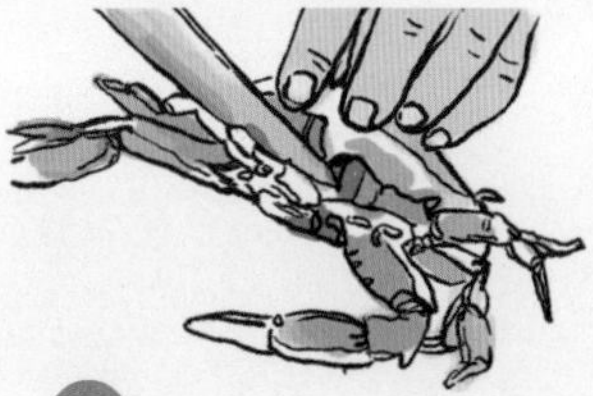

2 用刀将蟹盖掀开

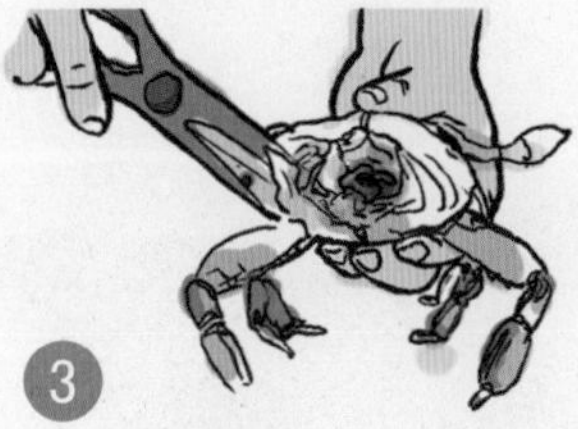

3 用剪刀剪去蟹内脏的腮毛剪掉

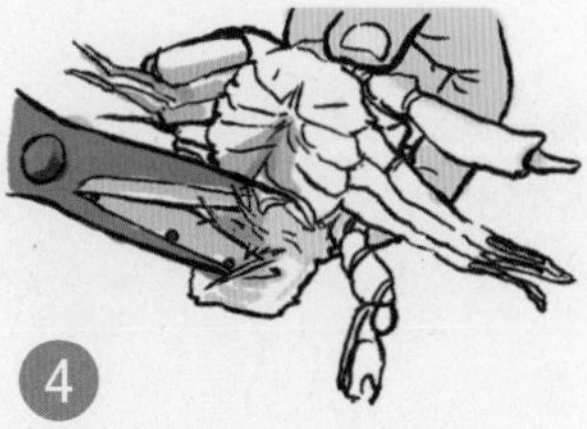

4 翻转，剪去腹部的腮毛

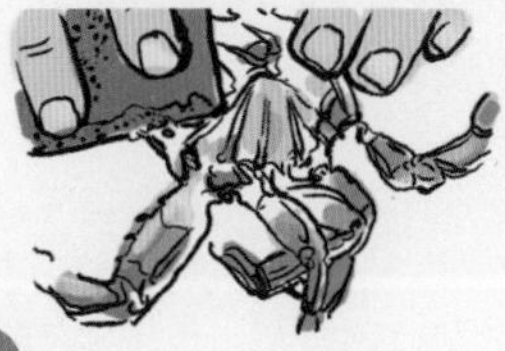

5 将螃蟹洗净

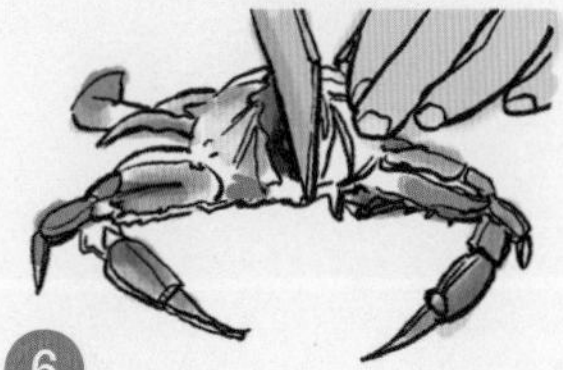

6 用刀从螃蟹腹部将其斩断

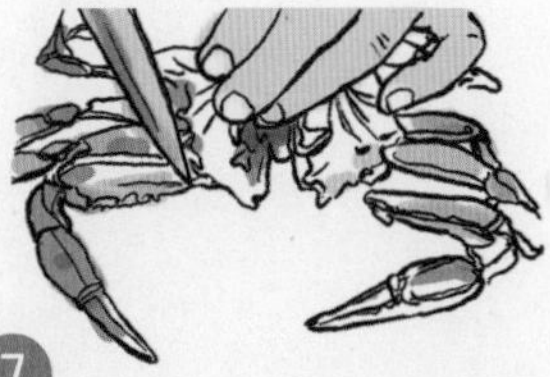

7 用刀斩去前足

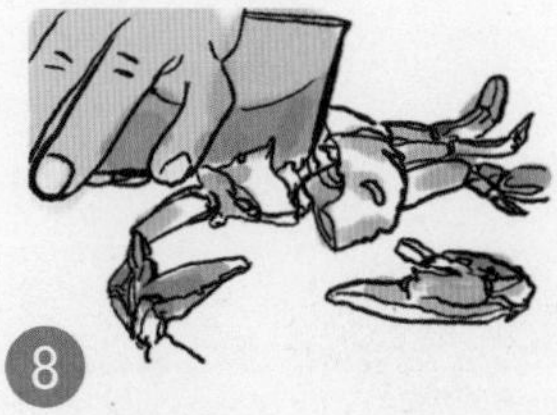

8 用刀将蟹肉切成小块

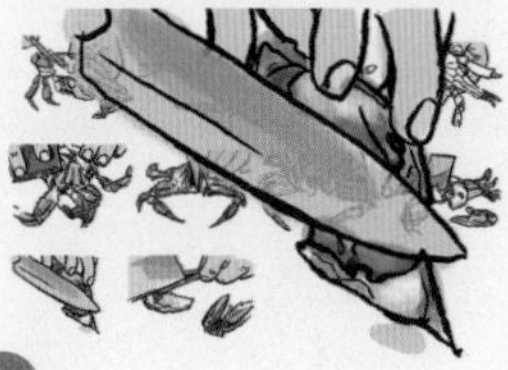

9 剪去蟹盖的边缘

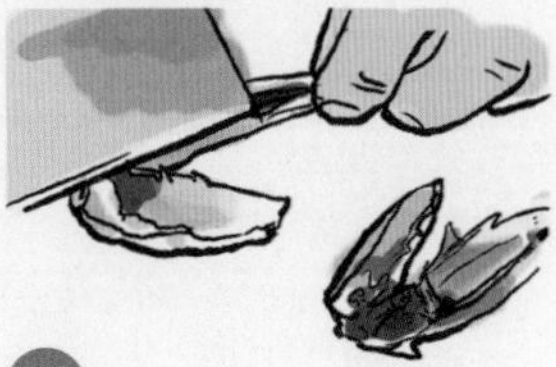

10 用刀背将蟹钳拍碎

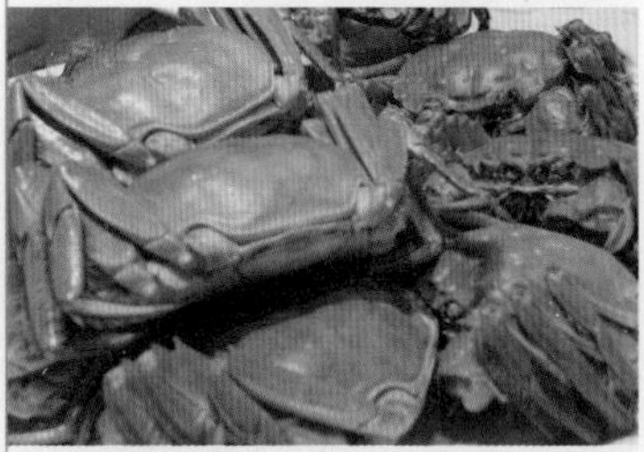

选购指南 买河蟹时一定要选活蟹，新鲜、活力强的螃蟹。特点：蟹壳青绿色、有光泽，腹部雪白饱满，腿毛顺，腿完整，蟹脚坚硬。剥开脐盖后，若壳内的蟹黄凝聚成形，则为好蟹。

## 烹饪指导

▸买回螃蟹后不用水冲洗，放入干净的缸、坛里，用糙米加入两个打碎壳的鸡蛋，再撒上两把黑芝麻将蟹盖淹没，然后用棉布蒙住缸口，使空气能流通，但又不能使蟹见阳光，这样养3天左右取出，由于蟹吸收了米、蛋中的营养，蟹肚即壮实丰满，重量明显增加，吃起来肥鲜香美。

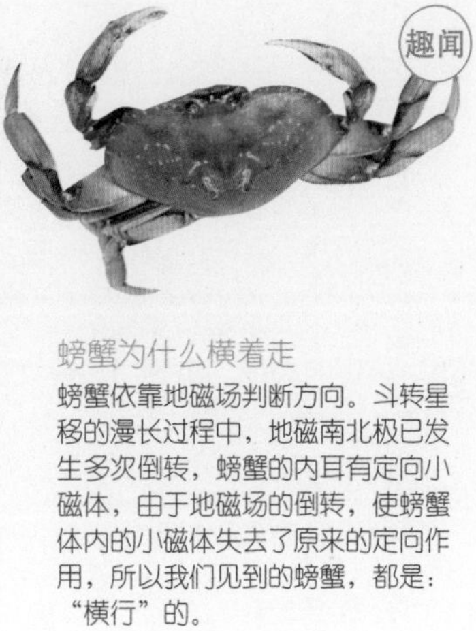


### 螃蟹为什么横着走

螃蟹依靠地磁场判断方向。斗转星移的漫长过程中，地磁南北极已发生多次倒转，螃蟹的内耳有定向小磁体，由于地磁场的倒转，使螃蟹体内的小磁体失去了原来的定向作用，所以我们见到的螃蟹，都是"横行"的。

# 鲤鱼

common carp

## 肉质鲜美，最受人们的喜爱

鲤鱼，河鱼中的佳品。肉质细嫩鲜美，是人们日常喜爱食用的水产品之一。逢年过节，人们的餐桌上都能见到它的身影，取其『年年有余』之意，以增加喜庆气氛。中医认为，鲤鱼有滋补健胃、清热解毒、消肿通乳、止咳下气的功效，对各种水肿、腹胀、少尿、产后少乳都很有作用。较为有名的黄河鲤鱼，颜色金黄，体态端庄，最受人们的喜爱。

鲤鱼广泛分布于全国各地，品种极多，形态各异。

**产地分布**

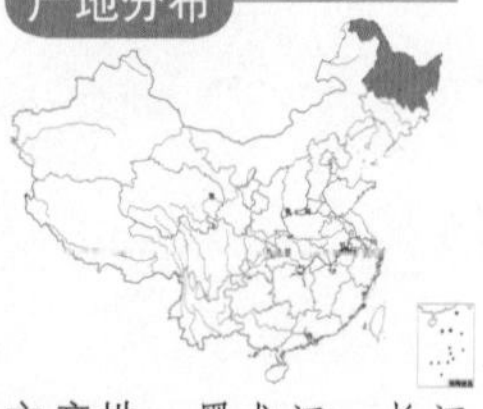

主产地：黑龙江，长江，珠江等流域

性味：味甘，性平
主要分布区域：黑龙江、长江
盛产时期：夏季

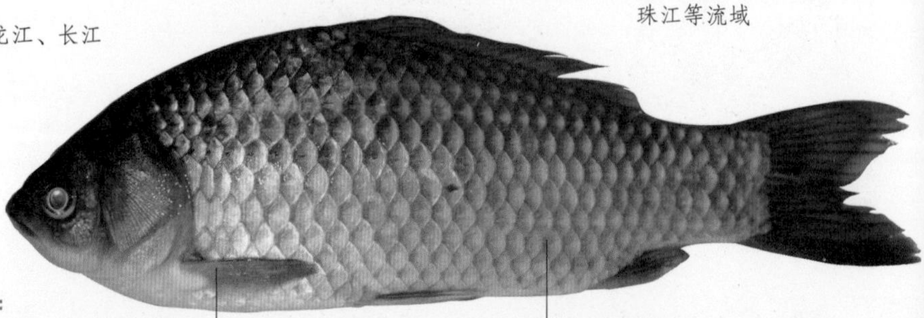

鲤鱼的脂肪多为不饱和脂肪酸，可降低胆固醇，防治动脉硬化、冠心病。

常食鲤鱼对肾炎、肝硬化以及黄疸性肝炎有很好的辅助治疗作用。

每100g鲤鱼含有：

| | |
|---|---|
| 水分 | 76.7g |
| 碳水化合物 | 0.5g |
| 蛋白质 | 17.6g |
| 脂肪 | 4.1g |
| 胆固醇 | 84mg |
| 维生素A | 25mg |

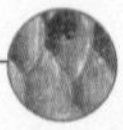

鱼鳞是特殊的保健食品。它含丰富的卵磷脂，可增强记忆力、减缓细胞衰老。

**白菜**

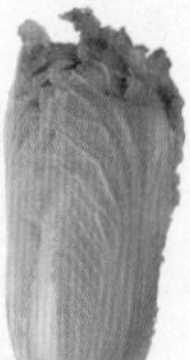

白菜含较多维生素，与肉类同食，既可增添肉的鲜美味，又可减少肉中的亚硝酸盐和亚硝酸盐类物质，减少致癌物质亚硝酸胺的产生。

### 食用宜忌

食用鲤鱼时，不宜与绿豆、芋头、牛羊油、猪肝、鸡肉、荆芥、甘草、南瓜、狗肉同食，鲤鱼若与腌制菜同食，可引起消化道癌肿。

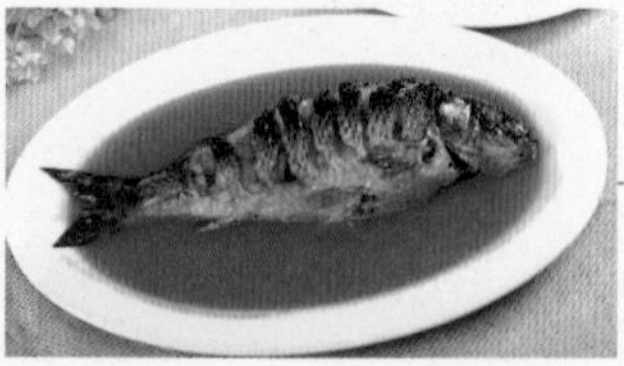

## 糖醋鲤鱼

鲁菜

外焦里嫩，色泽金黄，香酥酸甜

**材料：**

鲤鱼一千克，姜十克，葱十五克，蒜末十克，精盐五克，酱油十克，白糖四十克，醋四十克，清汤一百五十克，湿淀粉六十克，花生油一百克。

**做法：**

鱼处理干净后，腹部切花刀，在腹部洒入精盐稍腌，在鱼的周身均匀抹上湿淀粉，然后手提鱼尾入锅炸制，炸至金黄色时捞出，锅内留少许底油，油锅烧热，放入葱、姜、蒜末、精盐、酱油、加清汤、白糖，旺火烧沸后，放湿淀粉搅匀，烹入醋即成糖醋汁，迅速浇到鱼身上即可。

### 烹饪指导

如何祛除鱼腥味：将鱼处理干净后，放入盆中倒些黄酒，可除去鱼腥味，还可使鱼味道鲜美。鲜鱼剖开洗净，在牛奶中浸泡片刻也可去除腥味。

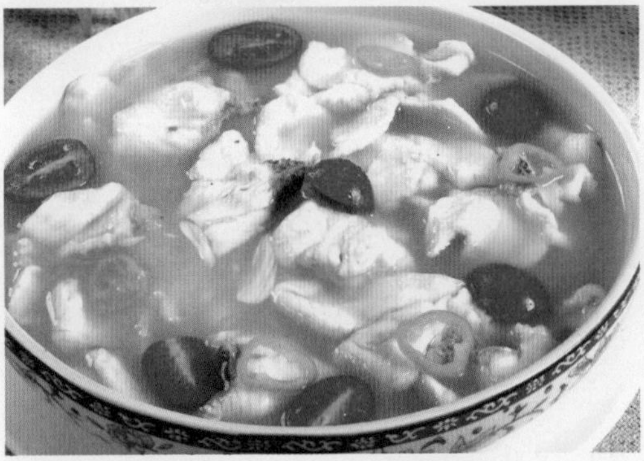

## 当归鲤鱼汤

鲁菜

▼养气补血

**材料：**

当归十五克，白芷十五克，北芪十五克，枸杞十五克，大枣五枚，鲤鱼一条(约六百克)。

**做法：**

将当归、白芷、北芪、枸杞洗净，大枣去核，鲤鱼处理干净后，加清水适量，煮至鲤鱼熟，入盐、味精调味即成。

## 鲤鱼药膳，处方颇多

▼鲤鱼为主做药膳，处方颇多，举例如下：

益气健脾方：鲤鱼切块煮汤，开锅约半小时，去刺留汤，酌加盐、料酒、味精及大枣五十克，粳米适量入汤煮粥。

利水消肿方：赤小豆五十克，薏苡仁一百克，冷水泡六小时后水煮一小时，加入鲤鱼一条约五百克，砂锅文火清炖成粥。

升血养胃方：鸡内金五十克泡六小时，加入党参一百克，先煮一小时，加入鲤鱼一条约五百克，酌加调料，文火清炖约一小时，吃鱼喝汤。

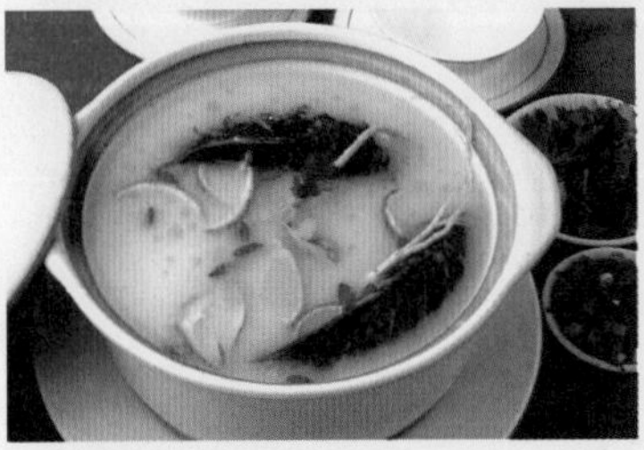

## ▲鲤鱼汤

鲁菜

**材料及做法：**

鲤鱼五百克，加水煮汤至鱼烂熟，用胡椒、食盐少许调味。饮汤吃肉。

**功效：**

用鲤鱼煮汤，取其能补脾健胃，与有温胃健胃作用的胡椒同用，尤有良效，调以食盐，味更鲜美。用于病后或产后，脾胃虚寒，少食纳滞。

### 品种群

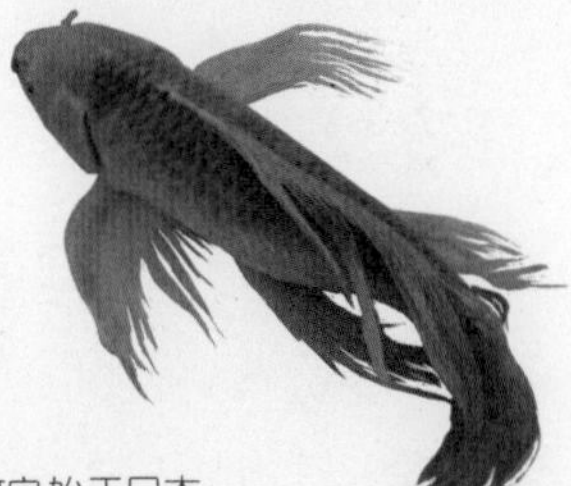

锦鲤

锦鲤源于中国，制种改良始于日本。日本将其誉为“国鱼”。锦鲤具有鲜艳似锦的色彩，变幻多姿的斑纹，是一种大型高贵的观赏鱼类。

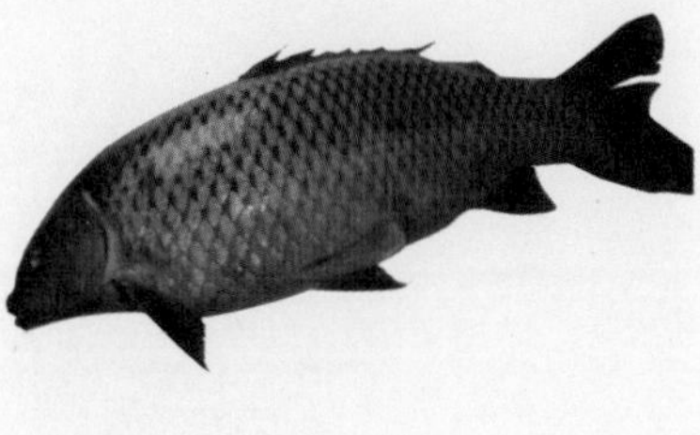

河鲤鱼

体色金黄，有金属光泽，胸、尾鳍带红色，肉味纯正鲜美，肉质佳，食用价值高。

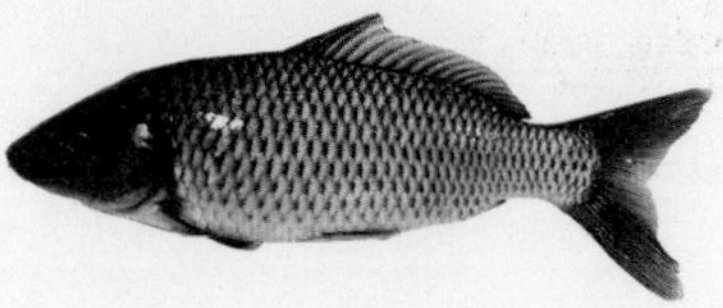

池鲤鱼

青黑鳞，刺硬。泥土味较浓，但肉质较为细嫩。

# 鲢鱼

chub

## 温中益气，利水行湿

鲢鱼又叫白鲢、水鲢、跳鲢、鲢子，主要以浮游植物为食，属鲤科，是著名的四大家鱼之一。体形侧扁、稍高，呈纺锤形，背部青灰色，两侧及腹部白色。头较大。眼睛位置很低。鳞片细小。肉质鲜嫩，营养丰富。适合蒸、烧、炖等食用方法，由于肉质松软，炖汤口感更佳。

产地分布

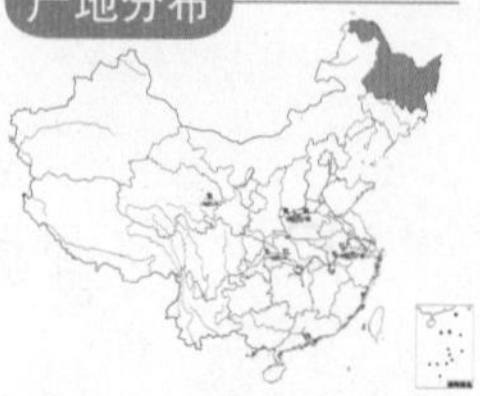

主产地：分布在于我国长江、珠江、黄河、黑龙江等水系

每100g鲢鱼含有：

| | |
|---|---|
| 水分 | 77.4g |
| 蛋白质 | 17.8g |
| 脂肪 | 3.6g |
| 胆固醇 | 99mg |
| 维生素A | 20mg |

性味：味甘、性温

功效：健脾补气、温中暖胃、散热

适宜人群：肾炎、肝炎、水肿、小便不利、脾胃气虚、营养不良者宜食

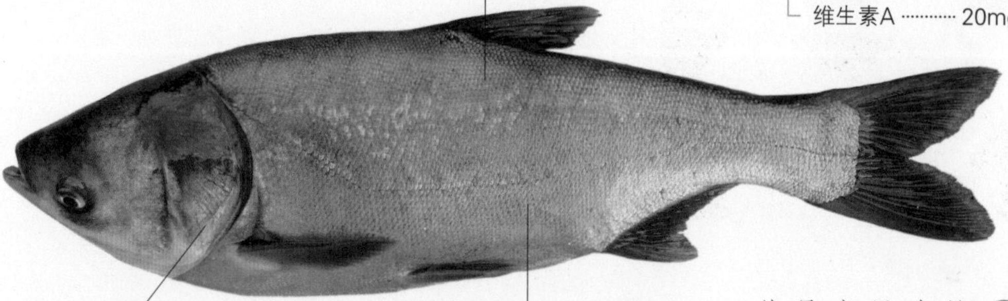

鲢鱼内含丰富的胶质蛋白，是女性滋养肌肤的理想食品。

鲢鱼肉有暖胃、益气、润肤、利水的功效，主治体质虚弱，皮肤粗糙等症。

鲢鱼的营养成分价值与鳙鱼相似，有促进大脑发育、提高记忆力、维持大脑机能及抗衰老等功效。

### 烹饪指导

鲢鱼肝脏含有有毒物质，清洗时，要将其除去；鲢鱼适用于烧、炖、清蒸、油浸等烹调方法，尤以清蒸、油浸最能体现出鲢鱼清淡、鲜香的特点。

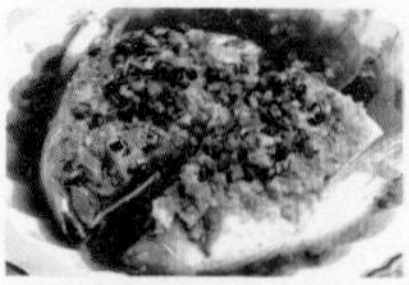

常吃鱼头可以健脑、延缓脑力衰退，另外，鱼头中还富含丰富的胶原蛋白。

## ▼拆烩鲢鱼头

苏菜

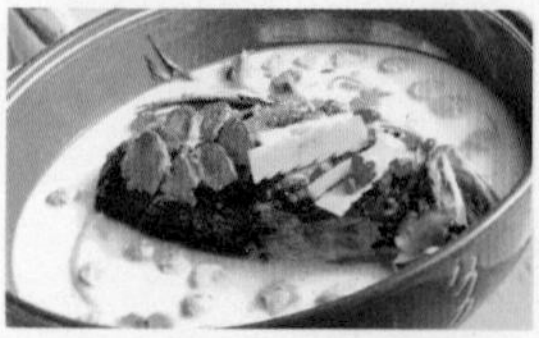

**拆烩鲢鱼头**是中国菜系苏菜菜系中的代表菜，以鲢鱼头为主要材料，口味咸鲜，鱼肉肥嫩，汤汁稠浓，口味鲜美，营养丰富。

**材料及做法：**

将鱼头分成两片，洗净，加水入锅用旺火煮至鱼肉离骨时，捞出鱼肉；锅内再换清水，放入鱼头肉，加葱结十克、姜片十克，置旺火上烧沸，舀入熟猪油五十克，烧至五成热时，放入虾子、蟹肉略炒，烹入调料，再放入笋片、香菇片、鸡肉片，盖上锅盖，烧十分钟左右；加入菜心，用水淀粉勾芡，盛盘后，撒上胡椒粉，放火腿片即成。

## ▶鲢鱼丝瓜汤

补中益气、生血通乳，适合产后因气血不足而乳汁较少者。鲢鱼含有丰富的蛋白质和脂肪，对身体虚弱、营养不良的人有显著食疗作用，另外，鲢鱼是催乳佳品，尤其适合产妇食疗进补。

# 鳙鱼

aristichthys nobilis

## 补脑，暖胃益筋骨

鳙鱼，属鲤科鳙属，又称胖头鱼、花鲢鱼、摆佳鱼、大头鱼等。是我国四大家鱼之一，头大，鳙鱼体侧扁，头极肥大。口大，体侧上半部灰黑色，腹部灰白，两侧杂有许多浅黄色及黑色的不规则小斑点。分布于亚洲东部，我国各大水系均有此鱼。属高蛋白、低脂肪、低胆固醇的鱼类。

产地分布

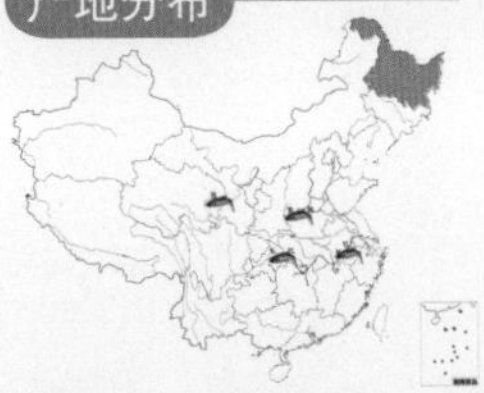

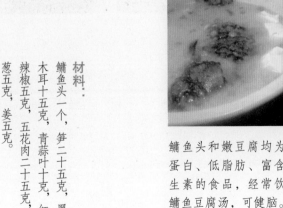

主产地：分布于长江、黄河、黑龙江、珠江等流域。现我国大部地区均有人工饲养。

每100g鳙鱼含有：

| | |
|---|---|
| 水分 | 76.5g |
| 碳水化合物 | 4.7g |
| 蛋白质 | 15.3g |
| 脂肪 | 2.2g |
| 胆固醇 | 112mg |
| 维生素A | 34mg |

功效：暖胃益气

适宜人群：体质虚弱、脾胃虚寒、营养不良、咳嗽、水肿、肝炎、眩晕、肾炎者。

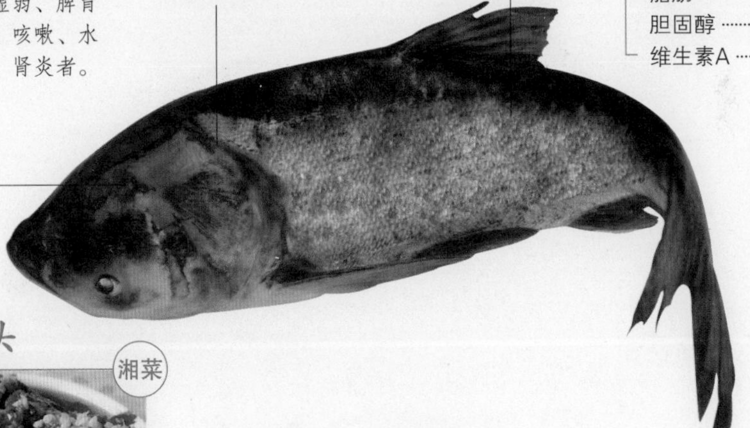

鳙鱼属高蛋白、低脂肪、低胆固醇鱼类，经常食用可起到保护心脑血管的作用。

鳙鱼可调胃，经常食用可起到润泽皮肤的作用。

鱼头富含胶质，蛋白质丰富，有助于青少年脑部的发育。

### ▼剁椒鱼头

湘菜

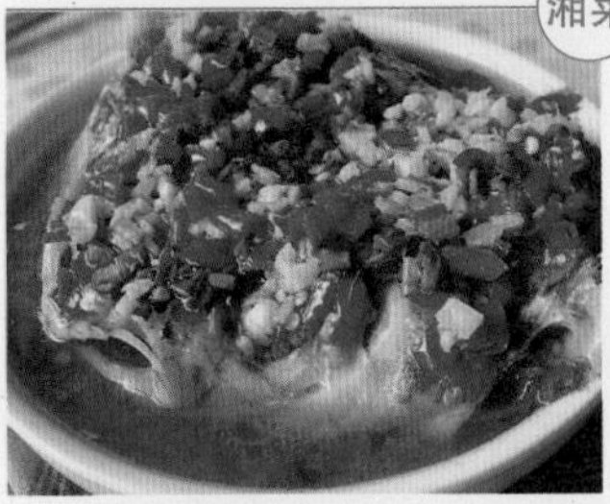

剁椒鱼头是湘潭的一道名菜。融鱼头的“味鲜”和剁辣椒的“辣”为一体，别有风味。

**材料：** 鳙鱼头一个，笋二十五克，黑木耳十五克，青蒜叶十克，红辣椒五克，五花肉二十五克，葱五克，姜五克。

**做法：**

①将鱼头洗净备用；

②将锅置火上，加入少许油，将五花肉、葱、姜煸炒出香味，下鱼头煎至两面金黄，加少量水，待水开后，加入黑木耳、笋及调料直至烧熟，转至大火，将汤汁收尽，出锅装盘；

③将红辣椒煸炒出香味，放在鱼头中间即可。

### ▼川芎白芷蒸鱼头

药膳

▶祛风止痛，活血行气

鳙鱼头一个，破开切块，川芎、白芷、水、食盐适量，同蒸熟，食肉喝汤。

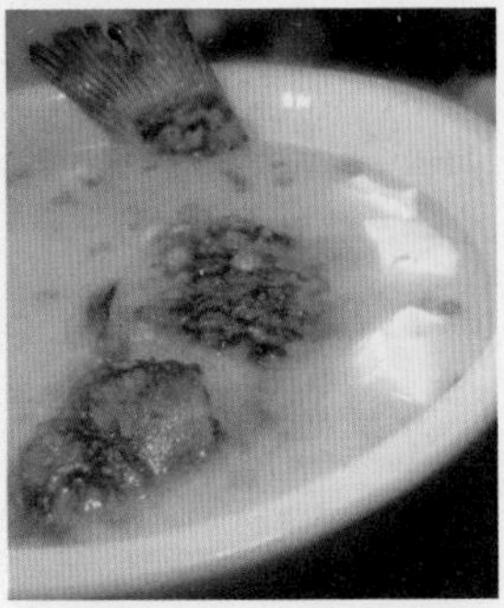

鳙鱼头和嫩豆腐均为高蛋白、低脂肪、富含维生素的食品，经常饮用鳙鱼豆腐汤，可健脑。

# 鳝鱼

eel

## 小暑黄鳝赛人参

鳝鱼，又称黄鳝、长鱼、蛇鱼等，富含蛋白质、脂肪、鳝鱼素、钙、磷、铁、维生素$B_1$、维生素$B_2$等多种营养物质。相传，古代有些大力士，之所以力大无穷，完全归功于常吃鳝鱼。鳝鱼味鲜柔美，刺少肉厚，肉质细嫩。小暑前后一个月的夏鳝鱼最为滋补味美，故有『小暑黄鳝赛人参』之说。

产地分布

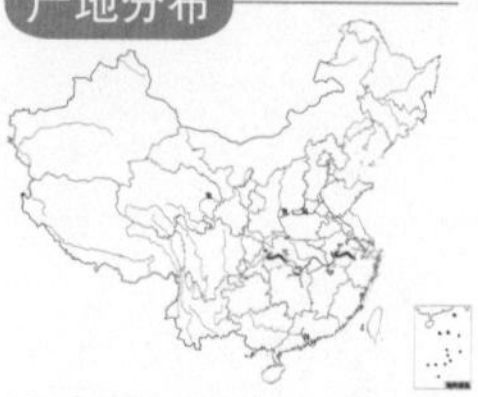

主产地：珠江流域和长江流域

每100g鳝鱼含有：

| | |
|---|---|
| 水分 | 78g |
| 碳水化合物 | 1.2g |
| 蛋白质 | 18g |
| 脂肪 | 1.4g |
| 胆固醇 | 125mg |
| 维生素A | 50mg |

成熟周期

4 5 6 7 8 9

成熟期：6～8月

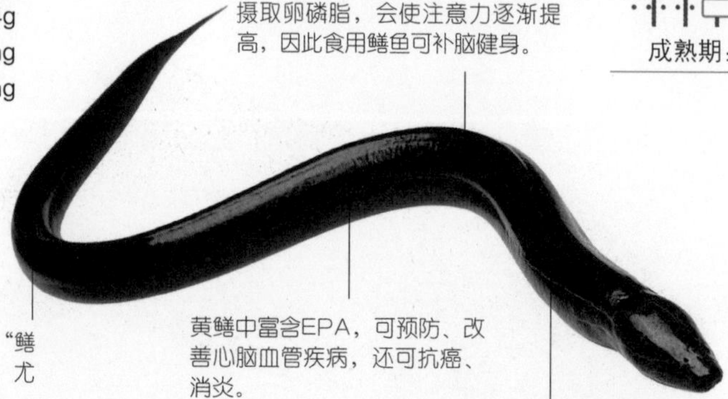

鳝鱼中富含的DHA和卵磷脂，是脑细胞不可缺少的营养。经常摄取卵磷脂，会使注意力逐渐提高，因此食用鳝鱼可补脑健身。

鳝鱼中含可调节血糖的“鳝鱼素”，含微量的脂肪，尤适于糖尿病人食用。

黄鳝中富含EPA，可预防、改善心脑血管疾病，还可抗癌、消炎。

黄鳝肉味鲜美，做法多样，如与鸡、鸭、猪等肉类清炖，其美味加倍。

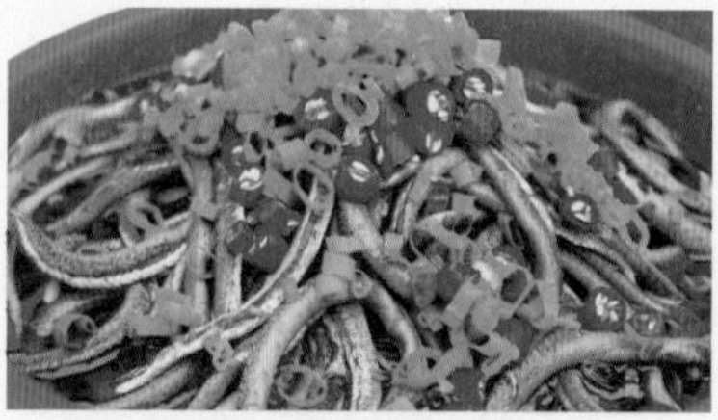

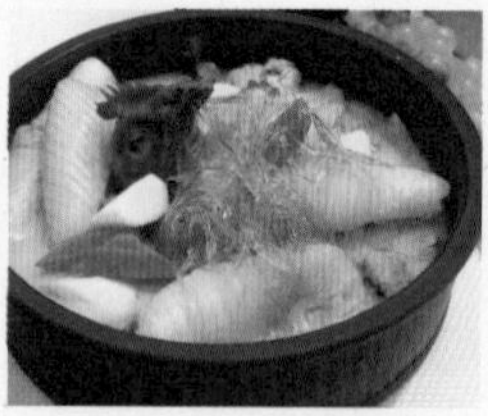

## ◀鳝鱼人参当归汤

药膳

▶补益气血，强筋健骨

## ▲子龙脱袍

湘菜

▶咸香而鲜，滑嫩适口

子龙脱袍是一道以鳝鱼为主料的传统湘菜。因在制作过程中，鳝鱼需脱皮，形似古代武将脱袍，故将此菜取名为『子龙脱袍』。

**做法：**将鳝鱼去皮在沸水中氽烫后，去刺切丝；将鸡蛋打入碗内，搅匀，放入干淀粉、精盐调匀，再放鳝鱼丝抓匀上浆；锅中加少许油，倒入鳝鱼丝翻炒，然后入玉兰片、青辣椒、冬菇丝、精盐、味精、黄醋煸炒，盛入盘中，撒上胡椒粉，淋入香油，香菜拼入盘边即成。

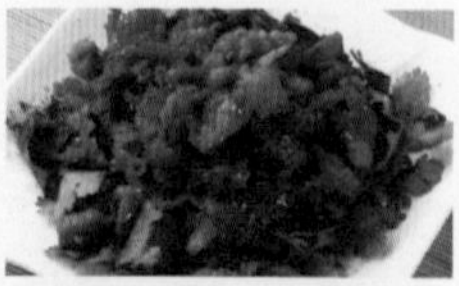

狗肉温热动火，有助阳之性，黄鳝甘而大温，二者同食，温热助火作用更强。

# 鲈鱼 perch

## 强化骨质，强健身体

鲈鱼，俗称鲈鲛，被誉为『四大名鱼』之一。中医认为，鲈鱼具有补肝肾、益脾胃、化痰止咳之功效，适合肝肾功能不足的人食用。鲈鱼肉质鲜美，口味鲜香，肉为蒜瓣形，最宜清蒸、红烧或炖汤。秋末冬初，鲈鱼尤其肥美，鱼体内积累的营养物质也最丰富，是吃鱼的最佳时节。

### 产地分布

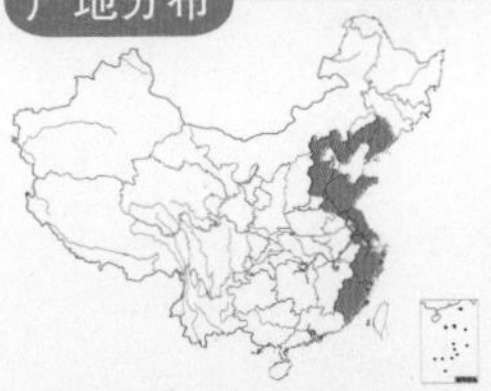

主产地：鲈鱼是出口品种，出口口岸：辽宁、河北、天津、山东、江苏、上海、浙江、福建。

性味：味甘性平

功效：健脾补气，益肾、安胎

适宜人群：适宜贫血头晕，妇人妊娠水肿，胎动不安者食用

每100g鲈鱼含有：

| | |
|---|---|
| 水分 | 76.5g |
| 蛋白质 | 18.6g |
| 脂肪 | 3.4g |
| 胆固醇 | 86mg |
| 维生素A | 86mg |

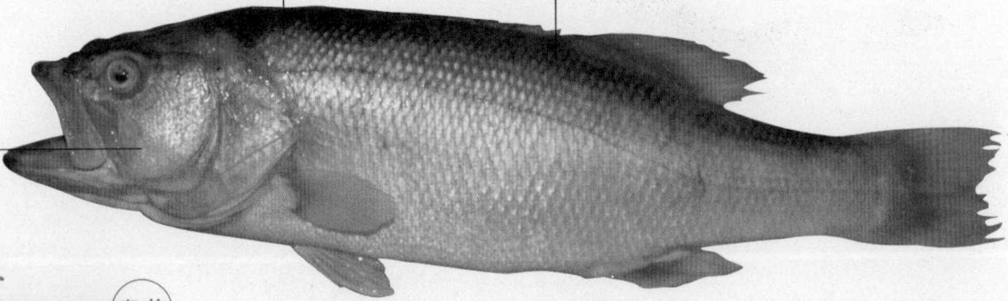

鲈鱼营养丰富，可强化骨质，促进钙的吸收，还能保证人体代谢活动正常进行。

人体的必须元素铜能维持神经系统的正常运转，鲈鱼血中含丰富的铜元素，可用来补充铜质。

鲈鱼的腮、肉都可入药，有健脾益气之功效，常用来治疗慢性胃炎、消化不良等病症。

## ▼清蒸鲈鱼

粤菜

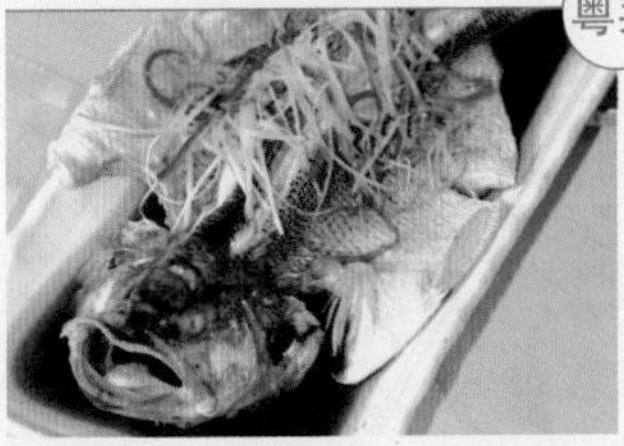

清蒸鲈鱼为粤菜代表菜，以鲈鱼为制作主料，以蒸为主，口味咸鲜，营养丰富，补益效果极佳。

## ▶鲈鱼健脾汤

药膳

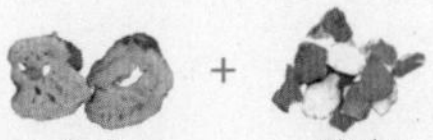

白术 10g + 陈皮 5g

白术健运脾胃，辅以陈皮健胃理气，胡椒暖中健胃，加用鲈鱼，强其益脾健胃之功效。

### 保鲜小窍门

将鱼洗净，刮去鱼鳞，除去鱼鳃及内脏，剪掉鱼鳍，擦干水分后，抹少许盐，包上保鲜膜，冷冻保存。

### 烹饪指导

为了保存鲈鱼的风味，蒸鱼时可以不必先用调料，可以在盘内放一些葱姜垫底，而蒸锅内的水要先煮沸，才能把鱼放入。鱼蒸完后的汤汁腥气较重，应把盘内的汤汁倒去不用。煮鱼片汤时，可以加些酒，以去除腥味。

**材料：**

鲈鱼一条，猪肉丝五十克，水发冬菇丝二十克，精盐适量，猪油四十克，麻油适量，生抽适量，姜丝适量，胡椒粉适量，葱，淀粉适量，味精适量。

**做法：**

将鲈鱼处理干净后，用盐、麻油、味精等拌匀，浇入鲈鱼肚内，将葱放在碟底，然后将鲈鱼放入盘中。将猪肉丝、冬菇丝、姜丝、热盐、酱油搅匀，涂在鱼身上，隔水大火蒸十分钟，熟后加生葱丝及胡椒粉放于鱼上，再烧滚猪油淋上，略加适量生抽调味即成。

# 鲳鱼

pomfret

## 减少心脑血管疾病发生率的重要物质

鲳鱼又名银鲳、白鲳鱼，体短而高，鳍侧扁，略呈菱形。头较小，眼圆，口小，牙细。鲳鱼营养丰富，所含的具特殊成分的不饱和脂肪酸，经实验证明可减少心脑血管疾病发病率，鲳鱼的胆固醇含量也低于所有的动物性食品。鲳鱼肉厚、少刺、味美，是天然营养佳品。

产地分布

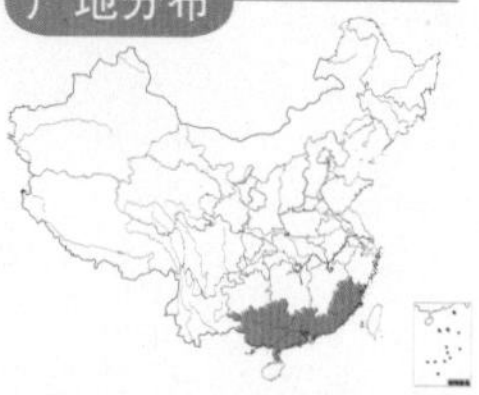

主产地：主要分布于我国南海、东海、黄海、渤海等沿海

性味：味甘，性平

功效：补脾益气

适宜人群：脾胃虚弱，气血不足者

每100g鲳鱼含有：

| | |
|---|---|
| 水分 | 72.8g |
| 蛋白质 | 18.5g |
| 脂肪 | 7.3g |
| 胆固醇 | 77mg |
| 维生素A | 24mg |
| 钙 | 46mg |

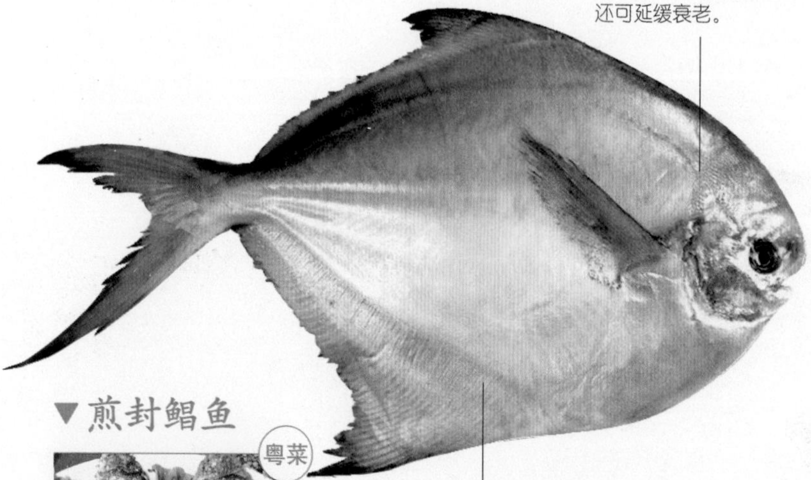

鲳鱼含有丰富的硒和镁，对心血管疾病有预防作用，可预防癌症，还可延缓衰老。

鲳鱼的维生素含量较高，经常食用，对眼睛大有益处。中医认为鲳鱼具有益气养血、补胃益精、柔筋利骨之功效。

**选购指南**

我们日常食用的鲳鱼，大多数是冰冻的。选购时，应选眼球饱满、角膜透明、体表细鳞紧密而且色泽银白的鱼。冷冻鲳鱼若出现了微黄油斑，表示冷冻时间过久。

**烹饪指导**

由于鲳鱼的脂肪和水分较多，肉质脆，所以不适于煲汤，应采用蒸、炸、煎等烹饪方法。鲳鱼从冰箱取出后待食用时，不要与水直接接触。

### 煎封鲳鱼

粤菜

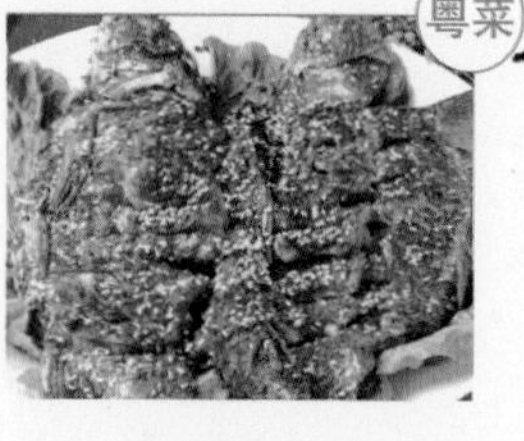

煎封，是粤菜煎法中的一种，多用于烹制肉质肥厚的材料。所用调味汁称为煎封汁。做法以煎为主焖为辅，菜品既有煎的芳香，也有焖的浓醇，滑软可口，风味别致。

**材料：** 鲳鱼一条，蒜泥一点五克，姜一点五克，煎封汁二百五十克，葱一点五克，绍酒十克，胡椒粉零点零一克，芝麻油零点五克，生抽十五克，花生油一千克，姜汁酒十五克。

**做法：** ①将鱼处理干净后，两面各斜拉四刀，用酱油、姜汁酒腌约十分钟。将煎封汁、芝麻油、胡椒粉兑成芡汁；②炒锅用中火烧热，下花生油，放入鲳鱼，煎炸至两面呈金黄色，捞起盛在盘中；③将炒锅下蒜、葱、姜，爆至有香味，加绍酒、芡汁、煎封汁，淋在鱼身上即成。

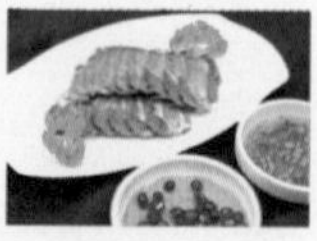

**食用宜忌**

烹制鲳鱼时，不可用牛油或羊肉烹制；食用鲳鱼时，不可与羊肉同食；另外，鲳鱼子有毒性，也不可食用。

# 螺 spiral shell

## 丰腴细腻，素有『盘中明珠』之美誉

螺，是一种腹足类动物，特指可以完全缩入其壳中以得保护的腹足类动物。螺肉营养丰富，味道鲜美。螺的食用价值很高，对肝炎、黄疸及泌尿系统疾病有一定的辅助治疗作用。中医认为，螺肉有清热利水、除湿解毒的功效，但由于螺肉性寒，所以胃寒患者及产后妇女不宜食用。

每100g螺含有：

| | |
|---|---|
| 水分 | 82g |
| 碳水化合物 | 3.6g |
| 蛋白质 | 11g |
| 脂肪 | 0.2g |
| 胆固醇 | 152mg |
| 钙 | 1030mg |

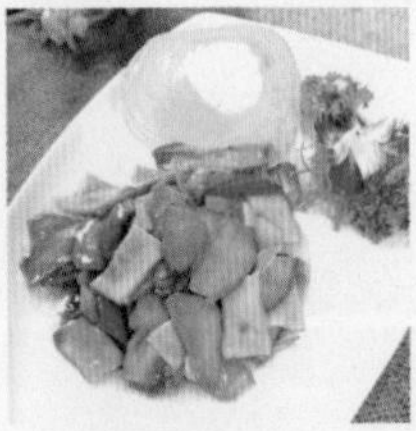

螺肉的食用方法以炒制为多，可以辣炒、酱炒、蒜炒等，此外还可采用蒸、炸、煮等烹饪方法。

性味：味甘性寒

功效：清热，解暑，利尿，止渴

适宜人群：小便不利、黄疸、脚气、水肿、消渴者

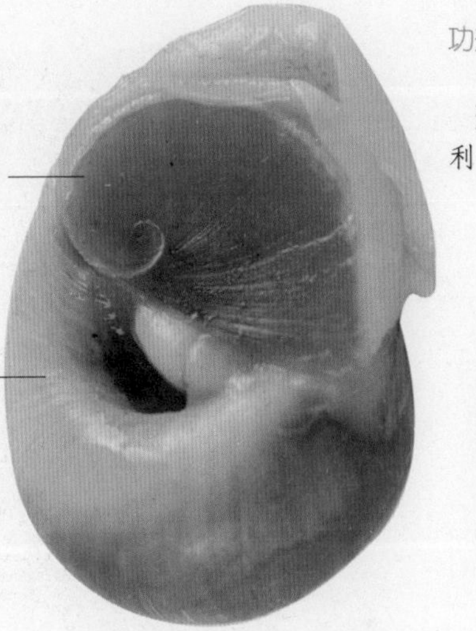

螺肉能消肝润肺消积，镇肝熄风。天气炎热时，食用螺肉，可解毒降燥。

新鲜的螺肉最适合做食疗品以补阴虚。但伤风感冒未愈或脾胃虚寒者，不宜食用过多。

**选购指南** 新鲜的螺，养在水里，它会伸出螺肉来，碰触时，会马上将肉缩入壳内；若螺肉不会向外伸出，可能螺已死亡。螺身较大时，螺肉比较肥美。

### 品种群

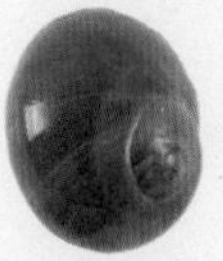

**海螺**

海螺分布于沿海水域，肉质最肥美。

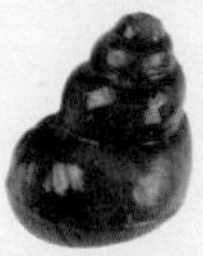

**田螺**

田螺为田螺科动物的中国圆田螺的全体。

## ▼醉香螺

鲁菜

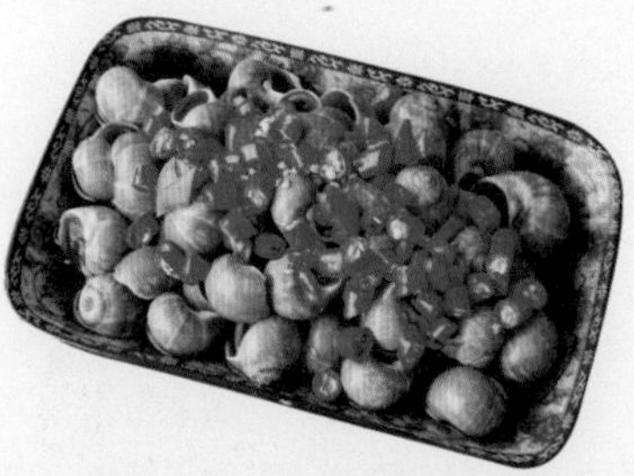

**材料：** 香螺、料酒、味精、盐、葱段、姜片、蒜片、卤汁各适量。

**做法：**
①主料加料酒和盐腌制；
②锅内加入适量的水，料酒、盐、味精烧成汤汁；
③倒入香螺，烧至成熟，加入葱段、姜片、蒜片即可；
④出锅后，放在容器内，加入适量的卤汁，腌制二十四小时后即可食用。

**蘑菇炒螺肉**

螺肉90g，蘑菇250g，姜丝、葱花同炒，可补气健脾、除湿退黄。适用于早期肝硬化。

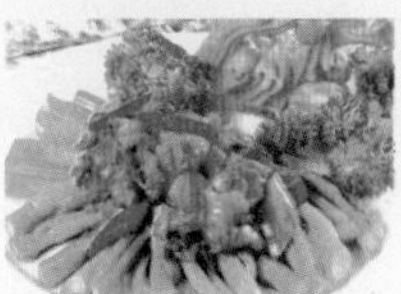

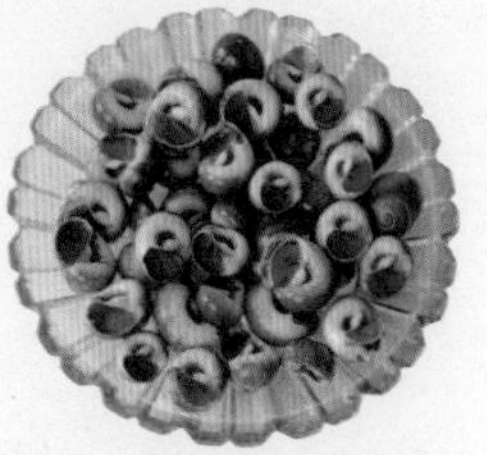

买回来的螺要在清水中滴几滴香油、浸泡2日后再食用，以吐出腹中的脏物。

# 扇贝

scallop

## 海味珍品，清爽宜人

扇贝，又名元贝、江瑶柱、带子，肉色洁白、细嫩，味道鲜美，营养丰富，被列入八珍之一，与海参、鲍齐名，并列为海味中的三大珍品。古人称赞扇贝『食后三日，尤觉鸡虾乏味』，可见扇贝味道之鲜美。中医认为，扇贝具有滋阴、补肾、调中、下气、利五脏之功效，可治疗头晕目眩、脾胃虚弱等症状。

每100g扇贝含有：

| | |
|---|---|
| 能量 | 60kcal |
| 蛋白质 | 11.1g |
| 脂肪 | 0.6g |
| 碳水化合物 | 2.6g |
| 胆固醇 | 140mg |
| 核黄素 | 0.1mg |
| 烟酸 | 0.2mg |
| 维生素E | 11.85mg |
| 钙 | 142mg |

性味：味甘，咸，性微温
功效：滋阴，补肾，调中
适宜人群：适宜高胆固醇、高血脂体质者

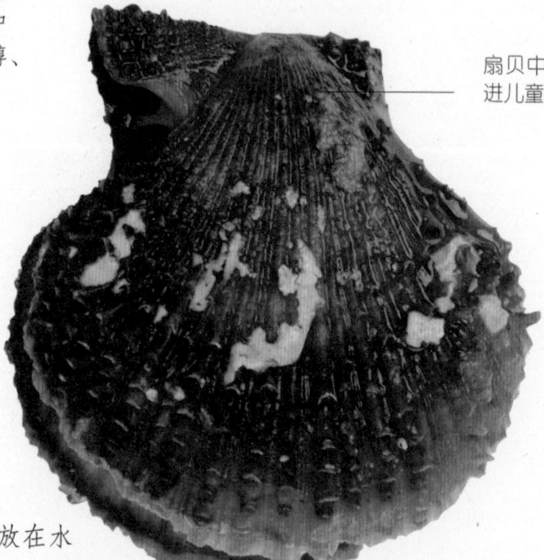

扇贝中的锌含量较高，可促进儿童的生理及智力发育。

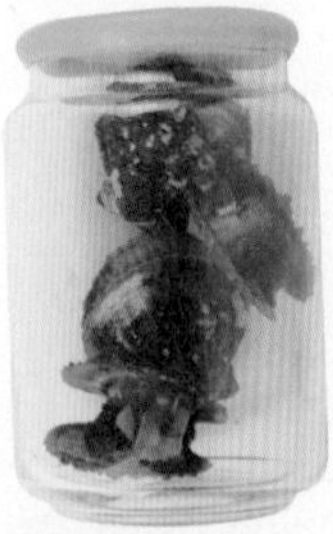

### 保鲜小窍门

新鲜活扇贝，买回后放在水里，撒少许盐，一天换三次水，可保持长时间鲜活。

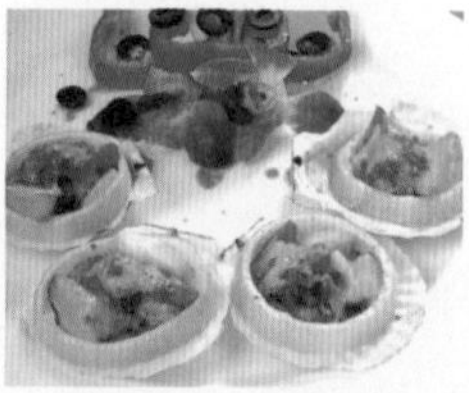

### 烹饪指导

扇贝本身极富鲜味，烹制时不宜再加味精，也不宜多放盐，以免鲜味反失。

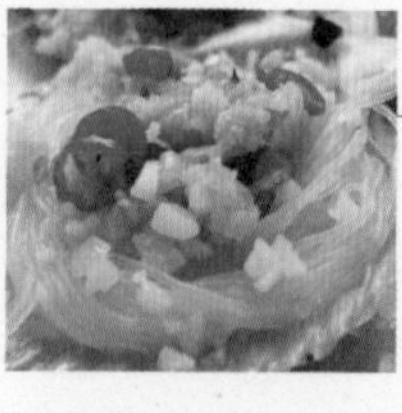

## 蒜蓉粉丝蒸扇贝

粤菜

**材料：**扇贝十个，粉丝适量，辣椒、姜、蒜、香葱适量，盐、酱油、料酒、香油适量。

**做法：**①将扇贝肉从壳中取出，洗净，粉丝泡发备用；②取一只小碗，放入姜蒜末、辣椒末、料酒、酱油、香油、盐调匀成汁；③将扇贝壳摆入盘中，放入一层粉丝，再放入扇贝肉，将调好的汁淋在扇贝上，放入蒸锅蒸五分钟，出锅后撒入香葱末，淋少许酱油和少许热油即可。

**特点：**鲜味浓郁，爽滑口感佳。

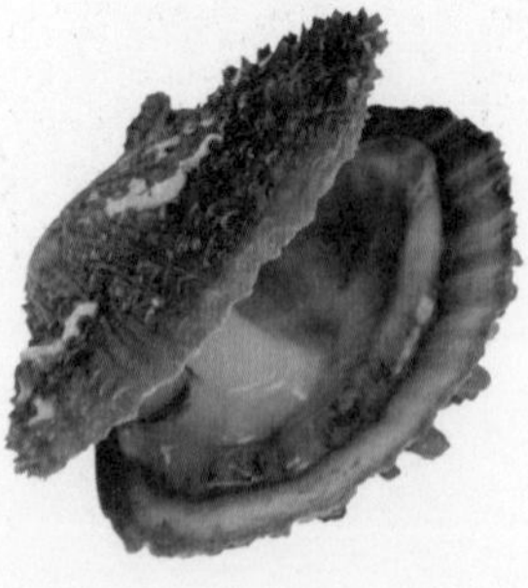

扇贝肉由两部分构成，一是呈白色的扇贝内敛肌，有肉感，二是分布在内敛肌周围的肉，红色且很柔软，应丢弃。

# 蛤蜊

clam

## 肉质鲜美，防治中老年慢性病的理想食品

蛤蜊，其肉质鲜美无比，被称为『天下第一鲜』『百味之冠』，蛤蜊不仅味道鲜美，而且它的营养素构成也比较全面。同其他贝类一样，经常食用蛤蜊肉，也可降低胆固醇。它还含有蛋白质、脂肪、碳水化合物、铁、钙、磷、碘、维生素、氨基酸和牛磺酸等多种成分，对甲状腺肿大、小便不利、糖尿病等症也有辅助疗效，是一种低热能、高蛋白，能防治中老年人慢性病的理想食品。

每100g蛤蜊含有：

| | |
|---|---|
| 水分 | 84.1g |
| 碳水化合物 | 2.8g |
| 蛋白质 | 10.1g |
| 脂肪 | 1.1g |
| 胆固醇 | 186mg |
| 钙 | 133mg |
| 磷 | 128mg |

性味：味咸，性寒

功效：滋阴，利尿化痰

适宜人群：孕妇及年老体弱者

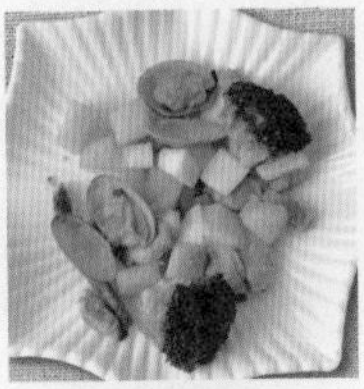

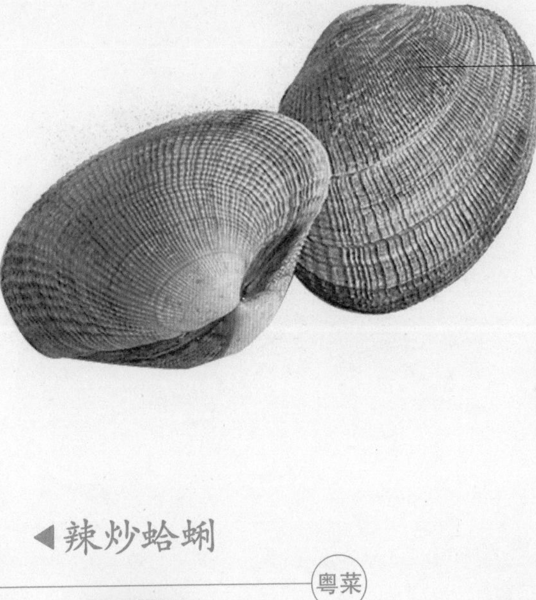

蛤蜊具有预防心脑血管疾病的功效，它所含的牛磺酸，能排除体内多余的胆固醇，防止动脉硬化，强化肝功能。

蛤蜊全身都可做药用。蛤蜊的壳可用来治疗糖尿病和宿醉后喉咙干渴，蛤蜊肉可清热，改善眼部充血、月经异常、内分泌失调等症状。

### 食用宜忌

蛤蜊虽然味道鲜美，但也应该控制摄入量。食用蛤蜊过多，容易出现恶心和湿疹，严重者还会出现荨麻疹。

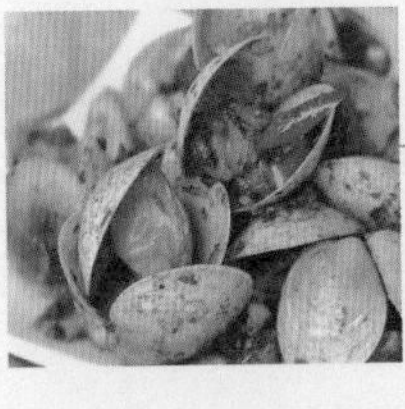

### ◀辣炒蛤蜊

粤菜

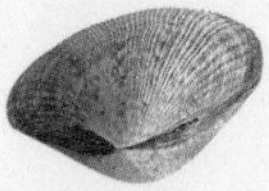

**材料：**

调料：葱末、姜末各一大匙，红辣椒适量，绍酒半大匙，酱油、精盐、味精各少许，白糖一匙。

**做法：**

锅中放少许油，将葱花，辣椒炒出香味起油锅放入姜末，放入蛤蜊翻炒至蛤蜊壳微微张开（翻炒不宜过勤，每隔五至十秒左右翻一次），放入黄酒、胡椒粉，继续翻炒至蛤蜊壳全部张开，盖上锅盖，焖煮至汤汁收干，放入切丝的红辣椒炒熟，即成。

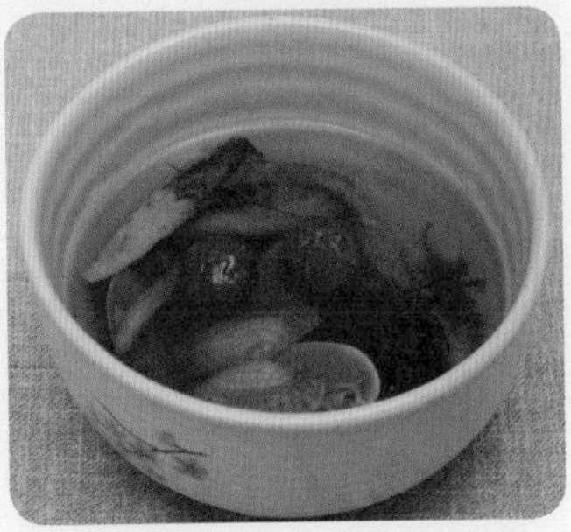

### ▲茵陈甘草蛤蜊汤

▶利尿消肿+清热凉血

# 鱿鱼

cuttlefish

## 营养丰富，对骨骼发育和造血十分有益

鱿鱼，又名柔鱼、枪乌贼，并非鱼类，属于海洋软体动物，与墨鱼、章鱼等软体腕足类海产品在营养价值方面基本相同，是名贵的海产品，富含蛋白质、钙、磷、铁等，并含有十分丰富的诸如硒、碘、锰、铜等微量元素。鱿鱼的做法多样，适合爆、炒、烧、烩等烹饪方法。

产地分布

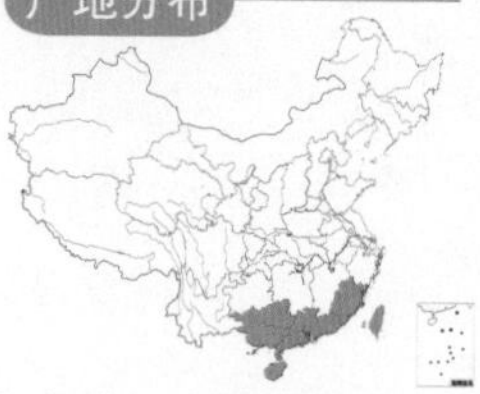

主产地：我国鱿鱼的主要渔场在中国福建南部、台湾、广东和广西近海

性味：味甘咸，性凉
功效：补气血 滋肝肾
产期：7～8月
适用人群：一般人群皆可食用
每日最佳食用量：30～50g

每100g鱿鱼含有：

| | |
|---|---|
| 脂肪 | 0.8g |
| 蛋白质 | 17g |
| 维生素E | 0.94mg |
| 核黄素 | 0.03mg |
| 镁 | 61mg |
| 钙 | 43mg |

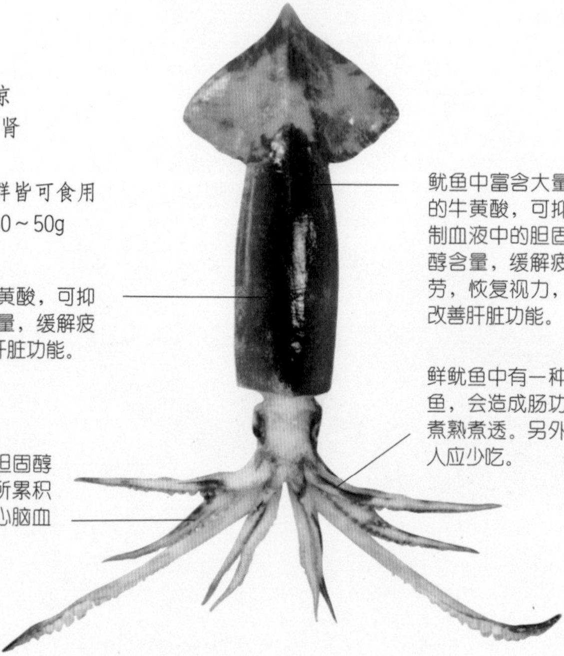

鱿鱼中富含大量的牛黄酸，可抑制血液中的胆固醇含量，缓解疲劳，恢复视力，改善肝脏功能。

鱿鱼中富含大量的牛黄酸，可抑制血液中的胆固醇含量，缓解疲劳，恢复视力，改善肝脏功能。

鲜鱿鱼中有一种多肽成分，若食用未煮熟的鱿鱼，会造成肠功能紊乱，所以食用鱿鱼前，需煮熟煮透。另外，鱿鱼性质寒凉，脾胃虚寒的人应少吃。

预防老年痴呆

食用鱿鱼时它所含的胆固醇可有效减少血管壁内所累积的胆固醇，进而维护心脑血管健康。

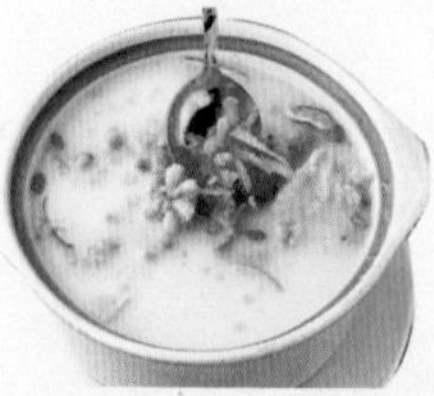

### 砂锅鱿鱼

川菜

▶色泽鲜艳，汤味香浓，温热滋补，严冬驱寒之佳品。

**材料**：干鱿鱼，熟鸡皮，冬菇，火腿，猪蹄，鸡汤，精盐，料酒，姜，葱，胡椒面。

**做法**：将发制好的鱿鱼切成丝，鸡皮，冬菇，火腿均切细丝，葱姜洗净拍松；砂锅中放入清水，加葱，姜，料酒，猪蹄放火上烧开撇去浮沫，移至微火上炖约一个半小时成浓汤后，锅内放鸡汤二百五十克，将鱿鱼丝微烫一遍；从砂锅内取出猪蹄加鸡汤，鱿鱼丝及各种配料再炖半小时，加盐和胡椒面调味即熟。

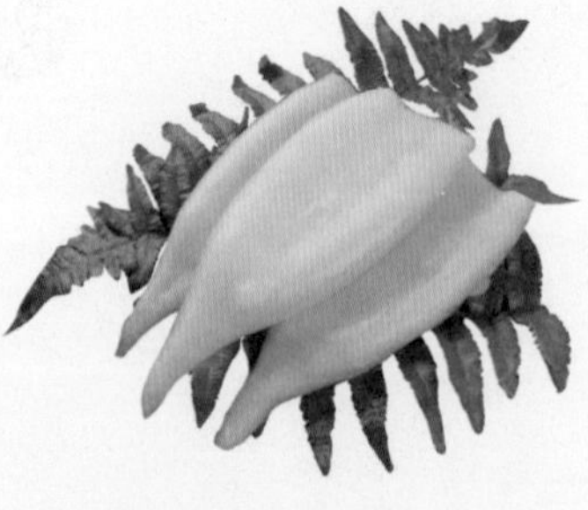

新鲜鱿鱼适合盐烤、凉拌、焯烫。而焯烫鱿鱼时，放入滚水捞出后，马上浸入凉水，口感会脆。

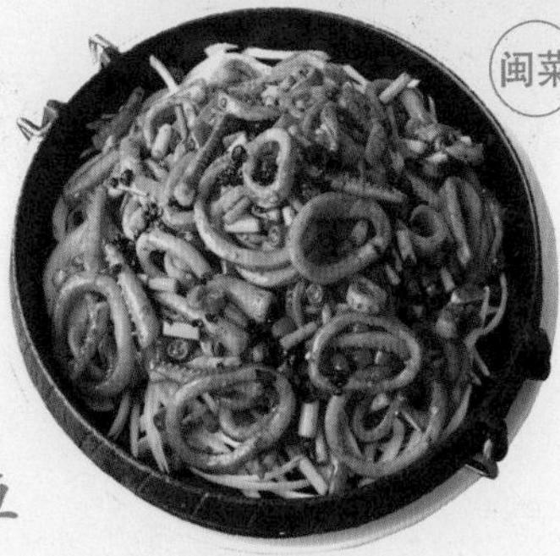

闽菜

## ▶铁板鱿鱼

铁板，原是西式烹饪方法，即指食物过油后，连同料头和汁酱，放入烧至极热的铁板中至熟和至香的烹调方法。

**材料：** 鱿鱼、洋葱、辣椒面、孜然、芝麻、盐、花椒面各适量。

**做法：**

①鱿鱼洗净，切丝，洋葱切丝；

②锅内油烧热，下鱿鱼煸炒干水分，改小火，烹入辣椒面、芝麻、孜然、花椒面、盐，继续翻炒，然后加入少许甜面酱翻匀；

③铁板烧热，刷少量油后，加少量洋葱，最后放入鱿鱼即可。

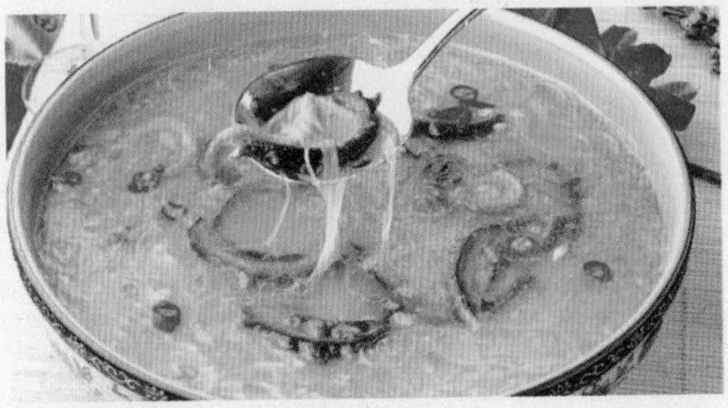

## ▲桂皮鱿鱼汤

▶养心安神，缓解神经衰弱

### 烹饪指导

市场上所能见到的鱿鱼有冰冻鱿鱼、水发鱿鱼和干鱿鱼三种，水发鱿鱼香气不如干鱿鱼，质量好的干鱿鱼，外表颜色微红、有香气，且带有较多的白粉。干鱿鱼适合用来做碳烤，食用前先将鱿鱼在水中浸泡四至八小时，等鱼体变成粉红色时，再转入盐水中浸泡三个小时，最后，将鱼体转至清水中浸泡，当鱼体膨胀且富有弹性时，可捞出进行烹制。

# 甲鱼 turtle

味道鲜美，具有诸多滋补药用功效

甲鱼俗称鳖、团鱼等，属卵生爬行两栖动物，外形和乌龟相似，但背上无龟壳状纹理。甲鱼的味道鲜美，营养价值极高，有清热养阴、补益调中、补肾健骨、软坚散结之功效。

经常食用甲鱼肉，能有效地预防癌症并能抑制癌细胞扩散，对结核病和贫血也有一定的疗效。

每100g甲鱼含有：

| | |
|---|---|
| 水分 | 75g |
| 碳水化合物 | 2.1g |
| 蛋白质 | 17.8g |
| 脂肪 | 4.3g |
| 胆固醇 | 101mg |
| 维生素A | 139mg |

性味：性平、味甘

适宜人群：身体虚弱者

功效：滋阴清热，补虚养肾，补血补肝

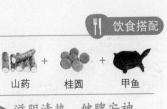

### 饮食搭配

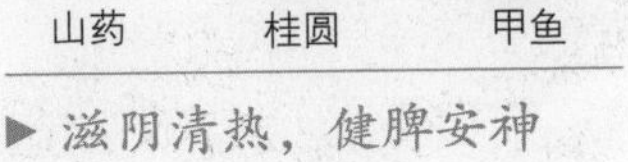


▶滋阴清热，健脾安神

先将甲鱼处理干净，加水与山药、桂圆肉清炖至熟烂。

### 烹饪指导

甲鱼营养全面，适于煲汤，这样，营养素能够得到全面释放。在宰杀甲鱼时，拣出胆囊，取出胆汁，将胆汁中加些水，涂抹甲鱼全身。稍待片刻，用清水洗净，这样烹调出来的甲鱼腥气就会消失。

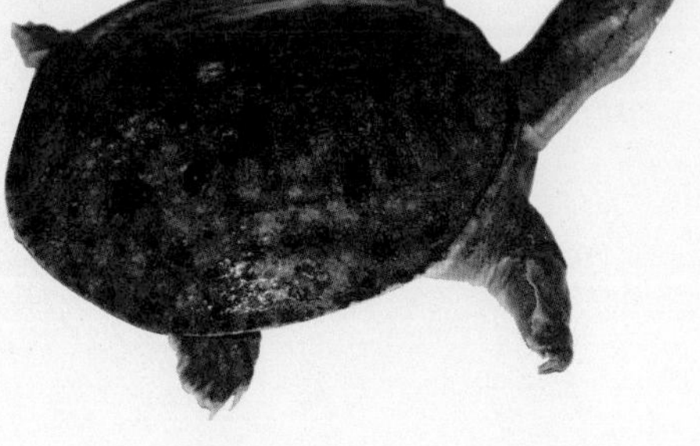

# 去繁从简

## ——常见鱼类刀工技法

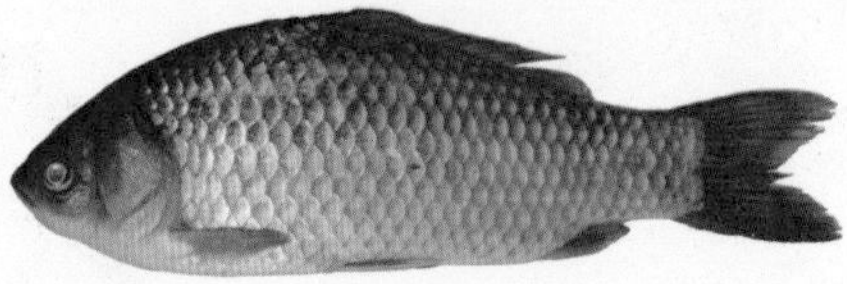

### ▼加工原则

初加工时，应严格依据水产品的性征，以保持其营养成分、味道及形态特征为前提，紧密联系烹饪方法的要求，量材而用，不浪费原料。

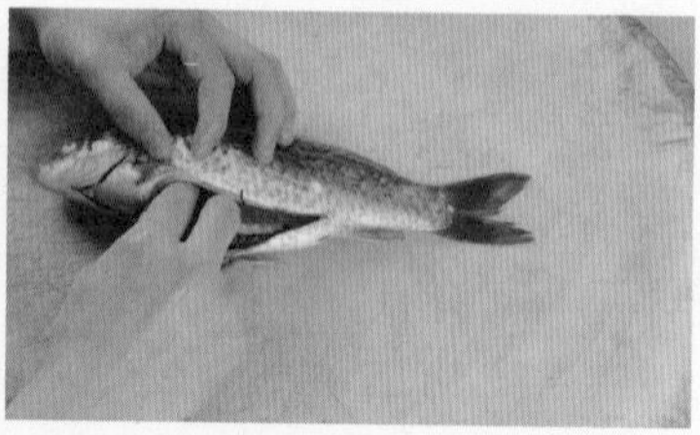

1 用刀将鱼开膛后取出内脏

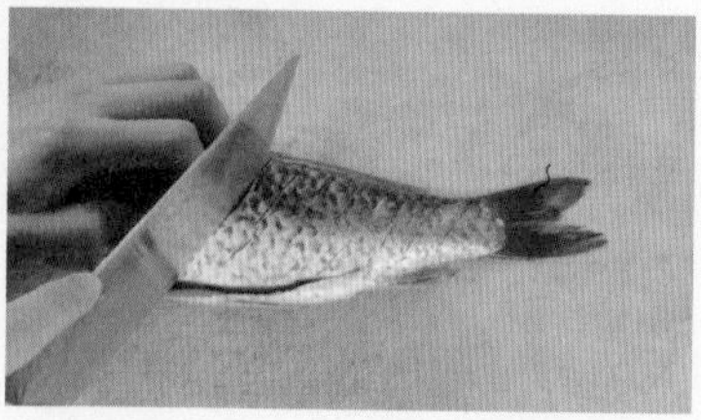

2 在鱼身上切上“一字刀”

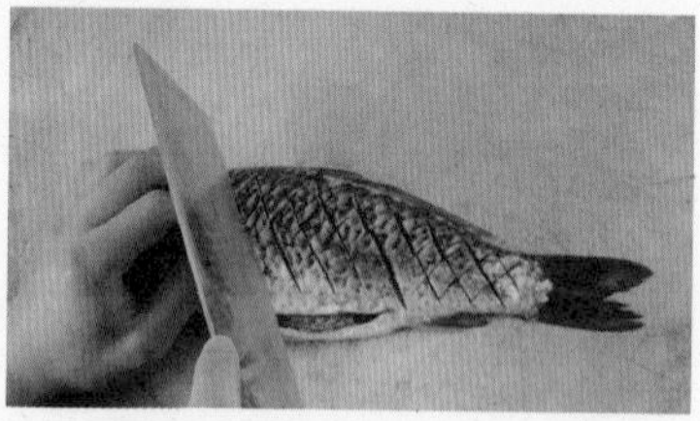

3 在一字刀上面斜切成十字刀

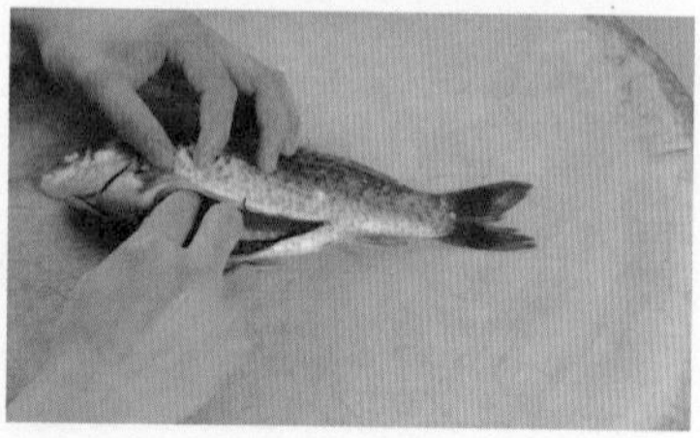

1 用刀将鱼开膛后取出内脏

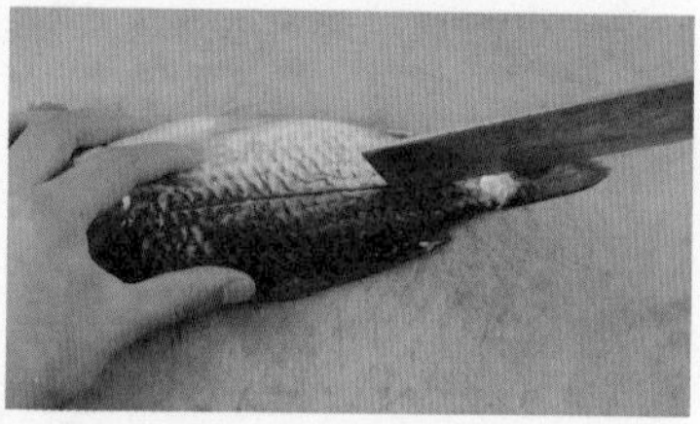

2 先在鱼背的中央竖切一刀

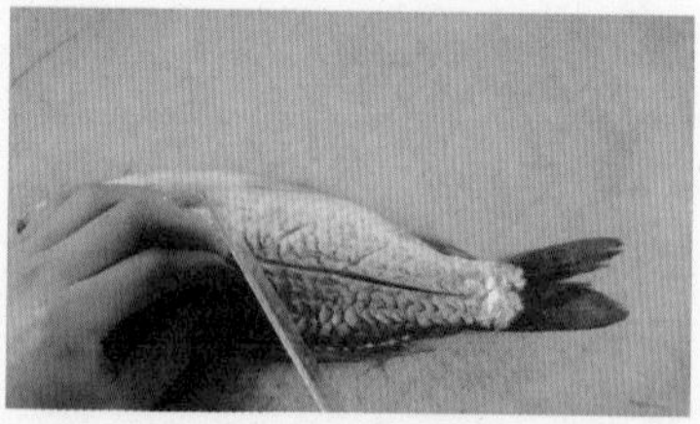

3 在竖刀的两侧用一字刀切成柳叶刀

### ◀刀工

持刀平稳，用力均匀，刀要随时擦干，案板要清洁。

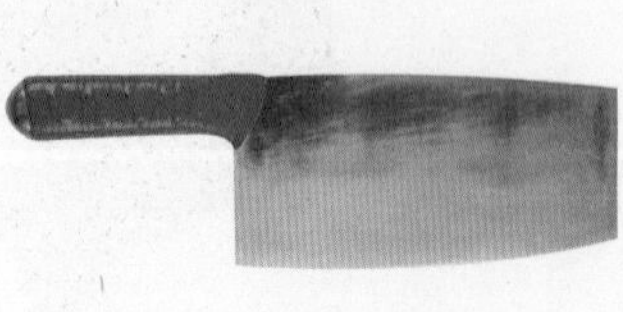

菜之品，刀之形，一字刀和十字刀，适用于清蒸和红烧。

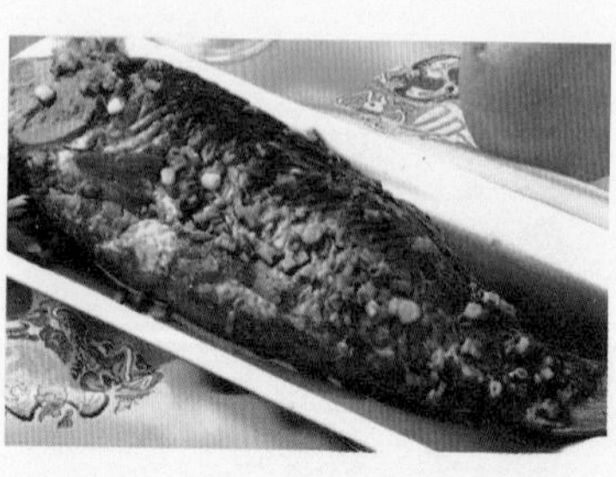

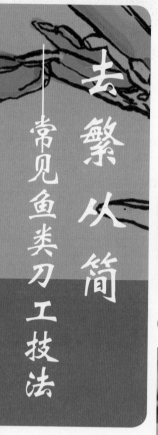

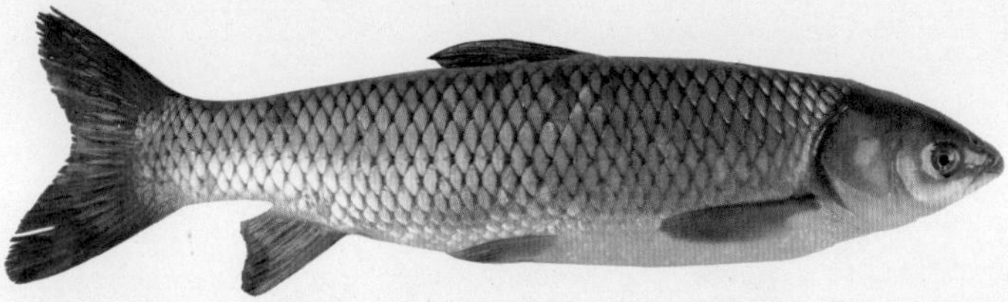

## ▼鱼片

草鱼是切鱼片的上好食材，肉质鲜嫩，适于爆炒、水煮。

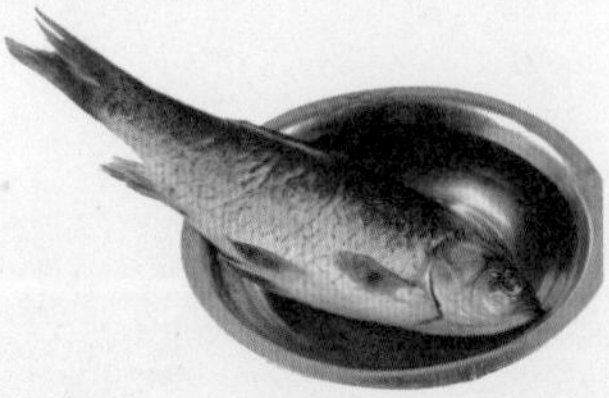

1 将鱼洗净、去鳞去内脏

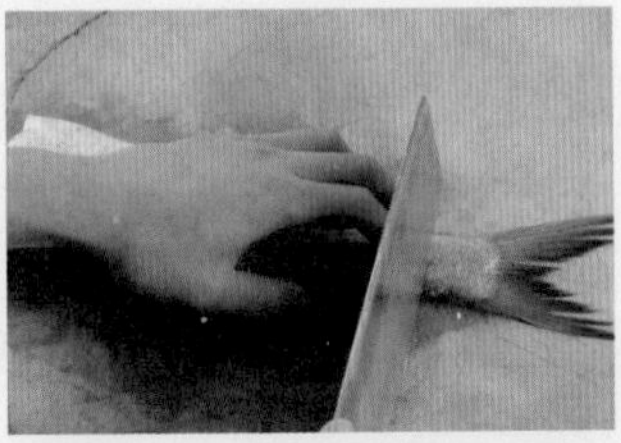

2 将鱼头、鱼尾切下

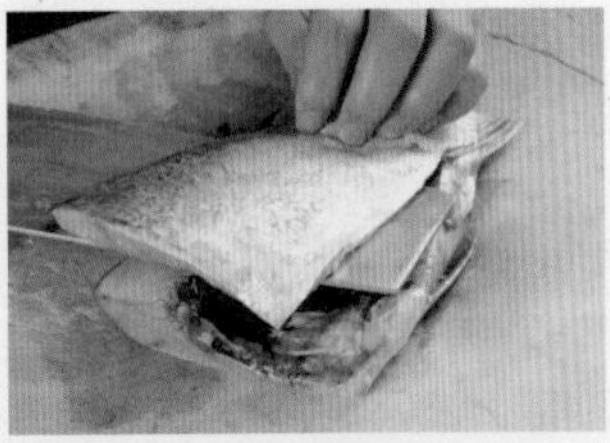

3 将鱼从脊骨处一分为二

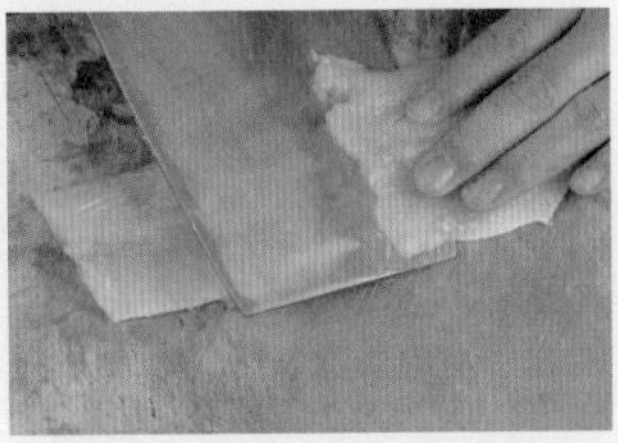

4 剔去脊骨

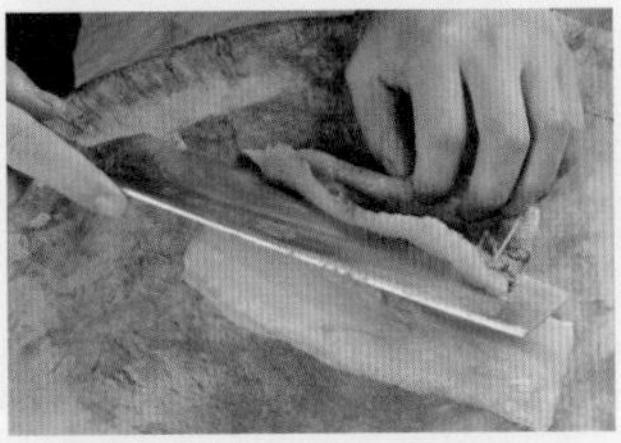

5 片去鱼排骨刺

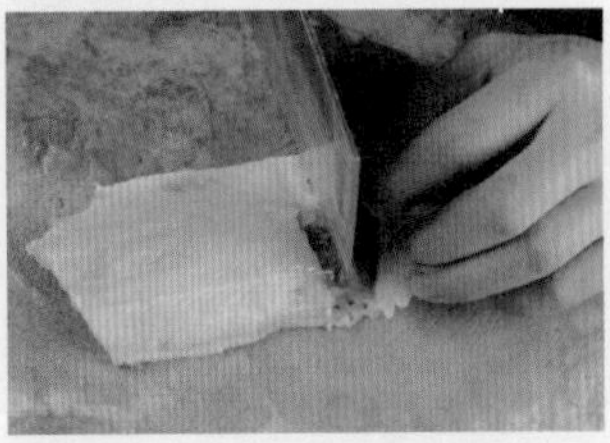

6 剔出鱼片

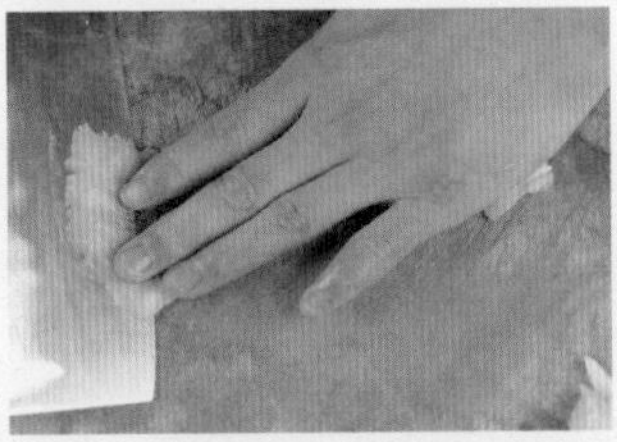

7 将鱼肉片成鱼片

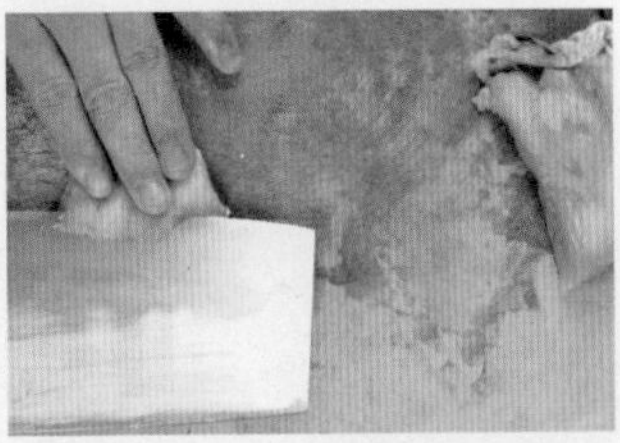

8 片鱼时，按照从头到尾的方向斜入刀

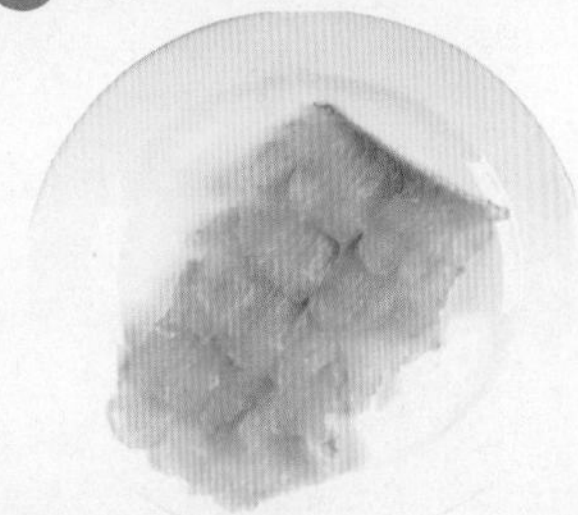

9 将切好的鱼肉装盘，即成

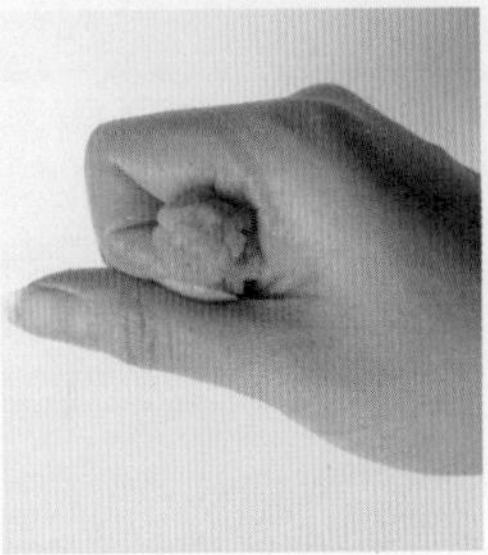

鱼丸 将鱼肉剁成泥状，加入调味料，挤成鱼丸

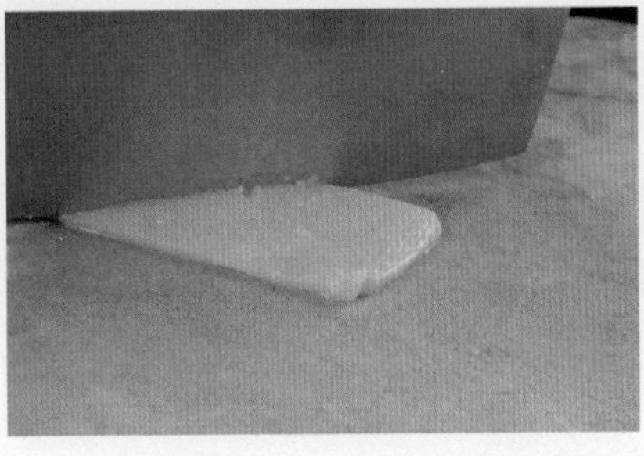

切鱿鱼卷时，在鱿鱼『里侧』先切一字刀，然后再切十字刀，最后改切成片，在沸水中烫成卷。

# 第八章 · 调味品

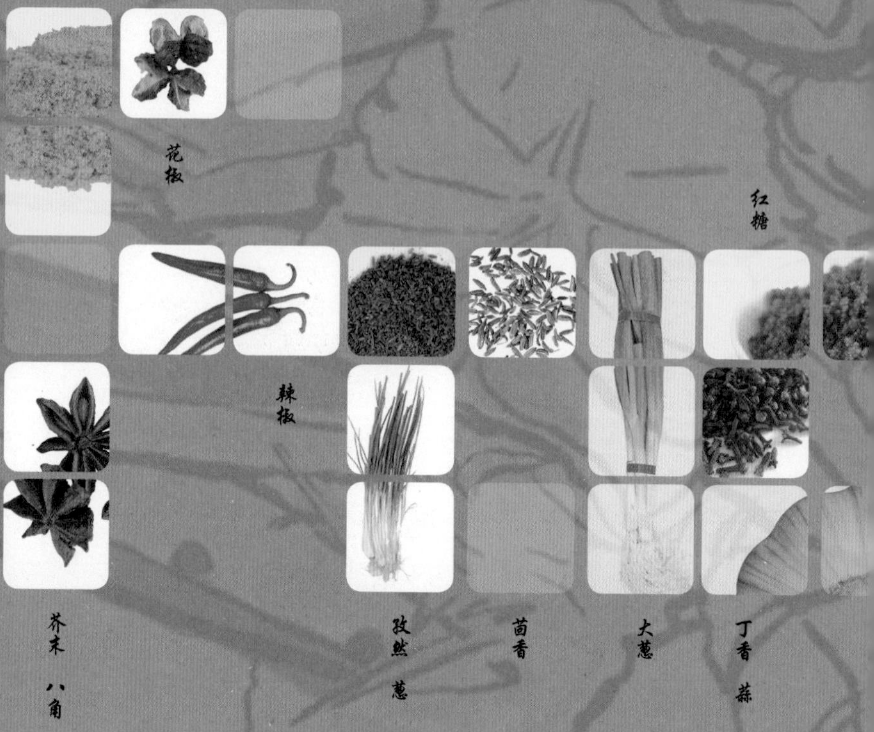

人类自古就食用药草和香料。数千年以来，调味品就是人们饮食生活、药用等不可缺少的东西。调味品，指具有酸、甜、苦、辣、咸等用于给菜肴添加特殊风味的作料。调味品在厨房烹饪中起着举足轻重的作用。具体说来，调料分为甜味调料、辣味调料、鲜味调料几种。常见的调味品有糖、盐、酱油、醋、葱、姜、蒜、辣椒等。调料如果存放不当，香味将会消失，存放时应避免阳光直射。

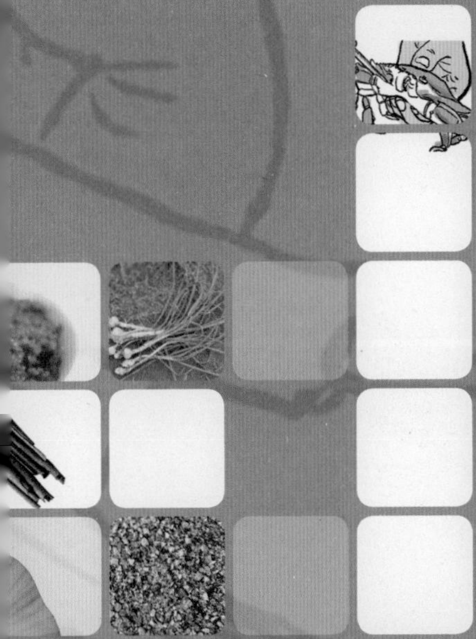

醋

胡葱 胡椒

桂皮 蒜

# 葱 scallion

## 解毒，通阳活血，发汗解表

葱在东方人的饮食中，是一种很普遍的香料调味品，也可单独作为蔬菜来食用，『煎饼卷大葱』就是山东著名的小吃。葱有发表利肺通阳、通乳止血、定痛疗伤的功效。可治疗风寒感冒、头痛发热、头痛鼻塞、阴寒腹痛、痢疾泄泻、虫积内阻、乳汁不通。

每100g大葱含有：

| | |
|---|---|
| 能量 | 30kcal |
| 蛋白质 | 1.7g |
| 脂肪 | 0.3g |
| 碳水化合物 | 6.5g |
| 膳食纤维 | 1.3g |
| 维生素A | 10mg |
| 胡萝卜素 | 60mg |

缓解疲劳

蒜素可以抑制维生素$B_1$的分解酵素——硫胺素酶作用，因此能提高吸收率，促进维生素B1分解吸收，将淀粉及糖质转化为热量，从而具有恢复体力、防止堆积疲劳因子、稳定精神、调整身体状况等功效。

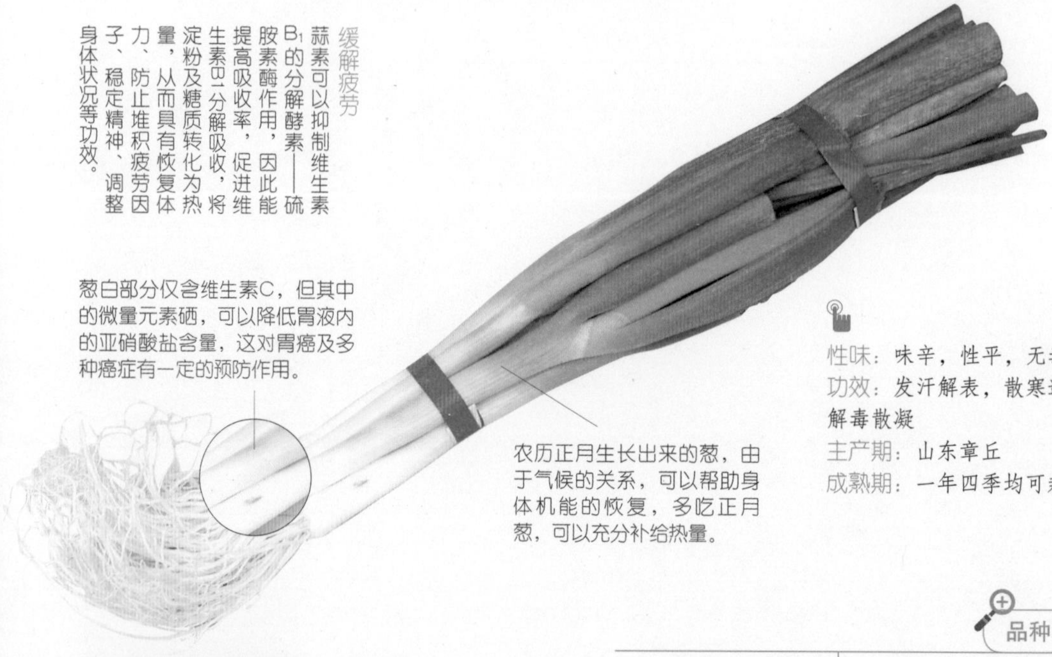

葱白部分仅含维生素C，但其中的微量元素硒，可以降低胃液内的亚硝酸盐含量，这对胃癌及多种癌症有一定的预防作用。

农历正月生长出来的葱，由于气候的关系，可以帮助身体机能的恢复，多吃正月葱，可以充分补给热量。

性味：味辛，性平，无毒
功效：发汗解表，散寒通阳，解毒散凝
主产期：山东章丘
成熟期：一年四季均可栽种

品种群

小葱

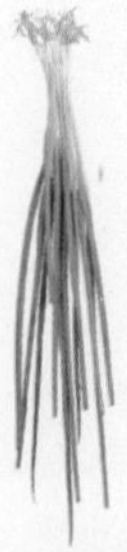

根白、葱白是青色的、叶绿色，生吃有甜味。

香葱

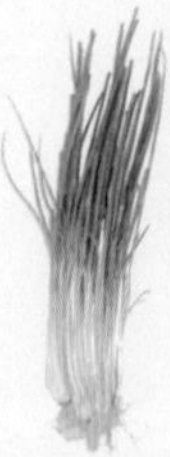

香葱：又称细香葱、北葱等。质地柔嫩、味清香、微辣，主要用于调味。

短葱白大葱

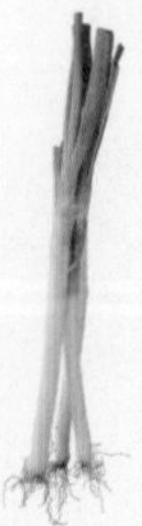

葱白短粗，葱叶肥厚，辣味稍淡。

胡葱

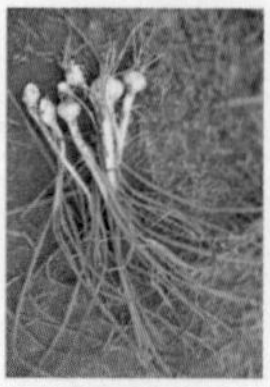

有治水肿、肿毒和胀满作用。味淡，以食葱叶为主。

### 葱爆羊肉 京菜

葱爆羊肉是北京特色小吃，羊肉滑嫩，鲜香不膻，汪油包汁，食后回味无穷。

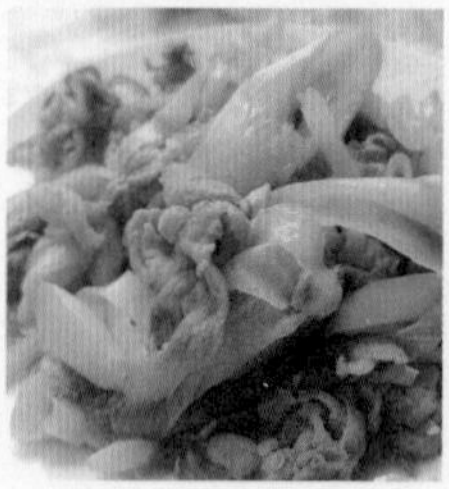

### 葱烧海参 鲁菜

葱烧海参是山东名菜，以水发海参和大葱为主料，海参清鲜软烂并有浓郁的葱香味，柔软香滑，葱段香浓。

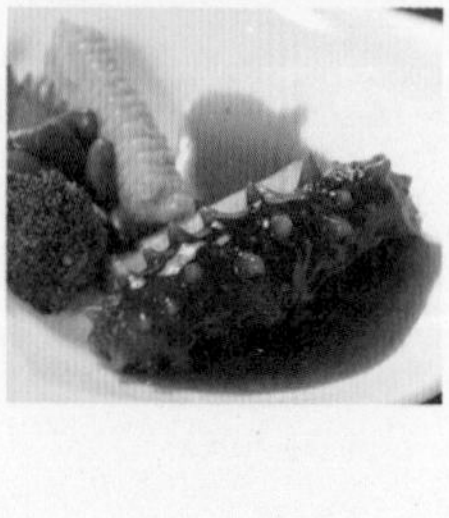

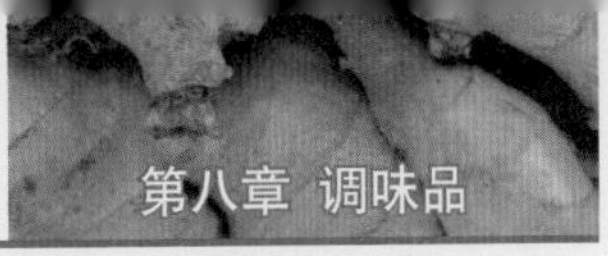

# ginger 姜

## 抑制癌细胞活性、降低癌的毒害作用

姜，姜科姜属植物，也称『生姜』，花为黄绿色，根茎有刺激性香味。根茎鲜品或干品可以作为调味品，经过泡制作为中药的药材之一。姜的原产地位于东南亚，虽然姜所含的营养成分不多，但其独特的辛辣味及香味却有较高的药用价值。

每100g姜含有：

| | |
|---|---|
| 热量 | 46kcal |
| 蛋白质 | 1.3g |
| 碳水化合物 | 1.3g |
| 脂肪 | 0.6g |
| 膳食纤维 | 2.7g |

性味：味辛，性微温，无毒

功效：治嗽温中，治胀满

主产区：山东省

成熟期：6~8月

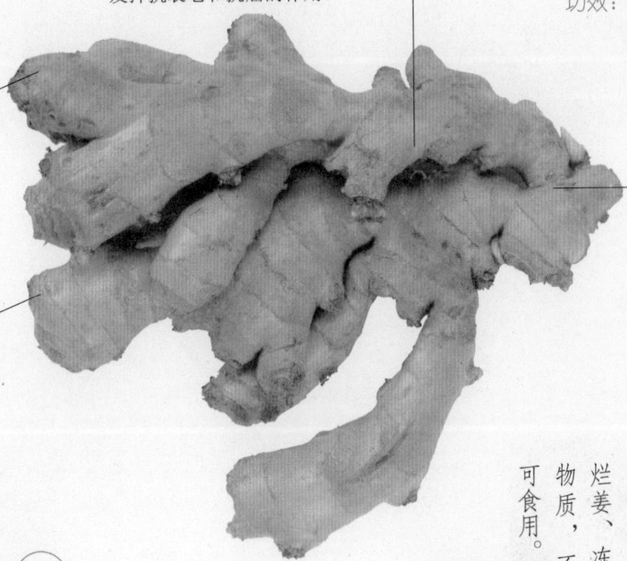

姜在进入人体后能产生一种抗氧化本酶，可以很好地抵抗氧自由基，从而发挥抗衰老和抗癌的作用。

姜具有解毒杀菌的作用，其所含的姜酮和姜油有着强烈的杀菌效果，生姜提取液具有显著抑制皮肤真菌的功效。

生姜的挥发油、姜辣素、氨基酸等，有促进食欲、发汗、止吐等作用。

生姜能增强血液循环，刺激胃液分泌，兴奋肠管，促进消化，有助于促进新陈代谢。

### 食用宜忌

生姜不可一次食用过多，每次大约食用一百一十克左右即可；有内热者应忌食生姜；烂姜、冻姜会产生致癌物质，不可食用。

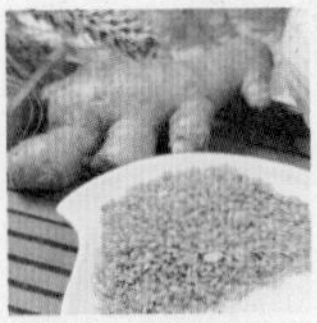

## ▼凤姜仔鸭 川菜

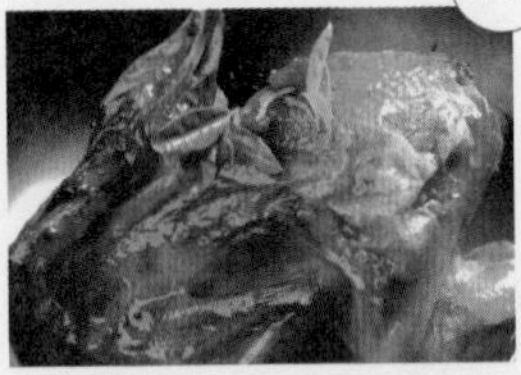

表皮黄白色，光滑，纤维少，质脆嫩，味辣。每年秋季，仔鸭肥嫩，又逢生姜收获期，是来凤地区时令名菜。

材料：

肥嫩仔鸭1只

麦芽糖 35g

生姜 150g

葱段3g

冬菇 15g

火腿 15g

冬笋 30g

熟猪油 2000g

精盐 6g

做法：

①将鸭处理干净，入沸水锅中焯一下，捞出后在表面抹上麦芽糖，静置一小时；

②炒锅置旺火上，下入熟猪油，烧至七成热，将鸭放入炸至橘红色捞起；

③冬菇、冬笋、生姜、火腿切丁，加精盐炒热，拌入胡椒粉后塞入鸭腹，入笼旺火蒸一小时。

### 饮食搭配

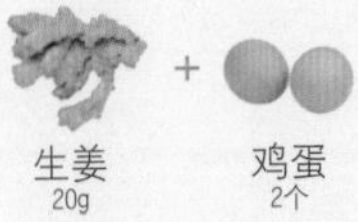


▶ 生姜同鸡蛋搅匀，炒熟，可治哮喘

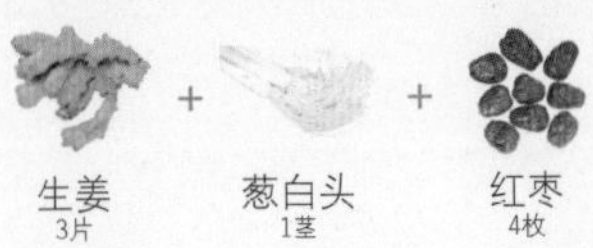


▶ 水煎服，盖被发汗，可治伤风感冒

# 蒜

garlic

## 天然土霉素，十大最佳营养食品之一

原产于亚洲中部地区的大蒜，早在五千年前的古埃及时代，就被认为具有强壮身体的作用而拿来食用，其中的蒜素是大蒜发挥药用价值的主要功臣。大蒜素能有效地抑制癌细胞活性，使之不能正常生长代谢，最终导致癌细胞死亡；另外，大蒜中的锗和硒等元素有良好的抑制癌瘤或抗癌作用。

每100g大蒜含有：

| | |
|---|---|
| 热量 | 128kcal |
| 蛋白质 | 4.5g |
| 碳水化合物 | 27.6g |
| 脂肪 | 0.2g |
| 膳食纤维 | 1.1g |

性味：味甘，性微寒

功效：清热解毒，利水消痰

主产区：河北、河南、江苏、江西

成熟期：3～4月

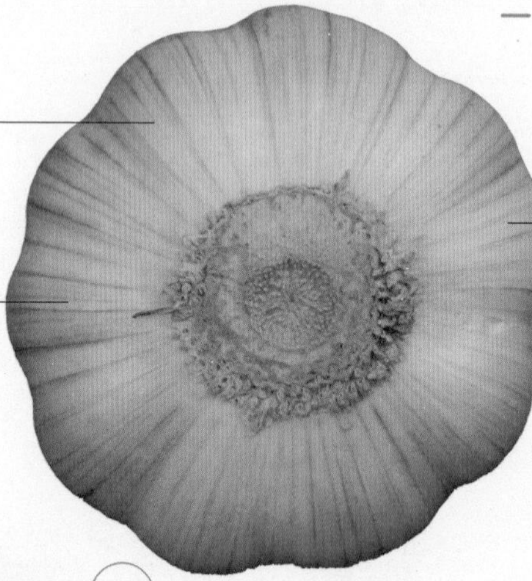

大蒜外用可以促进皮肤的血液循环，去除老化的角质层，软化皮肤并增强其弹性，还可防日晒，防止黑色素沉积，具有良好的美容功效。

大蒜中还含有甘露醇素的微量元素，能促进新陈代谢与血液循环，对治疗冰冷症或心脏病相当有效。

蒜素具有强烈的杀菌能力，可以消灭侵入人体内的病菌，而且还能促进维生素B1的吸收。

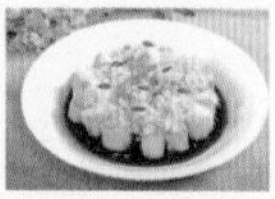

选购指南→ 大蒜以蒜头大，包衣紧，蒜瓣大且均匀，味道浓厚，辛香可口，汁液黏稠的为佳。

### ▼蒜泥白肉

吉菜

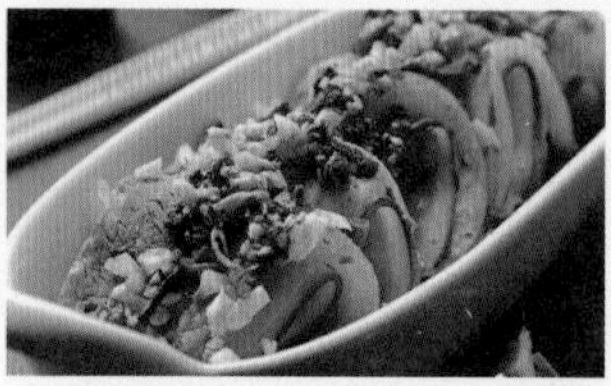

蒜泥白肉是吉菜的代表菜系，汤汁浓稠油亮，五花肉肥美多汁，健脾开胃补气。

**材料：**

猪后腿肉 500g

大蒜 50g

辣椒油 15g

精盐 5g

味精 1g

酱油 15g

香油 15g

葱 15g

姜 15g

**做法：**

将猪肉洗净，放入下有葱段、拍碎姜块的汤锅中，煮熟后，在原汁中浸泡二十分钟。将肉捞出，切成薄片，码入盘中。大蒜做蓉，加盐、香油、酱油、辣椒油、味精调匀，蘸肉食用。

### ▼糖醋蒜

糖醋蒜制作简单：将蒜去皮洗净后，与盐、醋、糖等调料共同放置腌缸中腌制即成，营养丰富，酸甜适口，是老百姓餐桌上的常见佐食。

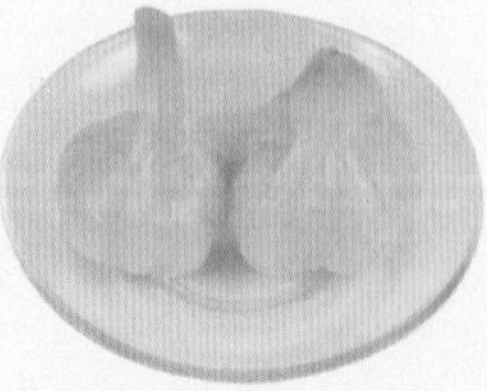

### ▼蒜香胡萝卜片

**做法：**

①胡萝卜洗净切片，大蒜去皮切成薄片，姜切片；

②炒锅置于火上，油烧热后，放入蒜片、姜片煸香，放入胡萝卜片翻炒，加入精盐炒至胡萝卜入味，再放入味精拌匀即可。

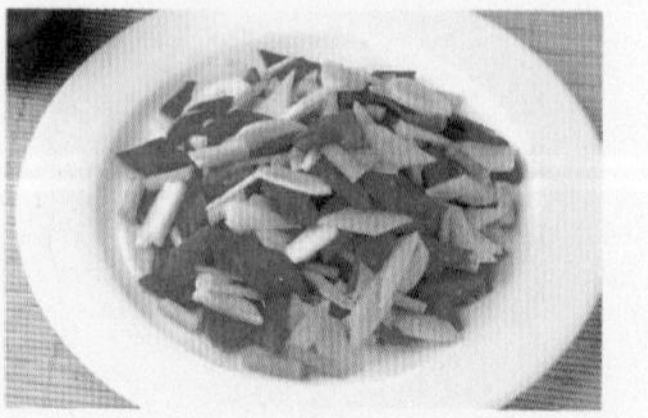

# 盐 salt

## 不可缺少的调味品，有『百味之王』之称

盐是人类日常生活中不可缺少的食品，中国有句古话：『开门七件事，柴、米、油、盐、酱、醋、茶。』可见盐在老百姓日常生活中的重要性。盐的制作与使用起源于中国，放盐不仅能增加菜肴的滋味，还能促进胃消化液的分泌，增进食欲，是调味品中用得最多的，号称『百味之王』。每人每天需要六至十克盐才能维持人体正常生理活动。

性味：味咸、性寒

功效：补心润燥、泻热通便

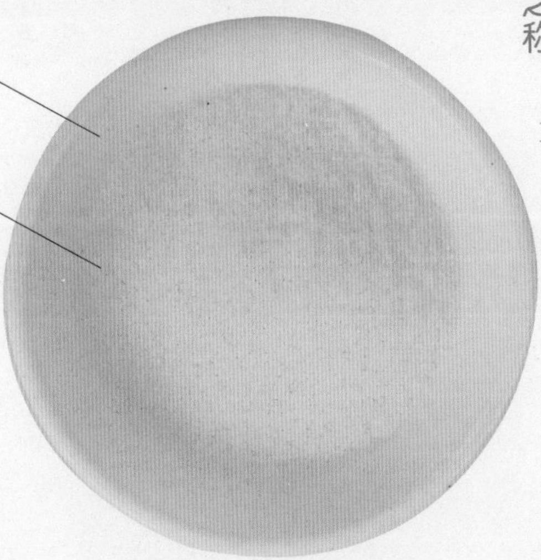

精盐的主要成分是氯化钠，在食盐中加入碘酸钾，是我国广泛推广的食盐品种。

成年人每天的吃盐量，不宜超过12g。

**烹饪指导**

烹饪时宜在菜肴即将出锅前加入盐，以免食盐中所含的碘、钠等营养素受热蒸发掉。

每100g盐含有：

| | |
|---|---|
| 钙 | 22mg |
| 钾 | 14mg |
| 钠 | 39311mg |
| 镁 | 2 mg |
| 铁 | 1mg |
| 锌 | 0.24mg |
| 铜 | 0.14mg |

# 糖 sugar

## 为人体提供热能，构成组织和保护肝脏功能的重要物质

我国是世界上最早制糖的国家之一。史前时期，人类就已知道从鲜果、蜂蜜、植物中摄取甜味食物。糖是人类赖以生存的重要物质之一，也是人体三大主要营养素之一，是人体热能的主要来源。糖供给人体的热能约占人体所需总热能的百分之六十至百分之七十，除纤维素以外，一切糖类物质都是热能的来源。

性味：性甘，味温

功效：健脾暖胃

主产地：广东、广西、云南、福建、海南、四川等地

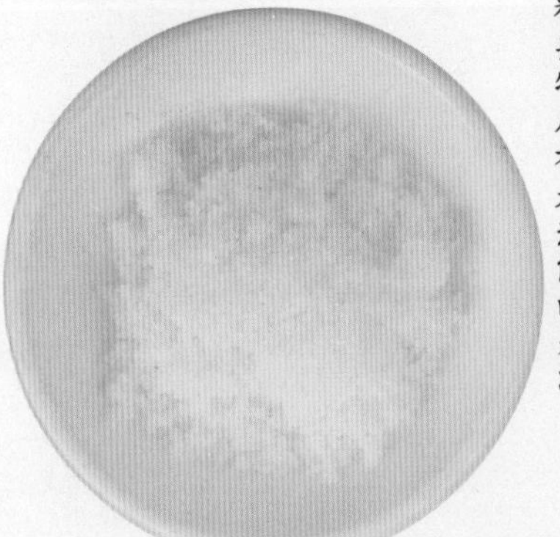

**品种群**

每100g糖含有：

| | |
|---|---|
| 能量 | 396kcal |
| 蛋白质 | 0.1g |
| 碳水化合物 | 98.9g |
| 钙 | 6mg |
| 钾 | 2mg |
| 钠 | 2mg |

**冰糖**

冰糖养阴生津，润肺止咳，可烹羹炖菜或制作甜点，如“冰糖雪梨”、“冰糖燕窝”等菜肴。

**红糖**

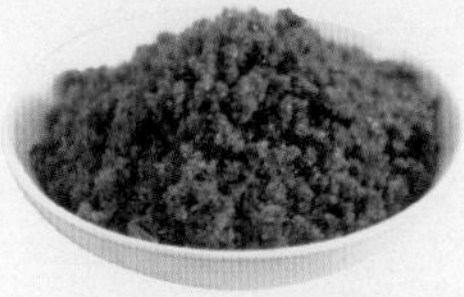

中医认为，红糖性温、味甘、入脾，具有益气补血、健脾暖胃、缓中止痛、活血化淤的作用。平时应注意在饮食中补充，以维持正常代谢功能，延缓衰老。

# 醋 vinegar

**生用可以消诸毒，可平肝，敛气镇风，行湿气；制用可宣阳，散邪发汗**

醋，是由古代酿酒大师杜康的儿子发明而来的，中国各地物产气候不同，产生了各具特色的地方食醋，保持至今最著名的当属山西老陈醋、镇江香醋、保宁醋及红曲米醋。醋在中国菜的烹饪中有举足轻重的地位，常用于溜菜、凉拌菜等，经常喝醋能够起到消除疲劳、软化血管等作用。

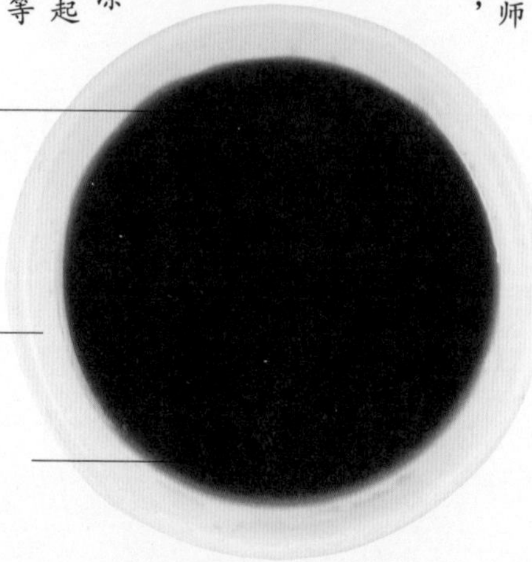

经常食醋，可降低高血压

现代人盐的摄取量普遍偏高，用醋来增加菜肴风味，可降低患高血压、动脉硬化、中风等疾病的风险。

增进食欲，促进消化，有防腐杀菌作用。

在烹调鱼类时加入少许醋，可破坏鱼腥。在烧羊肉时加少量醋，可解除羊膻气。

性味：味酸、甘，性平
功效：食开胃，散淤血

每100g醋含有：

| | |
|---|---|
| 热量 | 30kcal |
| 蛋白质 | 2.1g |
| 脂肪 | 0.3g |
| 碳水化合物 | 4.9g |
| 钙 | 17mg |
| 铁 | 6mg |
| 钾 | 351mg |

# 酱油 soy sauce

**可抑制自由基，效果与一杯红葡萄酒相当**

酱油，用豆、麦、麸皮酿造而成，色泽鲜亮，有独特酱香，滋味鲜美，有助于提色增味，是中国的传统调味品。酱油起源于中国，早在三千多年前，周朝就有相关的记载。最早的酱油是用牛、羊、鹿和鱼虾肉等动物性蛋白质酿制的，后来才逐渐改良为用豆类和谷物的植物性蛋白质酿制。如今，中国的酱油在国际上享有极高的声誉。

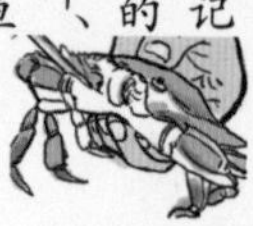

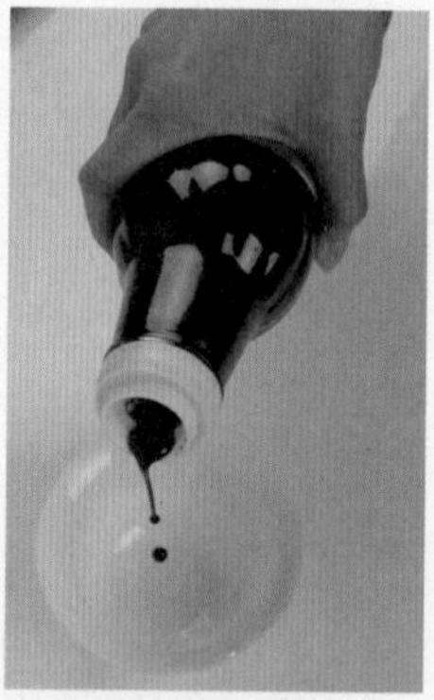

选购指南→如是瓶装酱油，将瓶子倒竖，视瓶底是否留有沉淀，再将其竖正摇晃，看瓶子壁是否挂有杂物，瓶中液体是否浑浊，是否有悬浮物。优质酱油应澄清透明，无沉淀、沉渣，无霉花浮沫。

酱油营养功效

酱油含有异黄酮，这种特殊物质可降低人体胆固醇，降低心血管疾病的发病率。

性味：味甘、性平
功效：健脾宽中，润燥消水

每100g酱油含有：

| | |
|---|---|
| 能量 | 631 kcal |
| 水分 | 67.3g |
| 膳食纤维 | 0.2g |
| 碳水化合物 | 10.1g |
| 蛋白质 | 5.6g |
| 脂肪 | 0.1g |
| 钙 | 66mg |
| 磷 | 204mg |

烹调时加入适量的酱油，可为食物加香添色。出锅后放酱油，可将酱油中的有效的氨基酸和营养成分保留。

# 味精 monosodium glutamate

## 对人体各系统功能有一定的助益作用

味精是调味料的一种，它的主要成分谷氨酸钠在温度高于一百二十摄氏度时，会变为焦点谷氨酸钠，食后对人体有害，且难以排出体外，所以应在菜肴快出锅时烹入味精。

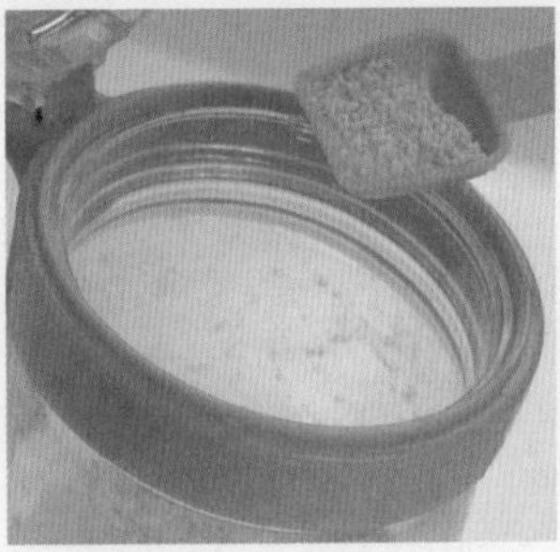

优质味精颗粒形状一致，色洁白有光泽，颗粒间呈散粒状态

味精中的主要成分谷氨酸钠还具有治疗慢性肝炎、神经衰弱、癫痫病、胃酸缺乏等病的作用。

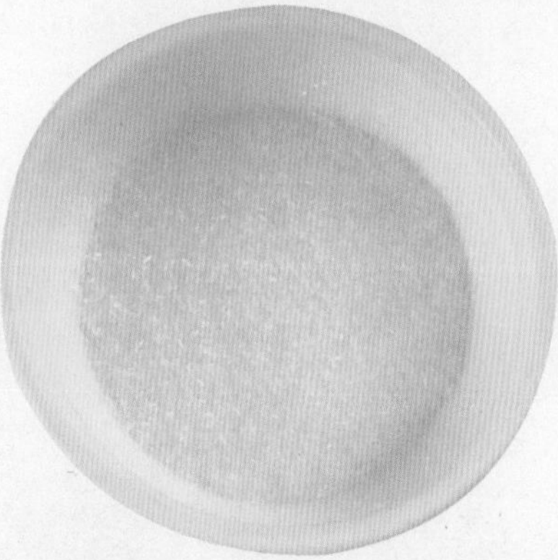

性味：性平，味酸

功效：滋补，开胃，助消化

每100g味精含有：

| | |
|---|---|
| 水分 | 0.2g |
| 碳水化合物 | 26.5g |
| 蛋白质 | 40.1g |
| 脂肪 | 0.2g |
| 钙 | 100mg |
| 磷 | 4mg |
| 钙 | 4mg |

正确使用味精的方法

味精在酸性环境中不易溶解，所以做糖醋、醋熘菜时，不宜使用味精。孕妇及婴幼儿也不宜吃味精。

# 胡椒 pepper

## 全世界使用的『香料之王』

胡椒为胡椒科植物胡椒的果实，有黑胡椒和白胡椒之分。胡椒的食用历史悠久，它的种子含有挥发油、胡椒碱、粗脂肪、粗蛋白等，是人们喜爱的调味品。在我国传统医术中，胡椒可做体内废物代谢和脂肪燃烧、净化血管之用。胡椒主要有抗菌、增进食欲、促进消化、促进发汗等作用，具体可用作治疗食欲缺乏、消化不良等。

性味：味辛，性热

功效：温中，下气

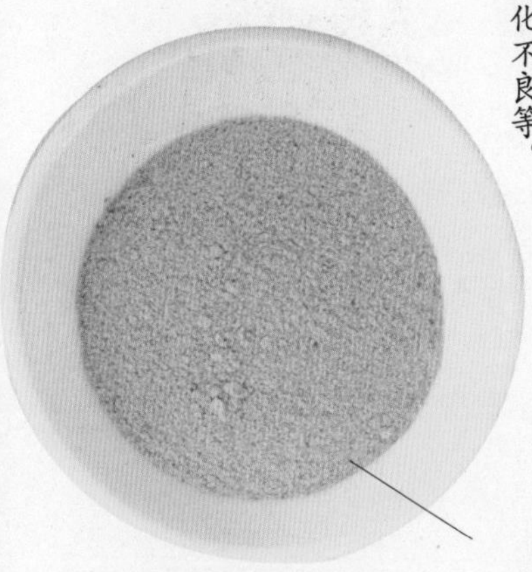

### 烹饪指导

在烹调饮食中，用于去腥解膻及调制浓味的肉类菜肴。兼有开胃增食的功效，又能解鱼、蟹、荤等食物的毒，故为家厨中常用调料。

无论黑胡椒、白胡椒皆不能高温油炸，应在菜肴即将出锅时添加少许，均匀拌入。

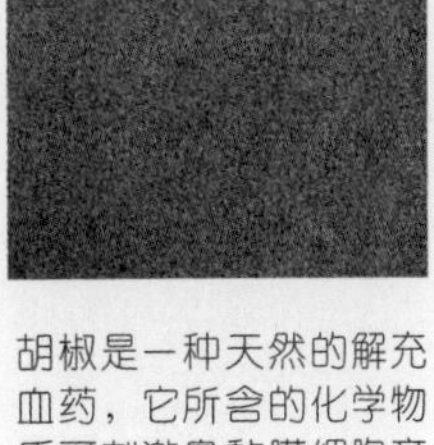

胡椒是一种天然的解充血药，它所含的化学物质可刺激鼻黏膜细胞产生稀释黏液，从而缓解感冒症状。

每100g胡椒含有：

| | |
|---|---|
| 水分 | 10.2g |
| 蛋白质 | 9.6g |
| 脂肪 | 2.2g |
| 碳水化合物 | 76.9g |
| 不溶性纤维 | 2.3g |
| 钙 | 2mg |

# 花椒

prickly ash

## 温阳驱寒，提升免疫力

每100g花椒含有：

| | |
|---|---|
| 能量 | 258 kcal |
| 蛋白质 | 6.7g |
| 脂肪 | 8.9g |
| 碳水化合物 | 66.5g |
| 膳食纤维 | 28.7g |
| 钙 | 639mg |
| 钾 | 204mg |

花椒是代表性香料之一，其历史悠久。中医认为花椒性温，有温中散寒、除湿、止痛、杀虫的作用，烹饪时加入少许花椒，可除各种肉类的腥气；促进唾液分泌，增加食欲；另外，花椒独有的辛辣味可使血管扩张，从而起到降低血压的作用。春季适度食用，有助于人体阳气的生发。此外，花椒还具有温中除湿的作用，适宜脾胃虚寒、食欲缺乏者。

性味：味辛，性温

功效：温中止痛、杀虫止痒

**食用宜忌**

花椒等天然调味品都有一定的毒性，可诱发恶性肿瘤。所以，花椒虽可使用但不宜多用。

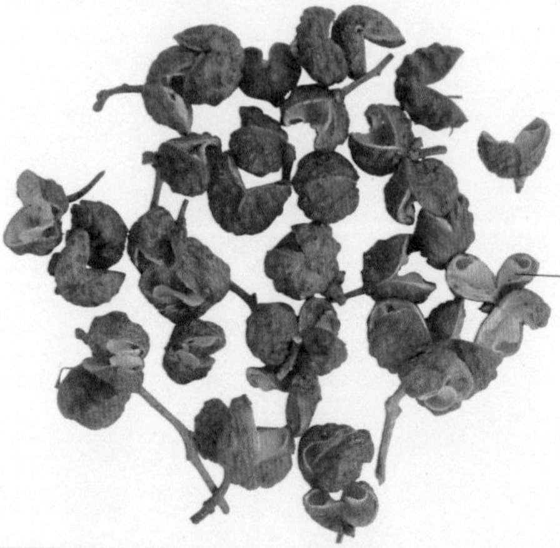

用锅煮花椒水，凉后将布袋浸泡于其中，捞出晾干后，将大米倒入布袋中，再用纱布包些花椒，分放在米的各部分，扎袋后置于阴凉通风处，可防虫蛀。

**选购指南** 挑选时，应选购壳色红艳油润，果实开口而不含籽粒，手感糙硬的。

# 桂皮

cassia

## 香气馥郁，可令肉类菜肴芳香可口，去腥解腻

桂皮又称肉桂、官桂或香桂，为常用中药，又为食品香料或烹饪调料。日常烹饪中常用它给炖肉调味，是五香粉的成分之一。中医认为，桂皮性热，具有暖胃祛寒、活血舒筋、通脉止痛和止泻的功能。另外，桂皮能够重新激活脂肪细胞对胰岛素的反应能力，大大加快葡萄糖的新陈代谢，对糖尿病有一定的预防作用。

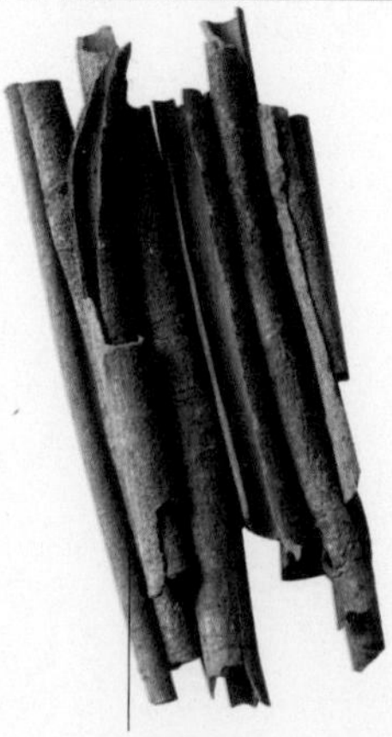

桂皮可温通血脉、散寒止痛，用于寒凝气滞所致的痛经、肢体疼痛。

性味：味辛、甘，性温

功效：祛寒止痛；散淤消肿

每100g桂皮含有：

| | |
|---|---|
| 能量 | 258 kcal |
| 蛋白质 | 7.7 g |
| 脂肪 | 6.9 g |
| 碳水化合物 | 56.5 g |
| 膳食纤维 | 28.7 g |
| 钙 | 639 mg |
| 钾 | 204 mg |

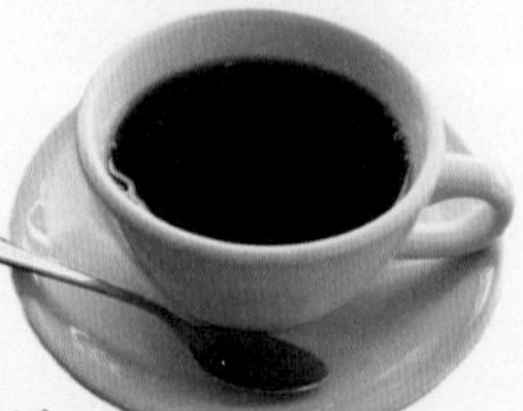

### ▶桂皮红糖饮

桂皮15g，水煎去渣取汁，加入红糖10g，调匀热饮。温胃散寒，可治疗胃部受寒所致的胃痛、胃胀等。

**桂皮不可大量食用**

烹饪时，桂皮的用量不宜太多，香味过重反而会影响菜肴本身的味道。另外，桂皮含有可以致癌的黄樟素，所以不宜长期、大量食用。

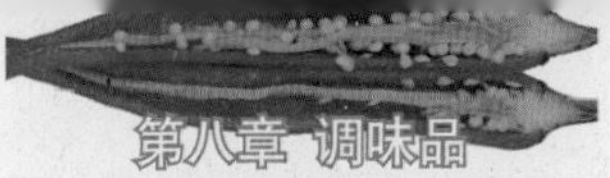

# 辣椒 chillies

## 温中散寒，健胃消食

辣椒，原产于中拉丁美洲热带地区，原产国是墨西哥。果实通常成圆锥形或长圆形，也有灯笼形、心脏形等，未成熟时呈绿色，成熟后变成鲜红色、黄色或紫色，以红色最为常见。因果皮含有辣椒素而有辣味，能增进食欲。辣椒中维生素C的含量在蔬菜中居第一位，对于胃寒疼痛，胃肠胀气，消化不良有很好的治疗效果。

每100g辣椒含有：

- 能量 ………… 23kcal
- 蛋白质 ………… 1.4g
- 碳水化合物 …… 5.8g
- 胡萝卜素 …… 340mg
- 磷 ……………… 33mg
- 钾 ……………… 209mg

性味：味辛，性微温，无毒
功效：治咳温中，治胀满
主产区：山东省
成熟期：6~8月

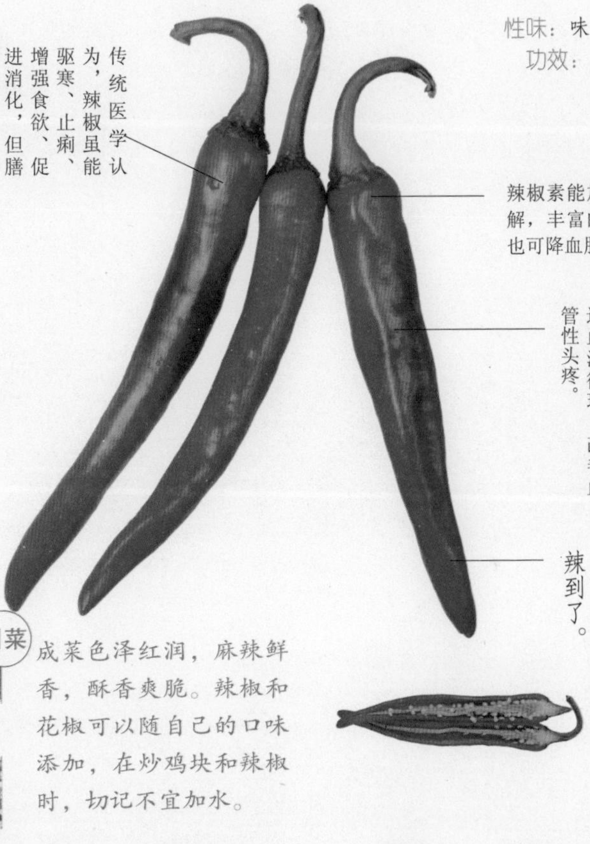

传统医学认为，辣椒虽能驱寒、止痢、增强食欲、促进消化，但膳食上应当讲究五味（酸、苦、甘、辛、咸）调和，过于偏爱辣味，易造成脏腑阴阳失调，产生疾病。

辣椒素能加速脂肪分解，丰富的膳食纤维也可降血脂。

辣椒有一定的药性，因此能『除风发汗，行痰，除湿』，可促进血液循环，改善血管性头疼。

在切辣椒时，用手指肚按着辣椒，而不是用指甲掐住辣椒，这样，切辣椒时，手就不容易被辣到了。

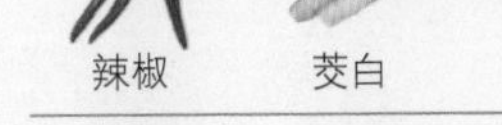

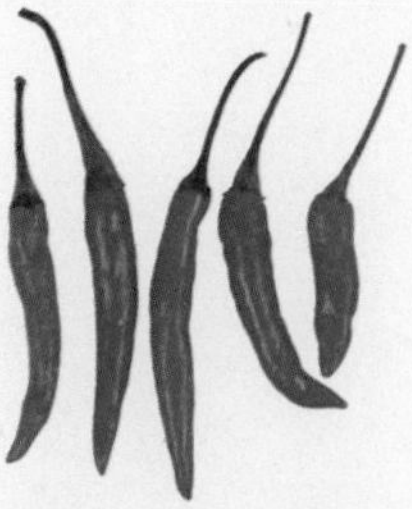

辣椒的果实因果皮含有辣椒素而有辣味，可增进食欲。

## ▼辣子鸡丁

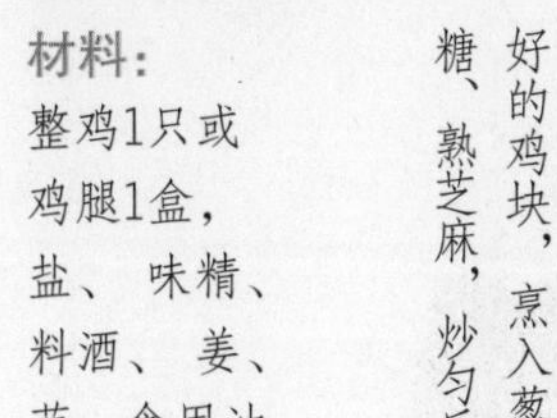

川菜 成菜色泽红润，麻辣鲜香，酥香爽脆。辣椒和花椒可以随自己的口味添加，在炒鸡块和辣椒时，切记不宜加水。

**材料：** 整鸡1只或鸡腿1盒，盐、味精、料酒、姜、蒜、食用油、葱、熟芝麻、花椒、干辣椒、白糖适量。

**做法：**

①鸡切小块放盐和料酒拌匀后放油锅中炸至外表成深黄色后捞起待用，干辣椒和葱切成三厘米长的段，姜蒜切片；

②锅里将油烧热，倒入姜蒜炒出香味后倒入干辣椒和花椒，倒入炸好的鸡块，烹入葱段，味精、白糖、熟芝麻，炒匀后起锅即可。

### 饮食搭配

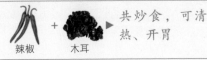

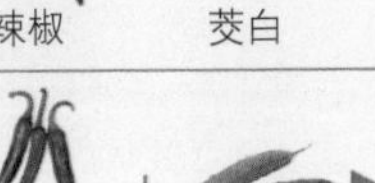
辣椒 + 茭白 ▶ 共炒食，可治食欲缺乏，口淡

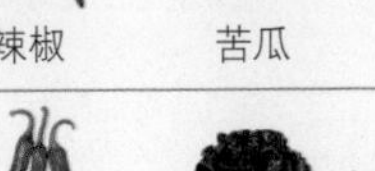
辣椒 + 苦瓜 ▶ 共炒食，可清暑去热、清心明目

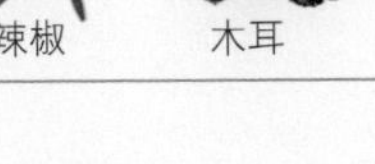
辣椒 + 木耳 ▶ 共炒食，可清热、开胃

## 八角 anise

### 风味浓郁，开胃

八角能除肉中臭气，使之重新添香，故又名茴香。又称八角茴香、大料和大茴香，为烹饪的调味料之一。气味芳香而甜。全果或磨粉使用。具强烈香味，在烹饪中应用广泛，主要用于煮、炸、卤、酱及烧等烹调加工中，可除腥膻等异味，增香，并可增进食欲。

炖肉时，将八角与肉一同下锅，使肉味更加醇香；在腌鸡蛋、鸭蛋时，放入八角则会别具风味。除用作调料外，还可入药。能刺激胃肠神经血管，促进消化液分泌，增加胃肠蠕动，有健胃、行气的功效，有助于缓解痉挛、减轻疼痛。

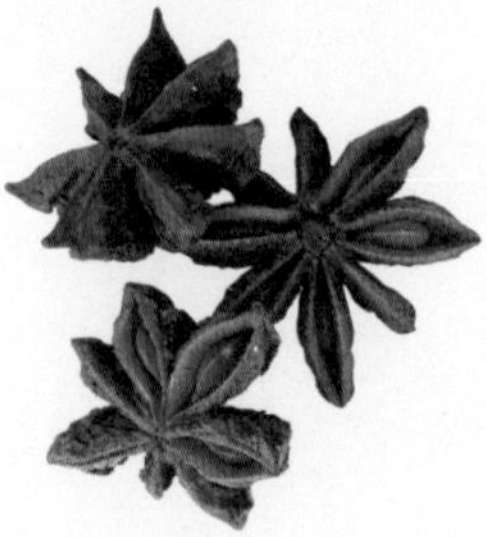

性味：味辛，性温
功效：温阳散寒，理气止痛

## 芥末 mustard

### 杀菌解毒，预防癌症

芥末是芥末菜的成熟种子碾磨成的一种粉状辣味调料，原产于我国，从周朝起就已开始在宫廷食用。芥末味道独特，可用作泡菜、腌渍生肉的调味品。芥末的主要辣味成分是芥子油，可刺激唾液和胃液的分泌，具有开胃的作用；它还有很强的解毒功能，能解鱼蟹之毒；芥末油有美容养颜的功效，经常用作按摩精油。高血脂患者、高血压患者、心脏病患者、食欲不振者适宜食用。

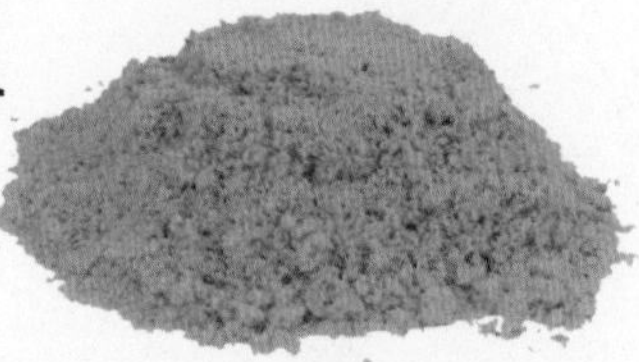

性味：味辛，性热
功效：发汗、利尿、解毒、清血

## 豆豉 fermented soya beans

### 和胃，除烦，解腥毒，去寒热

豆豉是以大豆或黄豆为主要原料，经过发酵而成的，按加工原料分为黑豆豉和黄豆豉，按口味可分为咸豆豉和淡豆豉。豆豉含有丰富的蛋白质、脂肪和碳水化合物，且含有人体所需的多种氨基酸，还含有多种矿物质和维生素等营养物质。味道独特，香气浓郁，增进食欲，促进吸收，广泛使用于中国烹调之中。著名的『麻婆豆腐』『炒回锅肉』等均少不了用豆豉作调料。

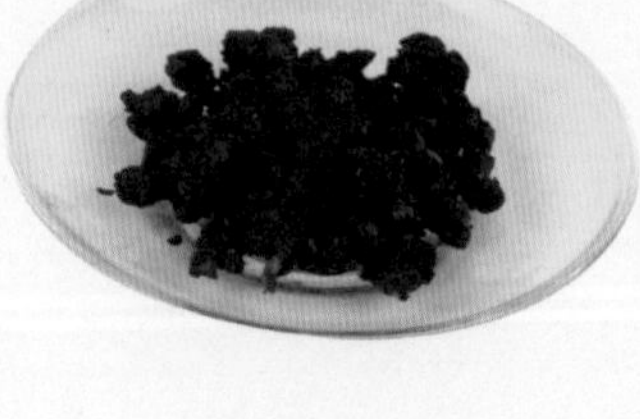

性味：性平，味甘微苦
功效：发汗解表、清热透疹、宽中除烦

# 丁香

clove

## 抗菌健胃，驱虫止痛

丁香由于外形酷似钉子，故得名。在我国古代，朝廷百官在朝拜皇帝时，口含丁香，取其清新口气之功效。丁香的主要成分是丁香酚，它具有强有力的抗菌防腐作用及防油脂氧化作用，可镇痛、暖胃、抗痉挛，可用于治疗腹痛、胃黏膜炎症等。丁香具有强烈的刺激性气味及苦味与辣味，用途广泛，去腥效果明显，是炖、焖、煨等烹饪必不可少的香料。用于烹饪时，应加热煮透，并控制用量。

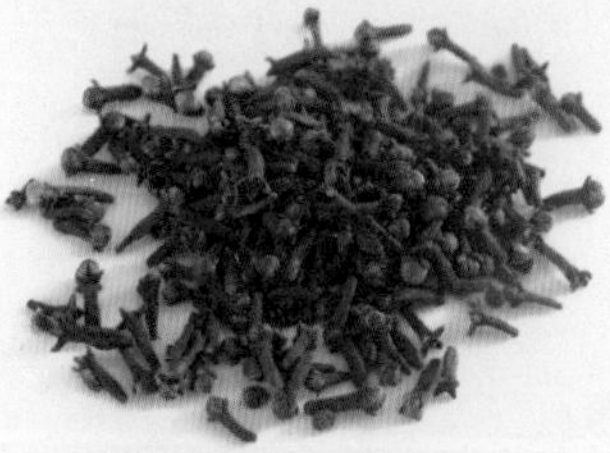

性味：味甘、辛、大热

功效：温中、暖肾、降逆

# 孜然

cumin

## 醒脑通脉、降火平肝

孜然，学名为枯茗，也叫安息茴香、野茴香，为伞形花科孜然芹一年生草本植物。原始产地在北非和地中海沿岸地区。气味芳香而浓烈，适宜肉类烹调，理气开胃，并可祛风止痛，是烧烤时必用的作料，同时也是配制咖喱粉的主要原料之一。用孜然加工牛羊肉，可以祛腥解腻，还可令其肉质鲜美，增进食欲。用孜然调味菜肴还能防腐杀菌。不过，用孜然调味，用量不宜过多；所以夏季应少食。

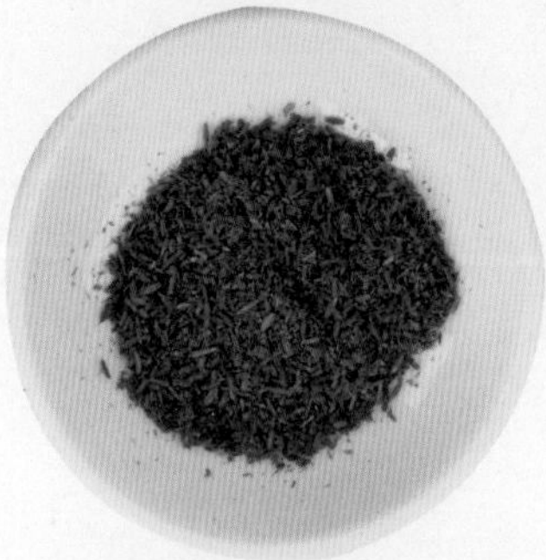

性味：味辛，性温

功效：祛寒除湿，理气开胃，祛风止痛

# 茴香

fennel

## 开胃进食，理气驱寒，助阳道，温肝肾，暖胃气、散塞结，散寒止痛，理气和胃

大、小茴香都是常用调料，因皆能去除肉中臭气，故曰『茴香』。大茴香即八角。小茴香的种实可做调味品，茎叶部也具有香气，常被用来做馅料。它的主要成分是茴香油，能促进消化液分泌，排除积存的气体，健胃、行气。小茴香的主要成分是蛋白质、脂肪、膳食纤维、茴香脑、小茴香酮、茴香醛等，集医药、调味、食用、化妆于一身。

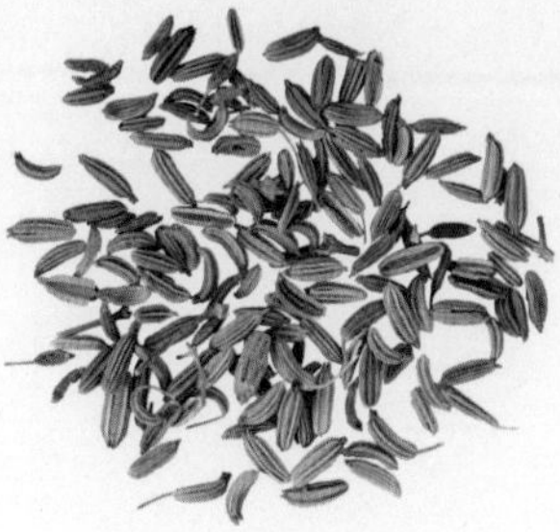

性味：味辛，性温

功效：开胃进食，理气驱寒，助阳道

# 有滋有味——私房酱料一览

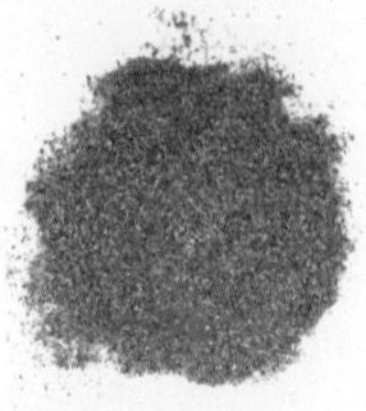

椒盐，花椒和盐共同炒制而成。是四川菜常用味道之一，香麻而咸，多用于热菜。

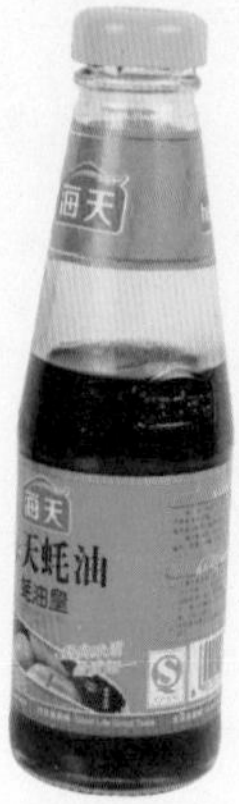


蚝油，广东称牡蛎为蚝，用牡蛎熬制而成的调味料即为蚝油。

腐乳，因地而异称为『豆腐乳』、『南乳』或『酱豆腐』，是我国著名的发酵调味品，为华人的常见佐菜。

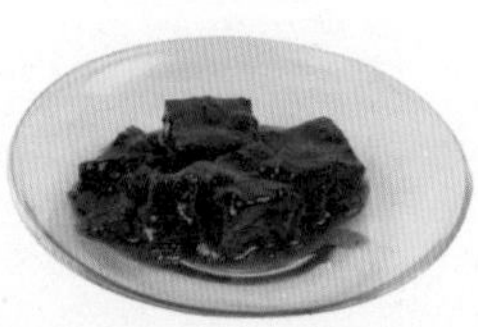

食醋，味酸而醇厚，是烹饪中一种必不可少的调味品。

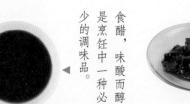

## ▼椒盐

在我国华北地区，椒盐一般作为炸鸡或者其他炸肉的调料，可以加在油炸食品包裹的面糊中，油炸食品炸后，可以蘸着椒盐吃。椒盐也可以制作多种面食。

## ▼蚝油

蚝油味道鲜美、黏稠适度，蚝香浓郁，营养丰富，亦是配制蚝油鲜菇牛肉、蚝油生菜、蚝油鸡翅等传统粤菜的主要配料。使用方便，调味范围广泛。

## ▼食醋

食醋的主要成分为乙酸、高级醇类等。人们日常生活中食醋主要有『米醋』、『熏醋』、『糖醋』、『白醋』等。食醋有一定的消除疲劳的作用，另外，还有软化血管的功效。

## ▼麻酱

麻酱，也叫芝麻酱，将芝麻炒至一定程度后，用石磨研磨呈黏稠酱状即是，是老百姓非常喜爱的香味调味品之一。麻酱的色泽为黄褐色，质地细腻，味美，具有芝麻固有的浓郁香气，主要用于凉拌和配味碟，也可做甜饼、甜包子等馅心配料。麻酱富含蛋白质、氨基酸及多种维生素和矿物质，有很高的保健价值。

## ▼腐乳

腐乳是我国独创的调味品，既可单食，也可用来烹制风味菜肴。腐乳，性平，味甘。营养丰富，具有开胃消食调中的功效。善用豆腐乳，可以让料理变化更丰富，滋味更有层次感。除佐餐外，更常用于火锅、涮羊肉、面线、馒头等蘸酱及肉品加工等用途。腐乳还可用于烹饪菜肴，如腐乳蒸腊肉。